Ellen Gould White

Der Weg zur Gesundheit

Gihon Publishing

Der Weg zur Gesundheit

Ellen Gould White

Titel der englischen Originalausgabe:
„The Ministry of Healing“

Herausgeber, Überarbeitung,
Satz und Gestaltung:

Daimlerstrasse 12
D-73635 Rudersberg
literatur@gihon.de

4. Auflage 2022

ISBN: 978-3-939979-42-5

Inhaltsverzeichnis

VORWORT

Wir leben heute in einer Welt, in der sich das Krankheitsbild gegenüber früher völlig verändert hat. Die vor Jahrzehnten noch gefürchteten Seuchen wie Pest, Pocken, Cholera haben durch die Aufklärung, Hygiene und moderne Impfstoffe ihren Schrecken verloren.

Mit diesem medizinischen Fortschritt hat sich die Hoffnung verbunden, dass für die Menschheit der Weg einer bleibenden Gesundheit beschritten werden könnte. Aber das Gegenteil ist der Fall: Die Krankheiten nehmen zu und neue Krankheiten haben sich entwickelt. Scherzhaft sagte einmal jemand, in wenigen Jahren würde die eine Hälfte der Menschheit den Pflegeberuf ausüben, um die andere kranke Hälfte zu versorgen.

Was mag der Grund sein, dass in unserer modernen, zivilisierten Welt immer mehr Leute erkranken? Manche Menschen haben die Zusammenhänge schon lange durchschaut. Sie kennen die Gesetze, die unser Leben regeln. Aber weit verbreitet ist dieses Wissen nicht. Dem möchte nun dieses Buch abhelfen.

Egal, ob Sie gesund oder krank sind, dieses Werk wird Ihnen wertvollste Einsichten vermitteln, damit Sie gesund werden oder bleiben. Es schöpft aus tiefen Quellen, die heute – wenn auch oft belächelt – aktueller sind denn je.

Möge jeder Leser durch dieses Buch gesegnet werden, das ist der Wunsch der Verleger.

Teil I

Unser grosser Arzt

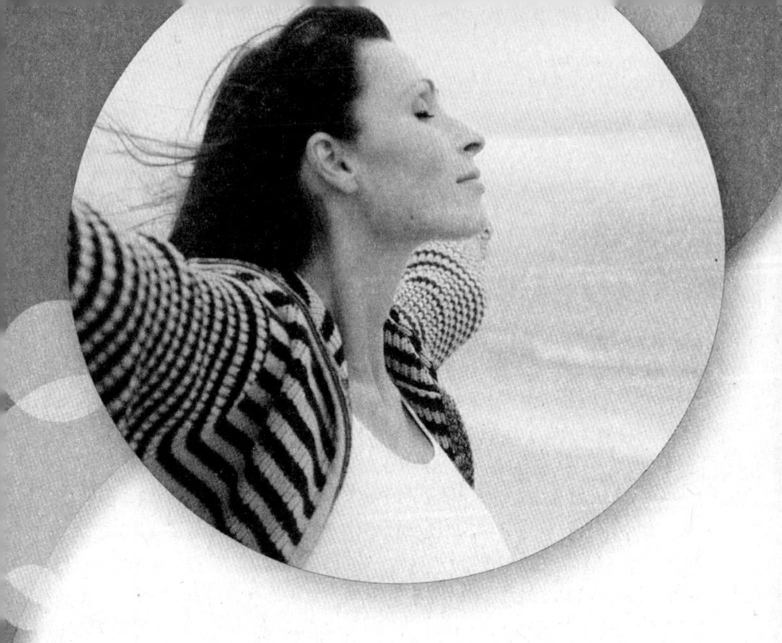

Frische Luft

Frische, reine Luft, versorgt uns mit Sauerstoff und reinigt das Blut. Öffnen Sie die Fenster und verbringen Sie viel Zeit im Freien. Meiden Sie Rauch und vor allem abgestandene, schlechte Luft. Besonders wichtig ist dies auch in der Krankenpflege...

KAPITEL 1

UNSER VORBILD

Ich aber bin unter euch wie ein Diener...

Unser Heiland Jesus Christus kam in diese Welt, um unermüdlich den Bedürfnissen des Menschen zu dienen. Um jeder menschlichen Not abhelfen zu können, „hat er unsere Schwachheit auf sich genommen und unsre Krankheit hat er getragen.“ Matthäus 8,17 Er kam, um die Last der Krankheit, des Elendes und der Sünde von uns zu nehmen. Seine Aufgabe war, die Menschen völlig wiederherzustellen, ihnen Gesundheit, Frieden und charakterliche Vollkommenheit zu schenken.

So verschiedenartig auch dic Sorgen und Bedürfnisse der hilfesuchenden Menschen war, er konnte jedem helfen. Es strömte heilende Kraft von ihm aus und die Menschen wurden gesund an Leib, Seele und Geist.

Das Werk des Heilandes war nicht auf bestimmte Zeiten oder Plätze beschränkt; sein Mitleid kannte keine Grenzen. Sein Werk der Heilung und Belehrung war sehr umfangreich. Kein Gebäude in Israel hätte die Mengen fassen können, die zu ihm strömten. Auf den grünen Abhängen der Berge Galiläas, auf den Landstraßen, am Ufer des Sees, in den Schulen und überall, wo nur Kranke zu ihm gebracht werden konnten, war sein Krankenhaus. In jeder Stadt, in jedem Ort, in jedem Dorf, durch das er kam, legte er die Hände auf die Leidenden und heilte sie. Überall wo Herzen für seine Botschaft bereit waren, tröstete er sie mit der Zusicherung der Liebe ihres himmlischen Vaters. Den ganzen Tag diente er denen, die zu ihm kamen. Am Abend kümmerte er sich um solche, die tagsüber arbeiten mussten, um den Unterhalt für ihre Familien zu erwerben.

Jesus trug die große Last der Verantwortung für das Heil der Menschen. Er wusste, dass alle verloren sein würden, wenn nicht in den Grundsätzen und Zielen der Menschheit ein entschiedener Wandel stattfinden würde. Dies lastete auf seiner Seele und niemand konnte es nachempfinden, wie schwer das für ihn war. Er war auf sich allein gestellt in der Zeit seiner Kindheit, seiner Jugend und seinem Mannesalter, doch bei alledem war der Himmel ihm nahe. In seiner Gegenwart sein zu können, bedeutete den Himmel. Täglich erlebte er Prüfungen und Versuchungen und kam mit allerlei Übeln in Berührung. Jesus wurde Zeuge, wie diese Übel die Gemüter der Menschen herabwürdigten, obwohl er sie segnen und retten wollte. Trotzdem wurde er nicht müde oder entmutigt.

In allem ordnete er seine Wünsche seinem Auftrag unter. Er verherrlichte sein Leben, indem er alles dem Willen seines Vaters unterordnete. Als seine Mutter ihn als Knaben unter den Schriftgelehrten sitzend fand und ihn fragte: „Mein Sohn, warum hast du das getan?" antwortete er: – und seine Antwort ist der Schlüssel zu seinem Lebenswerk – „Warum habt ihr mich gesucht? Wisst ihr nicht, dass ich sein muss in dem, das meines Vaters ist?" Lukas 2,48-49

Sein Leben bestand aus ständiger Selbstaufopferung. Er hatte kein Heim in dieser Welt, außer wenn Freunde ihn aus Güte als einen Wanderer aufnahmen. Für uns führte er das Leben der Ärmsten und hielt sich bei den Bedürftigen und Leidenden auf, um ihnen zu helfen. Unerkannt und ungeehrt lebte er mit und unter den Menschen, für die er so viel getan hatte.

Er war stets geduldig und heiter und die Leidtragenden begrüßten ihn als Boten des Lebens und Friedens. Er sah die Bedürfnisse der Erwachsenen, der Jugend und der Kinder und alle lud er ein: „Kommt her zu mir."

Während seines Dienstes verbrachte Jesus mehr Zeit zum Heilen der Kranken als zum Predigen. Seine Wunder bestätigten die Wahrheit seiner Worte, dass er nicht gekommen war zu zerstören, sondern zu retten. Wohin er auch kam, eilten ihm seine segensreichen Taten voraus. Wenn er dann weitergegangen war, erfreuten sich alle, denen er hilfreich dienen konnte, der Gesundheit und erprobten ihre neugewonnenen Kräfte. Um sie versammelten sich viele Menschen, die von ihnen direkt hören wollten, was der Herr an ihnen getan hatte. Seine Stimme war der erste Klang, den viele jemals vernommen hatten, sein Name war das erste Wort, das sie je gesprochen hatten, und sein Angesicht war das erste, auf das sie je geblickt hatten. Warum sollten sie Jesus nicht lieben und seinen Ruhm weitersagen? Wenn er durch die Städte und Orte ging, so war er wie ein lebendiger Strom, der Leben und Freude verbreitete.

„Du Land Sebulon und das Land Naphtali, Land am See und jenseits des Jordan, du gottloses Galiläa, höre zu! Das Volk, das in der Finsternis wohnt, sieht ein großes Licht. Hell strahlt es auf über denen, die im Schatten des Todes leben und ohne Hoffnung sind." Matthäus 4,15-16; Hfa

Jede Heilung nutzte Christus als Gelegenheit, in Herz und Seele göttliche Grundsätze einzupflanzen. Dies war das Ziel seiner Arbeit. Er segnete die Menschen, um dadurch ihre Herzen zu gewinnen, damit sie sein Gnadenangebot annehmen möchten.

Christus hätte den ersten Platz unter den Lehrern des jüdischen Volkes einnehmen können; aber er wollte lieber den Armen das Evangelium verkündigen. Er ging von Ort zu Ort, damit diejenigen an den Hecken und Zäunen das Wort der Wahrheit hören konnten. Am See, auf den Bergen, auf den Straßen der Stadt, in der Schule oder im Tempel hörte man seine Stimme, indem er die Schrift auslegte. Oft lehrte er im äußeren Hof des Tempels, damit er auch die Heiden ansprechen konnte.

Das Volk hörte aufmerksam zu, wie Christus die Schrift auslegte, im Gegensatz zu den Schriftgelehrten und Pharisäern. Sie hielten sich bei der Überlieferung auf, bei menschlichen Theorien und Spekulationen. Oft wurde das, was Menschen über die Schrift gelehrt und geschrieben hatten, an Stelle der Schrift selbst gesetzt. Christus dagegen lehrte aus dem Wort

Gottes. Er begegnete den Fragestellern mit einem klaren: „Es steht geschrieben“, „Was sagt die Schrift?“ „Wie liesest du?“ Bei jeder Gelegenheit, wo Interesse geweckt war, ob durch Freund oder Feind, lies er das Wort sprechen. Deutlich und kräftig verkündigte er die Botschaft des Evangeliums. Durch seine Verkündigung ging vielen Menschen ein Licht auf bezüglich der Lehren der Patriarchen und Propheten. Die Schrift kam den Menschen wie eine neue Offenbarung vor. Seine Hörer hatten niemals im Wort Gottes eine so tiefe Bedeutung erkannt.

Einen solchen Evangelisten wie Christus gab es noch nie. Er war die Majestät des Himmels, aber er erniedrigte sich selbst und nahm unsere Natur auf sich, damit er den Menschen da begegnen könne, wo sie waren. Allem Volk, reich und arm, frei und gebunden, brachte Christus, der Engel des Bundes, die Botschaft des Heils. Sein Ruf als der große Arzt verbreitete sich durch ganz Israel. Die Kranken kamen in die Orte, durch die er reiste, damit sie ihn um Hilfe bitten konnten. Viele kamen auch, um seine Worte hören zu können und von seiner Hand berührt zu werden. So ging er, der König der Herrlichkeit, im einfachen Gewand der Menschheit von Stadt zu Stadt, von Ort zu Ort, predigte das Evangelium und heilte die Kranken.

Regelmäßig besuchte er die großen jährlichen Feste des Volkes und redete dort zu der Menge, deren Sinn von äußeren Zeremonien geblendet war, von himmlischen Dingen und brachte ihnen die Ewigkeit nahe. Allen zeigte er die wahren Werte aus der Schatzkammer der himmlischen Weisheit. Er redete in so einfacher Sprache zu ihnen, dass sie ihn verstehen mussten. Er half allen, die in Kummer und Betrübnis waren, auf seine Art und Weise. Mit einfühlsamem Herzen half er den sündenkranken Seelen und brachte ihnen Heilung und Kraft.

Als der größte aller Lehrer versuchte er, die Menschen auf dem Wege damit zu erreichen womit sie am meisten vertraut waren. Er führte die Wahrheit in einer solchen Art und Weise vor, dass bei seinen Hörern stets die wertvollsten Erinnerungen und angenehmsten Empfindungen geweckt wurden. Er ließ sie spüren, dass er sich ganz und gar mit ihren Interessen und ihrem Glück identifizierte. Seine Belehrung war so persönlich, seine Beispiele so passend, seine Worte so teilnahmsvoll und freundlich, dass seine Zuhörer sich zu ihm hingezogen fühlten. Die Einfachheit und der Ernst, womit er die Notleidenden anredete, heiligten jedes Wort.

Welch ein tätiges Leben führte er! Tag für Tag konnte man sehen, wie er die einfachen Behausungen des Mangels und Kummers betrat, indem er den Hoffnungslosen Hoffnung und den Niedergeschlagenen Frieden brachte. Gütig, mit einem Herzen voll Liebe und Mitleid ging er umher, richtete die Niedergebeugten auf und tröstete die Traurigen. Wohin er ging, verbreitete er Segen.

Bei allem Dienst für die Armen vernachlässigte Jesus nicht, auch Kontakte zu den Reichen zu knüpfen. Er suchte die Bekanntschaft mit dem reichen und gebildeten Pharisäer, dem jüdischen Obersten und dem römischen Hauptmann. Er nahm ihre Einladungen an, ging zu ihren Festen, lernte ihre Interessen und Beschäftigungen kennen, damit er Zugang zu ihren Herzen finden und ihnen die unvergänglichen Reichtümer zeigen könnte.

Christus kam auf diese Welt, um zu zeigen, dass der Mensch ein reines Leben führen kann, wenn er die Kraft aus der Höhe annimmt. Mit unermüdlicher Geduld und teilnehmender Hilfsbereitschaft begegnete er den bedürftigen Menschen, um ihnen zu helfen. Mit dem freundlichen Aufruf seiner Gnade verbannte er Unruhe und Zweifel aus der Seele und verwandelte Feindschaft in Liebe und Unglauben in Vertrauen.

Der Herr und Meister konnte zu irgend einem Menschen sagen: „Folge mir nach“ und der so Angeredete machte sich auf und folgte ihm. Der Bann war gebrochen, den der verführerische Glanz der Welt auf das Gemüt ausübte. Beim Klang von Jesu Stimme wich der Geist der Habsucht und des Ehrgeizes aus dem Herzen und befreit und willig folgten Menschen dem Heiland nach.

Brüderliche Liebe

Christus machte keinen Unterschied zwischen der Nationalität, der gesellschaftlichen Stellung oder der Konfession. Die Schriftgelehrten und Pharisäer wollten die Gaben des Himmels gern auf einen Ort und eine Nation beschränkt wissen und die übrigen Menschen in der Welt davon ausschließen. Christus aber kam, um jede Scheidewand niederzureißen. Er kam, um zu zeigen, dass die Gaben seiner Gnade und Liebe genauso frei erhältlich sind wie die Luft, das Licht oder der Regen, der die Erde erquickt.

Mit seinem Leben führte er eine Religion ein, in der es keine Kasten gibt, eine Religion, bei der Juden und Heiden, Freie und Gebundene in allgemeiner Bruderschaft verbunden sind, alle gleich vor Gott. Keine Frage weltlicher Klugheit beeinflusste die Handlungsweise Christi. Er machte keinen Unterschied zwischen Nachbarn und Fremden, zwischen Freunden und Feinden. Was sein Herz bewegte war jede Seele, die nach dem Wasser des Lebens dürstete.

Er ging an keinem menschlichen Wesen achtlos vorüber, sondern suchte jeden, um ihm das rettende Heilmittel nahe zu bringen. In welcher Gesellschaft er sich auch befand, lehrte er so, wie es der Zeit und den Umständen angemessen war. Jede Vernachlässigung oder Beleidigung, die sich die Menschen gegenseitig antaten, machte Jesus nur noch sensibler für ihren Bedarf an göttlichem Mitgefühl. Er versuchte die „rauhesten Typen“ und „hoffnungslosen Fälle“ mit Hoffnung zu erfüllen, indem er ihnen versicherte, dass sie ohne Tadel und rein werden und einen Charakter bekommen könnten, der sie als Kinder Gottes auswies.

Er traf oft mit Menschen zusammen, die unter Satans Herrschaft geraten waren und keine Kraft besaßen, sich aus seinen Fesseln zu befreien. Zu solchen Entmutigten, Kranken, Versuchten, Gefallenen sprach Jesus dann Worte des freundlichsten Mitgefühls. Diese Worte hatten sie gerade nötig und konnten von den Unglücklichen verstanden werden. Er traf andere, die mit dem Feind der Menschen in härtester Auseinandersetzung standen. Solche ermutigte er auszuharren und versicherte ihnen, dass sie siegen würden, denn es seien Engel Gottes an ihrer Seite, die den Sieg verleihen würden.

An dem Tisch der Zöllner saß er als ein geehrter Gast und zeigte durch seine Teilnahme und Geselligkeit, dass er die Würde der Menschen achtete. Die Leute schätzten es, seines Vertrauens würdig zu werden. Seine Worte fielen mit gesegneter lebensgebender Kraft in die suchenden Herzen. Neue Impulse wurden in ihnen wach und diesen sozial Verachteten öffnete sich die Möglichkeit eines neuen Anfangs.

Obgleich er ein Jude war, verkehrte Jesus doch offen und frei mit den Samaritern, indem er die pharisäischen Gepflogenheiten seines Volkes nicht beachtete. Trotz ihrer Vorurteile nahm er die Gastfreundschaft dieses verachteten Volkes an. Er übernachtete unter ihren Dächern, aß mit ihnen an ihren Tischen und nahm von der Nahrung, die von ihren Händen zubereitet und serviert wurde. Sehr freundlich und höflich ging er mit ihnen um und lehrte auf ihren Straßen. Während er so ihre Herzen mit dem Band menschlicher Teilnahme an sich zog, brachte ihnen seine göttliche Gnade das Heil, das die Juden verwarfen.

Persönlicher Dienst

Christus vernachlässigte keine Gelegenheit, die Botschaft des Heils zu verkündigen. Hört seine wunderbaren Worte, die er zu jener samaritischen Frau sprach. Er saß am Jakobsbrunnen, als die Frau kam, um Wasser zu schöpfen. Zu ihrem Erstaunen bat Christus sie um einen Gefallen: „Gib mir zu trinken." Er wünschte sich einen kühlen Trunk und auch eine Gelegenheit, um mit ihr in ein Gespräch über das Wasser des Lebens zu kommen. Die Frau fragte überrascht: „Du bist doch ein Jude! Wieso bittest du mich um Wasser, wo ich doch eine samaritische Frau bin?" (Normalerweise wollten die Juden nichts mit den Samaritern zu tun haben) Jesus antwortete ihr: „Wenn du wüsstest, was Gott dir geben will und wer dich hier um Wasser bittet, würdest du um das Wasser bitten, das du zum Leben brauchst, und ich würde es dir geben. ... Jeder, der dieses Wasser trinkt, erwiderte Jesus darauf, wird bald wieder durstig sein. Wer aber von dem Wasser trinkt, das ich ihm gebe, der wird nie wieder Durst bekommen. Dieses Wasser wird in ihm zu einer Quelle, die bis ins ewige Leben hinein fließt.“ Johannes 4,7-14; Hfa

Wie viel Teilnahme zeigte Christus dieser einen Frau gegenüber, wie ernst und eindringlich waren seine Worte! Als die Frau diese Worte hörte, ließ sie ihren Wasserkrug stehen, ging in die Stadt und sprach zu ihren Freunden: „Kommt, seht einen Menschen, der mir alles gesagt hat, was ich getan habe, ob er nicht Christus sei!“ Wir lesen: „Es glaubten aber an ihn viele der Samariter aus dieser Stadt...“ Johannes 4,29.39 Und wer kann den Einfluss ermessen, den diese Worte in all den Jahren, die seitdem vergangen sind, auf die Rettung von Menschen gehabt haben?

Überall, wo Herzen offen sind, die Wahrheit anzunehmen, ist Christus bereit, sie zu unterrichten. Er offenbart ihnen dann den Vater und den Dienst, den Gott wünscht. Für sie benutzt er keine Gleichnisse; er sagt zu ihnen, wie zu der Frau am Brunnen: „Ich bin‘s, der mit dir redet.“

Kapitel 2

Die Tage seines Dienens

Der Himmel neigte sich zu den Menschen herab
Niemals zuvor hat das die Welt erlebt

In Kapernaum, im Haus des Petrus, lag dessen Schwiegermutter krank „mit hohem Fieber und sie baten ihn für sie. Jesus ergriff ihre Hand und das Fieber verließ sie. Sogleich stand sie auf und diente dem Heiland und seinen Jüngern."
Lukas 4,38; Markus 1,30; Matthäus 8,15

Diese Nachricht verbreitete sich schnell. Das Wunder war an einem Sabbat geschehen und aus Furcht vor den Rabbinern wagte das Volk nicht, vor Sonnenuntergang zu kommen, um geheilt zu werden. Dann kamen die Stadtbewohner aus den Häusern, den Werkstätten, den Marktplätzen und drängten sich um die einfache Wohnung, in der sich Jesus befand. Kranke wurden auf Betten gebracht und andere kamen auf Krücken gestützt, oder schwankten von ihren Freunden geführt mit letzter Kraft zu Jesus, um von ihm geheilt zu werden.

Stunde um Stunde kamen und gingen sie, denn keiner konnte wissen, ob der große Arzt morgen noch unter ihnen sein würde. Niemals zuvor hatte Kapernaum einen solchen Tag wie diesen erlebt. Freudenrufe und Jubel erfüllten die Luft.

Erst als der letzte Leidende Hilfe erhalten hatte, beendete Jesus seinen Dienst. Es war schon tiefe Nacht, als die Menge sich schließlich verlaufen hatte und tiefe Ruhe das Heim des Simon erfüllte. Der lange ermüdende Tag war vergangen und Jesus suchte Ruhe. Aber während die Stadt in Schlummer versunken war, „stand Jesus vor Tagesanbruch auf und ging an einen einsamen Ort, um dort allein zu beten." Markus 1,35

Am frühen Morgen kamen Petrus und seine Gefährten zu Jesu und sagten ihm, dass die Menschen von Kapernaum ihn bereits wieder suchen. Mit Erstaunen hören sie die Worte Christi: „Ich muss auch andern Städten das Evangelium verkündigen vom Reich Gottes; denn dazu bin ich gesandt." Lukas 4,43

In der Aufregung, die in Kapernaum herrschte, lag die Gefahr, dass der wahre Zweck seiner Mission verlorenging. Jesus war nicht damit zufrieden, die Aufmerksamkeit nur als Wundertäter oder als ein Helfer für körperliche Leiden auf sich zu lenken. Er wünschte die Menschen als ihr Heiland an sich zu ziehen. Während das Volk Jesus gern als König gesehen hätte, um ein irdisches Reich aufzurichten, wollte er ihre Gedanken von dem Irdischen auf das Geistige richten. Ein nur weltlicher Erfolg würde seiner Arbeit hinderlich sein.

Die Bewunderung der gleichgültigen Menge war ihm zuwider. In seinem Leben trat nie das eigene Ich hervor. Die Verbeugung der Welt vor gesellschaftlichem Ansehen, dem Reichtum oder der Begabung war Jesus fremd. Jesus verwendete keine Mittel, die Menschen nutzen, um Beifall zu gewinnen oder Ehrerbietung zu fordern. Jahrhunderte vor seiner Geburt war von ihm geweissagt worden: „Er wird nicht schreien noch rufen und seine Stimme wird man nicht hören auf den Gassen. Das geknickte Rohr wird er nicht zerbrechen und den glimmenden Docht wird er nicht auslöschen. In Treue trägt er das Recht hinaus. Er selbst wird nicht verlöschen und nicht zerbrechen, bis er auf Erden das Recht aufrichte." Jesaja 42,2-4

Die Pharisäer wollten sich durch ihre peinlich-genauen Einhaltung von Zeremonien und Zurschaustellung ihres Gottesdienstes und ihrer Liebeswerke hervortun. Ihr Eifer für die Religion wurde darin sichtbar, dass sie sich ständig darüber stritten. Zwischen den gegnerischen Parteien fanden lärmende, lange Debatten statt und es war nicht ungewöhnlich, auf den Straßen die erregten Dispute der Schriftgelehrten mitzuerleben.

Das Leben Jesu stand in leuchtendem Gegensatz dazu. Er selbst hielt niemals laute Streitreden, kein zur Schau stellen des Gottesdienstes, keine Tat, um Beifall zu erlangen. Christus war verborgen in Gott und Gott war offenbart im Charakter seines Sohnes. Jesu Ziel war es, die Gedanken des Volkes auf diese Offenbarung zu richten.

Die Sonne der Gerechtigkeit brach nicht in vollem Glanz über die Welt herein, um die Sinne mit seiner Herrlichkeit zu verwirren. Es steht von Christus geschrieben: „Er wird hervorbrechen wie die schöne Morgenröte.“ Hosea 6,3 Ruhig und sanft kommt das Licht des Tages über die Erde, vertreibt die Finsternis und erweckt die Welt zum Leben. So ging die Sonne der Gerechtigkeit auf mit „Heil unter ihren Flügeln.“ Maleachi 3,20

„Siehe, das ist mein Knecht, ich erhalte ihn, und mein Auserwählter, an dem meine Seele Wohlgefallen hat.“ Jesaja 42,1 „Denn du bist der Geringen Schutz gewesen, der Armen Schutz in der Trübsal, eine Zuflucht vor dem Ungewitter, ein Schatten vor der Hitze...“ Jesaja 25,4

„Gott der Herr, hat den Himmel geschaffen und ihn wie ein Zeltdach ausgespannt. Die Erde in ihrer ganzen Weite hat er gebildet, die Pflanzen ließ er hervorsprießen, und den Menschen hat er Leben und Atem gegeben. Und nun sagt er zu seinem Boten: Ich, der Herr, habe dich berufen, meine gerechten Pläne auszuführen. Ich fasse dich an der Hand und helfe dir, ich beschütze dich. Du wirst den Völkern zeigen, was ich von ihnen will, ja, für alle Völker mache ich dich zu einem Licht, das ihnen den Weg zu mir zeigt. Den Blinden sollst du das Augenlicht geben und die Gefangenen aus ihren Zellen holen. Alle, die in Finsternis sitzen, sollst du aus ihrer Gefangenschaft befreien.“ Jesaja 42,5-7; Hfa

„Mein blindes Volk werde ich auf Straßen und Wegen führen, die sie nicht kennen. Ich mache die Dunkelheit um sie her zum Licht. Alle Steine räume ich zur Seite, die Schlaglöcher fülle ich aus, damit sie auf einer ebenen Straße gehen können. Das alles will ich tun, mein Plan steht fest.“ Jesaja 42,16; Hfa

„Singt dem Herrn ein neues Lied, und rühmt ihn überall auf der Welt. Besingt ihn, ihr Seefahrer und ihr Bewohner der Inseln und fernen Küsten! Auch die Wüste und ihre Bewohner sollen in das Lied mit einstimmen. Singt und jubelt, ihr Beduinen von Kedar! Ihr aus dem Bergland, steigt auf die Gipfel, und jubelt ihm zu! Ihr alle – gebt dem Herrn die Ehre, und verkündet den Bewohnern der fernen Inseln, was für unfassbare Taten er vollbracht hat! “ Jesaja 42,10-12; Hfa

„Freut euch, ihr Himmelswelten, denn der Herr hat gehandelt! Singt, ihr Tiefen der Erde, und ihr Berge, brecht in Jubel aus! Ihr Wälder, stimmt ein in das Lied, jeder Baum soll mitsingen! Denn der Herr hat sein Volk erlöst. An den Nachkommen Jakobs beweist er seine große Macht.“ Jesaja 44,23; Hfa

Jesus Christus offenbarte seine Herrlichkeit und seine Jünger glaubten an ihn. Johannes der Täufer war im Gefängnis des Herodes inhaftiert. In diesen entmutigenden Umständen wartete er enttäuscht und verwirrt, weil er die Aufgabe des Heilandes nicht verstand. Deshalb sandte er zwei seiner Jünger mit der Frage zu Jesus: „Bist du wirklich der Retter, der kommen soll oder müssen wir auf einen andern warten?“ Matthäus 11,3; Hfa

Der Heiland beantwortete nicht sofort die Frage der Jünger. Während sie sich über sein Stillschweigen wunderten, kamen die Leidenden zu ihm. Die Stimme des mächtigen Helfers drang in das taube Ohr. Ein Wort, eine Berührung seiner Hand öffnete die blinden Augen, um das Licht des Tages, die herrliche Natur, die Angesichter der Freunde und das Antlitz des Erlösers zu schauen. Seine Stimme erreichte das Ohr der Sterbenden und sie standen gesund und in Kraft auf. Gelähmte, Besessene gehorchten seinem Wort, ihre Verwirrung war beseitigt und sie beteten ihn an. Die armen Landleute und Arbeiter, die von den Schriftgelehrten als unrein gemieden wurden, sammelten sich um ihn und er redete zu ihnen Worte des ewigen Lebens.

So ging der Tag dahin und die Jünger des Johannes sahen und hörten alles. Zuletzt rief Jesus sie zu sich und forderte sie auf, zu Johannes zu gehen und ihm zu erzählen, was sie gesehen hätten und fügte hinzu: „Glücklich ist jeder, der nicht an mir zweifelt." Matthäus 11,6; Hfa Die Jünger überbrachten diese Botschaft und Johannes war zufrieden.

Er rief sich die Prophezeiung über den Messias ins Gedächtnis zurück: „Der Geist Gottes des Herrn ist auf mir, weil der Herr mich gesalbt hat. Er hat mich gesandt, den Elenden gute Botschaft zu bringen, die zerbrochenen Herzen zu verbinden; zu verkündigen den Gefangenen die Freiheit, den Gebundenen, dass sie frei und ledig sein sollen; zu verkündigen ein gnädiges Jahr des Herrn; ...zu trösten alle Traurigen." Jesaja 61,1-2 Dieser Verheißene war Jesus von Nazareth. Der Beweis seiner Gottheit wurde in seinem Dienst für die Bedürfnisse der leidenden Menschheit erkannt. Seine Herrlichkeit wurde in seiner Erniedrigung auf unseren gefallenen Zustand sichtbar.

Die Werke Christi wiesen ihn nicht nur als Messias aus, sondern auch, in welcher Weise sein Reich aufgerichtet werden sollte. Johannes wurde dieselbe Wahrheit eröffnet, die Elia in der Wüste kennenlernte, als „ein großer starker Wind, der die Berge zerriss und die Felsen zerbrach, vor dem Herrn herging; der Herr aber war nicht im Winde. Nach dem Winde aber kam ein Erdbeben; aber der Herr war nicht im Erdbeben. Und nach dem Erdbeben kam ein Feuer; aber der Herr war nicht im Feuer." 1. Könige 19,11-12 Nach dem Feuer aber redete Gott zu dem Propheten in einem stillen sanften Sausen.

So musste auch der Heiland selbst sein Werk verrichten, nicht indem er Throne und Reiche umstürzte, nicht mit Prunk und äußerer Machtentfaltung, sondern indem er zu den Herzen der Menschen durch ein Leben der Barmherzigkeit und Selbstaufopferung redete.

Das Reich Gottes kommt nicht mit äußerlicher Darstellung; es kommt durch die Sanftmut, mit der sein Wort weitergegeben wird. Es kommt durch das innere Wirken seines Geistes, durch die Gemeinschaft der Seele mit ihm, der ihr Leben ist. Die größte Offenbarung seiner Macht wird erkannt in der menschlichen Natur, welche die Vollkommenheit des Charakters Christi erreicht.

Christi Nachfolger sollen das Licht der Welt sein. Unser himmlischer Vater gebietet ihnen jedoch nicht, sich anzustrengen, damit sie leuchten. Gott billigt keine selbstzufriedene Bemühung, gütiger als andere scheinen zu wollen. Er wünscht, dass ihre Seelen mit den Grundsätzen des Himmels erfüllt sind. Wenn sie dann in Berührung mit der Welt kommen, werden sie das Licht offenbaren, das in ihnen ist. Ihre standhafte Treue in jeder Handlung des Lebens wird ein Mittel der Erleuchtung sein.

Reichtum oder Einfluss, kostbare Architektur, wertvolle Ausstattungen oder Einrichtungen sind zum Fortschritt des Werkes Gottes nicht erforderlich, ebenso unnötig sind herausragende Leistungen, die den Beifall der Menschen gewinnen und der Eitelkeit dienen. Weltliche Darstellung, wie großartig sie auch sein mag, hat keinen Wert bei Gott. Gott schätzt das Unsichtbare und Ewige höher als das Sichtbare und Vergängliche. Letzteres ist nur von Wert, wenn es ein Ausdruck des ersteren ist. Die auserwähltesten Erzeugnisse der Kunst besitzen keine Schönheit, die mit der Schönheit des Charakters verglichen werden kann, der das Wirken des Heiligen Geistes in der Seele bewirkt.

Als Gott seinen Sohn unserer Welt gab, verlieh er seinen Geschöpfen unvergängliche Schätze, im Vergleich dazu sind alle angehäuften Reichtümer seit Anbeginn der Welt nichtssagend. Christus kam auf die Erde und bot den Menschen die von Ewigkeit her angesammelte Liebe. Dies ist der Schatz, den wir durch unsere Verbindung mit ihm empfangen, und weitergeben sollten.

Menschliche Anstrengungen werden im Werk der Erlösung nur in dem Maße wirksam, wie sich der Mitarbeiter hingebungsvoll in den Dienst Gottes stellt und es der Gnade Christi gestattet, das Leben umzugestalten. Es ist notwendig, dass wir uns von der Welt unterscheiden, weil Gott uns sein Siegel aufgedrückt hat und weil er in uns seinen eigenen Charakter der Liebe offenbart. Unser Erlöser bedeckt uns mit seiner Gerechtigkeit. Wenn Gott Männer und Frauen für seinen Dienst auswählt, so fragt er nicht, ob sie Gelehrsamkeit, Beredtsamkeit oder weltliche Reichtümer besitzen. Er fragt: „Wandeln sie in solcher Demut, dass ich sie meine Wege lehren kann? Kann ich meine Worte in ihren Mund legen? Werden sie mich entsprechend darstellen?

Unser himmlischer Vater kann jeden Menschen nur in dem Maße gebrauchen, in welchem er seinen Geist in ihr Herz ausgießen kann. Er will nur das Werk annehmen, das sein Bild in ihnen widerstrahlt. Seine Nachfolger sollen als ihr Beglaubigungsschreiben für die Welt die unauslöschlichen Charakterzüge seiner unsterblichen Grundsätze tragen.

Er wird die Lämmer in seinem Arm sammeln...

Mütter mit ihren kranken und sterbenden Kleinen im Arm drängen sich durch die Menge und suchen die Aufmerksamkeit des Heilandes auf sich zu lenken, wenn er in den Straßen der Städte seinen Dienst tat.

Beobachtet diese Mütter, bleich, müde, fast verzweifelnd, aber entschlossen und ausharrend. Mit der Last ihrer Lieben auf den Armen suchen sie den Heiland. Wenn sie von der wogenden Menge zurückgedrängt werden, bahnt Jesus sich Schritt für Schritt einen Weg zu ihnen, bis er dicht an ihrer Seite steht. Die Hoffnung geht in ihren Herzen auf, sie vergießen Freudentränen, wenn seine Aufmerksamkeit sich ihnen zuwendet und sie in die Augen blicken, aus denen so viel Liebe und Mitleid strahlt.

Der Heiland nimmt eine Mutter aus der Schar heraus und weckt ihr Vertrauen, indem er sagt: „Was soll ich für dich tun?" Seufzend trägt sie ihr großes Verlangen vor: „Meister, dass du mein Kind heilen möchtest." Christus nimmt das kleine Wesen aus ihren Armen und die Krankheit verschwindet bei seiner Berührung sofort. Die Todesblässe ist weg, der Lebensstrom fließt durch die Adern, die Muskeln werden stark. Köstliche Worte des Trostes und des Friedens werden zu der Mutter gesprochen und dann kommt ein anderer, ebenso dringender Fall. Wiederum übt der große Arzt seine lebenspendende Macht aus und alle ehren und preisen ihn, der so wunderbare Dinge tut.

Wir denken gerne über das Leben Christi nach. Wir reden von den wunderbaren Dingen, die er vollbrachte, von den Wundern, die er wirkte. Aber dass er sich auch mit scheinbar Geringem beschäftigt, ist sogar noch ein stärkerer Beweis seiner Größe.

Unter den Juden war es üblich, dass die Kinder zu einem Rabbiner gebracht wurden, damit er seine Hände auf sie lege und sie segne; aber die Jünger des Heilandes hielten seine Aufgabe für zu wichtig, um ihn für diesen Dienst zu unterbrechen. Als die Mütter mit der Bitte kamen, dass er ihre Kleinen segne, so blickten die Jünger nicht gerade wohlgesonnen auf sie. Sie hielten diese Kinder für zu jung, als dass sie einen Gewinn von dieser Segnung haben könnten. Sie meinten, Jesus wäre ihre Gegenwart gar nicht willkommen. Aber der Heiland verstand die Sorge und Last der Mütter, die ihre Kinder gerne in Übereinstimmung mit dem Wort Gottes erziehen wollten. Er hatte ihre Gebete vernommen, er selbst hatte sie in seine Gegenwart gezogen.

Eine Mutter mit ihrem Kind hatte ihr Heim verlassen, um Jesus zu finden. Unterwegs erzählte sie einer Nachbarin, wo sie hin wolle und die Nachbarin wünschte, dass Jesus auch ihre Kinder segne. So kamen verschiedene Mütter mit ihren Kleinen zusammen. Etliche der Kinder waren schon etwas größer. Als die Mütter ihren Wunsch bekundeten, hörte Jesus mit Teilnahme die zaghafte, tränenvolle Bitte. Aber er wartete, um zu sehen, wie die Jünger sich verhalten würden. Als er sah, dass die Jünger die Mütter tadelten und wegsandten, indem sie dachten, ihm einen Gefallen damit zu tun, zeigte er ihnen ihren Irrtum und sagte: „Lasst die Kindlein zu mir kommen, und wehret ihnen nicht; denn solchen gehört das Reich Gottes.“ Markus 10,14 Er nahm die Kinder in seine Arme, legte seine Hände auf sie und erteilte ihnen den gewünschten Segen.

Die Mütter waren getröstet. Sie kehrten gestärkt und gesegnet durch die Worte Christi in ihr Heim zurück. Sie waren ermutigt worden, ihre Last mit neuer Freudigkeit aufzunehmen und mit neuer Hoffnung für ihre Kinder zu arbeiten.

Könnten wir in das spätere Leben dieser kleinen Gruppe hineinschauen, so könnten wir sehen, wie die Mütter ihren Kindern das Erlebnis jenes Tages ins Gedächtnis zurückriefen und ihnen die liebevollen Worte des Heilandes wiederholten. Wir könnten sehen, wie oft in späteren Jahren die Erinnerung an diese Worte die Kinder zurückhielt, von dem Pfad abzuweichen, der für die Erlösten bestimmt ist.

Christus ist heute derselbe mitfühlende Heiland wie damals, als er unter den Menschen lebte. Er möchte heute den Müttern ebenso helfen wie zu der Zeit, da er die kleinen Kinder in Judäa in seine Arme schloss. Unsere Kinder sind ebenso sein bluterkauftes Erbe wie die Kinder von damals.

Unser Heiland kennt die Last jedes Mutterherzens. Er, der eine Mutter hatte, die mit Armut und Entbehrung kämpfen musste, fühlt mit jeder Mutter in ihrer Arbeit mit. Er, der eine lange Reise auf sich nahm, um das betrübte Herz einer kanaanäischen Frau zu trösten, wird ebenso viel für die Mütter heute tun. Er, der einer Witwe von Nain ihren einzigen Sohn wiederschenkte und sich in seiner Todesangst am Kreuz seiner eigenen Mutter erinnerte, wird von dem Kummer der heutigen Mütter berührt. In jedem Kummer und jeder Not will er trösten und helfen.

Lasst die Mütter zu Jesu kommen, wenn sie ratlos sind. Sie werden genügend Gnade finden, die ihnen in der Sorge für ihre Kinder hilft. Die Tür steht jeder Mutter offen, die ihre Last zu den Füßen des Heilandes legen will. Er, der gesagt hat: „Lasst die Kinder zu mir kommen" Markus 10,14, lädt noch immer die Mütter ein, ihre Kleinen zu bringen, um von ihm gesegnet zu werden.

In den Kindern, die in Kontakt mit ihm gebracht wurden, sah Jesus die Männer und Frauen, die Erben seiner Gnade und Diener seines Reiches werden sollten, ja etliche von ihnen sollten um seinetwillen Märtyrer werden. Er wusste, dass diese Kinder ihm viel bereitwilliger zuhören und ihn als ihren Erlöser annehmen würden als die erwachsenen Leute, von denen viele weltweise und hartherzig waren. Er stieg in seinen Belehrungen zu ihnen hinab. Er, die Majestät des Himmels, beantwortete ihre Fragen und machte seine wichtigen Lehren so einfach, dass ihr kindliches Verständnis sie erfassen konnte. Er pflanzte in ihre Seelen den Samen der Wahrheit, der in späteren Jahren aufgehen und Frucht tragen würde zum ewigen Leben.

Als Jesus den Jüngern gebot, den Kindern nicht zu verwehren, zu ihm zu kommen, redete er zu seinen Nachfolgern in allen Zeitaltern. Er redet zu den Gemeindebeamten, zu Predigern, Helfern und allen Christen heute. Jesus zieht die Kinder zu sich und er gebietet uns: „Wehret ihnen nicht", als ob er sagen wolle: „Sie werden kommen, wenn ihr sie nicht daran hindert."

Stellt nicht durch euren unchristlichen Charakter Jesus in einem falschen Licht dar. Haltet die Kleinen auch nicht durch eure Kälte und Härte von ihm zurück. Gebt ihnen niemals Ursache zu Gefühlen, dass es für sie im Himmel nicht angenehm sei, wenn ihr dort wäret. Sprecht nicht von Religion als von einer Sache, die Kinder nicht verstehen können. Handelt auch nicht so, als ob ihr nicht erwartetet, dass sie Christus in ihrer Jugend annehmen. Lasst sie niemals den falschen Eindruck gewinnen, dass die Religion Christi etwas Trauriges oder Niederdrückendes sei und dass sie alles aufgeben müssten, was das Leben freundlich und schön gestaltet, wenn sie zu dem Heiland kommen.

Wenn der heilige Geist an den Herzen der Kinder wirkt, so seid dessen Mitarbeiter. Lehrt sie, dass der Heiland sie ruft und dass nichts ihm größere Freude bereiten kann, als wenn sie sich ihm in der Blüte ihrer Jahre und in ihrer vollen Jugendkraft übergeben.

Die Verantwortung der Eltern

Der Heiland betrachtet die Menschen, die er durch sein kostbares Blut erkauft hat, mit unendlicher Zärtlichkeit. Sie sind der Lohn seiner unergründlichen Liebe. Er blickt mit unaussprechlichem Verlangen auf sie. Sein Herz sehnt sich nicht nur nach den wohlerzogenen und schönsten Kindern, sondern auch nach solchen, die ererbte und durch Vernachlässigung erworbene schlimme Charakterzüge besitzen. Viele Eltern verstehen nicht, wie verantwortlich sie für diese Charakterzüge in ihren Kindern sind. Sie besitzen nicht die Zärtlichkeit und Weisheit, mit den Irrenden umzugehen, die sie selbst zu dem gemacht haben, was sie sind. Aber Jesus blickt voller Mitleid auf diese Kinder, er schließt von der Ursache auf die Wirkung.

Der christliche Mitarbeiter kann ein Werkzeug Jesu sein, diese fehlerhaften und irrenden Kleinen zum Heiland zu bringen. Er kann sie in Weisheit und Umsicht an sein Herz fesseln, er kann ihnen Mut und Hoffnung verleihen und darf dann sehen, dass durch die Gnade Christi ihr Charakter sich ändert, so dass von ihnen gesagt werden mag: „Ihnen gehört das Reich Gottes." Matthäus 19,14

Fünf Gerstenbrote sättigen viele Menschen

Den ganzen Tag über war das Volk bei Jesus und seinen Jüngern geblieben, als er einmal am See Genezareth lehrte. Sie hatten seinen freundlichen Worten gelauscht, so einfach und klar, dass sie wie die Salbe von Gilead für ihre Seelen waren. vgl. Jeremia 8,22; 46,11 Seine heilenden Hände hatten den Kranken Gesundheit und den Sterbenden Leben gebracht. Der Tag war ihnen erschienen wie der Himmel auf Erden und sie dachten gar nicht daran, wie lange es schon her war, seit sie etwas gegessen hatten.

Die Sonne stand schon tief im Westen und noch immer war das Volk unschlüssig. Schließlich kamen die Jünger zu Jesus und machten ihm bewusst, dass die Menschenmenge doch nach Hause geschickt werden sollte. Viele waren von weither gekommen und hatten seit dem Morgen nichts gegessen. Vielleicht könnten sie in den umliegenden Städten und Dörfern Nahrung bekommen. Aber Jesus sprach: „Gebt ihr ihnen zu essen." Matthäus 14,16 Dann wandte er sich an Philippus mit der Frage: „Wo kaufen wir Brot, dass diese essen?" Johannes 6,5

Philippus blickte über die riesige Menschenmenge und dachte, dass es unmöglich sei, für so viele Nahrung zu besorgen. Er antwortete: „Für zweihundert Groschen Brot ist nicht genug unter sie, dass ein jeglicher unter ihnen ein wenig nehme." Johannes 6,7

Jesus fragte dann, wie viel Speise unter den Versammelten vorhanden sei. Da antwortete Andreas: „Es ist ein Knabe hier, der hat fünf Gerstenbrote und zwei Fische; aber was ist das unter so viele?" Johannes 6,9 Jesus ließ dies wenige zu sich bringen. Dann gebot er den Jüngern, dass das Volk sich auf dem Gras lagere. Als dies geschehen war, nahm er die Speise, „sah auf gen Himmel, und dankte, und brach's, und gab die Brote den Jüngern, und die Jünger gaben sie dem Volk. Jeder aß sich satt. Als man anschließend die Reste einsammelte, da waren es noch zwölf volle Körbe." Matthäus 14,19-20; Hfa

Durch ein Wunder göttlicher Macht speiste Jesus die Menge; aber wie einfach war diese Speise! Fische und Gerstenbrote waren die tägliche Nahrung der Fischer von Galiläa.

Jesus hätte dem Volk eine üppige Mahlzeit bieten können; aber eine Speise, nur zur Befriedigung des Appetits zubereitet, hätte ihnen kein gutes Beispiel gegeben. Christus wollte sie durch dieses Wunder Einfachheit lehren. Wenn die Menschen heute in ihren Gewohnheiten einfach wären, wenn sie in Harmonie mit den Naturgesetzen lebten wie Adam und Eva am Anfang, so würde jeder Mensch auf Erden genügend zu essen haben. Aber die Selbstsucht und die Befriedigung des Appetits haben Sünde und Elend gebracht, Übermaß auf der einen Seite und Mangel auf der anderen.

Jesus versuchte nicht, das Volk durch Luxus und Wohlleben an sich zu ziehen. Für diese vielen Menschen, die nach dem langen anstrengenden Tage müde und hungrig waren, war die einfache Speise eine Zusicherung der Macht und einfühlsamen Sorge für sie in den einfachen Bedürfnissen des Lebens. Der Heiland hat seinen Nachfolgern nicht die Schätze dieser Welt versprochen; es kann sogar sein, dass sie ständig in Armut leben müssen. Er hat aber zugesagt, dass ihre Grundbedürfnisse befriedigt werden sollen und dass sie etwas erwartet, was besser ist als irdische Güter – den bleibenden Trost seiner Gegenwart.

Nachdem die Menge gegessen hatte, blieb noch viel Nahrung übrig. Jesus bat nun seine Jünger: „Sammelt die übrigen Brocken, dass nichts umkomme." Johannes 6,12 Diese Worte bedeuten mehr als die Speise in Körbe zu sammeln. Die Lehre reicht weiter. Nichts sollte verschwendet werden. Wir sollten keinen zeitlichen Vorteil ungenützt lassen. Wir sollten nichts vernachlässigen, was einem menschlichen Wesen hilfreich sein könnte. Es sollte alles gesammelt werden, was die Not der Hungernden auf Erden erleichtern kann. Mit derselben Sorgfalt sollten wir mit dem Brot des Himmels umgehen, um die Bedürfnisse der Seele zu stillen. Wir leben von einem jeglichen Wort Gottes. Nichts was Gott geredet hat, soll verloren gehen. Wir sollen nicht ein Wort vernachlässigen, das uns zur ewigen Seligkeit verhilft, nicht ein Wort soll nutzlos auf die Erde fallen.

Das Wunder der Brote lehrt uns Abhängigkeit von Gott. Als Jesus die Menschen speiste, war die Speise nicht vorbereitet; scheinbar gab es keine Möglichkeit der Versorgung. Er befand sich mit fünftausend Männern, einschließlich ihrer Frauen und Kinder, in der Wüste. Er hatte sie alle nicht eingeladen, ihm hierher zu folgen. Der Wunsch, in seiner Nähe zu sein, hatte sie veranlasst, ohne Einladung oder Befehl zu kommen. Er wusste, dass sie jetzt hungrig und müde waren, nachdem sie den ganzen Tag seinen Lehren zugehört hatten. Sie waren weit weg von zu Hause und die Nacht war nicht mehr fern. Viele von ihnen hatten kein Geld, Nahrung zu kaufen. Aber er, der um ihretwillen vierzig Tage in der Wüste gefastet hatte, wollte sie nicht hungrig nach Hause zurückschicken.

Die Vorsehung Gottes hatte Jesus dahin gestellt, wo er war und er war abhängig von seinem himmlischen Vater, damit er die Mittel gab, um dem Bedürfnis abzuhelfen. Wenn wir in schwierige Lagen kommen, müssen wir uns auf Gott verlassen. In allen Fällen sollen wir Hilfe bei ihm suchen, dem unendliche Quellen zur Verfügung stehen.

Bei diesem Wunder empfing Jesus das Nötige vom Vater. Er teilte es den Jüngern mit. Die Jünger dem Volk und das

Volk einer dem andern. So werden alle, die mit Jesus verbunden sind, von ihm das Brot des Lebens empfangen und es anderen weitergeben. Seine Diener sind diejenigen, die für die Verbindung zwischen Jesus und dem Volk zuständig sind.

Als die Jünger des Heilandes Anweisung hörten: „Gebt ihr ihnen zu essen," schienen sie vor unlösbaren Schwierigkeiten zu stehen. Sie fragten: „Sollen wir denn hingehen und Speise kaufen?" Aber was sagt Jesus? „Gebt ihr ihnen zu essen." Die Jünger brachten alles zu Jesu was sie hatten. Er aber lud sie nicht zum essen ein, er bat sie, dem Volk zu dienen. Die Speise vermehrte sich in seinen Händen und die Hände der Jünger blieben nie ungefüllt, wenn sie dieselben zu Jesus ausstreckten. Der kleine Vorrat reichte für alle. Als die Menge satt war, aßen auch die Jünger mit Jesus von der wertvollen, vom Himmel gespendeten Speise.

Wie oft verlässt uns der Mut, wenn wir die Not der Armen, der Betrübten oder der Unwissenden sehen. Wir fragen: „Was vermögen unsere schwachen Kräfte und unsere geringen Vorräte, um dieser schrecklichen Not abzuhelfen? Sollten wir nicht warten, ob jemand mit größeren Fähigkeiten die Arbeit in die Hand nimmt, oder dass irgend eine Organisation es unternimmt?" Jesus sagt: „Gebt ihr ihnen zu essen." Gebraucht die Mittel, die Zeit, die Fähigkeit, die ihr habt, bringt eure Gerstenbrote zu Jesus.

Wenn eure Vorräte nicht ausreichen, um Tausende zu speisen, so mögen sie genug sein, einen zu versorgen. Ja, in der Hand Jesu mögen sie viele speisen. Gebt wie die Jünger, was ihr habt. Jesus will die Gabe vermehren. Er wird das einfache, schlichte Vertrauen auf ihn belohnen. Was nur ein geringer Vorrat scheint, wird sich als eine reiche Mahlzeit erweisen. Wenn ihr andern gebt, werdet ihr selbst belohnt werden.

„Wer da kärglich sät, der wird auch kärglich ernten; und wer da sät im Segen, der wird auch ernten im Segen... Gott aber kann machen, dass alle Gnade unter euch reichlich sei, damit ihr in allen Dingen allezeit volle Genüge habt, und noch reich seid zu jedem guten Werk; wie geschrieben steht im Psalm 112,9:

„Er hat ausgestreut und den Armen gegeben; seine Gerechtigkeit bleibt in Ewigkeit." Der aber Samen gibt dem Sämann und Brot zur Speise, der wird euch auch Samen geben und ihn mehren und die Früchte eurer Gerechtigkeit wachsen lassen. So werdet ihr reich sein in allen Dingen, damit ihr mit lauterem Sinn geben könnt." 2. Korinther 9,6-11

Kapitel 3

Mit der Natur und mit Gott

In der Natur war Jesus in Gemeinschaft mit seinem himmlischen Vater

Das Leben des Heilandes auf Erden war ein Leben der Gemeinschaft mit der Natur und mit Gott. Darin offenbarte er uns das Geheimnis eines kraftvollen Lebens.

Jesus war ein ernster, beständiger Arbeiter. Auf niemand sonst lag so viel Verantwortung. Kein anderer trug soviel an der Last des Kummers und der Sünden der Welt. Keiner war mit solch selbstaufopferndem Eifer zum Wohl der Menschen tätig, und doch lebte er ein Leben der Gesundheit. Er war körperlich wie geistig durch das geopferte Lamm dargestellt, ohne Makel und Fehler. 1. Petrus 1,19 Er war ein vollkommenes Vorbild für die ganze Menschheit, was sie nach dem Willen Gottes durch Gehorsam gegen seine Gesetze sein sollte.

Wenn die Menschen auf Jesus blickten, sahen sie in seinem Angesicht göttliches Mitleid, verbunden mit hoher Geisteskraft. Er schien von einer Atmosphäre geistigen Lebens umgeben zu sein. Während sein Benehmen freundlich und frei von Überheblichkeit war, beeindruckte er die Menschen doch durch eine starke Ausstrahlung, die wohl verborgen war, aber doch durchschimmerte.

Während seines Lehramtes wurde er ständig von hinterhältigen und heuchlerischen Menschen verfolgt, die ihm ans Leben wollten. Spione schlichen ihm nach, passten auf seine Worte auf, um etwas gegen ihn zu finden. Die scharfsinnigsten und gelehrtesten Männer der Nation suchten ihn in Streitfragen zu verwickeln, aber sie konnten niemals einen Vorteil daraus ziehen. Verwirrt und durch den einfachen Lehrer von Galiläa beschämt, mussten sie sich zurückziehen. Christus lehrte erfrischend und machtvoll, wie Menschen es niemals vorher gehört hatten. Selbst seine Feinde mussten bekennen: „Noch nie hat ein Mensch so geredet wie dieser Mann.“ Johannes 7,46; Hfa

Seine Kindheit verbrachte Jesus in einfachen Verhältnissen in ländlicher Umgebung. Dadurch blieb er von den negativen Gewohnheiten seiner Zeit relativ unbeeinflusst. Er arbeitete als Zimmermann und trug die Lasten des häuslichen Lebens. Er lernte Gehorsam bei anstrengender körperlicher Arbeit. Er fand Erholung in der Natur und eignete sich Kenntnisse an, während er die Geheimnisse der Natur studierte. Er forschte im Wort Gottes und seine glücklichsten Stunden waren die, wenn er seine Arbeit verlassen und in die freie Natur gehen konnte, dort in den stillen Tälern konnte er nachdenken und auf den Bergen oder unter den Bäumen des Waldes Gemeinschaft mit Gott pflegen. Oft war er früh am Morgen an einem einsamen Orte in Betrachtungen versunken, die Schrift erforschend oder im Gebet. Mit Gesang begrüßte er das Morgenlicht, mit Dank- und Lobliedern lockerte er seine Arbeitszeit auf und brachte die himmlische Freudigkeit den Ermüdeten und Verzagten.

In der Zeit seiner Lehrtätigkeit lebte er zum großen Teil in der freien Natur. Seine Reisen von Ort zu Ort wurden zu Fuß zurückgelegt. Seine Verkündigung fand meistens unter freiem Himmel statt. Er zog sich von dem Leben und Treiben der Stadt in die Stille von Wald und Flur zurück. Dort konnte er seine Jünger ausbilden, da dies mehr in Übereinstimmung mit den Lehren der Einfachheit, des Glaubens und der Selbstverleugnung stand. Dies wollte er ihnen einprägen. Unter den schützenden Bäumen am Bergesabhang, nur eine kleine Wegstrecke vom See Genezareth entfernt, berief er die Zwölf zum Apostelamt und hielt dort auch die Bergpredigt.

Christus versammelte die Menschen gerne unter dem blauen Himmel um sich, auf einem grünen Hügel oder am

Ufer des Sees. Hier konnte er, umgeben von den Werken seiner Schöpfung, ihre Gedanken von dem Künstlichen auf das Natürliche richten. Im Wachstum und Entwicklung der Natur sind die Grundsätze seines Reiches sichtbar. Während die Menschen ihre Augen zu den von Gott geschaffenen Bergen aufhoben und die wunderbaren Werke seiner Hand betrachteten, konnten sie wertvolle Lehren göttlicher Wahrheit aufnehmen. In der Zukunft wurden ihnen durch diese Beispiele aus der Natur die Worte Jesu erneut ins Gedächtnis zurückgerufen. Ihr Geist wurde so emporgehoben und das Herz fand Ruhe.

Den Jüngern, die mit ihm zusammen arbeiteten, gewährte Jesus öfter Freizeit, damit sie nach Hause gehen konnten um sich auszuruhen. Vergeblich bemühten sie sich aber, ihn von seiner Arbeit wegzuziehen. Den ganzen Tag diente er den Menschen, die zu ihm kamen, doch abends oder frühmorgens zog er sich in das Heiligtum der Berge zurück und hielt Gemeinschaft mit seinem Vater.

Oft war er durch seine unaufhörliche Arbeit und den Auseinandersetzungen mit den feindlichen Rabbinern und ihren falschen Ansichten so erschöpft, dass seine Mutter und Brüder und selbst seine Jünger befürchteten, dass er daran zugrunde gehen würde. Aber wenn er vom Gebet zurückkehrte, das den arbeitsreichen Tag beschloss, so bemerkten sie den Ausdruck des Friedens auf seinem Angesicht, die Lebensfrische und Kraft, die sein ganzes Wesen zu durchdringen schien. Nach den Stunden, die er allein mit seinem himmlischen Vater zubrachte, trat er jeden Morgen erfrischt hervor, um den Menschen das Licht des Himmels zu bringen.

Eine notwendige Ruhezeit

Kurz nach der Rückkehr von ihrer ersten Missionsreise bat Jesus seine Jünger: „Lasst uns in die Stille gehen und ein wenig ausruhen.“ Die Jünger waren zurückgekehrt und mit Freude erfüllt über ihren Erfolg als Verkündiger des Evangeliums. Da erfuhren sie die Nachricht vom Tod Johannes des Täufers, den Herodes hinrichten ließ. Es war für sie schwer zu tragen und eine bittere Enttäuschung. Jesus wusste, dass er den Glauben der Jünger schwer geprüft hatte, indem er den Täufer im Gefängnis sterben ließ. Mit einfühlsamer Freundlichkeit blickte er auf ihre kummervollen, tränenfeuchten Angesichter. In seinen eigenen Augen standen Tränen und seine Stimme zitterte als er sagte: „Geht ihr allein an eine einsame Stätte und ruht ein wenig.“ Markus 6,31

Am nördlichen Ende des Sees Genezareth, in der Nähe von Bethsaida, gab es einen einsamen Platz, der zur Zeit im frischen Grün des Frühlings leuchtete und Jesus und seinen Jüngern einen willkommenen Zufluchtsort bot. Diesen Ort wollten sie jetzt aufsuchen, indem sie in ihrem Boot über den See fuhren. Hier konnten sie ruhen, geschützt vom Trubel der Menge. Hier konnten die Jünger den Worten Christi lauschen, ohne dass sie durch die Anschuldigungen und die Vorwürfe der Pharisäer gestört wurden. Sie hofften, hier für kurze Zeit mit dem Herrn allein zu sein.

Jesus verbrachte hier nur eine kurze Zeit mit seinen geliebten Jüngern; aber wie wertvoll waren für sie solche Augenblicke! Sie sprachen über das Werk des Evangeliums und über die Möglichkeit, wie man Menschen noch erfolgreicher erreichen könne. Als Jesus ihnen die Schätze der Wahrheit öffnete, wurden sie von göttlicher Kraft belebt und mit Hoffnung und Mut erfüllt.

Bald suchten die Menschen wieder nach Jesus. Da sie annahmen, dass er seinen gewohnten Ruheplatz aufgesucht habe, folgten sie ihm dorthin. Seine Hoffnung, nur eine kurze Zeit der Ruhe zu genießen, war dahin. Aber in der Tiefe seines reinen, mitleidsvollen Herzens hatte der gute Hirte der Schafe nur Liebe und Mitleid für diese ruhelosen, nach Orientierung suchenden Menschen. Den ganzen Tag diente er ihnen und Abends entließ er sie, damit sie nach Hause gehen und ausruhen sollten.

In einem Leben, das vollständig dem Besten anderer gewidmet war, fand der Heiland es nötig, sich von der unaufhörlichen Tätigkeit und der Beschäftigung mit menschlichen Bedürfnissen abzuwenden, um die Zurückgezogenheit und ungestörte Gemeinschaft mit seinem Vater zu suchen. Als die nachfolgende Menschenmenge sich entfernt hatte, ging er ins Gebirge, wo er allein mit Gott war. Er schüttete ihm sein Herz aus und bat für diese leidenden, bedürftigen und sündigen Menschen.

Obwohl die Ernte groß ist und nur wenig Mitarbeiter bereit waren, drängte Jesus seine Jünger nicht zu pausenloser Arbeit. Er ermutigte sie zum Gebet: „Bittet den Herrn der Ernte, dass er Arbeiter in seine Ernte sende." Matthäus 9,38 Diese Worte innigen Mitgefühls: „Geht ihr allein an eine einsame Stätte und ruhet ein wenig" Markus 6,31, waren nicht nur für die ersten Jünger gültig, sondern ebenso auch für seine ermüdeten Arbeiter heutzutage.

Alle, die sich in der Schule Gottes befinden, benötigen stille Zeiten des Gebets, wo sie mit ihrem eigenen Herzen, mit der Natur und mit Gott verkehren können. Sie sollen ein Leben führen, das sich von der Welt, ihren Gewohnheiten oder Gebräuchen unterscheidet. Jeder benötigt eine persönliche Erfahrung darin, den Willen Gottes zu erkennen. Jeder muss den Herrn zu sich sprechen hören. Wenn jede andere Stimme schweigt und wir in Ruhe vor ihm warten, so wird in der Stille der Seele Gottes Stimme deutlicher. Er gebietet uns: „Seid stille und erkennt, dass ich Gott bin." Psalm 46,11 Dies ist die erfolgreiche Vorbereitung auf alle Arbeit im Dienst Gottes. Wer auf diese Weise gestärkt ist, wird inmitten der hastenden Menschenmengen und unter dem Druck der stressigen Verpflichtungen des Lebens mit einer Atmosphäre des Lichts und Friedens umgeben sein. Er wird mit neuer körperlicher und geistiger Kraft ausgerüstet sein. Das Leben erhält eine positive Ausstrahlung und die Offenbarung göttlicher Macht, die das Herz der Menschen erreicht.

Kapitel 4

Die Berührung des Glaubens

Der Glaube ist die Hand, die die Unendlichkeit erfasst

„Könnte ich nur sein Gewand berühren, so würde ich gesund.“ Matthäus 9,21 Eine arme Frau sprach diese Worte aus – eine Frau, die zwölf Jahre lang an einer Krankheit gelitten hatte, die ihr Leben sehr belastete. Sie hatte ihren ganzen Besitz für Ärzte und Heilmittel ausgegeben, aber nur um schließlich zu erfahren, dass sie unheilbar sei. Als sie aber von dem großen Arzt hörte, bekam sie neue Hoffnung. Sie dachte, „wenn ich ihm nur nahe genug kommen könnte, um mit ihm zu sprechen, so könnte ich geheilt werden.“

Jesus war auf dem Wege zum Hause des Jairus, des jüdischen Rabbiners, der ihn gebeten hatte, zu kommen, um seine Tochter gesund zu machen. Die dringende Bitte: „Meine Tochter liegt in den letzten Zügen; komm doch und lege deine Hände auf sie, damit sie gesund werde und lebe“ Markus 5,23 hatte das empfindsame, mitfühlende Herz Christi berührt. Er brach sofort auf, um mit dem Rabbiner in dessen Haus zu gehen.

Sie kamen nur langsam voran, denn die Menge drängte Christus von allen Seiten. Auf seinem Weg durch die Menge kam der Heiland in die Nähe, wo die geplagte Frau stand. Immer wieder hatte sie versucht, in Jesu Nähe zu kommen. Nun war ihre Gelegenheit da, aber sie wusste nicht, wie sie mit ihm ins Gespräch kommen könnte. Zudem wollte sie ihn nicht noch zusätzlich durch ihr Anliegen behindern. Sie hatte aber gehört, dass man schon bei Berührung seines Kleides geheilt würde und aus Angst, ihre einzige Gelegenheit zur verpassen, von ihrem Leiden geheilt zu werden, drängte sie sich vorwärts, indem sie zu sich selbst sagte: „Könnte ich nur sein Kleid anrühren, so würde ich gesund." Matthäus 9,21 Christus kannte jeden ihrer Gedanken und er bahnte sich seinen Weg, wo sie stand. Er erkannte ihre große Not und wollte ihren Glauben stärken.

Als er nahe an ihr vorüber ging, beugte sie sich vor und schaffte es, den Saum seines Kleides zu berühren. In demselben Augenblick wusste sie, dass sie geheilt war. In dieser einen Berührung war der ganze Glaube ihres Lebens vereint und augenblicklich schwanden ihre Schmerzen und ihre Schwäche. Sofort fühlte sie ein Vibrieren wie von elektrischem Strom, der durch jede Faser ihres Wesens drang. Sie fühlte sich vollkommen gesund. „Sie spürte es am Leibe, dass sie von ihrer Plage gesund geworden war." Markus 5,29

Nun wollte sie unbedingt dem mächtigen Arzt ihren Dank bekunden, der in dieser Berührung mehr für sie getan hatte als die Ärzte in zwölf langen Jahren, aber sie traute sich nicht. Mit dankbarem Herzen versuchte sie, sich von der Menge zurückzuziehen. Plötzlich hielt Jesus an, blickte sich um und fragte: „Wer hat mich angerührt?" Markus 5,31 Petrus sah ihn erstaunt an und antwortete: „Meister, das Volk drängt und drückt dich, und du sprichst: Wer hat mich berührt? Jesus aber sprach: Es hat mich jemand berührt; denn ich habe gespürt, dass eine Kraft von mir ausgegangen ist." Lukas 8,46

Er konnte die Glaubensberührung durchaus von der zufälligen Berührung der achtlosen Menge unterscheiden. Es hatte ihn jemand mit einer bestimmten Absicht angerührt und hatte Antwort erhalten.

Christus stellte die Frage nicht, um für sich eine Auskunft zu erhalten; vielmehr sollte es eine Lehre für das Volk, für seine Jünger und für die Frau sein. Er wollte die Leidtragenden mit Hoffnung erfüllen, und wollte zeigen, dass es der Glaube war, der zur Heilung führte. Das Vertrauen der Frau sollte nicht unerwähnt bleiben. Gott sollte durch ihr dankbares

Bekenntnis verherrlicht werden. Christus wollte ihr bewusst machen, dass er ihrer Glaubenstat zustimmt. Er wollte sie nicht mit einem halben Segen gehen lassen. Sie sollte nicht im Unklaren darüber bleiben, dass er ihr Leiden kannte. Er wollte ihr seine anteilnehmende Liebe bekunden und ihren Glauben an seine Macht würdigen, durch die er alle retten will, die zu ihm kommen.

Indem Jesus auf die Frau blickte, zeigte er dadurch, dass er wusste, wer ihn angerührt hatte. Da erkannte sie, dass sie nicht im Verborgenen bleiben konnte. So trat sie zitternd aus der Menge und warf sich ihm zu Füßen. Mit Tränen der Dankbarkeit erzählte sie ihm vor allem Volk, warum sie sein Kleid berührt hat und wie sie gleich geheilt worden war. Sie befürchtete, dass ihre Tat, sein Gewand zu berühren, vermessen gewesen sei, aber kein tadelndes Wort kam über Jesu Lippen. Er sprach nur Worte der Zustimmung, die aus einem Herzen voll Liebe kamen, erfüllt von Mitgefühl für menschliches Leid. Freundlich sprach er zu ihr: „Meine Tochter, dein Glaube hat dir geholfen; gehe hin in Frieden." Lukas 8,48 Wie wohltuend waren diese Worte für sie! Nun minderte keine Furcht mehr, ihn beleidigt zu haben, ihre Freude.

Die neugierige Menge, die Jesus umdrängte, erhielt keine neue Lebenskraft. Nur die kranke Frau, durch die Berührung im Glauben, wurde geheilt. So unterscheidet sich in geistlicher Hinsicht genauso die zufällige Berührung von der Berührung im Glauben. Nur an Christus als Heiland der Welt zu glauben, kann die Seele noch nicht heilen. Der rettende Glaube besteht nicht allein darin, dass man der Wahrheit des Evangeliums verstandesmäßig zustimmt.

Wirklicher Glaube ist, Christus als persönlichen Heiland anzunehmen. Gott sandte seinen eingeborenen Sohn, damit ich nicht verloren werde, wenn ich an ihn glaube, sondern das ewige Leben habe. Johannes 3,16 Wenn ich seinem Wort gemäß zu Christus komme, muss ich glauben, dass ich seine rettende Gnade erhalte. Das Leben, das ich dann lebe, soll ich „im Glauben an den Sohn Gottes leben, der mich geliebt und sich selbst für mich dahingegeben hat. Galater 2,20

Viele halten Glauben für „etwas meinen.“ Rettender Glaube dagegen ist aktives Handeln, durch das diejenigen, die Christus annehmen, ein Bündnis mit Gott eingehen. Lebendiger Glaube bedeutet vermehrte Lebensenergie, sowie festes Vertrauen in die Zusagen Gottes, wodurch der Gläubige durch Christi Gnade unüberwindlich wird.

Der Glaube ist sogar stärker als der Tod selbst. Wenn man die Kranken dahin bringen kann, ihre Augen im Glauben auf den mächtigen göttlichen Arzt zu richten, anstatt hinunter auf die Vergänglichkeit zu blicken, werden wir wunderbare Erfolge sehen. Es wird dem Körper wie der Seele Leben bringen. In der Arbeit für Gefangene schlechter Gewohnheiten richte man ihren Blick nicht auf Verderben, Verzweiflung und ihr zu erwartendes Ende, sondern auf Jesus. Lasst sie auf die Herrlichkeit himmlischer Wirklichkeit blicken. Dies wird für die Heilung von Körper und Seele hilfreicher sein, als alle Schrecken des Grabes, die den Hilflosen und scheinbar Hoffnungslosen vor Augen gemalt werden können.

Nach seiner Barmherzigkeit macht er uns selig

Ein Knecht eines römischen Hauptmanns war an der Gicht erkrankt. Bei den Römern waren die Knechte Sklaven. Sie wurden auf den Märkten gekauft und verkauft und oft entwürdigend und grausam behandelt. Aber der Hauptmann war freundschaftlich besorgt um seinen Knecht und wünschte sehr dessen Genesung. Er glaubte daran, dass Jesus ihn heilen konnte. Er war dem Heiland bisher nicht begegnet, aber was er von ihm gehört hatte, ließ ihn an seine Hilfe glauben.

Dieser Römer war trotz des Formenwesens der Juden überzeugt, dass ihre Religion seiner eigenen überlegen war. Er hatte schon die Schranken nationalen Vorurteils und Hasses gebrochen, die die Sieger von dem besiegten Volk trennten. Er schätzte die jüdischen Gottesdienste und hatte den Juden als Jahwes Anbetern Freundlichkeit erwiesen. Auch hatte er in den Lehren Christi, die man ihm berichtete, etwas gefunden, was das Bedürfnis der Seele stillte. Sein Inneres, soweit es geistlich gesinnt war, stimmte den Worten des Heilandes zu. Weil er sich aber selbst für unwürdig hielt, sich Jesus zu nähern, wandte er sich an die jüdischen Ältesten. Sie sollten Jesus um die Heilung seines Knechtes bitten.

Die Ältesten trugen den Fall Jesus vor und sprachen: „Er ist es wert, dass du ihm die Bitte erfüllst; denn er hat unser Volk lieb, und die Synagoge hat er uns erbaut." Lukas 7,4-5 Aber auf dem Weg zum Haus des Hauptmannes erhielt Jesus eine Botschaft vom Hauptmann selbst: „Ach Herr, bemühe dich nicht; ich bin nicht wert, dass du unter mein Dach gehst." Lukas 7,6 Trotzdem ging der Heiland weiter auf das Haus zu. Und der Hauptmann kam persönlich, um die Botschaft zu vervollständigen und sagte: „Deshalb bin ich auch nicht persönlich zu dir gekommen. Ich weiß, du brauchst nur ein Wort zu sagen, dann wird mein Diener gesund. Auch ich habe Vorgesetzte, denen ich gehorchen muss, und meinen Soldaten erteile ich Befehle. Wenn ich zu einem sage: Gehe hin! dann geht er. Befehle ich einem andern: Komm!, dann kommt er. Und wenn ich zu meinem Diener sage: Tu dies!, dann führt er den Auftrag aus." Lukas 7,7-8; Hfa

Er wollte folgendes sagen: „Ich vertrete die Macht Roms und meine Soldaten anerkennen meine Autorität. So vertrittst du die Macht des unendlichen Gottes und alles Erschaffene gehorcht deinem Wort. Du kannst der Krankheit befehlen zu weichen und sie wird dir gehorchen. Sprich nur ein Wort und mein Knecht wird gesund sein."

„Dir geschehe, wie du geglaubt hast," sagte Christus, „und sein Knecht wurde gesund zu derselben Stunde." Matthäus 8,13

Die jüdischen Ältesten hatten sich für den Hauptmann bei Christus eingesetzt, weil er ihrem Volk einen Dienst erwiesen hatte. „Er ist es wert," sagten sie, denn „die Synagoge hat er uns erbaut." Aber der Hauptmann sagte von sich selbst: „Ich bin's nicht wert." Dennoch scheute er sich nicht, von Jesus Hilfe zu erbitten. Er vertraute nicht auf sein eigenes Gutsein, sondern auf die Gnade des Heilandes. Alles was er vorbringen konnte, war seine große Not.

Jeder Mensch kann auf dieselbe Weise zu Christus kommen. „Nicht um der Werke der Gerechtigkeit willen, die wir getan hatten, sondern nach seiner Barmherzigkeit“ Titus 3,5 machte er uns selig. Denkst du, dass du nicht hoffen kannst, Segen von Gott zu erhalten, weil du ein Sünder bist? Denke darüber nach, dass Christus in die Welt kam, Sünder zu retten. Wir haben nichts, was uns vor Gott angenehm machen könnte. Die einzige Bitte, die wir überhaupt vorbringen können, ist unser Zustand völliger Hilflosigkeit. Das macht seine erlösende Kraft notwendig. Indem wir unsere eigene Verwirklichung aufgeben, können wir zum Kreuz auf Golgatha blicken und sagen: „So wie ich bin, nichts bringe ich, nur an das Kreuz fest halt‘ ich mich.“ „Alle Dinge sind möglich dem, der da glaubt.“ Markus 9,23

Der Glaube verbindet uns mit dem Himmel und verleiht uns Kraft zum Kampf mit den Mächten der Finsternis. Gott hat uns durch Christus die Möglichkeit eröffnet, jeden schlechten Charakterzug zu besiegen und jeder Versuchung zu widerstehen, wie stark sie auch sein mag. Aber viele spüren, dass ihnen der Glaube fehlt und deshalb bleiben sie von Christus fern. Diese Menschen können sich in ihrer Hilflosigkeit und Unwürdigkeit auf die Gnade ihres mitfühlenden Heilandes verlassen. Schaut nicht auf euch selbst, sondern auf Christus.

Er, der Kranke geheilt und Dämonen ausgetrieben hat, als er unter den Menschen lebte, ist immer noch derselbe mächtige Erlöser. Deshalb ergreift seine Verheißungen wie Blätter vom Baum des Lebens: „Wer zu mir kommt, den werde ich nicht hinausstoßen.“ Johannes 6,37 Wenn ihr zu ihm kommt, dann glaubt, dass er euch annimmt, weil er es verheißen hat. Ihr könnt niemals verloren gehen, wenn ihr dies tut – niemals.

„Gott aber erweist seine Güte zu uns darin, dass Christus für uns gestorben ist, als wir noch Sünder waren.“ Römer 5,8

„Ist Gott für uns, wer kann wider uns sein? Der auch seinen eigenen Sohn nicht verschont hat, sondern hat ihn für uns alle dahingegeben – wie sollte er uns mit ihm nicht alles schenken? Römer 8,31-32 „Denn ich bin ganz sicher: Weder Tod noch Leben, weder Engel noch Dämonen, weder Gegenwärtiges noch Zukünftiges, noch irgendwelche Gewalten, weder Himmel noch Hölle oder sonst irgend etwas können uns von der Liebe Gottes trennen, die er uns in Jesus Christus, unserem Herrn, bewiesen hat.“ Römer 8,38-39; Hfa

Herr, wenn du willst,
kannst du mich wohl reinigen…

Von allen im Orient bekannten Krankheiten war der Aussatz oder Lepra am meisten gefürchtet. Sie war unheilbar, ansteckend und schrecklich in den Auswirkungen auf ihre Opfer. Da wurde das mutigste Herz mit Furcht erfüllt. Unter den Juden wurde die Krankheit als eine Strafe der Sünde angesehen und deshalb „die Geißel“ oder „der Finger Gottes“ genannt. Da der Aussatz tief gewurzelt, unausrottbar und tödlich ist, betrachtete man ihn als ein Symbol der Sünde.

Der Aussätzige wurde vom mosaischen Gesetz für unrein erklärt. Alles was er berührte, wurde unrein. Die Luft wurde durch seinen Atem verunreinigt. Er wurde wie ein bereits Toter von der menschlichen Gesellschaft ausgeschlossen. Stand jemand unter Verdacht, an Aussatz erkrankt zu sein, so musstc er sich den Priestern zeigen, die seinen Fall prüfen und darüber entscheiden mussten. Wurde er als aussätzig bestätigt, so wurde er von seiner Familie getrennt, aus der Gemeinschaft Israels ausgeschlossen und dazu verurteilt, nur mit solchen zusammen zu leben, die auf ähnliche Weise erkrankt waren. Selbst Könige und Schriftgelehrte waren nicht davon ausgenommen. Ein Fürst, der von dieser schrecklichen Krankheit befallen war, musste sein Amt und die Gesellschaft der Menschen aufgeben.

Fernab von seinen Freunden und seiner Verwandtschaft musste der Aussätzige den Fluch seiner Krankheit tragen. Er war verpflichtet, sein eigenes Elend zu verkünden, seine Kleider zu zerreißen und den Warnungsruf ertönen zu lassen, dass alle seine ansteckende Gegenwart meiden sollten. Der Ruf „Unrein, unrein!“, der in klagendem Ton von dem Verbannten ertönte, war ein Signal, das man mit Furcht und Schrecken vernahm.

In der Gegend, in der Jesus den Menschen diente, waren viele dieser Leidenden. Diese hörten auch die Nachricht von seinen Taten. Einer unter ihnen, in dessen Herz der Glaube aufkeimte, dachte: Wenn er zu Jesus gehen könnte, wäre es möglich, geheilt zu werden. Aber wie sollte er Jesus finden? Dazu verurteilt, ständig abgesondert zu leben, wie kann er sich da dem Helfer vorstellen? Und würde Christus ihn heilen, würde er nicht wie die Pharisäer und Ärzte einen Fluch über ihn aussprechen und ihm befehlen, sich von den Wohnorten der Menschen zu entfernen? Er dachte über alles nach, was ihm von Jesus erzählt worden war. Nicht einer von denen, die Jesus um Hilfe baten, war abgewiesen worden. Der kranke Mensch entschloss sich, den Heiland zu finden. Obgleich er nicht in die Städte gehen durfte, war es vielleicht möglich, Jesus auf bergigen Nebenwegen zu treffen. Vielleicht fand er ihn, wenn er außerhalb der Städte lehrte. Es würde nicht leicht sein, aber dies war seine einzige Hoffnung. Von Ferne schnappt der Aussätzige einige Worte von Jesus auf. Er sieht, wie er seine Hand auf die Kranken legt. Er sieht, wie der Lahme, der Blinde, der Gichtbrüchige und die anderen Todkranken gesund aufstehen und Gott für ihre Erlösung danken. Sein Glaube wird gestärkt. Näher und immer näher wagt er sich an die lauschende Menge heran. Die ihm auferlegten Beschränkungen, die Sicherheit des Volkes, die Furcht, mit der man ihn betrachtet, alles ist vergessen. Er denkt nur an die Chance, durch Glauben geheilt zu werden. Er bietet einen widerlichen Anblick. Die Krankheit hat furchtbare Spuren auf seinem absterbenden Körper hinterlassen. Er sieht schrecklich aus.

Sobald ihn die Leute sehen, flüchten sie im Gedränge, um ja nicht berührt zu werden. Einige versuchen ihn daran zu hindern, sich Jesus zu nähern, aber vergeblich. Er sieht und hört sie nicht. Ihre Ausrufe des Abscheus prallen an ihm ab, er sieht nur den Sohn Gottes, er hört nur die Stimme, die den Sterbenden Leben gibt. Er kämpft sich zu Jesus durch,wirft sich ihm zu Füßen und ruft: „Herr, wenn du willst, kannst du mich reinigen!" Und Jesus sprach: „Ich will's tun, sei rein!" Matthäus 8,2-3 Und legte seine Hand auf ihn.

Augenblicklich geht eine Veränderung in dem Aussätzigen vor. Sein Blut wird gesund, die Nerven werden wieder empfindlich, die Muskeln werden stark. Die unnatürliche weiße, schuppige Haut, die bei Aussätzigen typisch ist, verschwindet. Stattdessen wird sie wie die eines kleinen Kindes. Wenn die Priester die Hintergründe der Heilung des Aussätzigen erfahren würden, könnte ihr Hass auf Jesus sie dazu verleiten, ein falsches Urteil zu fällen. Der Heiland wollte sichergehen, dass eine unparteiische Entscheidung getroffen wird. Deshalb bat der den Mann, niemand vom Hergang der Heilung zu erzählen, sondern sich unverzüglich zum Tempel zu begeben. Dort sollte er sich dem Priester zeigen und die von Mose befohlene Gabe opfern, bevor noch irgendwelche Gerüchte bezüglich des Wunders bekannt würden. Ehe die Priester das Opfer annehmen konnten, mussten sie den Opfernden untersuchen und seine vollständige Gesundheit feststellen. Diese Untersuchung fand statt. Die Priester, die den Aussätzigen zur Verbannung verurteilt hatten, bestätigten seine Heilung. Der geheilte Mensch wurde wieder in seine Familie und in die Gesellschaft aufgenommen. Er erkannte dadurch, wie wertvoll ihm die geschenkte Gesundheit war. Wieder hergestellt, freute er sich an der menschlichen Gesellschaft und seiner Familie. Obwohl der Heiland ihn bat, vorsichtig zu sein, konnte er doch seine Heilung nicht verschweigen. Wo er hinkam, verkündigte er freudig die Macht dessen, der ihn geheilt hatte.

Als dieser Mann zu Jesu kam, war er voller Aussatz; das tödliche Gift der Krankheit durchdrang seinen ganzen Körper. Die Jünger versuchten vergeblich, den Meister daran zu hindern, ihn zu berühren; denn wer einen Aussätzigen anrührte, wurde selber unrein. Als Jesus seine Hand auf den Aussätzigen legte, war der Aussatz schon geheilt. So ist es auch mit dem Aussatz der Sünde – tief verwurzelt, tödlich, unmöglich durch menschliche Anstrengung, gereinigt zu werden. „Das ganze Haupt ist krank, das ganze Herz ist matt. Von der Fußsohle bis zum Haupt ist nichts Gesundes an euch, sondern Beulen und Striemen und frische Wunden, die nicht gereinigt noch verbunden noch mit Öl gelindert sind.“ Jesaja 1,5-6

Aber Jesus, als er unter den Menschen lebte, wurde davon nicht verunreinigt. Von ihm ging Heilkraft für den Sünder aus.

Wer vor ihm niederfällt und im Glauben spricht: „Herr, wenn du willst, kannst du mich reinigen," wird die Antwort vernehmen: „Ich will's tun, sei rein!" Matthäus 8,2-3

Manchmal gewährte Jesus nicht sofort den erbetenen Segen. Aber im Fall des Aussatzes wurde die Bitte erfüllt, sobald sie nur ausgesprochen wurde. Wenn wir um irdische Segnungen bitten, kann sich die Antwort auf unser Gebet schon mal verzögern oder Gott möchte uns etwas anderes geben als das, worum wir bitten. Aber so wird es nicht sein, wenn wir um Befreiung von Sünden bitten. Es ist sein Wille, uns von der Sünde zu reinigen, uns zu seinen Kindern zu machen und uns zu befähigen, ein heiliges Leben zu führen. Christus opferte sich selbst für unsere Sünden, „dass er uns errette von dieser gegenwärtigen bösen Welt nach dem Willen Gottes, unseres Vaters." Galater 1,4 „Wir dürfen uns darauf verlassen, dass Gott unser Beten erhört, wenn wir ihn um etwas bitten, was seinem Willen entspricht. Und weil Gott solche Gebete ganz gewiss erhört, dürfen wir auch darauf vertrauen, dass er uns gibt, worum wir bitten." 1. Johannes 5,14-15; Hfa

Ihr werdet Ruhe finden

Jesus schaute auf die Betrübten und von Sorgen Beladenen, auf alle, die keine Hoffnung mehr hatten. Er schaute auf diejenigen, die mit irdischen Freuden versuchten, das Verlangen der Seele zu stillen. Er lud alle ein, in ihm Ruhe zu finden. Voller Mitgefühl bat er das sich abmühende Volk: „Nehmt auf euch mein Joch und lernt von mir; denn ich bin sanftmütig und von Herzen demütig; so werdet ihr Ruhe finden für eure Seelen." Matthäus 11,29 Mit diesen Worten spricht Jesus jeden Menschen an. Ob sie es spüren oder nicht – alle sind mühselig und beladen. Alle sind von Lasten niedergedrückt, die nur Christus entfernen kann. Die schwerste Last, die wir tragen, ist die Last der Sünde. Wenn wir sie tragen müssten, würde sie uns zerdrücken, aber der Sündlose hat unseren Platz eingenommen. „Der Herr warf unser aller Sünde auf ihn." Jesaja 53,6

Er trägt unsere Schuld und will die Last von unseren schwachen Schultern nehmen und uns Ruhe geben. Auch die Last der Sorgen und des Kummers will er übernehmen. Er lädt uns ein, all unsere Sorgen auf ihn zu werfen, denn er trägt uns in seinem Herzen. Jesus, der älteste Bruder der Menschheit steht am ewigen Thron Gottes. Er sieht auf jeden, der sich ihm als seinem Retter zuwendet. Er kennt die Schwächen der Menschheit aus eigener Erfahrung, sowie unsere Bedürfnisse und die Stärke unserer Versuchung. Denn er „ist versucht in allem gleichwie wir, doch ohne Sünde." Hebräer 4,15 Er wacht über dich, du ängstliches Kind Gottes. Wirst du versucht? Er will dich erretten. Bist du schwach? Er will dich stärken. Bist du dir gerade über etwas im Unklaren? Er will dir Klarheit schenken. Bist du verwundet? Er will dich heilen. Der Herr ist unermesslich groß. Er zählt „die Sterne und nennt sie alle mit Namen," und doch heilt er, „die zerbrochenen Herzens sind und verbindet ihre Wunden." Psalm 147,4-3

Was auch immer deine Schwierigkeiten und Prüfungen sein mögen, leg dein Anliegen dem Herrn vor, so wirst du Kraft zum Ertragen erhalten. Der Weg wird sich auftun, damit du dich selbst aus den Verwicklungen und Schwierigkeiten befreien kannst. Je schwächer und hilfloser du dir vorkommst, desto stärker wirst du in seiner Kraft werden. Je schwerer deine Lasten sind, desto köstlicher wird die Erleichterung sein, wenn du sie auf den Lastenträger legst. Umstände mögen Freunde trennen. Die ruhelosen Wasser des weiten Meeres mögen zwischen uns und ihnen rauschen, aber keine Umstände und keine Entfernung kann uns von dem Heiland trennen. Wo wir auch sein mögen, er steht zu unserer Rechten, uns zu helfen, zu stützen und zu trösten. Größer als die Liebe einer Mutter für ihr Kind, ist die Liebe Christi zu seinen Erlösten. Es ist unser Vorrecht, in seiner Liebe zu ruhen, zu sagen: Ich will ihm vertrauen, denn er gab sein Leben für mich. Menschenliebe mag sich ändern, aber die Liebe Christi kennt keine Veränderung. Wenn wir ihn um Hilfe anrufen, so ist seine Hand zur Rettung ausgestreckt. „Denn es sollen wohl Berge weichen und Hügel hinfallen; aber meine Gnade soll nicht von dir weichen, und der Bund meines Friedens soll nicht hinfallen, spricht der Herr, dein Erbarmer." Jesaja 54,10

Kapitel 5

Heilung für die Seele

Damit ihr wisst, dass der Menschensohn Macht hat, Sünden auf Erden zu vergeben...

Viele von denen, die Jesus um Hilfe aufsuchten, hatten ihre Krankheit selbst verschuldet. Dennoch schickte Jesus diese Menschen nicht weg, sondern heilte sie. Wenn seine Kraft sie erfasste, erkannten sie ihre Sünden. So wurden viele von ihrem seelischen Leiden ebenso geheilt wie von ihren körperlichen Krankheiten.

Unter diesen Menschen war auch der Gelähmte aus Kapernaum. Wie der Aussätzige hatte auch er alle Hoffnung auf Gesundung verloren. Seine Krankheit war die Folge eines sündhaften Lebens und seine Leiden wurden durch Gewissensbisse noch unerträglicher. Vergeblich hatte er sich an die Pharisäer und Ärzte gewandt, ihn davon zu befreien. Statt dessen erklärten sie ihn für unheilbar, verurteilten ihn als einen Sünder und behaupteten, dass er unter dem Zorn Gottes sterben werde.

Der Gelähmte war völlig verzweifelt. Da hörte er von dem Dienst Jesu. Andere, ebenso sündhaft und hilflos wie er, waren geheilt worden. Dies machte ihm Mut zu glauben, dass auch er geheilt werden könnte, wenn man ihn zum Heiland bringen würde. Seine Hoffnung schwand jedoch, als er sich erinnerte, welche Ursache seine Krankheit hatte. Doch er musste immer an die Möglichkeit der Heilung denken.

Sein größter Wunsch war, von der Last der Sünde befreit zu werden. Er sehnte sich danach, Jesus zu sehen und die

Zusicherung der Vergebung und des Friedens mit Gott zu erhalten. Dann wollte er zufrieden sein, nach Gottes Willen zu leben oder zu sterben.

Es galt, keine Zeit zu verlieren. Sein ausgezehrter Körper trug schon die Spuren des Todes. Er bat seine Freunde eindringlich, ihn auf seinem Bett zu Jesus zu tragen. Diese taten es gern für ihn. Aber es war kein Durchkommen zum Haus des Heilandes, weil die Menschenmenge so dicht zusammen gedrängt sich versammelt hatte. Auch gab es keine Möglichkeit, wenigstens so weit an Jesus heranzukommen, um ihn zu hören. Jesus lehrte im Hause des Petrus. Seine Jünger waren wie gewöhnlich dicht um ihn herum versammelt. Auch „saßen Pharisäer und Schriftgelehrte da, die gekommen waren aus allen Orten in Galiläa und Judäa und aus Jerusalem." Lukas 5,17 Einige von ihnen waren als Spione gekommen und wollten einen Grund finden, Jesus anzuschuldigen. Draußen drängten sich die verschiedensten Menschen: Eifrige, Ehrerbietige, Neugierige und Ungläubige. Verschiedene Nationalitäten und alle Schichten der Gesellschaft waren vertreten.

„Und die Kraft des Herrn war mit Jesus, dass er heilen konnte." Lukas 5,17 Der Geist des Lebens war unsichtbar anwesend, aber die Pharisäer und Schriftgelehrten bemerkten seine Gegenwart nicht. Sie empfanden kein Bedürfnis nach Hilfe und außerdem war die Heilung ja nicht für sie gedacht. „Die Hungrigen füllt er mit Gütern und lässt die Reichen leer ausgehen." Lukas 1,53

Immer wieder versuchten die Träger des Gelähmten, sich durch die Menge zu drängen – aber vergeblich. Der Kranke blickte in unaussprechlicher Seelenqual um sich. Wie konnte er die Hoffnung aufgeben, wenn die langersehnte Hilfe so nahe war? Auf seinen Vorschlag hin trugen ihn seine Freunde auf das Dach des Hauses. Sie deckten das Dach ab und ließen ihn zu den Füßen Jesu herab.

Die Predigt wurde unterbrochen. Der Heiland blickte in das traurige Gesicht und schaute in die bittenden Augen, die auf ihn gerichtet waren. Er kannte nur zu gut den Wunsch jener beladenen Seele. Er hatte ja das Gewissen des Gelähmten aufgerüttelt, als er noch zu Hause war. Als er seine Sünden bereute und an die Kraft des Heilandes glaubte, dass Jesus ihn gesund machen könne, hatte die Barmherzigkeit des Herrn ihn gesegnet. Jesus hatte beobachtet, wie der erste Funke von Glauben zu der Überzeugung heranwuchs, dass er des Sünders einzige Hilfe sei. Mit jedem Versuch, in seine Nähe zu kommen, wuchs diese Überzeugung. Christus selbst hatte den Leidenden zu sich gezogen. Nun sprach der Heiland Worte, die gleich Musik in seinen Ohren klangen: „Sei getrost, mein Sohn; deine Sünden sind dir vergeben." Matthäus 9,2

Die Schuldenlast fällt wie ein Stein von der Seele des Kranken. Er kann nicht mehr zweifeln. Die Worte Christi offenbaren seine Macht, ins Herz zu sehen. Wer kann seine Kraft in Abrede stellen, Sünden zu vergeben? Hoffnung tritt an Stelle von Verzweiflung und Freude an die Stelle tiefer Traurigkeit. Die körperlichen Schmerzen des Mannes sind verschwunden und sein ganzes Wesen ist verwandelt. Er hatte keinen weiteren Wunsch mehr, sondern lag friedevoll da, zu glücklich, ein Wort zu äußern.

Viele verfolgten mit atemloser Spannung jede Veränderung in dieser außergewöhnlichen Handlung. Viele spüren, diese Worte Christi sind auch eine Einladung an mich persönlich. Bist du nicht auch seelisch krank durch die Sünde? Wärst du nicht auch gern von dieser Last befreit?

Aber die Pharisäer fürchteten, ihren Einfluss beim Volk zu verlieren. Sie dachten in ihren Herzen: „Wie redet der so? Er lästert Gott! Wer kann Sünden vergeben als Gott allein?" Markus 2,7 Jesus blickte sie durchdringend an, sodass sie ängstlich zurückwichen, und sagte: „Warum denkt ihr so Böses in euren Herzen? Was ist leichter, zu sagen: Dir sind deine Sünden vergeben, oder zu sagen: Steh auf und geh umher? Damit ihr aber wisst, dass der Menschensohn Vollmacht hat, auf Erden die Sünden zu vergeben – sprach er zu dem Gelähmten: Steh auf, hebe dein Bett auf und geh heim!" Matthäus 9,4-6

Nach diesen Worten trat der Kranke, der auf einer Trage zu Jesus gebracht worden war, mit der Elastizität und Kraft der Jugend auf seine Füße. Der Mann stand sofort auf, nahm seine Trage und ging vor aller Augen weg. Da gerieten alle außer sich; sie priesen Gott und sagten: So etwas haben wir noch nie gesehen.“ Markus 2,12; EÜ

Nichts Geringeres als die Schöpferkraft war notwendig, um dem verfallenen Körper die Gesundheit wiederzugeben. Die gleiche Stimme, die dem aus Erde geschaffenen Menschen bei der Schöpfung Leben verlieh, gab auch dem sterbenden Gelähmten das Leben wieder. Und dieselbe Kraft, die dem Körper Leben gab, hatte auch das Herz erneuert. Derselbe, der bei der Schöpfung „sprach und es war“, und „gebot und es stand da“ Psalm 33,9 hatte dem Menschen, der in Übertretungen und Sünden tot war, neues Leben verliehen. Die körperliche Heilung war ein Beweis von der Kraft, die auch das Herz erneuert hatte. Christus forderte den Gelähmten auf, sich zu erheben und zu gehen, „damit ihr wisst, dass der Menschensohn Vollmacht hat, Sünden zu vergeben auf Erden.“ Markus 2,10

Der Gelähmte fand durch Christus Heilung für Leib und Seele. Zuerst benötigte er die seelische Heilung, ehe er die körperliche Heilung wertachten konnte. Ehe die körperliche Krankheit geheilt werden konnte, musste Christus den Geist befreien und die Seele von Sünden reinigen. Diese Lehre sollte nicht übersehen werden. Es gibt heutzutage Tausende, die an körperlicher Krankheit leiden und wie der Gelähmte sich nach der Botschaft sehnen: „Deine Sünden sind dir vergeben.“ Die Last der Sünde mit ihren ruhelosen und unbefriedigten Wünschen ist die Ursache ihrer Krankheit. Sie können keine Befreiung finden, bis sie zu dem kommen, der die Seele heilt. Der Friede, den er allein vermitteln kann, hilft der Seele die Kraft und dem Körper die Gesundheit zu geben.

Die Heilung des Gelähmten hatte bei den Menschen eine Wirkung hinterlassen. Es war so, als wenn der Himmel sich geöffnet hätte und die Herrlichkeit der besseren Welt sichtbar würde. Als der Geheilte durch die Menge lief, mit jedem Schritt Gott pries und sein Bett trug als ob es federleicht sei, wich das Volk zurück, um ihm Platz zu machen. Sie starrten auf ihn und sprachen untereinander: „Wir haben heute seltsame Dinge gesehen." Lukas 5,26

In der Familie des Gelähmten herrschte große Freude als er zurückkehrte und mit Leichtigkeit das Bett trug, auf dem er vor kurzer Zeit vorsichtig von ihnen weggetragen worden war. Mit Freudentränen versammelten sie sich um ihn und trauten ihren Augen kaum. Er stand mit wiederhergestellter Kraft vor ihnen. Seine Arme, die vorher völlig leblos waren, gehorchten nun seinem Willen. Die vorher zusammengeschrumpfte und graufarbene Haut war nun frisch und rosig. Er lief umher mit festen, leichten Schritten. Freude und Hoffnung sprachen aus jedem Gesichtszug und ein Ausdruck der Reinheit und des Friedens trat an die Stelle der Anzeichen von Sünde und Leid. Freudiger Dank stieg aus diesem Heim zu Gott auf. Er wurde verherrlicht durch seinen Sohn, der dem Hoffnungslosen wieder Hoffnung und dem Niedergeschlagenen Kraft geschenkt hatte. Dieser Mann und seine Angehörigen waren bereit, ihr Leben Jesus zu übergeben. Kein Zweifel verdunkelte ihren Glauben, kein Unglaube beeinträchtigte ihre Treue gegen den, der Licht in ihr dunkles Heim gebracht hatte.

„Lobe den Herrn, meine Seele, und was in mir ist, seinen heiligen Namen! Lobe den Herrn, meine Seele, und vergiss nicht, was er dir Gutes getan hat! Der dir alle deine Sünden vergibt, und heilet alle deine Gebrechen; der dein Leben vom Verderben erlöst ... und du wieder jung wirst wie ein Adler. Der Herr schafft Gerechtigkeit und Recht allen, die Unrecht leiden... Er handelt nicht mit uns nach unsern Sünden, und vergilt uns nicht nach unsrer Missetat... Wie sich ein Vater über Kinder erbarmt, so erbarmt sich der Herr über die, die ihn fürchten. Denn er weiß, was für ein Gebilde wir sind; er gedenkt daran, dass wir Staub sind." Psalm 103,1-14

Willst du gesund werden? Stehe auf und wandle!

„In Jerusalem gibt es beim Schaftor einen Teich, der heißt auf hebräisch Bethesda. Dort sind fünf Hallen, in denen lagen viele Kranke, Blinde, Lahme, Ausgezehrte. Sie warteten darauf, dass sich das Wasser bewegte." Johannes 5,2-3

Zu bestimmten Zeiten bewegte sich das Wasser des Teiches und man glaubte, dass dies durch eine übernatürliche Kraft geschah. Wer zuerst in das Wasser stieg, nachdem es sich bewegte, würde von jeglicher Krankheit geheilt werden. Hunderte von Leidenden suchten diesen Ort auf. Wenn sich nun das Wasser bewegte, drängten sich so viele Menschen vor, dass sie über die Männer, Frauen und Kinder trampelten, die schwächer waren als sie selbst. Viele konnten nicht nahe genug an den Teich herankommen und manche, die es endlich geschafft hatten, starben an seinem Rand. Man hatte ringsum Hallen errichtet, damit die Kranken vor der Hitze des Tages und der Kälte der Nacht Schutz hätten. Etliche verbrachten die Nacht in diesen Hallen. Sie schleppten sich Tag für Tag an den Rand des Teiches in der vergeblichen Hoffnung auf Befreiung von ihren Leiden.

Jesus war gerade in Jerusalem. In Nachdenken und Gebet versunken, lief er allein vor sich hin und kam dabei zu dem Teich. Dort sah er die Kranken in ihrem elenden Zustand und wie sie auf das warteten, was sie für ihre einzige Heilungschance hielten. Er wollte am liebsten alle Kranken gesund machen, aber es war Sabbat. Viele gingen zum Tempel, um am Gottesdienst teilzunehmen. Jesus wusste, dass eine Heilung an diesem Tag das Vorurteil der Juden erregen würde. Die Zeit seines Wirkens stand in Gefahr, abkürzt zu werden.

Aber der Heiland sah einen besonders hilflosen Menschen, der seit achtunddreißig Jahren ein hilfloser Krüppel war. Seine Krankheit war überwiegend die Folge seiner eigenen schlechten Lebensgewohnheiten und wurde deshalb als ein Gericht Gottes betrachtet. Alleingelassen und in dem Glauben, von der Gnade Gottes ausgeschlossen zu sein, hatte der Kranke viele Jahre des Elends durchlebt. Als man wieder einmal erwartete, dass das Wasser sich bewegte, trugen ihn jene, die Mitleid mit ihm hatten, in die Hallen. Doch im entscheidenden Augenblick hatte er niemand, der ihm in den Teich half. Er hatte die Bewegung des Wasser öfters schon gesehen, aber jedes mal war er nicht fähig gewesen, weiter als bis an den Rand des Teiches zu kommen. Andere, die stärker waren als er, stiegen vor ihm hinein. Seine ständigen Bemühungen, dieses Ziel zu erreichen, seine Furcht und die dauernden Enttäuschungen zehrten schnell den Rest seiner Kraft auf.

So lag nun der Kranke auf seiner Matte und hob nur von Zeit zu Zeit den Kopf, um zu dem Teich zu blicken, als ein freundliches, mitfühlendes Gesicht sich über ihn beugte und ihn mit folgenden Worten ansprach: „Willst du gesund werden?" Ein Hoffnungsstrahl durchfuhr ihn. Er spürte, dass ihm irgendwie geholfen werden würde. Doch die Hoffnung schwand bald wieder. Er dachte darüber nach, wie oft er versucht hatte, den Teich zu erreichen und nun bestand wenig Aussicht, noch so lange am Leben zu sein, bis das Wasser sich wieder bewegte. Er wandte sich traurig ab und sagte: „Herr, ich habe keinen Menschen, der mich in den Teich bringt, wenn das Wasser sich bewegt; wenn ich aber hinkomme, so steigt ein anderer vor mir hinein."

Jesus spricht zu ihm: „Steh auf, nimm dein Bett und geh hin!" Johannes 5,6-8 Mit neuer Hoffnung blickt der Kranke auf Jesus. Der Ausdruck seines Gesichts, der Ton seiner Stimme sind mit nicht zu vergleichen. Liebe und Macht scheinen von seiner Gegenwart auszugehen. Der Glaube des Kranken richtet sich am Wort Christi wieder auf. Ohne Frage, er ist bereit zu gehorchen, und als er dies tut, folgt sein ganzer Körper seinem Willen.

Jeder Nerv und jeder Muskel wird mit neuem Leben erfüllt und in seine verkrüppelten Glieder kommt kraftvolle Bewegung. Indem er auf seine Füße springt, geht er mit festem, leichtem Schritt seinen Weg, dankt Gott und freut sich seiner neugefundenen Gesundheit.

Jesus hatte dem Gelähmten keine Zusicherung göttlicher Hilfe gegeben. Der Mann hätte sagen können: „Herr, wenn du mich gesund machen willst, dann will ich deinen Worten gehorchen." Er hätte darüber nachdenken und zweifeln können, und damit seine einzige Gelegenheit zur Heilung verspielt. Aber nein, er glaubte dem Wort Christi. Er glaubte, dass er gesund geworden war und strengte sich an, zu gehen. Er wollte gehen und es geschah. Er handelte nach dem Wort Christi und Gott gab ihm die Kraft dazu. Er war gesund geworden.

Durch die Sünde sind wir von der Gegenwart Gottes getrennt. Unsere Seele ist gelähmt. Aus uns heraus sind wir nicht imstande, ein heiliges Leben zu führen, so wenig wie der Kranke fähig war, zu gehen. Es gibt viele, die ihre Hilflosigkeit erkennen und die sich nach einem geisterfüllten Leben sehnen, das sie in Übereinstimmung mit Gott bringt. Sie strengen sich umsonst an, es zu erreichen. In ihrer Verzweiflung rufen sie aus: „Ich elender Mensch! Wer wird mich erlösen von diesem todverfallenen Leibe?" Römer 7,24 Dabei brauchen sie in ihrer Verzweiflung nur aufzuschauen. Der Heiland beugt sich zu denen herab, die durch sein Blut erlöst wurden und spricht sie unaussprechlich einfühlsam und mitleidsvoll an: „Willst du gesund werden?" Er fordert dich auf, in Kraft und innerem Frieden aufzustehen. Warte nicht darauf, bis du fühlst, dass du gesund wirst. Vertraue dem Wort des Heilandes. Unterstelle deinen Willen dem Willen Christi. Wenn du ihm dienst und nach seinem Wort handelst, wirst du Kraft erhalten. Was auch immer die schlechte Gewohnheit sein mag, die üble Neigung, der du ständig nachgegeben hast, die deinen Körper und deine Seele gefangen hält – Christus kann und will dich davon befreien. Er will der Seele neues Leben geben, „die tot durch Übertretung" ist. Epheser 2,1 Er will die Gefangenen befreien, die durch Schwäche, Unglück und Ketten der Sünde gebunden sind.

Die ständige Neigung zur Sünde hat die Quelle deines Lebens vergiftet. Aber Christus sagt zu dir: „Ich will deine Sünden wegnehmen. Ich will dir Frieden schenken. Ich habe dich mit meinem Blut erkauft, du bist mein. Meine Gnade wird deinen geschwächten Willen stärken. Deine Gewissensbisse will ich beseitigen." Wenn Versuchungen dich bestürmen, wenn Sorgen und Schwierigkeiten dich erdrücken wollen – dann schau auf Jesus! Wenn du wieder einmal dabei bist, völlig verzweifelt aufzugeben – dann schau auf Jesus. Die Dunkelheit, die dich umgibt, wird durch den herrlichen Glanz seiner Gegenwart vertrieben werden. Wenn Sünde deine Seele zu binden versucht und dich dein Gewissen plagt, dann schau auf den Heiland. Seine Gnade reicht aus, die Sünde zu besiegen. Lass dein dankbares Herz, das wegen der Ungewissheit unruhig ist, sich zu Gott hinwenden. Ergreife die dir angebotene Hoffnung. Christus wartet darauf, dich in seine Familie aufzunehmen. Seine Stärke will deiner Schwachheit aufhelfen. Er will dich führen Schritt um Schritt. Lege deine Hand in seine; er wird dich leiten.

Denke nicht, der Heiland sei weit weg; er ist dir immer nah. Seine liebevolle Gegenwart umgibt dich. Suche ihn als den Einen, der wünscht, dass du ihn findest. Er möchte nicht nur, dass du den Saum seines Gewandes berührst, sondern er möchte mit dir in ständiger Gemeinschaft leben.

Geh hin und sündige hinfort nicht mehr...

Das Laubhüttenfest war in Jerusalem gerade zu Ende. Die Angriffe der Priester und Schriftgelehrten gegen Jesus waren nicht erfolgreich. Und als der Abend hereinbrach, „ging ein jeder heim. Jesus aber ging zum Ölberg." Johannes 7,53; 8,1

Nach der Aufregung und Verwirrung in der Stadt, die von der neugierigen Menge und den verräterischen Schriftgelehrten verursacht worden war, suchte Jesus die Stille der Olivengärten, wo er mit Gott allein sein konnte. Aber früh am Morgen kehrte er zum Tempel zurück. Als die Menschen sich um ihn sammelten, setzte er sich und lehrte sie.

Doch bald wurde er unterbrochen. Einige Pharisäer und Schriftgelehrte suchten ihn auf und zerrten eine völlig erschreckte Frau mit sich, die sie lautstark anklagten, das siebente Gebot übertreten zu haben. Sie brachten sie zu Jesus und sagten mit einem heuchlerischen Schein von Hochachtung: „Meister, diese Frau ist auf frischer Tat beim Ehebruch ergriffen worden. Mose aber hat uns im Gesetz geboten, solche Frauen zu steinigen. Was sagst du?" Johannes 8,4-5

Ihre vorgetäuschte Ehrerbietung sollte einen gegen ihn geplanten Anschlag verdecken. Würde Jesus die Frau freisprechen, so könnte man ihn beschuldigen, dass er das

Gesetz des Mose verachtet. Würde er sie aber des Todes für schuldig erklären, so könnten sie ihn bei den Römern verklagen, dass er sich eine Autorität anmaße, die nur der Besatzungsmacht zukam.

Jesus blickte auf die Szene – auf die zitternde Frau in ihrer Scham und auf die harten Gesichtszüge der Würdenträger, denen jegliches Mitleid fehlte. Seine fleckenlose, reine Seele empfand Widerwillen vor dem „Theater." Ohne auf ihre Frage einzugehen, bückte er sich nieder und fing an, auf die Erde zu schreiben.

Ungeduldig über sein Zögern und über seine scheinbare Gleichgültigkeit kamen die Verkläger näher heran, um seine Aufmerksamkeit auf die Anklage zu lenken. Aber als sie genauer hinsahen, was Jesus da auf den Boden schrieb, verschlug es ihnen die Sprache. Dort waren die geheimen Sünden ihres eigenen Lebens aufgeschrieben. Jesus erhob sich. Seine Augen waren auf die Ankläger gerichtet, als er sagte: „Wer unter euch ohne Sünde ist, der werfe den ersten Stein auf sie. Und er bückte sich wieder und schrieb auf die Erde." Johannes 8,7-8

Jesus hatte somit das mosaische Gesetz nicht beiseite gesetzt, noch in die Autorität Roms eingegriffen, dennoch waren die Ankläger geschlagen. Nachdem die Masken ihrer vorgetäuschten Heiligkeit von ihnen gerissen waren, standen sie schuldig und verurteilt in der Gegenwart göttlicher Reinheit. Sie hatten Angst davor, dass die verborgenen Sünden ihres Lebens der Menge bekannt werden könnten und schlichen mit gesenktem Haupt und niedergeschlagenen Augen davon. Ihr Opfer ließen sie mit dem mitleidsvollen Heiland allein.

„Jesus aber richtete sich auf und fragte sie: Wo sind deine Ankläger, Frau? Hat dich niemand verdammt? Sie antwortete: Niemand, Herr. Und Jesus sprach: So verdamme ich dich auch nicht; gehe hin und sündige hinfort nicht mehr."
Johannes 8,10-11

Die Frau hatte vor Furcht eingeschüchtert die ganze Zeit vor Jesus gestanden. Seine Worte: „Wer unter euch ohne

Sünde ist, der werfe den ersten Stein auf sie", war ihr wie ein Todesurteil vorgekommen. Sie wagte nicht mehr, Jesus anzuschauen, sondern erwartete schweigend ihr Schicksal. Erstaunt sah sie dann, wie ihre Verkläger schweigend und bestürzt davongingen. Doch dann hörte sie von Jesus Worte der Hoffnung: „So verdamme ich dich auch nicht; geh hin und sündige hinfort nicht mehr." Ihr Herz wurde berührt; sie warf sich voll dankbarer Liebe Jesus zu Füßen und bekannte ihm dann bitter weinend ihre Sünden.

Dies war für sie der Anfang eines neuen Lebens; eines reinen Lebens und inneren Friedens, das nun Gott geweiht war. Mit der Aufrichtung dieser gefallenen Seele vollbrachte Jesus ein größeres Wunder als durch die Heilung der schrecklichsten körperlichen Krankheit; er heilte die Krankheit der Seele, die zum ewigen Tod führt. Diese bereuende Frau wurde eine seiner treuesten Nachfolgerinnen. Mit selbstaufopfernder Liebe und Hingabe zeigte sie ihre Dankbarkeit für seine vergebende Gnade. Die Welt hatte für diese Sünderin nur Verachtung und Zorn übrig; aber der Sündlose Eine empfand Mitleid mit ihrer Schwäche und reichte ihr seine helfende Hand. Während die heuchlerischen Pharisäer sie verdammte, sprach Jesus zu ihr: „Gehe hin, und sündige hinfort nicht mehr."

Jesus kennt die Lebensumstände eines jeden Menschen. Je größer die Schuld des Sünders ist, desto nötiger braucht er den Heiland. Sein Herz voll göttlicher Liebe und Mitempfinden fühlt sich am meisten zu denen hingezogen, die am hoffnungslosesten in den Schlingen des Feindes gefangen sind.

Er hat mit seinem eigenen Blut die Befreiungsurkunde der ganzen Menschheit unterzeichnet. Jesus möchte nicht, dass die mit so hohen Kosten von der Sünde losgekauften Menschen zur Zielscheibe der Versuchungen Satans werden. Er will keineswegs, dass wir unterliegen und verloren gehen. Der die Löwen in der Grube bändigte und mit seinen treuen Zeugen im Feuer umherging, steht auch heute bereit, für uns zu wirken, um alles Böse in unserem Charakter zu besiegen. Er steht heute vor dem Gnadenthron und bringt vor seinem Vater die Gebete derer dar, die seine Hilfe wünschen. Christus weist keinen zurück, der unter Tränen bereut. Er will allen gern vergeben, die ihn um Vergebung und Heilung bitten. Keinem hält er die begangenen Fehler vor, vielmehr lädt er jede zitternde Seele ein, neuen Mut zu fassen. Jeder, der will, kann die Kraft Gottes erfassen und Frieden mit ihm machen und Gott wird ebenfalls Frieden schließen.

Jesus erhebt die Seelen, die sich um Schutz ihm zuwenden, über die anklagenden und zänkischen Zungen. Weder Menschen noch böse Engel können diese Seelen beschuldigen. Christus verbindet sie mit seiner eigenen göttlich-menschlichen Natur. Sie stehen an der Seite des großen Sündenträgers in dem Licht, das von dem Thron Gottes strahlt.

Das Blut Jesu Christi „macht uns rein von aller Sünde." 1.Johannes 1,7 „Wer will die Auserwählten Gottes beschuldigen? Gott ist hier, der gerecht macht. Wer will verdammen? Christus ist hier, der gestorben ist, ja vielmehr, der auch auferweckt ist, der zur Rechten Gottes ist und uns vertritt." Römer 8,33-34

Der Raub soll dem Starken entrissen werden...

Christus zeigte, dass er über Wind und Wellen sowie über die Menschen, die von Dämonen besessen waren, uneingeschränkte Gewalt hatte. Er, der den Sturm stillte und die aufgewühlten Wellen beruhigte, gab auch den Menschen Frieden, die von Satan beunruhigt und überwältigt waren.

In der Synagoge von Kapernaum sprach Jesus gerade von seinem Auftrag, die Sklaven der Sünde zu befreien, als er durch einen Schreckensschrei unterbrochen wurde. Ein Besessener sprang aus der Menge heraus und rief aus: „Was willst du von uns, Jesus von Nazareth? Du bist gekommen, uns zu vernichten. Ich weiß, wer du bist: der Heilige Gottes." Markus 1,24 Jesus aber bedrohte den bösen Geist und sprach: „Verstumme und fahre aus von ihm! Der böse Geist warf ihn mitten unter sie, fuhr von ihm aus, und tat ihm keinen Schaden." Lukas 4,35

Auch hier lag die Ursache für solches Leiden in der Lebensweise dieses Mannes. Die Freuden der Sünde hatten ihn so bezaubert, dass er nur daran dachte, aus dem Leben einen großen Karneval zu machen. Unmäßigkeit und ein leichtsinniges Leben verdarben die edlen Eigenschaften seines Wesens und schließlich konnte Satan ihn völlig beherrschen. So kam seine Reue zu spät. Als er bereit war, Reichtum und Vergnügen zu opfern, um seine verlorene menschliche Würde wieder zu gewinnen, war er schon hilflos in den Krallen des Bösen gefangen.

In der Gegenwart des Heilandes wuchs in ihm das Verlangen auf, frei zu werden. Aber der böse Geist widersetzte sich zuerst der Macht Christi. Als der Mann versuchte, Jesus um Hilfe anzuflehen, legte der böse Geist die oben erwähnten Worte in seinen Mund und er schrie in großer Furcht auf. Der Besessene begriff teilweise, dass er sich in der Gegenwart des Einen befand, der ihn frei machen konnte. Als er aber versuchte, in den Bereich jener mächtigen Hand zu kommen, hielt ihn ein anderer Wille zurück. Die Worte eines anderen wurden durch ihn ausgesprochen.

Der Kampf zwischen der Macht Satans und seiner eigenen Sehnsucht nach Freiheit war schrecklich. Es schien, als ob der geplagte Mensch sein Leben im Kampf mit dem Feind, der seine Menschenwürde untergraben hatte, verlieren müsse. Aber der Heiland sprach machtvoll und befreite den Gefangenen. Der eben noch Besessene stand nun in neugewonnener Freiheit und Selbstbeherrschung vor den verwunderten Menschen.

Mit freudiger Stimme pries er Gott für seine Befreiung. Seine Augen, die vorher noch im Irrsinn funkelten, strahlten nun in wiedererlangter Vernunft und waren voller Tränen der Dankbarkeit. Die Menschen waren sprachlos vor Erstaunen. Sobald sie sich gefangen hatten, riefen sie aus: „Was ist das? Eine neue Lehre in Vollmacht! Er gebietet auch den unreinen Geistern, und sie gehorchen ihm.“ Markus 1,27

Auch heute befinden sich ebenso viele Menschen in der Macht böser Geister, wie der Besessene von Kapernaum. Alle, die absichtlich die Gebote Gottes übertreten, stellen sich damit unter die Herrschaft Satans. Viele lassen sich auf das Böse ein und glauben, dass sie nach Belieben wieder damit aufhören können. Sie werden allmählich immer weiter gelockt, bis sie erkennen, dass sie von einem Willen beherrscht werden, der stärker ist als ihr eigener. Sie können der geheimnisvollen Macht nicht entrinnen. Geheime Sünden oder eine starke Leidenschaft kann sie zu dem gleichen hilflosen Gefangenen machen, wie der Besessene von Kapernaum war.

Doch ist unser Zustand nicht hoffnungslos. Gott beherrscht unsere Sinne nicht ohne unsere Einwilligung. Jeder hat die Freiheit zu wählen, welche Macht über ihn herrschen soll. Keiner ist so tief gefallen, keiner so schlecht, dass er nicht Befreiung durch Christus finden könnte. Der Besessene konnte an Stelle des Gebets nur die Worte Satans aussprechen; aber diese unausgesprochene Bitte des Herzens wurde erhört. Kein Schrei einer in Not befindlichen Seele, obwohl er nicht in Worten ausgedrückt werden kann, wird ungehört bleiben. Diejenigen, die einen Bund mit Gott schließen wollen, werden nicht der Macht Satans oder der Schwachheit ihrer eigenen Natur überlassen.

„Kann man auch einem Starken den Raub wegnehmen? Oder kann man einem Gewaltigen seine Gefangenen entreißen? So aber spricht der Herr: Nun sollen die Gefangenen dem Starken weggenommen werden, und der Raub soll dem Gewaltigen entrissen werden. Ich will deinen Gegnern entgegentreten und deinen Söhnen helfen." Jesaja 49,24-25 Wunderbar wird die Verwandlung sein, die in denen geschehen wird, die im Glauben dem Heiland die Herzenstür öffnen.

Ich habe euch die Macht gegeben...

Wie die zwölf Apostel empfingen die siebzig Jünger, die Christus später aussandte, übernatürliche Gaben als Beglaubigung ihres Auftrages. Nachdem ihr Dienst ausgeführt war, kehrten sie voll Freude wieder zurück und sagten: „Herr, auch die bösen Geister sind uns untertan in deinem Namen." Und Jesus antwortete: „Ich sah den Satan vom Himmel fallen wie einen Blitz." Lukas 10,17-18

Seit dieser Zeit können Nachfolger Christi Satan als einen besiegten Feind betrachten. Jesus hat am Kreuz den Sieg für sie errungen und er möchte, dass sie diesen Sieg als ihren eigenen annehmen. Und er hat ihnen zugesichert: „Ich habe euch die Macht gegeben, auf Schlangen und Skorpione zu treten und die Gewalt des Feindes zu brechen. Nichts wird euch schaden." Lukas 10,19

Die allmächtige Kraft des heiligen Geistes ist für jede reuige Seele eine Verteidigungswehr. Christus wird nicht zulassen, dass jemand, der in Reue und Glauben sich auf seinen Schutz beruft, unter die Macht des Feindes gerät. Es stimmt, dass Satan viel Gewalt besitzt; aber Gott sei Dank, wir haben einen mächtigeren Heiland, der den Bösen aus dem Himmel geworfen hat. Dem Satan gefällt es, wenn wir seine Macht verherrlichen. Warum reden wir nicht von Jesus und verherrlichen seine Macht und seine Liebe?

Der Regenbogen der Verheißung, der den Thron des Allerhöchsten umgibt, bezeugt für immer, dass „Gott die Welt so sehr geliebt hat, dass er seinen eingeborenen Sohn gab, auf dass alle, die an ihn glauben, nicht verloren werden, sondern das ewige Leben haben." Johannes 3,16 Er bezeugt dem Universum, dass Gott seine Kinder in ihrem Kampf gegen das Böse niemals verlassen wird. Er bietet uns Sicherheit, Stärke und Schutz, solange der Thron Gottes selbst besteht.

TEIL II

DAS WERK DES
Arztes

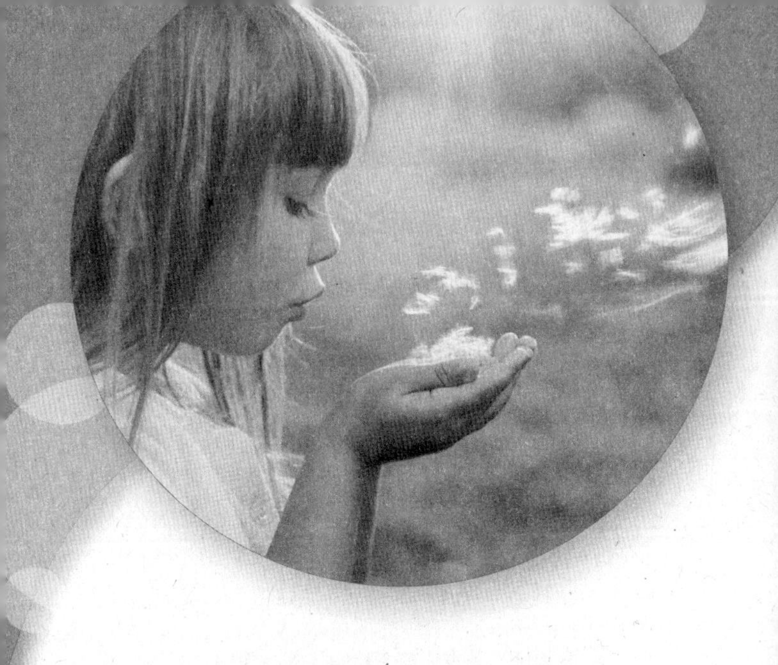

Sonnenlicht

Es hebt die Stimmung an, fördert gesunden Schlaf, senkt den Puls und reguliert den Blutdruck. Auch stärkt es das Immunsystem und senkt die Blutzuckerwerte. Vitamin D wird im Körper nur durch das Sonnenlicht gebildet. Es sorgt für die Stabilität unserer Knochen und Muskeln. Deshalb sollten wir täglich mindestens 30 Minuten im Freien verbringen...

KAPITEL 6

GERETTET UM ZU DIENEN

Gehe hin und verkündige ihnen, was für eine große Wohltat dir der Herr getan hat...

Es war Morgen am Galiläischen Meer. Jesus und seine Jünger hatten nach einer stürmischen Nacht auf dem See das Ufer erreicht. Die Strahlen der aufgehenden Sonne berührten See und Land wie mit einem Friedensgruß. Aber als sie das Land betraten, bot sich ihnen ein Anblick, der viel schrecklicher war als der sturmbewegte See. Aus einem Versteck zwischen den Gräben stürzen zwei Besessene auf sie zu, als ob sie alle in Stücke reißen wollten. Diese Menschen trugen noch Teile von Ketten, die sie zerrissen hatten, als sie aus dem Gefängnis geflohen waren. Ihre aufgerissene Haut blutet, ihre Augen starren unter ihrem langen, wirren Haar hervor, alles Menschliche scheint bei ihnen verschwunden zu sein. Sie sehen wilden Tieren ähnlicher als Menschen.

Die Jünger und ihre Begleiter fliehen erschreckt; aber gleich bemerken sie, dass Jesus nicht dabei ist. Sie schauen sich nach ihm um. Er steht noch dort, von wo sie ihn verließen. Er, der den Sturm stillte, der schon früher dem Satan entgegen getreten war und ihn besiegt hatte, floh nicht vor diesen Dämonen. Als diese Menschen sich ihm zähneknirschend und wutschnaubend nähern, erhebt Jesus die Hand, die den Wellen ihre Grenzen zeigte. Die Besessenen können nicht näher an ihn herankommen. Sie stehen wütend, aber hilflos vor ihm. Machtvoll gebietet er den unreinen Geistern, aus den Männern auszufahren. Die Unglücklichen erkennen, dass ihnen einer nahe ist, der sie von den quälenden Geistern befreien kann. Sie fallen dem Heiland zu Füßen und erflehen Gnade; aber als sie ihren Mund öffnen, reden die Geister durch sie und schreien: „Was willst du von uns, du Sohn Gottes? Bist du hergekommen, uns zu quälen, ehe es Zeit ist?“ Matthäus 8,29

Die bösen Geister sind gezwungen, ihre Opfer zu verlassen. Eine wunderbare Veränderung geht in den Besessenen vor. Sie schauen wieder verständig um sich. Der Gesichtsausdruck, der so lange durch satanische Züge entstellt war, wird plötzlich sanft. Die blutbefleckten Hände sind ruhig geworden und die Männer fangen an, Gott zu loben.

Inzwischen sind die bösen Geister, nachdem sie aus ihren menschlichen Behausungen vertrieben wurden, in die Schweine gefahren und einen Abhang hinunter in den Tod gestürzt. Die Schweinehirten eilten hinweg und verkündigten diese Neuigkeit. Da kam die ganze Bevölkerung zusammen, um Jesus zu sehen. Die beiden Besessenen waren der Schrecken der ganzen Gegend gewesen, nun waren diese Menschen bekleidet und vernünftig. Sie saßen zu den Füßen Jesu, lauschten seinen Worten und verherrlichten den Namen dessen, der sie gesund gemacht hatte. Obwohl die Menschen diese wunderbare Szene miterlebten, freuten sie sich nicht. Der Verlust der Schweine war ihnen von größerer Bedeutung als die Befreiung dieser Gefangenen Satans. Erschreckt versammeln sie sich um Jesus und baten ihn, diese Gegend zu verlassen und er tat es, nahm sogleich ein Schiff und fuhr an das gegenüberliegende Ufer.

Ganz anders ist das Verhalten der geheilten Besessenen. Sie möchten gerne bei ihrem Befreier bleiben. In seiner Gegenwart fühlen sie sich sicher vor den bösen Geistern, die sie gequält und ihr Leben zerstört haben. Als Jesus das Boot besteigt, bleiben sie bei ihm, knien zu seinen Füßen und bitten ihn, bei ihm bleiben zu dürfen, wo sie seinen Worten lauschen können. Aber Jesus fordert sie auf, heim zu gehen und zu erzählen, was der Herr Großes an ihnen getan hat.

Das ist die Aufgabe, die sie tun sollen, nämlich in ihre heidnische Umgebung zu gehen und von den Segnungen zu erzählen, die sie von Jesu erhalten haben. Es ist nicht leicht für sie, vom Heiland getrennt zu sein. Das Zusammentreffen mit ihren heidnischen Landsleuten wird nicht ohne Schwierigkeiten sein. Die Zeit der Abwesenheit von der menschlichen Gesellschaft scheint sie für das Werk, das er ihnen auftrug, untüchtig gemacht zu haben. Aber sobald Jesus ihnen ihren Auftrag erteilt, sind sie bereit, zu gehorchen.

Sie erzählten nicht nur ihren eigenen Familien und Nachbarn von Jesus, sondern gingen auch durch die zehn Städte und verkündigten überall seine Rettermacht; sie berichteten, wie er sie von den bösen Geistern frei gemacht hat.

Obwohl die Gerasener Jesus nicht angenommen hatten, überließ er sie nicht der selbst erwählten Finsternis. Als sie ihn baten, ihre Gegend zu verlassen, hatten sie seine Botschaft noch nicht gehört. Sie wussten nicht, was sie ablehnten. Deshalb sandte er ihnen das Licht durch solche, bei denen sie sich nicht weigern würden, zuzuhören.

Als Satan die Schweine vernichtete, geschah es mit der Absicht, das Volk von dem Heiland abzuwenden und die Verkündigung des Evangeliums in jener Gegend zu verhindern. Aber gerade dieses Ereignis rüttelte viele Menschen in dieser Gegend auf. Durch nichts anderes hätte das erreicht werden können und es lenkte die Aufmerksamkeit auf Christus. Der Heiland selbst ging weg, aber es blieben die Menschen, die er geheilt hatte, als Zeugen seiner Macht zurück. Diejenigen, die Werkzeuge des Fürsten der Finsternis gewesen waren, wurden nun Vermittler des Lichtes, Boten des Sohnes Gottes. Als Jesus später in das Zehn-Städte-Gebiet zurückkehrte, versammelte sich das Volk um ihn und drei Tage lang vernahmen Tausende aus der ganzen Gegend die Botschaft des Heils.

Die zwei geheilten Besessenen waren die ersten Missionare, die Christus aussandte. Sie sollten das Evangelium in dem Gebiet der zehn Städte verkündigen. Diese Menschen hatten nur einige Augenblicke seinen Worten gelauscht. Nicht eine

Predigt von Jesus hatten sie gehört. Sie konnten das Volk nicht so unterweisen, wie die Jünger es tun konnten, die täglich mit Christus zusammen waren. Aber sie konnten erzählen was sie wussten, was sie selbst gesehen und gehört und von des Heilandes Macht erfahren hatten. Das kann auch jeder tun, dessen Herz von der Gnade Gottes berührt wurde. Dieses Zeugnis erwartet unser Herr und aus Mangel daran geht die Welt verloren.

Das Evangelium soll nicht als leblose Theorie verkündigt werden, sondern als eine lebendige Kraft, die das Leben verändert. Gott will, dass seine Diener bezeugen sollen, dass die Menschen durch seine Gnade einen Charakter wie Christus erhalten und sich der Gewissheit seiner großen Liebe erfreuen können. Er möchte, dass wir unser Glaubenszeugnis weiter geben und nicht aufhören, solange die Gnadenzeit währt. Jeder, der dieses Rettungsangebot annimmt, soll erlöst und wieder in den Stand als Gottes Kinder eingesetzt werden.

Selbst solche, die sich ihm am meisten widersetzten, nimmt er gern an. Wenn sie Buße tun, teilt er ihnen seinen göttlichen Geist mit und sendet sie in das Lager der Untreuen, um seine Gnade durch sie zu verkündigen. Menschen, die zu Werkzeugen Satans herabgewürdigt waren, werden noch immer durch die Macht Christi in Boten der Gerechtigkeit verwandelt und von dem Sohn Gottes ausgesandt. Sie sollen berichten, welch große Wohltat ihnen der Herr erwiesen hat und wie er sich ihrer erbarmt hat.

Dich rühme ich ständig...

Nachdem die Frau aus Kapernaum durch die Berührung des Glaubens geheilt war, wünschte Jesus, dass ihr der erhaltene Segen auch bewusst werden möchte. Den Segen des Evangeliums kann man sich nicht heimlich aneignen oder für sich allein genießen. „Ihr seid meine Zeugen, spricht der Herr, und ich bin Gott.“ Jesaja 43,12

Unser Bekenntnis seiner Treue ist das von Gott erwählte Mittel, um Christus der Welt zu offenbaren. Wir sollen seine Gnade anerkennen, wie sie durch die heiligen Männer vergangener Zeiten verkündigt wurde. Aber am wirksamsten ist das Zeugnis unserer eigenen Erfahrung. Wir sind Zeugen für Gott, wenn wir in uns das Wirken der göttlichen Macht offenbaren. Das Leben jedes einzelnen ist verschieden von allen anderen. Er hat auch Erlebnisse, die sich wesentlich von denen der anderen unterscheiden. Gott möchte, dass wir ihm dafür dankbar sind und dass dies der Ausdruck unserer eigenen Persönlichkeit ist. Diese wertvollen Bekenntnisse zum Lobpreis der Herrlichkeit seiner Gnade sollen zur Rettung von Menschen beitragen. Wenn sie von einem christlichen Leben gelebt werden, sind sie eine unwiderstehliche Macht.

Es ist uns selbst nützlich, jede Gabe Gottes in unserem Gedächtnis lebendig zu erhalten. Auf diese Weise wird der Glaube gestärkt, immer mehr zu bitten und zu empfangen. Der geringste Segen, den wir selbst von Gott empfangen, kann uns mehr ermutigen als alle Berichte, die wir vom Glauben und der Erfahrung anderer lesen können. Die Seele, die dankbar auf die Gnade Gottes reagiert, wird wie ein bewässerter Garten sein. Er wird rasch wachsen, das Licht wird aufgehen in der Finsternis und die Herrlichkeit des Herrn wird über ihm sichtbar werden.

„Wie soll ich dem Herrn vergelten all seine Wohltat, die er an mir tut? Ich will den Kelch des Heils nehmen und des Herrn Namen anrufen. Ich will meine Gelübde dem Herrn erfüllen vor all seinem Volk." Psalm 116,12-14 „Ich will dem Herrn singen mein Leben lang, und meinen Gott loben, solange ich bin. Meine Rede möge ihm wohlgefallen. Ich freue mich des Herrn." Psalm 104,33-34

„Wer kann die großen Taten des Herrn alle erzählen und sein Lob genug verkündigen?" Psalm 106,2 „Danket dem Herrn und rufet an seinen Namen; verkündigt sein Tun unter den Völkern! Singet und spielet ihm, redet von allen seinen Wundern! Rühmet seinen heiligen Namen; es freue sich das Herz derer, die den Herrn suchen!" Psalm 105,1-3

„Denn deine Güte ist besser als Leben; meine Lippen preisen dich. So will ich dich loben mein Leben lang und meine

Hände in deinem Namen aufheben. Das ist meines Herzens Freude und Wonne, wenn ich dich mit fröhlichem Munde loben kann. Wenn ich mich zu Bette lege, so denke ich an dich; wenn ich wach liege, sinne ich über dich nach. Denn du bist mein Helfer, und unter dem Schatten deiner Flügel frohlocke ich." Psalm 63,4-8

„Auf Gott hoffe ich und fürchte mich nicht; was können mir Menschen tun? Ich habe dir, Gott, gelobt, dass ich dir danken will. Denn du hast meine Seele vom Tode errettet, meine Füße vom Gleiten, dass ich wandeln kann vor Gott im Licht der Lebendigen." Psalm 56,12-14 „Du Heiliger Israels, meine Lippen und meine Seele, die du erlöst hast, sollen fröhlich sein und dir lobsingen. Auch meine Zunge soll täglich reden von deiner Gerechtigkeit. Psalm 71,22-24

„Denn du bist meine Zuversicht, Herr, mein Gott, meine Hoffnung von meiner Jugend an... Dich rühme ich immerdar." Psalm 71,5-6 „Ich will deinen Namen kundmachen von Kind zu Kindeskind; darum werden dir danken die Völker immer und ewig." Psalm 45,18

Umsonst habt ihr's empfangen, umsonst gebt es auch

Die Einladung des Evangeliums soll nicht eingeschränkt und nur einigen Auserwählten angeboten werden, die wir für würdig erachten, diese Einladung anzunehmen. Die Botschaft soll allen mitgeteilt werden. Wenn Gott seine Kinder segnet, tut er es nicht nur um ihretwillen, sondern auch um der Welt willen. Er rüstet uns mit seinen Gaben aus, damit wir sie durch Weitergabe an andere vermehren sollen.

Nachdem die Samariterin, die am Jakobsbrunnen mit Jesus sprach, ihn als Heiland gefunden hatte, brachte sie andere zu ihm. Damit erwies sie sich als erfolgreichere Missionarin als seine eigenen Jünger. Diese sahen in Samaria kein lohnendes Arbeitsfeld. Ihre Gedanken waren auf ein großes zukünftiges Werk gerichtet. Sie nahmen nicht wahr, dass gerade um sie herum eine Ernte war, die eingesammelt werden sollte. Aber durch die von ihnen verachtete Frau wurde eine ganze Stadt dazu bewegt, Jesus zu hören. Sie brachte das Licht sofort zu ihren Landsleuten.

Diese Frau demonstriert das Wirken des praktischen Glaubens in Christus. Jeder wahre Jünger wird als ein Missionar in das Reich Gottes hineingeboren. Sobald er den Heiland kennen lernt, wünscht er, andere auch mit ihm bekannt zu machen. Die rettende und heiligende Wahrheit kann nicht in seinem Herzen verschlossen bleiben. Wer von dem Wasser des Lebens trinkt, wird selbst eine lebendige Quelle; der Empfänger wird zum Geber. Die Gnade Christi in der Seele ist wie eine Quelle in der Wüste, sie sprudelt, um alle zu erfrischen. Und diejenigen, die am verdursten sind, lädt sie ein, von dem Wasser des Lebens zu trinken. Indem wir diese Aufgabe ausführen, erhalten wir einen größeren Segen, als wenn wir bloß für unseren eigenen Nutzen wirken. Indem wir die gute Nachricht von der Erlösung verbreiten, werden wir selbst dem Herrn näher gebracht.

Von denen, die seine Gnade annehmen, sagt der Herr folgendes: „Ich will sie und alles, was um meinen Hügel her ist, segnen, und auf sie regnen lassen zu rechter Zeit. Das sollen gnädige Regen sein.“ Hesekiel 34,26 „Aber am letzten Tag des Festes, der der höchste war, trat Jesus auf und rief: Wen da dürstet, der komme zu mir und trinke! Wer an mich glaubt, wie die Schrift sagt, von dessen Leib werden Ströme lebendigen Wassers fließen.“ Johannes 7,37-38

Wer etwas erhält, soll es auch wieder anderen weitergeben. Von überall her hört man Hilferufe. Gott ruft alle Menschen auf, freudig ihren Mitmenschen zu dienen. Unvergängliche Kronen und das Himmelreich sind zu gewinnen. Die Welt, die in Unwissenheit unter zu gehen droht, soll mit der Erlösungsbotschaft bekannt gemacht werden. „Saget ihr nicht selber: Es sind noch vier Monate, dann kommt die Ernte? Siehe, ich sage euch: Hebt eure Augen auf und seht auf die Felder, denn sie sind reif zur Ernte. Wer erntet, empfängt schon seinen Lohn und sammelt Frucht zum ewigen Leben, damit sich miteinander freuen, der da sät und der da erntet.“ Johannes 4,35-36

Siehe, ich bin bei euch alle Tage...

Drei Jahre lang hatten die Jünger das Vorrecht, die persönliche Gegenwart Jesu zu erleben. Täglich lebten und redeten sie mit ihm, hörten seine Trostesworte an die Mühseligen und Beladenen und sahen die Offenbarungen seiner Macht an den Kranken und Leidenden. Als die Zeit des Abschieds kam, gab Jesus ihnen Gnade und Macht, dieses Werk in seinem Namen weiterzuführen. Sie sollten das Licht seines Evangeliums der Liebe und Heilkraft verbreiten und der Heiland verhieß ihnen, dass er allezeit mit ihnen sein wolle. Ja, er würde ihnen durch den heiligen Geist näher sein, als da er sichtbar unter den Menschen wandelte.

Auch wir sollen das Werk tun, das die Jünger taten. Jeder Christ soll ein Missionar sein. Teilnahmsvoll und mitfühlend sollen wir denen dienen, die Hilfe benötigen, und jede Gelegenheit nutzen, das Elend der leidenden Menschheit zu lindern.

Für jeden gibt es etwas zu tun. Niemand denke, dass es für ihn keine Möglichkeit gäbe, für Christus tätig zu sein. Der Heiland ist für jeden Menschen derselbe. Er wurde ein Mitglied der irdischen Familie, damit wir Glieder der himmlischen Familie werden können. Er ist der Menschensohn und dadurch ein Bruder von jedem Sohn und jeder Tochter Adams. Seine Nachfolger sollen sich nicht von der verlorenen Welt um sie herum losgelöst fühlen. Sie sind Teil der großen Menschenfamilie und der Himmel betrachtet sie ebensowohl als Brüder der Sünder wie der Heiligen.

Millionen und aber Millionen von Menschen leben in Krankheit, Unwissenheit und Sünde. Sie haben noch nie etwas von der Liebe Christi für sie gehört. Wenn wir in ihrem Zustand wären, was würden wir uns dann wünschen, was sie für uns tun sollten? Deshalb sollten wir dies alles für sie tun, soweit es in unserer Macht liegt. Christi Lebensregel, nach der ein jeder von uns im Gericht bestehen oder verurteilt werden wird, lautet: „Alles nun, was ihr wollt, dass euch die Leute tun sollen, das tut ihnen auch.“ Matthäus 7,12

Durch alles, was uns einen Vorteil über andere verleiht – sei es Erziehung und Bildung, ein edler Charakter, christliche Erziehung, religiöse Erfahrung – sind wir Schuldner der weniger Begünstigten und sollen ihnen dienen, soweit es in unserer Macht liegt. Wenn wir stark sind, sollen wir die Hände der Schwachen stärken.

Engel der Herrlichkeit, die stets das Angesicht des Vaters im Himmel sehen, freuen sich darüber, seinen Kindern zu dienen. Engel sind stets dort zu finden, wo sie dringend gebraucht werden. Sie stehen solchen bei, die den härtesten Kampf mit ihrem eigenen Ich zu kämpfen haben und deren Umgebung am meisten entmutigend ist. Schwachen zitternden Seelen mit den schlimmsten Charaktereigenschaften gilt ihre besondere Sorge. Was selbstsüchtige Menschen als erniedrigenden Dienst ansehen würden, denen zu dienen, die elend und in jeder Weise niedrigen Charakters sind, sehen heilige, sündlose Wesen aus den himmlischen Höfen als ihre besondere Aufgabe an.

Jesus wollte nicht im Himmel sein, während wir verloren waren. Er verließ den Himmel, um ein Leben inmitten Anfeindung und Beleidigung zu führen und schließlich eines schmählichen Todes zu sterben. Er, dem die unermesslichen Schätze des Himmels gehören, wurde arm, damit wir durch seine Armut reich werden könnten. Wir sollen seinen Fußspuren folgen.

Wer ein Kind Gottes geworden ist, sollte sich von nun an als ein Glied in der Kette betrachten, die herabgelassen ist, um die Welt zu retten. Wir sind verbunden mit Christus in seinem Liebesplan, um mit ihm hinauszugehen, die Verlorenen zu suchen und zu retten. Viele denken, dass es ein großes Vorrecht sein würde, die Orte des Lebens Christi auf Erden zu besuchen, auf den Wegen zu wandeln, wo er wandelte, auf den See zu blicken, wo er so gern lehrte, und die Hügel und Täler zu sehen, auf die er oft schaute. Aber wir brauchen nicht nach Nazareth, Kapernaum oder nach Bethanien zu gehen, um den Fußspuren Jesu zu folgen. Wir werden seine Spuren neben dem Krankenbett, in den Behausungen der Armen, in den überfüllten Straßen der großen Städte und an allen Orten finden, wo menschliche Herzen Trost nötig haben.

Wir sollen den Hungrigen Nahrung geben, die Bedürftigen kleiden und den Kranken und Betrübten helfen. Wir sollen den Verzweifelten dienen und den Hoffnungslosen wieder Mut machen.

Die Liebe Christi, die sich in selbstlosem Dienst zeigt, wird wirksamer sein, den Übeltäter zu ändern als das Schwert oder eine Gerichtsandrohung. Diese sind notwendig, um den Übertreter des Gesetzes abzuschrecken, aber der liebevolle Missionar kann mehr tun als sie. Oft wird das Herz durch Bestrafung verhärtet, aber unter der Liebe Christi wird es schmelzen.

Der Missionar kann nicht nur körperliche Leiden lindern, sondern er kann die Sünder zu dem großen Arzt führen, der die Seele vom Aussatz der Sünde reinigen kann. Gott will, dass die Kranken, die Unglücklichen, die von bösen Geistern Besessenen durch seinen Diener seine Stimme vernehmen sollen. Durch seine menschlichen Werkzeuge will er ein Tröster sein, wie ihn die Welt nicht kennt.

Der Heiland hat sein kostbares Leben hingegeben, um eine Gemeinde zu gründen, die imstande ist, den Leidtragenden, den Traurigen und Versuchten zu dienen. Eine Schar von Gläubigen mag arm, ungebildet und unbekannt sein, doch können sie durch Christus in der Familie, in der Stadt und selbst in fernen Ländern ein Werk tun, dessen Wirkung bis in die Ewigkeit spürbar ist.

Seine Worte sind genauso an seine Nachfolger heute wie an die ersten Jünger gerichtet: „Mir ist gegeben alle Gewalt im Himmel und auf Erden. Darum gehet hin und machet zu Jüngern alle Völker.“ Matthäus 28,18-19 „Gehet hin in alle Welt, und predigt das Evangelium aller Kreatur.“ Markus 16,15

Auch uns gilt die Verheißung seiner Gegenwart: „Siehe, ich bin bei euch alle Tage bis an der Welt Ende.“ Matthäus 28,20

Heutzutage versammeln sich keine neugierigen Menschenmengen mehr an einsame Orte, um Christus zu sehen und zu hören. Seine Stimme wird nicht in den geschäftigen Straßen wahrgenommen. Kein Ruf ertönt am Weg: „Jesus von Nazareth geht vorüber.“ Lukas 18,37 Und doch gilt dieses

Wort auch heute. Christus geht unsichtbar durch unsere Straßen. Mit Botschaften der Gnade kommt er in unsere Häuser. Er wartet darauf, allen zu helfen, die in seinem Namen dienen möchten. Er ist mitten unter uns, um zu heilen und zu segnen, wenn wir ihn nur aufnehmen.

„So spricht der Herr: Ich habe dich erhört zur Zeit der Gnade und habe dir am Tag des Heils geholfen und habe dich behütet und zum Bund für das Volk bestellt, dass du das Land aufrichtest und das verwüstete Erbe zuteilst, zu sagen den Gefangenen: Geht heraus! und zu denen in der Finsternis: Kommt hervor!“ Jesaja 49,8-9

„Wie lieblich sind auf den Bergen die Füße der Freudenboten, die da Frieden verkündigen, Gutes predigen, Heil verkündigen, die da sagen zu Zion: Dein Gott ist König!“ Jesaja 52,7
„Seid fröhlich und rühmt miteinander, ihr Trümmer Jerusalems; denn der Herr hat sein Volk getröstet und Jerusalem erlöst. Der Herr hat offenbart seinen heiligen Arm vor den Augen aller Völker; dass aller Welt Enden sehen das Heil unsres Gottes.“ Jesaja 52,9-10

KAPITEL 7

GÖTTLICHES UND MENSCHLICHES ZUSAMMENWIRKEN

Die Kranken sollen wiederhergestellt werden durch das Zusammenwirken des Göttlichen und des Menschlichen

Der Arzt soll in seinem Dienst, Menschen zu heilen, mit Christus zusammenarbeiten. Der Heiland diente der Seele ebenso wie dem Körper. Das Evangelium, das er lehrte, war eine Botschaft geistigen Lebens und körperlicher Gesundheit. Befreiung von Sünde und Heilung von Krankheit waren miteinander verbunden. Derselbe Dienst ist dem christlichen Arzt übertragen. Er soll mit Christus verbunden sein, wenn er sich um die körperlichen und geistigen Nöte seiner Mitmenschen kümmert. Er soll für die Kranken ein Bote der Gnade sein, der ihnen für den kranken Körper und für die sündenkranke Seele ein Heilmittel bringt.

Christus ist das wahre Haupt des ärztlichen Berufes. Als der Oberarzt steht er jedem gottesfürchtigen Doktor zur Seite, der die Leiden der Menschheit lindern möchte. Während der Arzt die Heilmittel der Natur für körperliche Leiden benutzt, sollte er seine Patienten auf den hinweisen, der seelische und körperliche Krankheiten heilen kann. Christus führt das aus, wozu die Ärzte nur hilfreich beitragen können. Sie versuchen die Heilung der Natur zu unterstützen, aber der eigentlich heilt, ist Christus selbst. Der Arzt bemüht sich, Leben zu erhalten; Christus aber gibt Leben.

Die Quelle der Heilung

Der Heiland offenbart in seinen Heilungswundern die Quelle der Kraft, die beständig für den Menschen am Wirken ist, um ihn zu erhalten und zu heilen. Gott wirkt Tag für Tag, Stunde für Stunde, ja jeden Augenblick durch die Gesetzmäßigkeiten der Natur, um uns am Leben zu erhalten, uns aufzubauen und wiederherzustellen. Wenn irgend ein Teil des Körpers verletzt ist, setzt sofort der Heilungsprozess ein, die Kräfte der Natur beginnen ihr Werk, die Gesundheit wiederherzustellen. Diese wirkende Kraft ist die Kraft Gottes. Überhaupt kommt jede lebenspendende Kraft von ihm. Wenn wir von einer Krankheit genesen, ist es immer Gott, der uns gesundgemacht hat. Krankheit, Leid und Tod sind Werke einer gegnerischen Macht. Satan ist der Zerstörer, Gott der Wiederhersteller.

Die zu Israel gesprochenen Worte gelten auch heute noch für alle, die körperlich oder seelisch wieder gesund werden: „Ich bin der Herr, dein Arzt." 2. Mose 15,26 Der Wunsch Gottes für jedes menschliche Wesen wird in folgenden Worten ausgedrückt: „Mein Lieber, ich wünsche, dass es dir in allen Dingen gut gehe und du gesund seist, so wie es deiner Seele gut geht." 3. Johannes 2 Gott ist es, der „...dir alle deine Sünde vergibt, und heilet alle deine Gebrechen; der dein Leben vom Verderben erlöst, der dich krönet mit Gnade und Barmherzigkeit." Psalm 103,3-4

Wenn Christus Krankheiten heilte, warnte er viele der Leidenden: „Sündige hinfort nicht mehr, dass dir nicht etwas Schlimmeres widerfahre." Johannes 5,14 Er zeigte ihnen dadurch, dass sie die Krankheit durch Übertretung der Gesetze Gottes oft selbst verschuldet hatten und dass die Gesundheit nur durch Gehorsam erhalten werden kann.

Der Arzt sollte seine Patienten unterweisen, dass sie im Heilungsprozess mit Gott zusammenarbeiten müssen. Immer mehr erkennen Ärzte die Tatsache, dass Krankheit eine Folge der Sünde ist. Es wird ihnen klar, dass die Naturgesetze ebenso göttlichen Ursprungs sind wie die Vorschriften der zehn Gebote und dass nur durch Gehorsam ihnen gegenüber die Gesundheit zurückerlangt oder bewahrt werden kann. Sie sehen viele infolge schädlicher Gewohnheiten leiden, die wieder gesund werden könnten, wenn sie nur ihren Lebensstil ändern würden. Ihnen muss klargemacht werden, dass jede Gewohnheit, die die körperlichen, geistigen oder seelischen Kräfte zerstört, Sünde ist. Gesundheit kann nur durch Gehorsam gegen die Gesetze erhalten werden, die Gott zum Wohl der ganzen Menschheit festgelegt hat.

Wenn ein Arzt bei seinem Patienten eine Krankheit feststellt, die durch falsches Essen und Trinken oder andere schlechte Gewohnheiten verursacht wurde, und er sagt ihm dies nicht, so begeht er an seinen Mitmenschen ein Unrecht. Alkoholiker, seelisch Zerrüttete und Menschen mit zügellosen Leidenschaften müssen sich von ihrem Arzt klar und deutlich sagen lassen, dass Krankheit durch die Sünde verursacht wird. Wer die Lebensgrundsätze verstanden hat, sollte sich ernstlich bemühen, gegen die Krankheitsursachen vorzugehen. Wie kann der Arzt schweigen, wenn er den ständigen Kampf mit dem Schmerz sieht und stets bemüht ist, die Leiden zu lindern? Ist er barmherzig und gnädig, wenn er nicht strenge Mäßigkeit als ein Heilmittel gegen Krankheiten empfiehlt?

Zeigt den Menschen deutlich, dass der Weg, den Gottes Gebote aufzeigen, der Weg des Lebens ist. Gott hat die Naturgesetze festgelegt, aber seine Gesetze sind keine willkürlichen Forderungen. Jedes „du sollst nicht", sei es ein gesundheitliches oder moralisches Gesetz, schließt eine Verheißung ein. Gehorchen wir, so werden unsere Schritte von Segen begleitet sein. Gott zwingt uns niemals, das Rechte zu tun, aber er sucht uns von dem Bösen zu erretten und uns zu dem Guten zu leiten.

Lasst uns die Aufmerksamkeit auf die Gesetze lenken, die Israel gegeben worden sind. Gott gab ihnen klare Richtlinien in Bezug auf ihre Lebensgewohnheiten. Er machte sie mit den Gesetzen bekannt, die sich auf körperliches und geistiges Wohlergehen bezogen und wenn sie gehorsam sind, sicherte er ihnen zu, dass er „alle Krankheiten von dir nehmen wird.“ 5. Mose 7,15 „Nehmt zu Herzen alle Worte, die ich euch heute bezeuge“, 5. Mose 32,46 „denn sie sind das Leben denen, die sie finden und heilsam ihrem ganzen Leibe.“ Sprüche 4,22

Gott möchte, dass wir den Zustand der Vollkommenheit erreichen sollen, der uns durch das Opfer Christi möglich gemacht ist. Er fordert uns auf, uns für die richtige Seite zu entscheiden, uns mit himmlischen Kräften zu verbinden und die Grundsätze anzunehmen, die das Bild Gottes wieder in uns herstellen werden. Er hat in seinem geschriebenen Wort und in dem großen Buch der Natur die Grundsätze des Lebens offenbart. Es ist unsere Aufgabe, diese Grundsätze kennenzulernen und im Gehorsam mit ihm zusammenzuarbeiten, um die körperliche wie auch die seelische Gesundheit wieder herzustellen.

Die Menschen müssen dabei aber erkennen, dass sie den Segen des Gehorsams in seiner Vollständigkeit nur erhalten können, wenn sie die Gnade Christi annehmen. Seine Gnade gibt den Menschen die Kraft, den Gesetzen Gottes zu gehorchen. Dadurch werden sie befähigt, die Fesseln schlechter Gewohnheiten zu zerreißen. Die Gnade ist die einzige Kraft, die sie standhaft machen und auf dem rechten Weg halten kann.

Wenn das Evangelium in seiner Klarheit und Macht angenommen wird, bewirkt es Heilung für jede Krankheit, die von der Sünde herrührt. Die Sonne der Gerechtigkeit wird aufgehen „mit Heil unter ihren Flügeln.“ Maleachi 4,2 Nichts, was diese Welt zu bieten hat, kann ein zerbrochenes Herz heilen, Frieden bringen, Sorgen vertreiben oder Krankheit wirklich beseitigen. Ruhm, Kunst, besondere Gaben, alles ist machtlos, das traurige Herz freudig zu stimmen oder das zerstörte Leben wiederherzustellen. Die einzige Hoffnung des Menschen liegt darin, dass Gott die Seele heilt.

Die Liebe, mit der Christus das ganze Wesen erfüllt, ist eine belebende Kraft. Sie erfüllt alle lebenswichtigen Organe, wie das Gehirn, das Herz, die Nerven, mit Heilkraft. Durch sie werden die erhabensten Kräfte des Wesens aktiviert. Sie befreit die Seele von Schuld und Kummer, von Furcht und Sorge, welche die Lebenskräfte aufzehren. Dadurch erhält man Ruhe und Seelenfrieden. Sie erweckt in der Seele eine Freude, die nichts Irdisches zerstören kann, nämlich die Freude im heiligen Geist, die Gesundheit und Leben spendet.

Die Worte unseres Heilandes: „Kommt her zu mir ... ich will euch erquicken," Matthäus 11,28 sind das göttliche Rezept zur Heilung körperlicher, geistiger und seelischer Leiden. Obwohl sich die Menschen häufig Krankheiten durch ihr verkehrtes Handeln zugezogen haben, blickt Jesus doch voll Mitleid auf sie. In ihm können sie Hilfe finden, denn er will Großes für die tun, die ihm vertrauen.

Der Einfluss der Sünde hat durch die Jahrhunderte immer mehr zugenommen und Satan hat durch List und Tücke die Auslegung des Wortes Gottes verdreht. Dadurch wurden die Menschen veranlasst, an Gottes Güte zu zweifeln. Trotzdem haben göttliche Gnade und Liebe nicht aufgehört, in breiten Strömen zur Erde zu fließen. Wenn Menschen ihre Seele für himmlische Werte öffneten und die göttlichen Gaben nutzten, so würde eine Fülle heilender Kraft sie erfüllen.

Der Wert gründlicher Ausbildung

Ein Arzt, der mit Christus gut zusammenarbeiten möchte, wird bestrebt sein, in diesem Dienst immer brauchbarer zu werden. Er wird fleißig studieren, damit er für die Verantwortlichkeiten seines Berufes bestens vorbereitet ist. Er wird ständig ein höheres Niveau anstreben, indem er sich weitere Kenntnisse aneignet, sowie größere Geschicklichkeit erwirbt und sich besseres Unterscheidungsvermögen aneignet. Jeder Arzt sollte erkennen, dass schlechte und erfolglose Arbeit nicht nur den Kranken schadet, sondern auch den Ruf des Ärztestandes schädigt. Der Arzt, der sich mit einem niedrigen Kenntnisstand und geringen Fertigkeiten zufrieden gibt, schadet nicht nur dem ärztlichen Berufsstand, sondern entehrt auch Christus, den großen Arzt.

Solche, die erkennen, dass sie für den ärztlichen Beruf nicht geeignet sind, sollten besser eine andere Beschäftigung wählen. Andere, die sich zur Krankenpflege gut eignen, deren Ausbildung und ärztliche Befähigung aber nicht ausreicht, würden gut daran tun, die einfacheren Aufgaben auszuführen und als Krankenpfleger zu arbeiten. Durch geduldigen Dienst unter talentierten Ärzten können sie stets dazulernen. Indem sie jede Gelegenheit nutzen, sich Kenntnisse anzueignen, mögen sie mit der Zeit die Voraussetzungen für ein Arztstudium erfüllen. Die jüngeren Ärzte sollten „als Mithelfer (des großen Arztes) ... nicht vergeblich die Gnade Gottes empfangen ... niemand irgend einen Anstoß geben, damit unser Dienst (an den Kranken) nicht verlästert werde, sondern lasst sie sich in allem als Diener Gottes erweisen." 2. Korinther 6,1-4

Gottes Absicht für uns ist, dass wir uns immer weiterentwickeln sollen. Der wahre missionarische Arzt wird deshalb stets seine Fähigkeiten vervollkommnen. Talentierte, christliche Ärzte, die herausragende berufliche Fähigkeiten haben, sollten ausgewählt und dazu ermutigt werden, in den Dienst Gottes zu treten. Und dorthin gehen, wo sie andere zu ärztlichen Missionaren ausbilden und erziehen können.

Der Arzt sollte das Licht des Wortes Gottes in sich aufnehmen. Er sollte ständig in der Gnade wachsen. Für ihn darf die Religion nicht nur ein Einfluss unter anderen sein, sondern soll über allen anderen stehen. Er soll aus hohen, heiligen Beweggründen handeln – aus mächtigen Beweggründen, die von Christus kommen. Er gab sein Leben, um uns die Kraft zu verleihen, das Böse zu überwinden.

Wenn der Arzt treu und sorgfältig danach strebt, in seinem Beruf erfolgreich zu werden, wenn er sich dem Dienst Christi weiht und sich Zeit nimmt, sein eigenes Herz zu durchforschen, dann wird er verstehen lernen, die Geheimnisse seiner heiligen Berufung zu erfassen. Er kann sich dann selbst so weiterbilden und erziehen, dass alle innerhalb seines Einflussbereiches die Vorzüge der Erziehung und Weisheit bezeugen werden, die derjenige erhält, der mit dem Gott der Weisheit und Macht verbunden ist.

Ein göttlicher Helfer im Krankenzimmer

Keine Arbeit sonst erfordert so enge Gemeinschaft mit Christus als die Arbeit eines Arztes. Wer die ärztlichen Aufgaben richtig erfüllen will, muss täglich und stündlich ein christliches Leben führen, denn das Leben des Patienten liegt in seinen Händen. Eine oberflächliche Diagnose, eine falsche Verordnung in einem ernsten Fall oder eine ungeschickte Handbewegung bei einer Operation können ein Leben beenden. Wie ernst ist der Gedanke! Wie wichtig ist es, dass der Arzt stets unter der Leitung des göttlichen Oberarztes steht! Der Heiland will gerne allen helfen, die ihn um Weisheit und Klarheit der Gedanken bitten. Und wer benötigt mehr von dieser Weisheit und den klaren Gedanken als der Arzt, von dessen Entscheidung so viel abhängt? Derjenige, der Leben verlängern will, sollte im Glauben auf Christus schauen, damit er jede seiner Bewegungen lenkt.

Der Heiland wird ihm dann Gefühl und Geschicklichkeit bei der Behandlung schwieriger Fälle schenken. Wunderbare Gelegenheiten bieten sich dem Betreuer der Kranken. In allem Bemühen zur Wiederherstellung von Kranken sollte der Patient erkennen, dass der Arzt versucht, ihn zum Mitarbeiter Gottes zu machen, um die Krankheit zu besiegen. Er sollte ihn spüren lassen, dass er bei jedem Schritt, den er in Übereinstimmung mit den Gesetzen Gottes vorangeht, die Hilfe göttlicher Kraft erwarten darf.

Die Kranken und Leidenden haben viel mehr Vertrauen zu einem Arzt, von dem sie überzeugt sind, dass er Gott liebt und achtet. Auf seine Aussagen können sie sich verlassen. Sie fühlen sich bei einem solchen Arzt sicher.

Es ist das Vorrecht des christlichen Arztes, der den Herrn Jesus kennt, ihn im Gebet in das Krankenzimmer einzuladen. Auch vor einer schwierigen Operation sollte der Arzt um die Hilfe des großen Arztes bitten. Er sollte den Leidenden versichern, dass Gott sie sicher durch diese Prüfung hindurchführen kann, dass er für diejenigen, die ihm vertrauen, in allen schweren Zeiten eine sichere Zuflucht ist. Der Arzt, der dies nicht tun kann, verliert einen Kranken nach dem anderen, der sonst hätte gerettet werden können. Kann er aber den Patienten durch seinen Zuspruch zum Glauben an den mitfühlenden Heiland führen, der jeden Angstseufzer vernimmt, und kann er die Sorgen des Patienten dem Herrn im Gebet vorlegen, könnte die Krise in viel mehr Fällen erfolgreich überwunden werden.

Nur Er, der die Herzen kennt, weiß, mit wie viel Zittern und Zagen viele Patienten einem chirurgischen Eingriff zustimmen. Sie erkennen die Gefahr. Wenn sie auch der Geschicklichkeit des Arztes vertrauen, so wissen sie doch, dass er nicht unfehlbar ist. Wenn sie aber sehen, dass der Arzt sich im Gebet beugt und Gottes Hilfe erfleht, werden sie mit Vertrauen erfüllt. Dankbarkeit und Zuversicht öffnen das Herz der Heilkraft Gottes, die Kräfte des ganzen Wesens werden neu belebt und die Lebenskraft siegt.

Auch für den Arzt bedeutet die Gegenwart des Heilandes ein Element der Stärke. Oft ruht die Verantwortung und Möglichkeit seiner Arbeit schwer auf ihm. Unsicherheit und Furcht könnten seine Arbeit behindern, aber die Gewissheit, dass der göttliche Ratgeber ihm zur Seite steht, um ihn zu leiten und zu unterstützen, verleiht ihm Ruhe und Mut. Wenn Christus die Hand des Arztes führt, erhält er neue Zuversicht, Ruhe und Vertrauen.

Wenn die Krisis glücklich überstanden ist und der Erfolg sichtbar ist, sollte der Arzt einige Augenblicke im Gebet mit dem Patienten verbringen. Bringt eure Dankbarkeit dafür zum Ausdruck, dass das Leben gerettet wurde. Wenn der Patient dir dankt, so lenke das Lob und die Danksagung auf Gott. Sag dem Patienten, dass sein Leben bewahrt wurde, weil er unter dem Schutz des himmlischen Arztes stand. Der Arzt, der so handelt, führt seine Patienten zu dem Einen hin, von dem sein Leben abhängt und der alle retten kann, die zu ihm kommen.

Seelsorge

Den ärztlichen Missionsdienst sollte ein tiefes Verlangen für die Rettung von Seelen bestimmen. Dem Arzt ist ebenso wie dem Seelsorger das Höchste anvertraut, was jemals Menschen übertragen wurde. Jeder Arzt ist mit der Heilung von Seelen betraut, ob er es erkennt oder nicht. Da die Ärzte in ihrem Beruf ständig mit Krankheit und Tod zu tun haben, verlieren sie nur zu leicht den Blick für die ernste Wirklichkeit des zukünftigen Lebens.

In ihrer ernsten Bemühung, die Gefahr des Körpers abzuwenden, vergessen sie oft die Gefahr, in der die Seele steht. Dadurch kann der Patient, den sie behandeln, seinen Halt am Leben verlieren. Letzte Gelegenheiten zur Stärkung des Glaubens werden versäumt. Dieser Seele muss der Arzt am Richterstuhl Christi wieder begegnen. Oft geht köstlichster Segen verloren, wenn wir es unterlassen, ein Wort zur rechten Zeit zu reden. Die goldene Gelegenheit geht unbeachtet vorbei. Am Krankenbett sollte kein Wort über Meinungsunterschiede von Glaubensbekenntnissen oder über strittige Glaubensfragen gesprochen werden. Verweist den Leidenden auf den Einen, der gern alle rettet, die im Glauben zu ihm kommen. Ernst und einfühlsam strebe man danach, der Seele zu helfen, die zwischen Leben und Tod schwebt.

Der Arzt, der Christus als seinen persönlichen Heiland angenommen hat, indem er selbst bei ihm Zuflucht fand, weiß, wie er mit der zitternden, schuldbeladenen, sündenkranken Seele umgehen soll, die sich hilfesuchend an ihn wendet. Er kann die Frage beantworten: „Was muss ich tun, damit ich gerettet werde?" Er kann von der Liebe des Erlösers erzählen. Er kann aus eigener Erfahrung über die Macht der Reue und des Glaubens sprechen. Er kann in einfachen, ernsten Worten die Not des Kranken im Gebet Gott vorlegen. Er kann den Kranken ermutigen, ebenfalls zu bitten und die Gnade des mitfühlenden Heilandes anzunehmen. Wenn er auf diese Weise am Krankenbett dient und Worte redet, die Hilfe und Trost spenden, so wirkt der Herr mit ihm und durch ihn. Wenn die Gedanken des Leidenden auf den Heiland gerichtet werden, erfüllt der Friede Christi sein Herz und die seelische Gesundheit, die er erlangt, wird als hilfreiche Hand Gottes dazu beitragen, die körperliche Gesundheit wieder herzustellen.

Bei seinen Krankenbesuchen wird der Arzt auch oft Gelegenheit finden, den Angehörigen des Erkrankten zu helfen. Denn wenn sie am Krankenbett wachen und merken, dass sie nicht wirkungsvoll helfen können, so werden ihre Herzen belastet. Oft werden sie den Kummer, den sie vor anderen verbergen, dem Arzt gegenüber offenbaren. Dann hat er Gelegenheit, die Sorgenbeladenen auf den hinzuweisen, der die Mühseligen und Beladenen eingeladen hat, zu ihm zu kommen. Oft kann er für sie und mit ihnen beten und ihre Not dem vorlegen, der alle Schmerzen lindert und alle Sorgen kennt.

Gottes Verheißungen

Dem Arzt bieten sich wertvolle Gelegenheiten, seine Patienten auf die Verheißungen des Wortes Gottes hinzuweisen. Er kann aus der Schatzkammer Neues und Altes hervorholen, kann hier und da Worte des Trostes und der Belehrung sprechen, die gerade benötigt werden. Der Arzt sollte stets eine Fülle frischer, lebendiger Gedanken vorrätig haben. Dazu ist es nötig, sorgfältig das Wort Gottes zu studieren, um mit den enthaltenen Verheißungen vertraut zu sein. Der Arzt kann die trostreichen Worte benutzen, die Christus während seines irdischen Dienstes sprach, wenn er lehrte und die Kranken heilte. Er sollte von den Heilungstaten Christi sprechen, und von seinem Mitfühlen und seiner Liebe. Niemals sollte er es versäumen, die Gedanken seiner Patienten auf Christus, den großen Arzt zu richten.

Dieselbe Kraft, die Christus ausübte als er sichtbar unter den Menschen weilte, enthält sein Wort auch heute noch. Durch sein Wort heilte Jesus Krankheiten und trieb Dämonen aus; durch sein Wort stillte er den Sturm auf dem See und weckte Tote auf. Die Menschen bezeugten, dass sein Wort Macht hatte. Er verkündigte das Wort Gottes, wie er es auch zu allen Propheten und Lehrern des Alten Testaments sprach. Die ganze Bibel ist eine Offenbarung Christi.

Wir sollen die Heilige Schrift als das Wort Gottes an uns annehmen, das nicht nur für uns geschrieben ist, sondern auch zu uns spricht. Als die Angefochtenen zu Christus kamen, schaute er nicht nur auf diejenigen, die damals um Hilfe baten, sondern auch auf alle, die bis heute mit den gleichen Nöten und dem gleichen Glauben zu ihm kommen würden.

Als er zu dem Gichtbrüchigen sagte: „Sei getrost mein Sohn, deine Sünden sind dir vergeben," Matthäus 9,2 oder zu der Frau aus Kapernaum sprach: „Meine Tochter, dein Glaube hat dir geholfen, gehe hin in Frieden," Lukas 8,48 so redet er damit auch zu allen anderen Kranken und Sündenbeladenen, die ihn seitdem um Hilfe bitten würden.

So ist es mit allen Verheißungen des Wortes Gottes. Er spricht durch sie zu uns persönlich und so direkt, als ob wir seine Stimme hören könnten. Durch diese Verheißungen teilt Christus uns seine Gnade und Kraft mit. Diese Blätter von jenem Baum dienen „zur Heilung der Nationen." Offb. 22,2; Elb.

Wenn wir sie annehmen und in uns aufnehmen, stärken sie den Charakter und geben dem Leben Halt und Festigkeit. Nichts anderes kann solche Heilkraft entfalten, nichts anderes den Mut geben und den Glauben stärken. Dem ganzen Wesen wird dadurch Lebenskraft verliehen. Bei passender Gelegenheit soll der Arzt dem, der zitternd vor Furcht am Rand des Grabes steht, der müde ist von der Last der Leiden und der Sünde, die Worte des Heilandes wiederholen – denn alle Worte der heiligen Schrift sind von ihm.

„Fürchte dich nicht, denn ich habe dich erlöst; ich habe dich bei deinem Namen gerufen; du bist mein. Wenn du durch Wasser gehst, will ich bei dir sein, dass dich die Ströme nicht ersäufen sollen; und wenn du ins Feuer gehst, sollst du nicht brennen, und die Flamme soll dich nicht versengen. Denn ich bin der Herr, dein Gott, der Heilige Israels, dein Heiland. ...weil du in meinen Augen so wertgeachtet und auch herrlich bist und weil ich dich liebhabe." Jesaja 43,1-4

„Ich, ich tilge deine Übertretungen um meinetwillen, und gedenke deiner Sünden nicht." Jesaja 43,25 „So fürchte dich nun nicht, denn ich bin bei dir." Jesaja 43,5 Wie ein Vater seine Kinder liebt, so liebt der Herr alle, die ihn ehren. Denn er weiß, wie vergänglich wir sind. Er vergisst nicht, dass wir nur Staub sind." Psalm 103,13-14; Hfa

„Allein erkenne deine Schuld, dass du wider den Herrn, deinen Gott, gesündigt hast." Jeremia 3,13 „Wenn wir aber unsre Sünden bekennen, so ist er treu und gerecht, dass er uns die Sünden vergibt und reinigt uns von aller Ungerechtigkeit." 1. Johannes 1,9 „Ich vertilge deine Missetat wie eine Wolke, und deine Sünden wie den Nebel. Kehre dich zu mir; denn ich erlöse dich." Jesaja 44,22

„So kommt denn, und lasst uns mit einander rechten, spricht der Herr. Wenn eure Sünde auch blutrot ist, soll sie doch schneeweiß werden; und wenn sie rot ist wie Scharlach, soll sie doch wie Wolle werden." Jesaja 1,18 „Ich habe dich je und je geliebt, darum habe ich dich zu mir gezogen aus lauter Güte." Jeremia 31,3 „Ich habe mein Angesicht im Augenblick des Zorns ein wenig vor dir verborgen, aber mit ewiger Gnade will ich mich deiner erbarmen, spricht der Herr, dein Erlöser." Jesaja 54,8

„Euer Herz erschrecke nicht." Johannes 14,1 „Den Frieden lasse ich euch, meinen Frieden gebe ich euch. Nicht gebe ich euch, wie die Welt gibt. Euer Herz erschrecke nicht, und fürchte sich nicht." Johannes 14,27

„Ein jeder von ihnen wird für das Volk wie ein windgeschützter Ort sein, wie ein Schutzdach beim Wolkenbruch, wie ein sprudelnder Bach in der Steppe, wie der kühle Schatten eines hohen Felsens in glühendheißer Wüste." Jesaja 32,2; Hfa

„Die Elenden und Armen suchen Wasser, und es ist nichts da, ihre Zunge verdorrt vor Durst. Aber ich, der Herr, will sie erhören; ich, der Gott Israels, will sie nicht verlassen." Jesaja 41,17

„So spricht der Herr, der dich gemacht ... hat: ...Ich will Wasser gießen auf das Durstige und Ströme auf das Dürre; ich will meinen Geist auf deine Kinder gießen und meinen Segen auf deine Nachkommen." Jesaja 44,2-3 „Wendet euch zu mir, so werdet ihr gerettet, aller Welt Enden." Jesaja 45,22

„Er hat unsere Schwachheit auf sich genommen und unsere Krankheit hat er getragen." Matthäus 8,17 - wo Jesaja 53,4 zitiert wird „Aber er ist um unserer Missetat willen verwundet, und um unsrer Sünde willen zerschlagen. Die Strafe liegt auf ihm, auf dass wir Frieden hätten, und durch seine Wunden sind wir geheilt." Jesaja 53,5

KAPITEL 8

DER ARZT ALS ERZIEHER

Durch des Weisen Mund kommt guter Rat...

Der wahre Arzt ist auch ein Erzieher. Er erkennt seine Verantwortung nicht allein gegenüber den Kranken, die ihm zur Betreuung anvertraut sind, sondern auch gegenüber der Gesellschaft, in der er lebt. Er steht da als Wächter der körperlichen wie der moralischer Gesundheit. Er ist nicht nur bemüht, richtige Anweisung für die Behandlungen der Kranken zu geben, sondern er wird auch dazu ermutigen, richtige Lebensgewohnheiten anzunehmen und sein Wissen über wichtige Grundsätze mitzuteilen.

Erziehung in den Grundsätzen der Gesundheit

Dies war noch nie so nötig wie heute. Obwohl man so viele Fortschritte auf allen Gebieten macht, besonders in der Vorbeugung und Behandlung von Krankheiten, so ist die Abnahme von Körperkraft und Ausdauer geradezu beängstigend. Sie erfordert die Aufmerksamkeit aller, denen das Wohlergehen ihrer Mitmenschen am Herzen liegt.

Unsere hochstehende Zivilisation begünstigt manche Übel, die gute Grundsätze untergraben. Gewohnheiten und Mode stehen im Kampf mit der Natur. Sie zwingen Lebensformen auf, die ständig die körperliche und geistige Kraft verringern und dadurch den Menschen eine unerträgliche Last aufbürden. Unmäßigkeit und Verbrechen, Krankheit und Elend sind überall zu finden. Viele übertreten die Gesundheitsgesetze aus Unwissenheit und benötigen deshalb Unterweisung. Ein

Großteil der Menschen setzt leider sein Wissen nicht im täglichen Leben um. Ihnen muss aufgezeigt werden, wie wichtig es ist, ihre Erkenntnis als Grundsatz in ihr Leben zu nehmen. Der Arzt hat manchmal eine Gelegenheit, die Gesundheitsgrundsätze anderen mitzuteilen und ihnen aufzuzeigen, wie wichtig es ist, diese in die Praxis umzusetzen. Durch richtige Unterweisung kann er viel zur Verbesserung von Missständen tun, die sehr viel Schaden verursachen.

Der Gebrauch von Arzneimitteln

Eine Gewohnheit, die den Grund zu einer großen Anzahl von Erkrankungen und oft noch ernsteren Übeln legt, ist im reichlichen Gebrauch von giftigen Arzneimitteln zu suchen. Viele wollen sich nicht die Mühe machen, wenn sie krank werden, nach der Ursache ihrer Krankheit zu forschen. Hauptsache, sie werden schnell von Schmerz und Unbequemlichkeiten frei. Deshalb nehmen sie einfach Medikamente ein, von deren wirklichen Eigenschaften sie wenig wissen oder sie wenden sich an einen Arzt um ein Medikament, das den Folgen ihrer verkehrten Handlungsweise entgegen wirken soll, aber sie denken nicht daran, ihre ungesunden Gewohnheiten zu ändern. Bemerken sie keine sofortige Besserung, wird ein anderes Mittel ausprobiert und wieder eine anderes. So bleibt das Problem bestehen.*

Diesen Menschen muss man klarmachen, dass Medikamente keine Krankheit heilen können. Es ist wahr, dass sie manchmal eine kurzzeitige Besserung verspüren und dem Patienten geht es scheinbar besser. Die menschliche Natur besitzt oft noch genügend Lebenskraft, um das Gift auszuscheiden und die Zustände auszugleichen, die durch die Krankheit verursacht wurden. Die Gesundheit wird so trotz der Arznei wiederhergestellt. Aber in den meisten Fällen ver-

---

* Die Autorin Ellen G. White hatte die Zustände der USA in der Mitte des 19. Jahrhunderts vor Augen. Heute lassen sich diese Aussagen nur noch teilweise anwenden. Es gibt immer mehr Ärzte, die bereit sind, naturgemäße Heilmethoden mit in ihre Behandlung einzubeziehen. *Die Herausgeber*

ändert das Medikament nur die Symptome und den Ort der Krankheit. Oft scheint es, als ob die Wirkung des Arzneigiftes für eine Zeit lang überwunden sei, aber die Folgen bleiben im Körper und verursachen zu einer späteren Zeit großen Schaden.

Viele ziehen sich durch den Gebrauch giftiger Medikamente lebenslange Krankheiten zu und mancher verliert sein Leben, obwohl er bei der Anwendung von natürlichen Heilmethoden hätte erhalten werden können. Die Giftstoffe, die in vielen sogenannten Heilmitteln enthalten sind, machen abhängig und erzeugen Süchte, die Körper und Seele zerstören. Viele gängige Präparate, sogenannte verschreibungspflichtige Medikamente und Arzneien, die von Ärzten verordnet werden, bilden die Grundlage zur gewohnheitsmäßigen Verwendung von Alkohol, Opium oder Morphium und weiteren Drogen, die einen furchtbaren Fluch für die Gesellschaft darstellen.

Die einzige Hoffnung auf Besserung dieser Zustände liegt darin, die Menschen auf richtige Grundsätze aufmerksam zu machen. Verantwortungsbewusste Ärzte müssen den Menschen aufzeigen, dass nicht in Medikamenten, sondern in der Natur wiederherstellende Kraft liegt. Krankheit stellt das Bemühen der Natur dar, den Organismus von Zuständen zu befreien, die durch Übertretung der Naturgesetze entstanden sind. Bei einer Erkrankung sollte zuerst die Ursache festgestellt werden. Dann sollten gesundheitsschädigende Lebensgewohnheiten geändert und falsche Gewohnheiten korrigiert werden. Anschließend muss die Natur in ihrem Bemühen unterstützt werden, die Schadstoffe auszuscheiden und im Organismus normale Zustände wieder herzustellen.

Natürliche Heilmittel

Reine Luft, Sonnenschein, Mäßigkeit, Ruhe, Bewegung, richtige Ernährung, Wasseranwendungen und Vertrauen in die göttliche Kraft – dies sind die wahren Heilmittel. Jeder sollte die Heilkräfte der Natur kennen und wissen, wie sie anzuwenden sind. Es ist wichtig, die Grundsätze der Krankenbehandlung zu verstehen. Ebenso wichtig ist es aber auch, praktische Kenntnisse zu haben, die dazu befähigen, dieses Wissen richtig anzuwenden.

Die Anwendung natürlicher Heilmittel erfordert viel Sorgfalt und Mühe, die viele nicht aufbringen wollen. Der natürliche Heilungsprozess und die Regeneration verläuft in der Natur allmählich und dies geht dem Ungeduldigen zu langsam voran. Die Überwindung schädlicher Gewohnheiten verlangt Opfer. Aber schließlich wird man sehen, dass die Natur, wenn man sie nicht hindert, ihre Arbeit weise und gut verrichtet. Wer dann weiterhin ihren Gesetzen gehorcht, wird mit einem gesunden Körper und einem gesunden Geist belohnt.

Erhaltung der Gesundheit

Im allgemeinen schenkt man der Erhaltung der Gesundheit zu wenig Aufmerksamkeit. Es ist viel besser, einer Krankheit vorzubeugen, als zu wissen, wie man sie behandelt, wenn sie aufgetreten ist. Jeder Menschen ist verpflichtet, um seiner selbst und um der Gesellschaft willen, sich über die Gesetze des Lebens zu informieren, um sie gewissenhaft zu befolgen. Es ist für alle notwendig, mit dem wunderbarsten Organismus, dem menschlichen Körper, bekannt zu werden. Den Aufbau der verschiedenen Organe und ihre Wechselbeziehungen zueinander sollten wir gut verstehen. Ebenso sollten wir den Einfluss des Geistes auf den Körper und des Körpers auf den Geist anerkennen, und diese bestimmten Gesetzmäßigkeiten studieren.

Erziehung für den Kampf des Lebens

Wir können nicht oft genug daran erinnert werden, dass die Gesundheit nicht vom Zufall abhängt; sie ist eine Folge des Gehorsams gegen Gesetze. Dies erkennen auch die Wettkämpfer in der Leichtathletik und anderen Sportarten. Diese Menschen treffen sorgfältigste Vorbereitungen; sie trainieren gründlich und mit strikter Disziplin. Jede körperliche Gewohnheit wird sorgfältig geprüft. Sie wissen, dass Vernachlässigung, Übermaß oder Gleichgültigkeit, die irgend ein Organ oder eine Tätigkeit des Körpers schwächen oder beeinträchtigen, für sie sichere Niederlage bedeuten würde.

Wie viel wichtiger ist solche Sorgfalt zur Sicherung des Erfolgs im Kampf des Lebens. Es sind keine Scheinkämpfe, die wir zu führen haben. Von diesem Kampf hängen dauerhafte Folgen ab. Wir haben es mit unsichtbaren Feinden zu tun: Böse Engel kämpfen um die Herrschaft über jeden Menschen. Alles, was der Gesundheit schadet, mindert nicht nur die körperliche Kraft, sondern schwächt auch die geistigen und moralischen Kräfte. Einer gesundheitsschädlichen Gewohnheit nachzugeben erschwert es dem Betroffenen, zwischen Recht und Unrecht zu unterscheiden und verringert die Kraft, dem Bösen zu widerstehen. Es vergrößert die Gefahr, Fehler zu begehen und Niederlagen zu erleiden.

„Die in der Kampfbahn laufen, die laufen alle, aber einer empfängt den Siegespreis!" 1. Korinther 9,24 In dem Kampf, in dem wir stehen, können alle gewinnen, die Selbstdisziplin üben, um richtigen Grundsätzen zu gehorchen. Die Anwendung dieser Grundsätze in den einzelnen Situationen des Lebens wird allzu oft als unwichtig angesehen – als eine Angelegenheit, die zu unbedeutend ist, um unsere Aufmerksamkeit zu erfordern. Aber angesichts dessen, was auf dem Spiel steht, ist nichts zu unbedeutend, womit wir zu tun haben. Jede Handlung wirft ihr Gewicht in die Waagschale, die über des Lebens Sieg oder Niederlage entscheidet. Die Schrift gebietet uns: „Lauft so, dass ihr den Siegespreis erlangt." 1. Korinther 9,24

Bei unseren ersten Eltern hatte das unmäßige Verlangen den Verlust des Garten Edens zur Folge. Mäßigkeit in allen Dingen hat mehr mit unserer Wiederherstellung für das Paradies zu tun als die Menschen erkennen.

Paulus weist auf die Selbstverleugnung der Kämpfer in den alten griechischen Wettspielen hin, indem er schreibt: „Wer im Wettkampf siegen will, setzt dafür alles ein. Ein Athlet verzichtet auf vieles, um zu siegen. Und wie schnell ist ein Sieg vergessen! Wir dagegen kämpfen um einen Preis, der unvergänglichen Wert hat. Ich weiß genau, wofür ich kämpfe.

Ich laufe nicht irgendeinem ungewissen Ziel entgegen. Wenn ich kämpfe, geht mein Schlag nicht ins Leere. Ich setze mich für diesen Sieg ganz ein und nehme keine Rücksicht auf meinen Körper. Er muss sich meinem Willen fügen. Denn ich will nicht andere zum Kampf des Glaubens auffordern und selbst untauglich sein oder vorzeitig ausscheiden." 1. Korinther 9,25-27; Hfa

Grundlage der Reform

Der Fortschritt in der Lebensreform hängt von einer klaren Erkenntnis der Grundwahrheiten ab. Während auf der einen Seite Gefahr durch engherzige Philosophie und strenge, kalte Orthodoxie lauert, besteht auf der anderen Seite große Gefahr in einem sorglosen Liberalismus. Die Grundlage aller dauerhaften Reformen ist das Gesetz Gottes. Wir sollen in klaren und bestimmten Zügen die Notwendigkeit darlegen, diesem Gesetz zu gehorchen. Diese Grundsätze müssen den Menschen vor Augen gestellt werden. Sie sind so ewig und unwandelbar wie Gott selbst.

Eine der beklagenswertesten Folgen des ersten Abfalls war, dass der Mensch die Macht der Selbstbeherrschung verlor. Nur wenn diese Macht zurückgewonnen wird, kann ein wirklicher Fortschritt eintreten.

Der Körper ist das einzige Mittel, wodurch Geist und Seele zum Aufbau des Charakters entwickelt wird. Deshalb richtet der Seelenfeind seine Versuchungen darauf, die körperlichen Kräfte zu schwächen und herabzuwürdigen. Hat er darin Erfolg, so bedeutet dies, dass der ganze Mensch der Sünde unterliegt. Die Neigungen unserer fleischlichen Natur werden unweigerlich Verderben und Tod hervorbringen, wenn sie nicht unter der Herrschaft einer höheren Macht stehen.

Der Körper muss sich unterordnen; die höheren Kräfte des Wesens sollen die Herrschaft ausüben. Die Leidenschaften müssen vom Willen beherrscht werden, der wiederum unter der Leitung Gottes stehen muss. Die erhobene Macht des Verstandes, durch göttliche Gnade geheiligt, soll die Herrschaft in unserem Leben haben.

Die Forderungen Gottes müssen dem Gewissen eingeprägt werden. Männern und Frauen muss die Pflicht zur Selbstbeherrschung, die Notwendigkeit der Reinheit, die Freiheit von jeder verderblichen Begierde und allen unreinen Gewohnheiten vermittelt werden. Es muss ihnen die Tatsache eingeprägt werden, dass alle ihre Kräfte des Körpers und der Seele Gaben Gottes sind und im besten Zustand für seinen Dienst erhalten werden müssen.

Im alten Opferdienst, der das Evangelium symbolisch darstellte, durfte kein fehlerhaftes Opfer zu dem Altar Gottes gebracht werden. Das Opfer, das Christus darstellen sollte, musste ohne Fehler sein. Das Wort Gottes zeigt dadurch vorbildhaft, was seine Kinder sein sollen – „ein lebendiges Opfer", „heilig und untadelig", „Gott wohlgefällig." Römer 12,1; Eph. 5,27

Notwendigkeit göttlicher Kraft

Ohne göttliche Kraft kann keine wahre Reform durchgeführt werden. Menschliche Barrieren gegen natürliche und anerzogenen Neigungen sind nur wie eine Sandbank gegen den Strom. Erst wenn das Leben Christi zu einer lebendigen Macht in unserem Leben wird, können wir den Versuchungen widerstehen, welche uns von innen und von außen umgeben.

Christus kam auf diese Welt und lebte das Gesetz Gottes aus, damit der Mensch vollständige Herrschaft über die natürlichen Neigungen erlangen kann, die die Seele zerstören. Der Arzt des Körpers und der Seele schenkt den Sieg über alle Lüste, die uns zu schaffen machen. Er hat jede Vorkehrung getroffen, dass ein Mensch einen vollkommenen Charakter besitzen kann.

Wenn jemand sich Christus übergibt, so wird der Geist unter die Herrschaft des Gesetzes gebracht; aber es ist das königliche Gesetz, das jedem Gefangenen Freiheit verspricht. Wenn ein Mensch mit Christus eins wird, so ist er befreit. Unterwerfung unter den Willen Christi bedeutet Wiederherstellung zu vollkommener Herrschaft.

Gehorsam gegenüber Gott bedeutet Freiheit von der Knechtschaft der Sünde, Freiheit von menschlicher Leidenschaft und Neigung. Der Mensch kann als Sieger über sich selbst dastehen, als Sieger über seine eigenen Neigungen, als Sieger über „Mächtige und Gewaltige, über „die Herren der Welt, die in dieser Finsternis herrschen", über „die bösen Geister unter dem Himmel." Epheser 6,12

Belehrung im Heim

Nirgends ist eine solche Belehrung nötiger und wird sie mehr Gutes bewirken als im Heim. Die Eltern legen den Grund für Gewohnheiten und Charakter. Die Besserung muss beginnen, indem man ihnen die Grundsätze des Gesetzes Gottes und ihre Beziehung zur körperlichen und moralischen Gesundheit vorführt. Zeigt ihnen, dass Gehorsam gegen Gottes Wort unsere einzige Sicherheit gegen das Böse ist, das die Welt schnell in die Vernichtung treibt. Macht den Eltern ihre Verantwortung klar, nicht nur für sich selbst, sondern auch für ihre Kinder. Denn Eltern geben ihren Kindern ein Beispiel, entweder für Gehorsam oder für Übertretung. Ihr Vorbild und ihre Unterweisung entscheiden über das Schicksal ihrer Familien. Die Kinder werden das, was ihre Eltern aus ihnen machen.

Wenn Eltern die Ergebnisse ihrer Handlungsweise verfolgen und sehen würden, wie sie durch ihr Beispiel und ihre Belehrung die Macht der Sünde oder die Macht der Gerechtigkeit fördern, so würden sie sicherlich anders handeln. Viele würden sich dann von Überlieferung und Gewohnheiten abwenden und die göttlichen Lebensgrundsätze annehmen.

Die Macht des Vorbildes

Der Arzt, der Familien in ihrem Heim besucht, der am Krankenbett wacht, der ihre Leiden lindert und sie von dem Rand des Grabes zurückbringt, der dem Sterbenden Hoffnung zuspricht, gewinnt einen Platz in ihrem Vertrauen und ihrer Zuneigung, wie er wenigen anderen zuteil wird. Selbst dem Prediger des Evangeliums bieten sich nicht so große Möglichkeiten oder so ein weitreichender Einfluss.

Das Vorbild des Arztes sowie seine Unterweisung sollte in guter Weise eine Wirkung ausüben. Das Werk der Reform braucht Männer und Frauen, deren tägliches Leben wahre Selbstbeherrschung veranschaulicht. Unsere eigene Ausübung der Grundsätze, die wir einprägen, verleiht ihnen Wert. Die Welt benötigt Menschen, die das ausleben, was die Gnade Gottes bewirken kann. Die Menschen als Krone der Schöpfung sollten ihre verlorene Würde wiedergewinnen, indem die Gnade Gottes ihnen die Herrschaft über sich selbst verleiht. Nichts ist für die Welt so wichtig wie eine Erkenntnis der rettenden Macht des Evangeliums, wie sie sich im Leben von wahren Christen offenbart.

Der Arzt kommt ständig mit solchen in Berührung, die die Stärke und Ermutigung eines richtigen Vorbildes brauchen. Vielen fehlt es an moralischer Kraft. Sie haben keine Selbstbeherrschung und werden leicht von der Versuchung überwunden. Der Arzt kann diesen Menschen nur helfen, wenn er durch sein eigenes Leben eine Festigkeit der Grundsätze offenbart, die ihn befähigt, über jede schädliche Gewohnheit und zerstörerische Leidenschaft zu siegen. In seinem Leben muss das Wirken einer göttlichen Macht sichtbar werden. Wenn er hierin versagt, so mögen seine Worte so beeindruckend oder überzeugend sein wie sie wollen, so wird sein Einfluss doch nur zum Bösen gereichen.

Viele, die durch ihre eigenen schlechten Gewohnheiten moralisch am Ende sind, suchen ärztlichen Rat und Behandlung. Sie sind verletzt, schwach und verwundet, sie erkennen ihre Torheit und ihre Unfähigkeit zu überwinden. Aus der Umgebung solcher Menschen muss alles entfernt werden, was sie zur Fortsetzung der Gedanken und Gefühle verführt, die sie zu dem gemacht haben was sie sind. Stattdessen brauchen sie eine Atmosphäre der Reinheit hoher und edler Gedanken. Wie schrecklich ist die Verantwortung derer, die ihnen ein rechtes Vorbild sein sollten, selbst aber von schädlichen Gewohnheiten gefangen sind. Das würde ihren Einfluss zur Versuchung nur noch verstärken!

Der Arzt und die Mäßigkeit

Viele kommen in ärztliche Behandlung, die durch den Genuss von Tabak oder alkoholischen Getränken Körper und Seele ruiniert haben. Der verantwortungsbewusste Arzt wird diesen Patienten die Ursache ihrer Leiden aufzeigen. Wenn er aber selbst raucht, Kaffee (Coffein) oder Alkohol trinkt, was für einen Einfluss werden dann seine Worte haben? Wird er dann nicht zögern, auf den dunklen Fleck im Leben seines Patienten hinzuweisen, wenn er um die eigene Schwäche weiß? Wenn er diese Genussmittel selbst benutzt, wie kann er dann die Jugend von deren schädlichen Folgen überzeugen?

Wie kann ein Arzt in der Gesellschaft als Vorbild von Reinheit und Selbstbeherrschung dastehen, wie kann er ein erfolgreicher Arbeiter im Mäßigkeitsdienst sein, während er selbst einer schlechten Gewohnheit nachgibt? Wie kann er Gott am Kranken- und Sterbebett dienen, wenn sein eigener Atem nach Alkohol oder Tabak riecht?

Wie kann jemand das Vertrauen rechtfertigen, das man in ihn als einen geschickten Arzt setzt, wenn er seine Nerven ruiniert und sein Gehirn durch den Gebrauch narkotischer Gifte benebelt? Es ist unmöglich für ihn, schnell zu entscheiden oder mit Genauigkeit zu handeln!

Wenn er nicht die Gesetze beachtet, die sein eigenes Wesen regieren, wenn er selbstsüchtige Befriedigungen höher stellt als die Gesundheit von Körper und Geist, erklärt er sich damit selbst für untauglich, die Verantwortung für Menschenleben zu übernehmen!

Wie sorgfältig und gewissenhaft ein Arzt auch sein mag, fehlt es in seinem Dienst nicht an Entmutigung oder Niederlagen. Oft erreicht er durch seine Arbeit nicht, was er erreicht sehen möchte. Obwohl seinen Patienten die Gesundheit wiedergeschenkt wird, mag es weder für sie noch für die Welt von wirklichem Nutzen sein. Viele werden gesund, nur um das Fehlverhalten zu wiederholen, wodurch die Krankheit entstand. Mit demselben Eifer wie vorher stürzen sie sich wieder in den Strudel der Selbstbefriedigung und Unvernunft. Der Dienst des Arztes scheint für sie eine vergebliche Mühe gewesen zu sein.

Christus erlebte dasselbe, aber er hörte nicht auf, sich für leidende Menschen einzusetzen. Von den zehn Aussätzigen, die geheilt wurden, schätzte nur einer die Gabe und er war ein Fremder, ein Samariter. Wegen diesem einen heilte Christus die zehn. Wenn der Arzt nicht mehr Erfolg hat als der Heiland, so soll er eine Lehre von dem großen Arzt lernen. Von Christus steht geschrieben: „Er selbst wird nicht verlöschen und nicht zerbrechen." Jesaja 42,4 „Weil seine Seele sich abgemüht hat, wird er das Licht schauen und die Fülle haben." Jesaja 53,11

Selbst wenn nur eine Seele das Evangelium seiner Gnade angenommen hätte, so würde Christus, um diese zu retten, sein Leben der Arbeit und Demütigung und seinen schmachvollen Tod auf sich genommen haben. Wenn durch unser Bemühen nur ein Mensch aufgerichtet und veredelt wird, darauf vorbereitet, im Himmel vor dem Herrn zu erscheinen, haben wir dann nicht Ursache zur Freude?

Persönliche Bedürfnisse und Gefahren

Die Pflichten des Arztes sind schwer und aufreibend. Um sie erfolgreich erfüllen zu können, muss er eine starke Konstitution und eine stabile Gesundheit haben. Ein schwacher oder kränklicher Mensch kann die anstrengende Arbeit des ärztlichen Berufs nicht aushalten. Jemand, dem vollkommene Selbstbeherrschung fehlt, ist nicht dazu geeignet, alle Arten von Krankheit zu behandeln.

Durch seinen Dienst hat der Arzt oft eine unregelmäßige Lebensführung – Schlaf-, Essens- und Erholungszeiten sowie Zeit für religiöse Vorrechte; das alles scheint das Leben des Arztes zu belasten. Die vielen Erkrankungen, die er sieht, die um Hilfe bittenden Menschen, seine Berührung mit den Heruntergekommenen drücken sein Gemüt herab und zerstören fast das Vertrauen in die Menschheit.

Im Kampf gegen Krankheit und Tod werden alle Kräfte bis aufs äußerste beansprucht. Die Auswirkung dieser schrecklichen Anspannung prüft den Charakter aufs höchste. Dann gerade hat die Versuchung die größte Macht. Der Arzt hat mehr als Menschen in irgend einem anderen Beruf Selbstbeherrschung, Reinheit des Geistes und jenen Glauben nötig, der sich an den Herrn hält. Um anderer willen und um seinetwillen darf er die Gesundheitsgesetze nicht missachten. Sorglosigkeit in gesundheitlichen Gewohnheiten hängt zusammen mit Sorglosigkeit in sittlichen Belangen.

Die einzige Sicherheit

Die einzige Sicherheit des Arztes liegt darin, nach Grundsätzen zu handeln, gestärkt und veredelt durch eine Zielstrebigkeit, wie man sie nur in Gott finden kann. Er muss täglich, stündlich und jeden Augenblick vor den Augen der unsichtbaren Welt leben. Er muss sich wie Moses beständig an den halten, „den er nicht sah, als sähe er ihn."

Gerechtigkeit hat ihre Wurzel im Gehorsam gegen Gott. Niemand kann vor seinen Mitmenschen ständig ein reines, tatkräftiges Leben führen, wenn nicht sein Leben mit Christus in Gott verborgen ist. Je bedeutungsvoller die Tätigkeit unter den Menschen, desto enger muss die Verbindung des Herzens mit Gott sein.

Je dringender seine Pflichten und je größer seine Verantwortung, desto notwendiger braucht der Arzt göttliche Kraft. Er muss von irdischen Belangen Zeit abzweigen, zur Betrachtung ewiger Anliegen. Er muss einer besitzergreifenden Welt widerstehen, die ihn ständig bedrängt, um ihn von der Quelle der Kraft zu trennen. Der Arzt sollte sich ganz besonders durch Gebet und das Studium der Schrift unter den Schutz Gottes stellen. Er soll in ständiger Verbindung und bewusster Gemeinschaft mit den Grundsätzen der Wahrheit, Gerechtigkeit und Gnade leben, die göttliche Eigenschaften in der Seele offenbaren.

Genau in dem Umfang, in dem das Wort Gottes angenommen und befolgt wird, kann es mit seiner Macht und mit seinem Leben jede Handlungsweise, jede Stufe des Charakters beeinflussen. Es wird jeden Gedanken reinigen, jeden Wunsch regeln. Die ihr Vertrauen in Gottes Wort setzen, werden als gefestigte Menschen leben und stark sein. Sie werden sich über alle niederen Dinge zu einer Atmosphäre erheben, die frei ist von aller Verunreinigung.

Wenn der Mensch in Gemeinschaft mit Gott lebt, wird jener unwandelbare Vorsatz, der Josef und Daniel inmitten der Verderbnis heidnischer Königshöfe bewahrte, sein Leben in unbeschmutzter Reinheit erhalten. Das Gewand seines Charakters wird fleckenlos sein. Das Licht Christi wird in seinem Leben nicht verdunkelt. Der helle Morgenstern wird allezeit in unveränderter Herrlichkeit über ihm scheinen.

Ein solches Leben wird ein kraftvoller Einfluss in der Gesellschaft sein. Es wird eine Schranke gegen das Böse, eine Zuflucht für den Versuchten und ein leitendes Licht für alle sein, die unter Schwierigkeiten und Entmutigungen den richtigen Weg suchen.

Teil III

Ärztliche Missionare

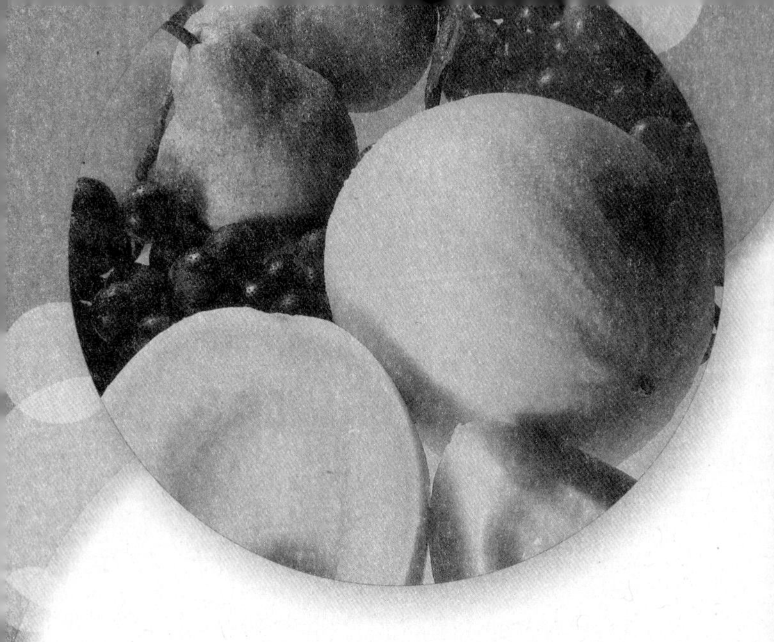

Ernährung

Früchte, Gemüse, Getreide und Nüsse in möglichst natürlicher Form sind die beste Nahrung, die für uns von unserem Schöpfer zur Verfügung gestellt wird. Die Kräuter sind uns ebenfalls zur Heilung gegeben...

Kapitel 9

Lehren und Heilen

Er sandte sie, das Reich Gottes zu verkündigen und die Kranken zu heilen

Als Christus seine zwölf Jünger zu ihrer ersten Missionsreise aussandte, gebot er ihnen: „Geht aber und predigt und sprecht: Das Himmelreich ist nahe herbeigekommen. Macht Kranke gesund, weckt Tote auf, macht Aussätzige rein, treibt böse Geister aus. Umsonst habt ihr's empfangen, umsonst gebt es auch!“ Matthäus 10,7-8

Als Jesus später die Siebzig aussandte, sagte er: „Und wenn ihr in eine Stadt kommt, ... dann heilt die Kranken, die dort sind und sagt ihnen: Das Reich Gottes ist nahe zu euch gekommen.“ Lukas 10,8-9 Die Gegenwart und Kraft Christi begleitete sie und „die Siebzig kamen zurück voll Freude und sprachen: Herr, auch die bösen Geister sind uns untertan in deinem Namen.“ Lukas 10,17

Nach der Himmelfahrt Christi wurde dasselbe Werk fortgesetzt. Dieselben Taten wiederholten sich. „Es kamen auch viele aus den Städten rings um Jerusalem und brachten Kranke und solche, die von unreinen Geistern geplagt waren; und alle wurden gesund.“ Apostelgeschichte 5,16

Und die Jünger „...zogen aus und predigten an allen Orten, und der Herr wirkte mit ihnen.“ Markus 16,20 „Philippus aber kam hinab in die Hauptstadt Samariens und predigte ihnen von Christus. Und das Volk neigte einmütig dem zu, was Philippus sagte. ... Denn die unreinen Geister fuhren ... aus vielen Besessenen, auch viele Gelähmte und Verkrüppelte wurden gesund gemacht; und es entstand große Freude in dieser Stadt.“ Apostelgeschichte 8,5-8

Das Werk der Jünger

Lukas, der Schreiber des Evangeliums, das seinen Namen trägt, war ein ärztlicher Missionar. In der Bibel wird er „der geliebte Arzt“ Kolosser 4,14 genannt. Der Apostel Paulus hörte von seiner Begabung als Arzt und sonderte ihn aus als einen, dem der Herr ein besonderes Werk anvertraut hatte. Er sicherte sich seine Mitarbeit und eine Zeit lang begleitete ihn Lukas auf seinen Reisen von Ort zu Ort. Später ließ Paulus Lukas in Philippi in Mazedonien zurück. Hier arbeitete er mehrere Jahre als Arzt und als Lehrer des Evangeliums. In seinem Werk als Arzt diente er den Kranken und betete darum, dass die Heilkraft Gottes auf ihnen ruhen möchte. Auf diese Weise wurde der Weg für die Botschaft des Evangeliums geebnet. Der Erfolg des Lukas als Arzt bot ihm viele Gelegenheiten, Christus unter den Heiden zu verkündigen. Es ist Gottes Plan, dass wir ebenso arbeiten sollen wie die Jünger. Mit dem Auftrag des Evangeliums ist auch die körperliche Heilung verbunden. In dem Evangeliumsdienst soll Lehren und Heilen niemals voneinander getrennt werden.

Das Werk der Jünger bestand darin, ihre Kenntnisse über das Evangelium weiterzugeben. Ihr Auftrag war es, der ganzen Welt die frohe Botschaft zu verkündigen, die Christus den Menschen gebracht hatte. Diese Aufgabe erfüllten sie für das Volk ihrer Zeit. Zu allen Völkern der damaligen Welt wurde das Evangelium in einer einzigen Generation getragen.

Das Evangelium weiterzugeben, ist die Aufgabe, die Gott denen übertragen hat, die seinen Namen tragen. Für die Sünde und das Elend auf Erden ist das Evangelium das einzige Gegenmittel. Der ganzen Menschheit die Botschaft von der Gnade Gottes zu bringen, ist der erste Dienst für alle, die ihre heilende Wirkung kennen.

Als Christus die Jünger mit der Evangeliumsbotschaft aussandte, war der Glaube an Gott und sein Wort nahezu von der Erde verschwunden. Unter dem jüdischen Volk, das vorgab, eine Erkenntnis von Jahwe zu besitzen, war sein Wort beiseite gesetzt worden und Überlieferungen und menschliche Spekulationen hatten seine Stelle eingenommen. Selbstsüchtiger Ehrgeiz, Angeberei und Gewinnsucht erfüllten die Gedanken der Menschen. Mit der Ehrfurcht vor Gott schwand auch das Mitleid gegenüber den Menschen. Selbstsucht war der herrschende Grundsatz und Satan erreichte sein Ziel im Elend und der Verderbnis der Menschheit.

Die Werkzeuge Satans nahmen Besitz von den Menschen. Der Körper der Menschen, als Wohnplatz Gottes geschaffen, wurde eine Behausung der Dämonen. Die Sinne, die Nerven, die Organe der Menschen wurden von übernatürlichen Kräften zur Befriedigung der niedrigsten Begierden getrieben. Die Menschen trugen Zeichen von Dämonen auf ihren Angesichtern und ihr Ausdruck zeugte von Legionen des Bösen, von dem sie besessen waren.

Wie sieht es heutzutage in der Welt aus? Ist nicht der Glaube an die Bibel durch die höhere Bibelkritik und Spekulationen in der Auslegung heute ebenso wirksam zerstört wie in den Tagen Jesu durch die Überlieferung und Lehren der Schriftgelehrten? Haben nicht Geldgier, Ehrgeiz und Vergnügungssucht die Menschenherzen heute ebenso fest im Griff wie damals? Selbst in der vorgeblich christlichen Welt und in den bekenntlichen Gemeinden Christi lassen sich wenige von christlichen Grundsätzen leiten. Und auch in geschäftlichen, sozialen, häuslichen, ja selbst religiösen Kreisen machen wenige Leute die Lehren Christi zur Richtschnur ihres täglichen Lebens. Ist es nicht so, dass „das Recht zurückgewichen ist, ... die Aufrichtigkeit keinen Eingang findet, ... und sich ausplündern lassen muss, wer vom Bösen weicht“ Jesaja 59,14-15

Alle Arten von Verbrechen sind so erschreckend verbreitet, dass überall nachdenkende, gottesfürchtige Menschen darüber aufs äußerste bestürzt sind. Die menschliche Feder vermag die herrschende Verdorbenheit nicht zu beschreiben. Jeder Tag bringt neue Offenbarungen politischer Skandale, Bestechungen und Betrug. In jeder Tagesmeldung wird das Herz mit einer langen Liste von Gewalttaten und Gesetzlosigkeit belastet, sowie von Gleichgültigkeit gegenüber menschlichem Leid und von brutaler, unmenschlicher Vernichtung menschlichen Lebens. Jeder Tag zeugt von der Zunahme des Wahnsinns, des Mordens und des Selbstmords. Wer kann noch bezweifeln, dass satanische Kräfte vermehrt unter den Menschen wirken, um den Verstand zu zerrütten und zu verwirren und den Körper zu entwürdigen und zu zerstören?

Während die Welt von diesen Übeln erfüllt ist, wird das Evangelium nur zu oft in gleichgültiger Weise vorgeführt. So aber gewinnt es nur wenig Eindruck auf das Gewissen und Leben der Menschen. Überall gibt es Herzen, die nach etwas verlangen, was sie nicht besitzen. Sie suchen nach einer Kraft, die ihnen Herrschaft über die Sünde ermöglicht, nach einer Kraft, die sie von den Bindungen des Bösen befreit, nach einer Kraft, die Gesundheit, Leben und Frieden verleiht. Viele von denen, die einst die Kraft des Wortes Gottes kannten, haben sich dort aufgehalten, wo man Gott nicht kennt und wünschen sich wieder die göttliche Gegenwart.

Die Welt braucht heute, ebenso wie vor zweitausend Jahren eine Offenbarung Christi. Es ist ein großes Reformationswerk erforderlich und nur durch die Gnade Christi kann das Werk der Wiederherstellung an Körper, Seele und Geist ausgeführt werden.

Nur durch die Vorgehensweise Christi wird wahrer Erfolg erzielt, um die Menschen zu erreichen. Der Heiland lebte mit den Menschen als einer, der ihr Bestes wünschte. Er war mitfühlend, half ihren Nöten ab und gewann ihr Vertrauen. Dann erst gebot er ihnen: „Folgt mir nach."

Es ist notwendig, Menschen durch persönliche Bemühungen nahe zu kommen. Wenn weniger Zeit auf das Predigen verwendet und mehr Zeit in persönlichem Dienst zugebracht würde, könnte man größere Erfolge sehen. Den Armen sollte geholfen, für die Kranken gesorgt und die Traurigen und Betrübten getröstet werden. Die Unwissenden sollen unterwiesen und die Unerfahrenen beraten werden. Wir sollen mit den Weinenden weinen und uns mit den Fröhlichen freuen. Begleitet von der Macht ernster Ermahnung, der Macht des Gebets und der Macht der Liebe Gottes kann und wird dies Werk nicht ohne Frucht bleiben.

Wir sollten stets daran denken, dass das Ziel medizinischer Missionsarbeit darin besteht, sündenkranke Seelen auf den Mann von Golgatha hinzuweisen, der die Sünden der Welt wegnimmt. Wenn sie auf ihn schauen, werden sie ihm ähnlich werden. Wir sollen die Kranken und Leidenden ermutigen, auf Jesus zu schauen und zu leben. Die Mitarbeiter sollen denen, die durch körperliche und seelische Krankheit entmutigt sind, stets Christus, den großen Arzt vor Augen malen. Verweist sie auf den einen, der körperliche und geistige Krankheit heilen kann. Erzählt ihnen von dem Einen, der mit ihren Schwachheiten mitfühlt. Ermutigt sie, sich der Fürsorge dessen anzuvertrauen, der sein Leben hingab, um es für sie möglich zu machen, ewiges Leben zu erhalten. Sprecht von seiner Liebe, erzählt von seiner rettenden Macht.

Dies ist die hohe Pflicht und das wertvolle Vorrecht des medizinischen Missionars und oft bereitet persönlicher Dienst den Weg hierfür vor. Gott erreicht oft die Herzen durch unsere Bemühungen, indem wir körperlich Leidenden helfen.

Medizinische Missionsarbeit ist Pionierarbeit des Evangeliums. Das Evangelium soll durch das Wort Gottes, aber auch durch die medizinische Missionsarbeit verkündigt und praktiziert werden.

In fast allen sozialen Gruppierungen gibt es viele Menschen, die nie Predigten hören und keinen Gottesdienst besuchen. Wenn sie mit dem Evangelium bekannt gemacht werden sollen, muss es ihnen ins Haus gebracht werden. Oft ist die Linderung ihrer körperlichen Leiden der einzige Weg, auf dem man sie erreichen kann. Christliche Krankenpfleger, die die Kranken pflegen und die Not der Armen lindern, werden viele Gelegenheiten finden, mit ihnen zu beten, ihnen Gottes Wort vorzulesen und vom Heiland zu reden. Sie können mit und für die Hilflosen beten, die keine Willenskraft mehr haben, den durch Leidenschaft verkehrten Appetit zu beherrschen. Sie können einen Hoffnungsstrahl in das Leben der Unterlegenen und Entmutigten bringen. Ihre selbstlose Liebe, die sich in uneigennützigen Handlungen offenbart, wird es den Leidenden leichter machen, an die Liebe Christi zu glauben.

Viele glauben nicht an Gott und haben außerdem das Vertrauen zu Menschen verloren, aber sie schätzen Anteilnahme und Hilfsbereitschaft. Wenn sie sehen, wie jemand in ihr Haus kommt, der nicht auf besondere Anerkennung oder Vergütung aus ist, den Kranken dient, die Hungrigen speist, die Bedürftigen kleidet, die Betrübten tröstet und alle liebevoll auf den hinweist, von dessen Liebe und Mitgefühl der Arbeiter nur weitergibt; wenn sie dies sehen, dann werden ihre Herzen berührt. Daraus erwächst Dankbarkeit und der Glaube wird entfacht. Sie sehen dadurch, dass Gott für sie sorgt und sind dann vorbereitet, zuzuhören, wenn Gottes Wort ihnen erklärt wird.

In der Außen- und auch in der Heimatmission werden alle Missionare, Männer sowohl wie Frauen, viel leichter Zugang zu den Menschen finden und sie werden viel mehr Erfolg haben, wenn sie imstande sind, den Kranken zu dienen. Frauen, die als Missionare in nichtchristliche Länder gehen, können auf diese Weise Gelegenheit finden, das Evangelium den Frauen dieser Länder zu bringen, wenn jede andere Tür verschlossen ist. Jeder Diener des Evangeliums sollte die einfachen Behandlungen ausführen können, die soviel zur Linderung von Schmerzen und Heilung von Krankheit beitragen.

Die Vermittlung von Gesundheitsgrundsätzen

Mitarbeiter im Evangeliumsdienst sollten auch imstande sein, Unterweisung in den Grundsätzen einer gesunden Lebensweise zu geben. Die meisten Krankheiten, die es überall gibt, könnten durch Beachtung der Gesundheitsgesetze verhindert werden. Die Menschen müssen den Einfluss dieser Gesetze auf ihr Wohlergehen sowohl für dieses wie für das zukünftige Leben erkennen. Es ist notwendig, dass sie an ihre Verantwortung gegenüber ihrem Körper wieder erinnert werden, den ihr Schöpfer zu seiner Wohnung zubereitet hat und worüber sie seinem Willen gemäß treue Haushalter sein sollten. Ihnen sollte die Wahrheit eingeprägt werden, die im folgenden Text der Heiligen Schrift aufgeführt ist: „Wir aber sind der Tempel des lebendigen Gottes; wie denn Gott spricht 3. Mose 26,11-12; Hes. 37,27: Ich will unter ihnen wohnen und wandeln und will ihr Gott sein, und sie sollen mein Volk sein." 2. Kor. 6,16

Es gibt Tausende, die Unterweisung benötigen und sie auch gerne annehmen würden, wie sie einfache Krankenbehandlung durchführen können, anstelle giftiger Medikamente einzunehmen. Auch eine Unterweisung in der Zubereitung gesunder Nahrung ist sehr wichtig, denn falsche Essgewohnheiten und der Verzehr ungesunder Nahrung sind nicht unwesentlich für die Unmäßigkeit, für die Verbrechen und Verdorbenheit verantwortlich, die ein Fluch in der Welt sind.

Beim Unterrichten von Gesundheitsgrundsätzen sollte man den Hauptzweck der Reform vor Augen halten – die höchstmögliche Entwicklung von Körper, Seele und Geist zu erreichen. Zeigt auf, dass die Naturgesetze, die ja Gesetze Gottes sind, zu unsrem Besten dienen. Der Gehorsam gegenüber diesen Gesetzen fördert das Wohlergehen in diesem Leben und trägt zur Vorbereitung auf das zukünftige Leben bei.

Leitet die Menschen an, die Offenbarungen der Liebe und Weisheit Gottes in den Werken der Natur zu studieren. Ermutigt sie, diesen wunderbaren Organismus, den menschlichen Körperbau und die Gesetze, die ihn beherrschen, zu erforschen. Der Mensch, der dann die Bekundung der Liebe Gottes wahrnimmt, der etwas von der Weisheit und dem Segen im Befolgen seiner Gesetze versteht, wird seine Aufgaben und Verpflichtungen von einem ganz anderen Standpunkt aus betrachten. Anstatt die Einhaltung der Gesundheitsgesetze als Opfer oder Selbstverleugnung anzusehen, werden sie diese, wie es ja wirklich ist, als einen unschätzbaren Segen betrachten.

Jeder Evangeliumsarbeiter sollte erkennen, dass es ein Teil seiner Aufgabe ist, die Grundsätze einer gesunden Lebensweise weiterzugeben. Diese Arbeit ist sehr notwendig und die Welt ist dafür offen.

Persönliche Arbeit

Überall ist die Tendenz zu erkennen, persönliche Bemühungen durch die Tätigkeit von Vereinen oder Organisationen zu ersetzen. Die menschliche Weisheit neigt zu Zusammenschlüssen, zur Zentralisierung, zur Errichtung großer Kirchen und Institutionen. Die Mehrheit überlässt die Arbeit der Wohltätigkeit den Anstalten und Vereinen; sie wenden sich so von der Welt ab und ihre Herzen werden kalt. Sie werden selbstsüchtig und unempfänglich, die Liebe für Gott und Menschen erstirbt in ihren Seelen.

Christus dagegen überträgt seinen Nachfolgern ein persönliches Werk – ein Werk, das nicht durch Stellvertreter getan werden kann. Der Dienst an Kranken und Armen und die Weitergabe des Evangeliums an die Verlorenen soll nicht Vereinen oder gemeinnützigen Organisationen überlassen werden. Die Forderung des Evangeliums ist persönliche Verantwortung, persönliche Anstrengung und persönliches Opfer. „Geh hinaus auf die Landstraßen und an die Zäune und nötige sie hereinzukommen, dass mein Haus voll werde," Lukas 14,23 lautet Christi Gebot. Er bringt Menschen in Berührung mit solchen, denen sie helfen möchten. „Die im Elend ohne Obdach sind, führe ins Haus", sagt Jesus; „wenn du einen nackt siehst, so kleide ihn," Jesaja 58,7 „Auf Kranke werden sie die Hände legen, so wird's besser mit ihnen werden." Markus 16,18 Durch direkte Verbindung und persönlichen Dienst sollen die Segnungen des Evangeliums mitgeteilt werden.

Wenn Gott früher seinem Volk Erkenntnis schenkte, so wirkte er damals auch nicht nur durch eine einzige Menschengruppe. Daniel war ein Fürst aus Juda, auch Jesaja stammte ebenfalls von königlicher Linie ab. David war der Sohn eines Schafhirten, Amos ein Hirte, Sacharja ein Gefangener aus Babylon und Elisa war ein Landwirt. Der Herr suchte sich Propheten und Fürsten, Adlige und Menschen einfacher Herkunft zu seinen Gesandten und lehrte sie die Wahrheiten, die die Welt erfahren sollten.

Jedem, der Teilhaber seiner Gnade wird, überträgt der Herr ein Werk für andere. Ein jeder von uns sollte an seinem ihm zugewiesenen Platz stehen und sagen: „Hier bin ich, sende mich." Jesaja 6,8 Der Prediger des Wortes, der missionarische Krankenpfleger, der christliche Arzt, jeder Christ als Kaufmann oder Landwirt, der Gelehrte oder Handwerker – jeder ist mit einer Verantwortung betraut. Es ist unsere Aufgabe, den Menschen das Evangelium zu ihrer Rettung weiterzugeben. Alles, was wir unternehmen, sollte dazu dienen.

Diejenigen, die sich an dieser Aufgabe beteiligen, werden nicht nur zum Segen für andere, sondern sie werden selbst gesegnet sein. Das Bewusstsein, ihre Pflicht gut erfüllt zu haben, beeinflusst auch ihre eigene Seele; die Niedergeschlagenen vergessen ihre Entmutigung, die Schwachen werden stark, die Unwissenden weise und alle finden eine nie versiegende Hilfsquelle in ihm, der sie berufen hat.

Die Gemeinde, eine Erziehungsschule

Die Gemeinde Christi ist zum Dienst gegründet worden; ihr Losungswort lautet: „dienen." Ihre Mitglieder sind Kämpfer, die für den Kampf unter dem Herzog ihrer Seligkeit ausgebildet werden sollen. Christliche Prediger, Ärzte und Lehrer haben einen umfangreicheren Dienst als viele erkennen. Sie sollen nicht nur den Menschen selbst dienen, sondern sie auch unterrichten, wiederum anderen zu dienen. Sie sollten nicht nur Unterweisung in richtigen Grundsätzen weitergeben, sondern ihre Zuhörer auch dazu anleiten, diese Grundsätze an andere weiterzugeben. Eine Wahrheit, die nicht gelebt und mitgeteilt wird, verliert ihre belebende Wirkung und heilende Kraft. Der Segen daraus kann nur erhalten werden, wenn er weitergegeben wird.

Die Einförmigkeit unseres Dienstes für Gott muss aufgehoben werden; jedes Gemeindeglied sollte irgendeine Aufgabe für den Meister tun. Manche können nicht so viel tun wie andere, aber jeder sollte sein äußerstes tun, um die Flut von Krankheit und Verderben zurückzudrängen, die unsere Welt überschwemmt. Viele wären bereit zu arbeiten, wenn man ihnen zeigte, wie sie damit beginnen könnten. Sie brauchen Anleitung und Ermutigung.

Jede Gemeinde sollte ein Ausbildungsort für Missionsarbeiter sein. Ihre Mitglieder sollten unterwiesen werden, Bibellesungen zu halten und Sabbatschulklassen zu leiten und wie man unterrichtet; sie sollten lernen, wie man am besten den Armen hilft, für die Kranken sorgt und an den Unbekehrten wirkt. Es sollten Gesundheitskurse, Kochkurse und auch Seminare für die verschiedenen Abteilungen christlicher Dienste angeboten werden. Es sollte nicht nur unterrichtet, sondern auch praktische Arbeit unter fachkundiger Leitung getan werden. Die Lehrer sollen selbst vorangehen und unter den Menschen arbeiten, dann werden andere sich ihnen anschließen und von ihrem Beispiel lernen. Ein praktisches Beispiel ist mehr wert als viel theoretische Unterweisung.

Alle sollten ihre körperlichen und geistigen Fähigkeiten bestmöglich entwickeln, damit sie für Gott dort arbeiten können, wohin seine Vorsehung sie beruft. Dieselbe Gnade, die von Christus auf Paulus und Apollus überging und sie geistlich so vorzüglich zubereitete, wird auch heute noch demütigen Missionaren geschenkt. Gott möchte, dass seine Kinder Verstand und Erkenntnis haben, dass seine Herrlichkeit in Klarheit und Kraft, die nicht missverstanden werden kann, in unserer Welt offenbart werde.

Gebildete Mitarbeiter, die sich Gott weihen, können dem Herrn in vielfältigerer Weise dienen als solche, die keine Ausbildung besitzen. Ihre Ausbildung und Geisteszucht ist vorteilhaft. Aber auch diejenigen, die weder große Talente noch eine fundierte Ausbildung haben, können erfolgreich anderen dienen. Gott will alle gebrauchen, die willig sind, sich gebrauchen zu lassen. Die Mitarbeiter mit großen Gaben und glanzvollen Aufgaben haben nicht immer die größten und dauerhaftesten Erfolge zu verzeichnen. Es sind Männer und Frauen nötig, die eine Botschaft vom Himmel vernommen haben. Die tüchtigsten Arbeiter sind solche, die der Einladung folgen: „Nehmt auf euch mein Joch und lernt von mir.“ Matthäus 11,29

Es werden Menschen benötigt, die von ganzem Herzen Missionare sind. Der, dem Gott das Herz anrührt, ist mit einem großen Verlangen für diejenigen erfüllt, die noch nicht seine Liebe erfahren haben. Ihre Situation verursacht in ihm ein Gefühl persönlichen Schmerzes. Er nimmt sein Leben in die Hand und geht hinaus als ein von Gott Gesandter und von Gottes Geist erfüllter Bote, um ein Werk zu tun, an dem Engel teilnehmen können.

Wenn solche, denen Gott große, geistige Talente anvertraut hat, diese Gaben in selbstsüchtiger Weise gebrauchen, werden sie nach einer Zeit der Prüfung sich selbst überlassen bleiben ihrem eigenen Weg zu folgen. Gott wird dann Männer in seinen Dienst nehmen, denen anscheinend nicht so viel anvertraut wurde, die kein so großes Selbstvertrauen haben. Er wird die Schwachen stärken, weil sie ihm vertrauen, dass er für sie das tun würde, was sie selbst nicht tun können. Gott wird den von ganzem Herzen geleisteten Dienst annehmen und wird die Unvollkommenheit ausgleichen.

Der Herr hat sich oft als Mitarbeiter Männer erwählt, die nur eine begrenzte Schulausbildung erlangen konnten. Diese Männer haben ihre Talente aufs sorgfältigste angewandt und der Herr hat ihre Treue in ihrem Dienst, ihren Fleiß, ihren Wunsch nach Erkenntnis belohnt. Er hat ihre Tränen gesehen und ihre Gebete gehört. Wie er die Gefangenen am Hofe von Babylon segnete, so gibt er auch seinen Arbeitern heute Weisheit und Erkenntnis.

Männer mit nur geringer Schulbildung und von geringem sozialen Stand waren manchmal durch die Gnade Christi sehr erfolgreich darin, Seelen für ihn zu gewinnen. Das Geheimnis ihres Erfolges war ihr Vertrauen auf Gott. Sie lernten täglich von ihm, der wunderbar an Rat und mächtig an Kraft ist.

Solche Arbeiter sollten ermutigt werden. Der Herr bringt sie in Verbindung mit solchen, die größere Fähigkeiten haben als sie, um die Lücken wieder zu füllen, die andere hinterließen. Ihr rascher Blick für das, was getan werden muss, ihre Bereitwilligkeit, Bedürftigen zu helfen, ihre freundlichen Worte und Taten öffnen Türen, um anderen helfen zu können, die sonst geschlossen blieben. Sie kommen in engen Kontakt mit denen, die sich in Schwierigkeiten befinden. Der überzeugende Einfluss ihrer Worte besitzt die Kraft, viele zitternde Seelen zu Gott zu führen. So wird sichtbar, was tausende tun könnten, wenn sie nur wollten.

Ein größerer Wirkungskreis

Nichts wird einen so selbstaufopfernden Eifer entfalten und die charakterliche Entwicklung so sehr fördern, als sich mit dem Dienst für andere zu befassen. Viele sogenannte bekennende Christen denken nur an sich, wenn sie sich eine Gemeinde aussuchen. Sie wollen sich am Gemeindeleben und der seelsorgerischen Betreuung erfreuen; deshalb werden sie Mitglieder großer und gedeihender Gemeinden und es ist für sie ausreichend, für andere wenig zu tun. Auf diese Weise berauben sie sich selbst des wertvollsten Segens. Für viele wäre es von großem Vorteil, wenn sie ihre angenehmen, ruheliebenden Beziehungen aufgeben würden. Sie sollten dorthin gehen, wo ihre Kräfte in christlichem Dienst benötigt würden. Dadurch können sie lernen, Verantwortung zu übernehmen.

Bäume, die zu dicht beieinander stehen, werden normalerweise nicht kräftig. Der Gärtner verpflanzt sie, damit sie Platz zur Entfaltung haben. Eine ähnliche Maßnahme würde vielen Gliedern großer Gemeinden gut tun. Sie müssen dorthin gestellt werden, wo ihre Kräfte in tätiger, christlicher Arbeit gebraucht werden. Der Mangel an aufopfernder Arbeit für andere macht sie unbrauchbar und ihr geistiges Leben verkümmert. In irgend ein Missionsfeld verpflanzt, würden sie stark und eifrig werden.

Niemand braucht aber darauf zu warten, bis er an einen fernen Ort gerufen wird, um anzufangen, anderen zu helfen. Überall sind Türen zum Dienen offen, überall um uns herum sind solche, die unsere Hilfe nötig haben. Witwen, Waisen, Kranke und Sterbende, Bekümmerte und Entmutigte, Unwissende und Ausgestoßene sind überall zu finden.

Wir sollten es als unsere besondere Pflicht ansehen, für unsere Nachbarn zu arbeiten. Denkt darüber nach, wie ihr denen am besten helfen könnt, die kein Interesse an religiösen Dingen haben. Wenn ihr eure Freunde und Nachbarn besucht, zeigt Interesse sowohl an ihrem geistigen wie an ihrem zeitlichen Wohlergehen. Sprecht zu ihnen von Christus als einem sündenvergebenden Heiland. Ladet eure Nachbarn zu euch ein und lest mit ihnen die wertvolle Bibel und andere

Bücher, die deren Wahrheit erklären. Ladet sie ein, mit euch zu singen und zu beten. In diesen kleinen Versammlungen will Christus gegenwärtig sein, wie er verheißen hat. So werden Herzen von seiner Gnade berührt werden.

Gemeindeglieder sollten sich zu diesem Werk ausbilden. Dies ist genauso wichtig wie die Rettung der in Unkenntnis lebenden Menschen in fernen Ländern. Während manche die Verantwortung für Menschen in der Ferne fühlen, sollen die vielen, die zu Hause sind, eine Bürde für die kostbaren Seelen um sie herum fühlen und ebenso eifrig für ihre Rettung wirken.

Viele bedauern es, dass sie nur auf so einem begrenzten Gebiet leben. Sie können einen weiteren und verantwortungsvolleren Wirkungskreis sichern, wenn sie nur wollen. Solche, die Jesus von ganzem Herzen und ganzer Seele lieben und ihre Nächsten wie sich selbst, haben ein weites Betätigungsfeld für ihre Fähigkeiten und ihren Einfluss.

Kleine Gelegenheiten wahrnehmen

Niemand sollte kleine Gelegenheiten vorübergehen lassen, um nach größeren Aufgaben zu suchen. Ihr könnt die kleine Aufgabe vielleicht erfolgreich ausführen, aber beim Versuch, ein größeres Werk zu tun, gänzlich scheitern und dadurch entmutigt werden. Indem ihr von ganzem Herzen tut, was ihr zu tun vorfindet, werdet ihr zu größerer Arbeit fähig. Geringschätzung der alltäglichen Pflichten und die Vernachlässigung der kleinen Dinge, die zu erledigen sind, lassen so viele erfolglos und mutlos sein.

Macht euch nicht von menschlicher Hilfe abhängig; schaut von den Menschen weg auf den Einen, der von Gott dazu erwählt wurde, unsere Schmerzen auf sich zu nehmen, unseren Kummer zu tragen und unseren Bedürfnissen abzuhelfen. Nehmt Gott bei seinem Wort. Fangt dort an, wo ihr Arbeit seht und geht mit unerschütterlichem Glauben vorwärts. Der Glaube an die Gegenwart Christi verleiht Kraft und Standhaftigkeit. Arbeitet mit selbstlosem Interesse, mit unverdrossenen Bemühungen und ausdauernder Energie.

In Gebieten, wo die Zustände so widrig und entmutigend waren, dass viele nicht bereit waren, dorthin zu gehen, traten durch die Bemühungen aufopferungsvoller Mitarbeiter bedeutende Veränderungen ein. Sie waren geduldig und ausdauernd tätig. Sie verließen sich nicht auf menschliche Kraft, sondern auf Gott, und seine Gnade unterstützte sie. Was auf diese Weise erreicht wurde, wird in dieser Welt niemals bekannt werden, aber die segensreichen Ergebnisse werden auf der neuen Erde sichtbar werden.

Selbstunterhaltende Missionare

An vielen Orten können selbstunterhaltende Missionare erfolgreich arbeiten. Der Apostel Paulus arbeitete auf diese Weise, um weltweit Christus zu verkündigen. Während er täglich in den großen Städten Asiens und Europas das Evangelium predigte, arbeitete er als Handwerker, um für sich und seine Begleiter den Lebensunterhalt zu verdienen. Das wird durch seine Abschiedsworte an die Ältesten zu Ephesus deutlich. Sie enthalten wertvolle Lehren für jeden, der für Gott arbeitet: „Ihr wisst ... wie ich mich vom ersten Tag an ... die ganze Zeit bei euch verhalten habe... Ich habe euch nichts vorenthalten, was nützlich ist, dass ich's euch nicht verkündigt und gelehrt hätte, öffentlich und in den Häusern... Ich habe von niemandem Silber oder Gold oder Kleidung begehrt. Denn ihr wisst selber, dass mir diese Hände zum Unterhalt gedient haben für mich und die, die mit mir gewesen sind. Ich habe euch in allem gezeigt, dass man so arbeiten und sich der Schwachen annehmen muss im Gedenken an das Wort des Herrn Jesus, der selbst gesagt hat: „Geben ist seliger denn nehmen." Apostelgeschichte 20,18.20.33-35

Ähnlich wie Paulus könnten heute viele ein gutes Werk tun, wenn sie auch bereit wären, selbstaufopfernd zu arbeiten. Es sollten zwei oder mehr anfangen, missionarisch tätig zu werden. Besucht die Menschen, betet und singt mit ihnen, unterrichtet sie, erklärt ihnen die Bibel und helft den Kranken. Einige können sich als Buchevangelisten ihren Lebensunterhalt verdienen. Andere können wie der Apostel handwerklich arbeiten oder in anderen Bereichen arbeiten. Wenn sie mit ihrer Arbeit begonnen haben, ihre Hilflosigkeit erkennen, sich aber demütig auf Gott verlassen, werden sie gesegnete Erfahrungen machen. Der Herr Jesus geht vor ihnen her und sie werden unter Reichen wie Armen Anerkennung und Hilfe finden.

Wer zu medizinischer Missionsarbeit in fernen Ländern ausgebildet ist, sollte ermutigt werden, umgehend dorthin zu reisen und mit der Arbeit zu beginnen. Beim Arbeiten lernt er dann auch die Sprache. Sehr bald wird er dann fähig sein, die einfachen Wahrheiten des Wortes Gottes zu verkünden.

Es ist notwendig, dass überall auf der Welt Boten der Barmherzigkeit tätig werden. Christliche Familien sind aufgerufen, in Gegenden zu ziehen, die in Finsternis und Irrtum sind, in ferne Gebiete zu reisen, um mit den Bedürfnissen ihrer Mitmenschen bekannt zu werden und für das Werk des Meisters zu arbeiten. Wenn solche Familien sich in den dunkeln Orten der Erde niederlassen würden, an Orten, wo das Volk von geistlicher Finsternis umgeben ist und das Licht des Lebens Christi leuchten ließen, was für ein wertvoller Dienst könnte getan werden.

Dies Werk erfordert die Hingabe des eigenen Ichs. Während viele warten wollen, bis jedes Hindernis beseitigt ist, bleibt die Arbeit ungetan, die sie hätten tun können. Dadurch sterben unzählige Menschen ohne Hoffnung und ohne Gott. Manche nehmen Verzicht und Schwierigkeiten auf sich oder gehen in abgelegene Regionen, um geschäftlichen Erfolge zu erzielen oder um wissenschaftliche Kenntnisse zu bekommen; aber wie wenige sind bereit, mit ihren Familien an Orte zu gehen, die das Evangelium von Jesus brauchen.

Die Menschen dort zu erreichen, wo sie sind, egal wie ihr Stand oder ihre Verfassung ist; ihnen auf jede mögliche Weise zu helfen – dies ist wahrer Dienst. Durch solchen Dienst könnt ihr Herzen gewinnen und Zugang finden zu Seelen, die sonst verloren gehen.

Bei all eurer Arbeit denkt daran, dass ihr eng verbunden seid mit Christus, ein Teil des großen Erlösungsplanes. Die

Liebe Christi soll wie ein heilender, lebenspendender Strom durch euer Leben fließen. Wenn ihr versucht, andere in den Kreis seiner Liebe zu ziehen, dann lasst die Reinheit eurer Sprache, die Selbstlosigkeit eures Dienstes, die Freudigkeit eures Benehmens Zeugnis von der Macht seiner Gnade ablegen. Gebt der Welt eine so reine und deutliche Darstellung von Jesus, dass die Menschen ihn in seiner Schönheit sehen.

Takt und Mitgefühl

Es hat wenig Sinn, dadurch andere ändern zu wollen, indem man ihre verkehrte Gewohnheiten angreift. Solche Bemühungen schaden oft mehr als sie nützen. In seinem Gespräch mit der Samariterin zeigte ihr Christus etwas Besseres, anstatt den Jakobsbrunnen herabzusetzen. Er sagte zu ihr: „Wenn du erkänntest die Gabe Gottes und wer der ist, der zu dir sagt: Gib mir zu trinken, du bätest ihn und er gäbe dir lebendiges Wasser." Johannes 4,10 Er lenkte die Unterhaltung auf den Schatz, den er zu vergeben hatte und bot der Frau etwas besseres an als sie besaß; lebendiges Wasser, die Freude und Hoffnung des Evangeliums.

Dies ist ein Beispiel dafür, wie wir arbeiten sollen. Wir müssen den Menschen etwas besseres bieten als sie besitzen; den Frieden Christi, der alle Erkenntnis übersteigt. Wir müssen ihnen von Gottes heiligem Gesetz erzählen, dem Ausdruck seines Charakters und einem Hinweis darauf, was sie nach seinem Wunsch werden sollen. Zeigt ihnen, wie unendlich wertvoller die unvergängliche Herrlichkeit des Himmels ist gegenüber den flüchtigen Freuden und Vergnügungen der Welt. Erzählt ihnen von der Freiheit und der Ruhe, die man im Heiland findet. Er spricht: „Wer aber von dem Wasser trinken wird, das ich ihm gebe, den wird in Ewigkeit nicht dürsten." Johannes 4,14 Weist auf Jesus hin und ruft wie Johannes aus: „Siehe, das ist Gottes Lamm, das der Welt Sünde trägt." Johannes 1,29 Er allein kann das Verlangen des Herzens stillen und der Seele Frieden geben.

Von allen Menschen in der Welt sollten Lebensreformer die selbstlosesten, freundlichsten und höflichsten sein.

In ihrem Leben sollten wahre Güte und selbstloser Dienst sichtbar werden. Der Mitarbeiter, der unhöflich ist, der bei Unwissenheit oder Eigenwilligkeit anderer ungeduldig wird, der unüberlegt spricht oder gedankenlos handelt, wird sich die Tür zum Herzen der Menschen verschließen, sodass er sie niemals erreichen kann.

Wie Tau und Regen wohltuend auf die verdurstenden Pflanzen fällt, so lasst sanfte Worte fallen, wenn ihr versucht, Menschen vom Irrtum zu befreien. Gottes Plan ist es, zuerst das Herz zu erweichen. Wir wollen die Wahrheit in Liebe weitergeben und dem Herrn vertrauen, dass er ihr Kraft verleiht, das Leben umzugestalten. Der heilige Geist wird durch die Worte wirken, die in Liebe zu den Menschen gesprochen werden.

Von Natur aus sind wir egoistisch, rechthaberisch, selbstvertrauend und starrsinnig. Aber wenn wir die Lektionen beherzigen, die Christus uns lehren will, dann werden wir Anteil an seiner Natur erhalten. Hinfort leben wir sein Leben. Das wunderbare Vorbild Christi, das unvergleichliche Mitempfinden, mit dem er auf die Gefühle anderer einging, indem er mit den Weinenden weinte und sich mit den Fröhlichen freute, muss einen tiefen Eindruck auf den Charakter aller machen, die ihm aufrichtig nachfolgen. Sie werden versuchen, durch freundliche Worte und Taten den Weg für erschöpfte Menschen leicht zu machen.

Ein Wort zur rechten Zeit

„Gott der Herr hat mir eine Zunge gegeben, wie sie Jünger haben, dass ich wisse, mit den Müden zu rechter Zeit zu reden." Jesaja 50,4

Überall um uns her gibt es betrübte Menschen; hier und da, überall können wir sie finden. Lasst uns diese Leidenden aufsuchen und ein Wort zur rechten Zeit reden, um sie zu trösten. Lasst uns stets Kanäle sein, durch die das erquickende Wasser des Mitgefühls fließt.

In unserem Umgang mit Menschen sollten wir stets daran denken, dass es im Leben anderer Dinge gibt, die wir nicht wissen. Da gibt es traurige Erlebnisse, die vor Neugierigen sorgfältig verborgen werden. Da sind lange, harte Kämpfe mit schwierigen Verhältnissen gespeichert, vielleicht Schwierigkeiten in der Familie, die von Tag zu Tag den Mut, das Vertrauen und den Glauben schwächen. Mitmenschen, die im übermäßigen Kampf des Lebens stehen müssen, können doch durch kleine Aufmerksamkeiten gestärkt und ermutigt werden, die nur eine liebevolle Anstrengung kosten. Für solche ist der feste, hilfreiche Händedruck eines treuen Freundes mehr wert als Gold oder Silber. Und freundliche Worte sind hier so willkommen wie das Lächeln der Engel.

Es gibt sehr viele, die mit Armut zu kämpfen haben, die gezwungen sind, für geringen Lohn hart zu arbeiten und sich doch nur den allernötigsten Lebensunterhalt sichern können. Mühe und Unterdrückung ohne Hoffnung auf bessere Zustände machen ihre Last sehr schwer. Wenn Schmerz und Krankheit dazu kommt, so wird die Bürde fast unerträglich. Von Sorgen bedrückt wissen sie nicht, wohin sie sich um Hilfe wenden sollen. Zeigt ihnen Anteilnahme an ihren Prüfungen, Kümmernissen und Entmutigungen. Dies wird den Weg für euch öffnen, ihnen zu helfen. Sprecht mit ihnen von den Verheißungen Gottes, betet mit ihnen und für sie und gebt ihnen Hoffnung.

Wenn Worte der Liebe und Ermutigung gesprochen werden, wenn die Seele krank und der Mut schwach ist, werden sie von Jesus so bewertet, als wenn sie zu ihm geredet sind. Wenn Herzen getröstet werden, erfreut das auch die Engel im Himmel.

Zu allen Zeiten hat der Herr versucht, in den Herzen der Menschen ein Empfinden ihrer göttlichen Bruderschaft zu wecken. Seid darin seine Mitarbeiter. Während in der Welt Misstrauen und Entfremdung herrscht, sollten die Jünger Christi den himmlischen Geist offenbaren.

Sprecht, wie er sprechen würde; handelt, wie er handeln würde. Offenbart beständig die Sanftmut seines Charakters. Macht den Reichtum seiner Liebe deutlich, der all seinen Lehren und seinem Umgang mit den Menschen zugrunde liegt. Der demütigste Arbeiter kann in der Zusammenarbeit mit Christus Saiten berühren, deren Schallwellen rund um die Erde schwingen und bis in die Ewigkeit ertönen.

Himmlische Wesen warten darauf, mit willigen Menschen zusammenzuarbeiten, um der Welt zu zeigen, was aus menschlichen Wesen werden kann und was in Verbindung mit Gott zur Rettung Verlorener geschehen kann. Die Brauchbarkeit von dem, der das eigene Ich ablegt, den heiligen Geist am Herzen wirken lässt und ein Gott geweihtes Leben führt, sind keine Grenzen gesetzt. Alle, die Körper, Seele und Geist seinem Dienst weihen, werden beständig neue geistliche, geistige und körperliche Kraft erhalten. Die unerschöpfliche Fülle des Himmels steht ihnen zur Verfügung. Christus haucht ihnen den Odem seines eigenen Geistes ein, Leben aus seinem Leben. Der heilige Geist entwickelt seine höchsten Kräfte, um an Sinn und Herz zu arbeiten. Durch die uns verliehene Gnade können wir Siege erringen, die wegen unserer eigenen irrenden Meinungen und Vorurteile, unserer Charakterfehler und unseres Kleinglaubens unmöglich erscheinen.

Wer sich dem Herrn rückhaltlos zum Dienst zur Verfügung stellt, wird Kraft erhalten, um unermessliche Ziele zu erreichen. Für solche will Gott große Dinge tun. Er wird auf die Gemüter der Menschen einwirken, so dass schon in dieser Welt in ihrem Leben eine Erfüllung der Verheißung auf die zukünftige Welt zu sehen sein wird.

„Die Wüste und Einöde wird frohlocken, und die Steppe wird jubeln und wird blühen wie die Lilien. Sie wird blühen und jubeln in aller Lust und Freude. Die Herrlichkeit des Libanon ist ihr gegeben, Die Pracht von Karmel und Scharon. Sie sehen die Herrlichkeit des Herrn, die Pracht unseres Gottes. Stärket die müden Hände, und macht fest die wankenden Knie! Sagt den verzagten Herzen: Seid getrost, fürchtet euch nicht! Seht, da ist euer Gott! ... Dann werden die Augen der Blinden aufgetan und die Ohren der Tauben werden geöffnet werden. Dann werden die Lahmen springen wie ein Hirsch, und die Zunge der Stummen wird frohlocken. Denn es werden Wasser in der Wüste hervorbrechen und

Ströme im dürren Lande. Und wo es zuvor trocken gewesen ist, sollen Teiche stehen, und wo es dürre gewesen ist, sollen Brunnquellen sein. ... Und es wird dort eine Bahn sein, die der heilige Weg heißen wird. Kein Unreiner darf ihn betreten; nur sie werden auf ihm gehen; auch die Toren dürfen nicht darauf umherirren. Es wird da kein Löwe sein und kein reißendes Tier darauf gehen; sie sind dort nicht zu finden, sondern die Erlösten werden dort gehen. Die Erlösten des Herrn werden wiederkommen und nach Zion kommen mit Jauchzen; ewige Freude wird über ihrem Haupte sein; Freude und Wonne werden sie ergreifen, und Schmerz und Seufzen wird entfliehen.“ Jesaja 35,1-10

Kapitel 10

Den Versuchten helfen

Wie ich euch liebte, so sollt ihr euch untereinander lieben...

Christus liebte uns nicht, weil wir ihn zuerst geliebt haben, sondern er starb für uns, „als wir noch Sünder waren." Er behandelt uns nicht so, wie wir es verdient haben. Obwohl unsere Sünden uns die Verdammung eingebracht haben, verdammt er uns doch nicht. Jahr für Jahr hat er uns in unserer Schwachheit und Unwissenheit, in unserer Undankbarkeit und Eigenwilligkeit getragen. Obwohl wir auf Abwege geraten sind und hartherzig waren, und auch das Wort Gottes vernachlässigt haben, ist seine Hand dennoch ausgestreckt.

Gnade ist eine Eigenschaft Gottes, die er menschlichen Wesen erweist, obwohl sie diese nicht verdient haben. Wir haben nicht danach gesucht, aber sie wurde gesandt, um uns zu suchen. Gott gießt mit Freuden seine Gnade über uns aus, nicht weil wir es wert sind, sondern weil wir so gänzlich unwürdig sind. Unser einziger Anspruch auf seine Gnade ist unser großes Bedürfnis.

Unser himmlischer Vater streckt allezeit seine Hand durch Jesus Christus aus, um Sünder und Gefallene einzuladen. Er will alle aufnehmen, er heißt alle willkommen. Es ist seine Herrlichkeit, dem größten Sünder zu vergeben. Er nimmt dem Starken den Raub, er befreit den Gefangenen und reißt den Brennenden aus dem Feuer. Er lässt die goldene Kette seiner Gnade herab in die untersten Tiefen menschlicher Verkommenheit, um die von Sünden zerstörte Seele hinaufzuziehen.

Jeder Mensch ist der Gegenstand liebevollen Interesses für ihn, der sein Leben für ihn opferte, damit er sie zu Gott zurückbringen kann. Christus kümmert sich um die schuldige und hilflose Seele, wie ein Hirte auf die Schafe seiner Herde achtet. Sie sind in Gefahr, durch die Künste und Schliche Satans vernichtet zu werden.

Das Beispiel des Heilandes soll uns als Vorbild in unserer Tätigkeit für die Versuchten und Irrenden dienen. Dieselbe Anteilnahme, Einfühlsamkeit und Geduld, die er uns gegenüber bekundet hat, sollen wir anderen erweisen. Er sagt deshalb: „Wie ich euch geliebt habe, so sollt ihr euch untereinander lieben." Johannes 13,34 Wenn Christus in uns wohnt, werden wir seine selbstlose Liebe bei allen anwenden, mit denen wir zu tun haben. Wenn wir Männer und Frauen sehen, die Anteilnahme und Hilfe brauchen, sollen wir nicht fragen: „Sind sie es wert?" sondern: „Wie kann ich ihnen behilflich sein?"

Reiche und Arme, Angesehene und einfache Leute, Unabhängige und Gebundene, – alle sind Gottes Erben. Er, der sein Leben zur Erlösung der Menschen hingab, sieht in jedem menschlichen Wesen einen Wert, den man mit irdischen Maßstäben nicht vergleichen kann. Durch das Geheimnis und die Herrlichkeit des Kreuzes sollen wir erkennen, wie hoch er die Menschen einschätzt. Tun wir das, dann wird uns bewusst, dass menschliche Wesen, wie heruntergekommen sie auch sein mögen, zu viel gekostet haben, als dass man sie mit Kälte oder Verachtung behandeln kann. Wir werden dann die Wichtigkeit erkennen, für unsere Mitmenschen zu arbeiten, damit sie möglichst den Weg zum Thron Gottes finden können.

Der verlorene Groschen im Gleichnis des Heilandes war immer noch ein Silberstück, obwohl er im Staub und Schmutz lag. Die Eigentümerin suchte ihn, weil er so wertvoll war. So ist auch jede Seele, obgleich sie durch die Sünde noch so erniedrigt ist, in Gottes Augen sehr wertvoll. Wie auf dem Silberstück das Bild und die Inschrift der regierenden Macht zu sehen ist, so trug der Mensch bei seiner Erschaffung das Bild und die Inschrift Gottes. Obwohl er durch die Einwirkung der Sünde verdorben und geschwächt ist, bleiben doch die Spuren dieser Inschrift auf jeder Seele erhalten. Gott möchte diese Seele wieder zurückgewinnen und ihr sein eigenes Bild in Gerechtigkeit und Heiligkeit wieder herstellen.

Unser Mangel an Mitgefühl

Wie wenig teilen wir doch mit Christus, was das stärkste Band der Gemeinschaft zwischen uns und ihm sein sollte, nämlich Mitempfinden für heruntergekommene, schuldige, leidende Seelen, die tot in Übertretung und Sünden sind! Das unmenschliche Benehmen des Menschen gegen seine Mitmenschen ist unsere größte Sünde. Viele glauben, dass sie die Gerechtigkeit Gottes vertreten, während ihnen sein Mitgefühl und seine große Liebe gänzlich abgeht. Oft stehen diejenigen, mit denen sie hart und streng umgehen, unter der Macht der Versuchung. Satan bekämpft diese Seelen; und dann entmutigen sie besonders harte, gefühllose Worte. So werden sie schließlich der Macht des Verführers unterliegen.

Wie man Herzen erreicht

Es erfordert viel Einfühlungsvermögen, mit Seelen umzugehen. Nur Jesus, der die Herzen kennt, weiß, wie man Menschen zur Sinnesänderung führen kann. Nur seine Weisheit kann uns Erfolg geben, die Verlorenen zu erreichen. Wenn du überheblich auftrittst, in dem Gefühl: „ich bin heiliger als du“, dann werden deine Argumente, wenn sie noch so überzeugend sind und deine Worte, wenn sie noch so wahr sind, dennoch niemals die Herzen erreichen. Die Liebe Christi, ausgedrückt in Wort und Tat, wird einen Weg zur Seele da finden, wo das ständige Wiederholen von Vorschriften und Argumenten nichts bewirken kann.

Wir brauchen mehr christliche Anteilnahme; nicht nur bei denen, die uns fehlerlos erscheinen, sondern für arme, leidende, kämpfende Seelen, die oft von Fehlern übereilt werden, die sündigen und wieder bereuen, die versucht und entmutigt sind. Wir sollen zu unseren Mitmenschen gehen, erfüllt von demselben Mitempfinden für ihre Schwächen, wie unser barmherziger Hohepriester.

Es waren die Ausgestoßenen, die Zöllner und Sünder, die Verachteten des Volkes, die Jesus berief und durch seine liebevolle Freundlichkeit einlud, zu ihm zu kommen. Die einzige Gruppe, die er nicht akzeptierte, waren diejenigen, die selbstbewusst abseits standen und auf andere herabschauten.

Christus bittet uns: „Geh hinaus auf die Landstraßen und an die Zäune, und nötige sie hereinzukommen, dass mein Haus voll werde." Lukas 14,23 Um dies zu befolgen, müssen wir zu den Gottlosen in unserer Umgebung gehen, und zu denen, die in weiter entfernten Gebieten leben. Die „Zöllner und Huren" müssen die Einladung des Heilandes hören. Durch die Freundlichkeit und Geduld seiner Boten wird die Einladung zu einer siegreichen Macht, die solche aufrichtet, die am tiefsten in Sünde versunken sind.

Christliche Beweggründe erfordern, dass wir uns mit fester Entschlossenheit und nicht nachlassendem Eifer für die Menschen einsetzen, die Satan vernichten möchte. Nichts soll den ernsten, ringenden Einsatz für die Rettung der Verlorenen dämpfen.

Beachten wir, wie oft in der ganzen Bibel der dringende Hinweis gegeben wird, Männer und Frauen aufzurufen, zu Christus zu kommen. Wir müssen jede Gelegenheit ob privat oder öffentlich nutzen, indem wir jedes Argument und jeden wichtigen Grund aufzeigen, um Menschen zum Heiland zu führen. Mit ganzer Kraft müssen wir sie auffordern, auf Christus zu sehen und sein selbstverleugnendes Leben und sein Opfer für uns anzunehmen. Wir müssen darauf hinweisen, dass wir von ihnen erwarten, dass sie dem Herzen Christi dadurch Freude bereiten, indem sie jede seiner Gaben einsetzen, um ihn dadurch zu ehren.

Auf Hoffnung gerettet

„Denn wir sind zwar gerettet, doch auf Hoffnung." Römer 8,24 Die in Sünde Gefallenen müssen wir überzeugen, dass es noch nicht zu spät für sie ist, zu geretteten Menschen zu werden. Christus ehrte die Menschen durch sein entgegengebrachtes Vertrauen und gab ihnen so eine Ehrenstellung. Selbst die am tiefsten Gefallenen behandelte er mit Achtung. Es schmerzte ihn, ständig in Berührung mit Feindseligkeit, Verkommenheit und Unreinheit zu kommen; aber niemals ließ er es sich anmerken, dass sein Feingefühl verletzt oder seine hohen Maßstäbe verlacht wurden. Welche üblen Gewohnheiten, starke Vorurteile oder maßlose Leidenschaften die Menschen auch antreiben mochten, er begegnete ihnen allen mitleidsvoll und einfühlsam. Wenn wir vom selben Geist beseelt sind, so werden wir alle Menschen als solche betrachten, die ähnliche Versuchungen und Prüfungen erleiden wie wir. Sie fallen oft und kämpfen, um wieder aufzustehen. Sie müssen sich mit Entmutigungen und Schwierigkeiten herumschlagen wie wir auch und sehnen sich nach Anteilnahme und Hilfe. Dann werden wir ihnen so begegnen, dass sie sich nicht entmutigt oder zurückgestoßen vorkommen, sondern in ihren Herzen Hoffnung wecken. So ermutigt, werden sie vertrauensvoll sagen: „Freue dich nicht über mich, meine Feindin! Wenn ich auch darniederliege, so werde ich wieder aufstehen; und wenn ich auch im Finstern sitze, so ist doch der Herr mein Licht." ... „Er wird meine Sache führen und mir Recht schaffen. Er wird mich ans Licht bringen, dass ich seine Gnade schaue." Micha 7,8-9

Gott „...sieht auf alle, die auf Erden wohnen. Er lenkt ihnen allen das Herz." Psalm 33,14-15 Wenn wir uns um Irrende und Versuchte kümmern, bittet er uns: „Siehe auf dich selbst, dass du nicht auch versucht werdest." Galater 6,1 Im Bewusstsein unserer eigenen Schwachheit sollen wir Mitgefühl für die Schwächen anderer haben.

„Denn wer gibt dir einen Vorrang? Was hast du, das du nicht empfangen hast?" 1. Korinther 4,7 „Einer ist euer Meister; ihr aber seid alle Brüder." Matthäus 23,8 „Du aber, was richtest du deinen Bruder? Oder du, was verachtest du deinen Bruder?" „Darum lasst uns nicht mehr einer den anderen richten; sondern richtet vielmehr darauf euren Sinn, dass niemand seinem Bruder einen Anstoß oder Ärgernis bereite." Römer 14,10.13

Zurechtweisung

Es ist immer demütigend, auf seine Fehler hingewiesen zu werden. Niemand sollte diese Erfahrung durch unnötige Härte noch bitterer machen. Noch niemals wurde jemand durch Vorwürfe wiedergewonnen, aber viele wurden dadurch zurückgestoßen und dazu gebracht, ihre Herzen gegen die Überzeugung zu verhärten. Ein sanfter Geist, ein freundliches, gewinnendes Benehmen kann dagegen die Irrenden retten und eine Menge Sünden zudecken.

Der Apostel Paulus fand es nötig, Unrecht zu tadeln. Aber wie besorgt war er, zu zeigen, dass er den Irrenden ein Freund war! Wie eindringlich erklärte er ihnen den Grund für sein Handeln! Er machte ihnen deutlich, dass es ihn selbst schmerzt, ihnen weh zu tun. Er zeigte denen sein Vertrauen und Mitgefühl, die kämpften, um zu überwinden.

„Aus großer Trübsal und Angst des Herzens schrieb ich euch unter vielen Tränen; nicht, damit ihr betrübt werden sollt, sondern damit ihr die Liebe erkennt, die ich habe besonders zu euch." 2. Korinther 2,4 „Jetzt bereue ich auch nicht, dass ich euch den Brief geschrieben habe, ... so bin ich jetzt doch froh, dass ich ihn geschrieben habe. Natürlich nicht, weil ihr bestürzt gewesen seid, sondern weil euch dies zum Nachdenken und zur Umkehr gebracht hat... Jetzt seid ihr über das Vorgefallene empört, wie groß ist eure Furcht! Eure Entschlossenheit hat dazu geführt, dass der Schuldige bestraft wurde. Ihr habt damit bewiesen, dass diese Sache bereinigt ist. ... Deshalb sind wir nun getröstet worden." 2.Kor. 7,8-13; Hfa

„Ich freue mich, dass ich mich in allem auf euch verlassen kann." 2. Korinther 7,16 „Ich danke meinem Gott, sooft ich euer gedenke – was ich allezeit tue in allen meinen Gebeten für euch alle, und ich tue das Gebet mit Freuden –, für eure Gemeinschaft am Evangelium vom ersten Tag an bis heute; und ich bin darin guter Zuversicht, dass der in euch angefangen hat das gute Werk, der wird's auch vollenden, bis an den Tag Jesu Christi. Wie es denn recht und billig ist, dass ich so von euch allen denke, weil ich euch in meinem Herzen habe.“ Philipper 1,3-7 „Also, meine lieben Brüder, nach denen ich mich sehne, meine Freude und meine Krone, steht fest in dem Herrn, ihr Lieben.“ Philipper 4,1 „Denn nun sind wir wieder lebendig, wenn ihr fest steht in dem Herrn.“ 1.Thessalonicher 3,8

Paulus schrieb an die Geschwister als „Geheiligte in Christus Jesus“, aber er schrieb nicht an solche, die charakterlich schon am Ziel waren. Er schrieb an sie als an Männer und Frauen, die gegen Versuchungen ankämpften und in Gefahr waren, zu fallen. Er verwies sie auf den „Gott des Friedens, der den großen Hirten der Schafe, unseren Herrn Jesus, von den Toten heraufgeführt hat.“ Hebräer 13,20 Er versicherte ihnen, dass „durch das Blut des ewigen Bundes Er euch tüchtig macht in allem Guten, zu tun seinen Willen, und in uns schafft, was ihm gefällt, durch Jesus Christus.“ Hebräer 13,20-21

Wenn jemand, der gesündigt hat, sein Versagen einsieht, so seid darauf bedacht, seine Selbstachtung nicht zu zerstören. Entmutigt ihn nicht durch Gleichgültigkeit oder Misstrauen. Sagt nicht: „Bevor ich ihm wieder vertraue, werde ich abwarten, um zu sehen, ob er auch standhaft bleibt.“ Oft werden die Versuchten durch dieses Misstrauen wieder rückfällig.

Wir sollten versuchen, die Schwächen anderer zu verstehen. Wir wissen wenig von den Kämpfen derer, die mit den Ketten der Finsternis gebunden waren und denen Entschlossenheit und moralische Kraft fehlt. Am bedauernswertesten ist der Zustand von dem, der unter Reue niedergedrückt ist; er ist wie ein Betäubter und Schwankender, der in den Staub sinkt. Er kann nichts klar sehen. Sein Verstand ist verdunkelt, er weiß nicht, welche weiteren Schritte er gehen soll. Manche arme Seele wird missverstanden, geringgeschätzt, voller Verzweiflung und Angst – ein verlorenes, irrendes Schaf. Solche können Gott nicht finden und haben doch ein brennendes Verlangen nach Vergebung und Frieden.

O, sprecht kein Wort, das den Schmerz noch vertieft. Stellt dieser sündenmüden Seele, die nicht weiß, wo Erlösung zu finden ist, den mitfühlenden Heiland vor. Nehmt diesen Menschen an der Hand, richtet ihn auf, sprecht zu ihm Worte der

Ermutigung und Hoffnung. Helft ihm, die Hand des Retters zu erfassen.

Nicht entmutigen lassen

Wir lassen uns zu leicht entmutigen, wenn Menschen nicht sofort auf unsere Bemühungen entsprechend reagieren. Wir sollten niemals aufhören, für eine Seele zu arbeiten, so lange noch die geringste Hoffnung besteht. Diese wertvollen Seelen haben unseren Erlöser einen zu hohen Preis gekostet, um sie leichtfertig dem Versucher zu überlassen.

Wir sollten uns selbst in die Lage der Versuchten versetzen. Denkt an die Macht angeerbter Fehler, den Einfluss schlechter Gesellschaft und falscher Umgebung sowie die Macht übler Gewohnheiten. Können wir uns wundern, dass es bei vielen unter solchen Einflüssen bergab geht? Wundern wir uns, weil unsere Bemühungen zu ihrer Hilfe nur langsam voran gehen?

Oft ist es so, dass sie rau und hoffnungslos erscheinen. Können sie aber für das Evangelium gewonnen werden, sind sie oft seine treuesten Anhänger und Botschafter. Sie sind nicht grundverdorben. Unter dem abschreckenden Äußeren steckt oft ein guter Kern, den es zu erreichen gilt. Viele würden sich ohne eine helfende Hand niemals von selbst aufrichten können, aber durch geduldige, ausdauernde Bemühungen können sie hochgezogen werden. Solche Seelen brauchen sanfte Worte, freundliche Beachtung und spürbare Hilfe. Sie haben solchen Rat nötig, der nicht den schwachen Funken von Hoffnung in ihrer Seele auslöscht. Die Arbeiter, die mit solchen Menschen in Berührung kommen, sollten dies wohl beachten.

Man wird viele Menschen antreffen, deren Gedanken schon so lange schlechtem Einfluss ausgesetzt waren, dass sie nicht mehr in diesem Leben das werden, was sie unter günstiger Voraussetzung hätten werden können. Aber die hellen Strahlen der Sonne der Gerechtigkeit können ihre Seele erwärmen. Es ist ihr Vorrecht, das Leben zu erhalten, das so lange dauert wie das Leben Gottes. Erfüllt ihre Seele mit erhebenden, veredelnden Gedanken. Zeigt ihnen durch euer Leben den Unterschied zwischen Laster und Reinheit, zwischen Finsternis und Licht. Lasst sie durch euer Beispiel sehen, was damit gemeint ist, Christ zu sein. Christus ist imstande, die größten Sünder zu retten und sie dahin zu stellen, wo sie als Kinder Gottes anerkannt werden, als Miterben Christi an dem Erbe, das für immer bleibt.

Durch das Wunder göttlicher Gnade können viele dennoch zu brauchbaren Menschen umgewandelt werden. Von anderen verachtet und vergessen, sind sie total entmutigt worden. Sie mögen gleichgültig und töricht erscheinen, aber unter der Wirkung des heiligen Geistes wird die Einengung, die ihrer Besserung so hoffnungslos entgegenstand, sich lösen. Der benebelte und verdunkelte Verstand wird wieder wach; der an die Sünde gebundene wird frei. Lasterhafte Gewohnheiten verschwinden und Unwissenheit wird überwunden. Durch den Glauben, der durch die Liebe tätig ist, wird das Herz gereinigt und der Verstand erleuchtet.

Kapitel 11

Im Kampf gegen die Unmässigkeit

Rettungsaktion für Todeskandidaten

Jede wahre Reform hat ihren Platz im Werk des Evangeliums und verhilft dem Menschen zu einem neuen und edleren Leben. Besonders die Mäßigkeitsreform erfordert die Unterstützung durch missionarische Mitarbeiter. Sie sollten auf diesen Dienst aufmerksam machen und helfen, dass er erfolgreich wird. Überall sollten sie den Menschen die Grundsätze wahrer Mäßigkeit vorführen und sich bemühen, Menschen zu finden, die sich danach richten wollen. Man sollte ernste Anstrengungen für die unternehmen, die von den Bindungen schädlicher Gewohnheiten festgehalten werden.

Überall gibt es ein Werk für solche zu tun, die durch Unmäßigkeit gebunden sind. In Gemeinden, religiösen Institutionen und Familien, die sich zum Christentum bekennen, befinden sich viele Jugendliche auf dem Weg des Verderbens. Durch einen zügellosen Lebensstil ziehen sie sich Krankheiten zu und in dem Bestreben, ständig Geld für ihre sündhafte Befriedigung zu beschaffen, fallen sie in Unredlichkeit. Gesundheit und Charakter werden schließlich ruiniert. Von Gott entfremdet und von der Gesellschaft ausgestoßen, fühlen diese armen Seelen dann, dass sie ohne Hoffnung sowohl für dieses wie für das zukünftige Leben sind. Den Eltern bricht das Herz. Menschen sehen diese Irrenden als hoffnungslose Fälle an, aber nicht so Gott. Er kennt alle Umstände, die sie zu dem gemacht haben, was sie sind, und er blickt mit Mitleid auf sie. Dies ist eine Menschengruppe, die besondere

Hilfe braucht. Gebt ihnen niemals Anlass zu sagen: „Niemand kümmert sich um mich."

Die Opfer der Unmäßigkeit stammen aus allen Schichten und Berufen. Auch Menschen aus gehobener Stellung, mit hervorragenden Talenten, die Großes im Leben erreichten, haben sich der Zügellosigkeit ergeben. Dadurch sind sie nicht mehr fähig, der Versuchung zu widerstehen. Manche von ihnen, die einst reich waren, sind nun ohne Familie, ohne Freunde, versunken in Leiden, Elend, Krankheit und Erniedrigung. Sie haben ihre Selbstbeherrschung verloren. Wenn ihnen keine helfende Hand gereicht wird, werden sie immer tiefer und tiefer sinken. Bei ihnen ist die Selbstbefriedigung nicht nur eine moralische Sünde, sondern eine körperliche Krankheit.

Wenn wir den Unmäßigen helfen wollen, müssen wir uns, – wie Christus es so oft tat –, zuerst um ihren körperlichen Zustand kümmern. Sie brauchen gesunde, natürliche Nahrung und Getränke, saubere Kleidung und Gelegenheit, ihren Körper rein zu halten. Sie brauchen eine Umgebung mit einer Atmosphäre hilfreichen, erhebenden, christlichen Einflusses. In jeder Stadt sollte eine Einrichtung vorhanden sein, in der Suchtgefährdete Hilfe finden können, um die Ketten zu zerreißen, mit denen sie gebunden sind. Von vielen wird ein alkoholisches Getränk als einziger Trost in Schwierigkeiten angesehen. Diese Situation kann geändert werden, wenn sich ihrer Christen annehmen, die dem Beispiel des barmherzigen Samariters folgen.

Im Umgang mit den Suchtgefährdeten müssen wir daran denken, dass wir es nicht mit Menschen zu tun haben, die bei vollem, guten Verstand sind, sondern mit solchen, die zeitweilig unter der Macht eines Dämons stehen. Seid also geduldig und nachsichtig. Denkt nicht an das abstoßende, anwidernde Aussehen, sondern an das wertvolle Leben, zu dessen Erlösung Christus starb. Wenn der Alkoholiker seinen unwürdigen Zustand erkennt, dann tut alles, was in eurer Macht steht, um ihm zu zeigen, dass ihr seine Freunde seid. Sprecht kein Wort des Tadels, drückt weder durch Handlungen noch durch Blicke Vorwurf oder Abneigung aus. Sehr wahrscheinlich verflucht die arme Seele sich selbst. Helft ihm vielmehr, frei zu werden. Sprecht Worte, die zum Glauben ermutigen, sucht jeden guten Zug in ihrem Charakter zu stärken. Lehrt den Betreffenden, wie es wieder aufwärts gehen kann. Zeigt ihm, dass es für ihn möglich ist, wieder so zu leben, dass er die Achtung seiner Mitmenschen zurückgewinnt. Helft ihm, den Wert der Gaben zu erkennen, die Gott ihm verliehen hat, die er aber zu mehren versäumt hat.

Obwohl sein Wille entstellt und geschwächt ist, gibt es doch Hoffnung für ihn. Jesus will in seinem Herzen höhere Regungen und heiligeres Verlangen wecken. Ermutigt ihn, die Hoffnung zu ergreifen, die ihm durch das Evangelium angeboten wird. Schlagt mit dem Versuchten und Kämpfenden die Bibel auf und lest ihm wieder und wieder die Verheißungen Gottes vor. Diese werden für ihn wie die Blätter vom Baum des Lebens sein. Setzt geduldig eure Bemühungen fort, bis die zitternde Hand mit dankbarer Freude die Hoffnung der Erlösung durch Christus erfasst.

Ihr müsst fest zu solchen halten, denen ihr helfen wollt, oder ihr werdet niemals Erfolg haben. Sie werden ständig zum Bösen versucht. Immer wieder erliegen sie dem Verlangen nach Alkohol (oder anderen Suchtmitteln), immer wieder können sie fallen, aber hört deshalb mit euren Bemühungen nicht auf.

Sie wagen den Versuch, entschieden für Christus zu leben, aber ihre Willenskraft ist geschwächt. Sie müssen deshalb sorgfältig von denen betreut werden, die sich der Verantwortung für solche Menschen bewusst sind. Sie haben jeden Halt im Leben verloren und diesen müssen sie erst wieder zurückgewinnen. Viele haben gegen starke, ererbte Neigungen zum Bösen zu kämpfen. Unnatürliche Begierden, sinnliche Neigungen waren von Geburt an ihr Erbteil, davor müssen sie sorgfältig geschützt werden. Von innen und von außen streiten Böses und Gutes um die Oberherrschaft. Jene, die niemals solche Erfahrungen gemacht haben, können die beinahe unüberwindliche Macht der Sucht oder die Heftigkeit des Kampfes zwischen den Gewohnheiten der Selbstbefriedigung und dem Entschluss, in allen Dingen mäßig zu sein, nicht ermessen. Immer wieder muss der Kampf ausgefochten werden.

Viele, die zu Christus gezogen werden, haben keinen moralischen Mut, den Kampf gegen Begierden und Leidenschaft fortzusetzen. Aber der Mitarbeiter darf sich dadurch nicht entmutigen lassen. Sind es nur solche, die aus den tiefsten Tiefen gerettet sind, die wieder zurückfallen?

Denkt daran, dass ihr nicht allein arbeitet. Dienende Engel vereinigen sich bei der Erfüllung ihres Missionsdienstes mit jedem treuen Kind Gottes. Christus ist es, der die Heilung bewirkt. Der große Arzt selbst steht seinen treuen Arbeitern zur Seite und sagt zu der reuigen Seele: „Mein Sohn, deine Sünden sind dir vergeben." Markus 2,5

Viele der Ausgestoßenen werden die Hoffnung, die ihnen durch das Evangelium angeboten wird, ergreifen und in das Reich Gottes eingehen, während andere, die mit vielen Gelegenheiten und großem Licht gesegnet waren, diese aber nicht nutzten, in der Finsternis gelassen werden.

Anstrengung für sich selbst

Den Opfern schlechter Gewohnheiten muss die Notwendigkeit klargemacht werden, sich auch selbst anzustrengen. Andere mögen sich die größte Mühe geben, sie aufzurichten, die Gnade Gottes mag reichlich angeboten werden, Christus mag für sie bitten, seine Engel mögen ihm dienen, aber alles wird umsonst sein, wenn sie nicht dazu aufgerüttelt werden, den Kampf für sich selbst zu kämpfen.

Die letzten Worte Davids an Salomo, damals ein junger Mann, zukünftiger König Israels, lauteten: „Sei stark und sei ein Mann." 1. Könige 2,2 Diese inspirierten Worte sind an jedes Menschenkind gerichtet, das ein Anrecht auf eine unsterbliche Krone hat.

Alle, die zur eigenen Befriedigung leben, müssen zur Einsicht gebracht werden, dass eine durchgreifende sittliche Erneuerung notwendig ist, wenn sie gefestigte Menschen sein wollen. Gott fordert sie auf, sich zu erheben und in der Kraft Christi die gottgewollte gefestigte Menschlichkeit zurück zu gewinnen, die durch sündhafte Befriedigung geopfert wurde.

Indem sie die schreckliche Macht der Versuchung, das starke Verlangen fühlen, das zum Nachgeben verleitet, ruft mancher verzweifelt aus: „Ich kann dem Übel nicht widerstehen.“ Sagt ihnen, dass sie es doch können, dass sie widerstehen müssen! Sie mögen bisher immer wieder überwunden worden sein, aber das braucht nicht so zu bleiben. Sie sind schwach an moralischer Kraft und werden von den Gewohnheiten eines Lebens in Sünde bestimmt. Ihre Versprechungen und Entschlüsse sind wie loser Sand. Die Erinnerung an ihre gebrochenen Versprechungen und Gelöbnisse lässt sie an ihrer eigenen Aufrichtigkeit zweifeln und meinen, dass Gott sie nicht mehr akzeptieren oder in ihren Bemühungen unterstützen kann. Aber sie brauchen nicht zu verzweifeln.

Alle, die ihr Vertrauen auf Christus setzen, sollen weder durch ererbte noch gepflegte Gewohnheiten oder Neigungen abhängig werden. Statt von den Fesseln der niederen Natur festgehalten zu werden, sollen sie jedes Verlangen und jede Leidenschaft beherrschen. Gott hat uns im Kampf gegen das Böse nicht allein gelassen, so dass wir nur mit unserer eigenen menschlichen Kraft kämpfen müssten. Was auch immer unsere ererbte oder gepflegten Neigung zum Falschen sein mag, wir können sie durch die Kraft überwinden, die er uns mitzuteilen bereit ist.

Die Kraft des Willens

Die Versuchten müssen die wahre Kraft des Willens kennen lernen. Dies ist die herrschende Macht in der Natur des Menschen – die Macht der Entscheidung, der Wahl. Alles hängt vom richtigen Gebrauch des Willens ab. Das Verlangen nach Reinheit und Güte ist soweit ganz gut; aber wenn wir hier stehenbleiben, nützt es nichts. Viele gehen ins Verderben, während sie hoffen und wünschen, ihre bösen Neigungen zu überwinden. Sie übergeben sich nicht dem Willen Gottes; sie entscheiden sich nicht, ihm zu dienen.

Gott hat uns die Macht der Wahl gegeben; es ist unsere Sache, sie anzuwenden. Wir können unsere Herzen nicht ändern, unsere Gedanken, Triebe, und Neigungen nicht beherrschen. Wir können uns nicht selbst reinigen und für den Dienst Gottes brauchbar machen. Aber wir können uns entscheiden, Gott zu dienen, wir können ihm unseren Willen übergeben; dann wird er in uns wirken das Wollen und das Vollbringen nach seinem Wohlgefallen. Auf diese Weise bringen wir unsere ganze Natur unter die Herrschaft Christi.

Durch rechten Gebrauch unseres Willens kann ein ganzer Wechsel in unserem Leben eintreten. Durch die Übergabe unseres Willens an Christus werden wir mit göttlicher Kraft verbunden. Wir empfangen Kraft von oben, die uns standhaft hält. Es ist für jeden Menschen möglich, ein reines und edles Leben zu führen, ein Leben des Sieges über die Begierden und alle Lüste, wenn er seinen schwachen, schwankenden, menschlichen Willen mit dem ewigen, unwandelbaren Willen Gottes verbindet.

Kenntnisse der Lebensgrundsätze

Alle, die gegen die Macht der Begierden kämpfen, sollten in den Grundsätzen einer gesunden Lebensweise unterwiesen werden. Es sollte ihnen gezeigt werden, dass eine Übertretung der Gesundheitsgesetze durch einen krankmachenden Lebensstil und unnatürliche Begierden die Grundlage zur Trunksucht (und anderen Süchten) legt. Nur im Gehorsam gegenüber den Grundsätzen der Gesundheit können sie hoffen, vom Verlangen nach unnatürlichen Reizstoffen frei zu werden. Während sie sich auf die göttliche Kraft verlassen, die Fesseln der Sucht zu brechen, müssen sie mit Gott zusammenwirken und seinen Gesetzen gehorsam sein – moralisch und physisch.

Wer sein Leben umgestalten möchte, sollte auch einer geregelten Beschäftigung nachgehen. Niemand, der arbeiten kann, sollte meinen, dass er umsonst Nahrung, Kleidung und Obdach erwarten darf. Um ihrer selbst willen, wie um anderer willen sollte ein Weg gefunden werden, wodurch sie eine Gegenleistung bringen können für das, was sie erhalten. Unterstützt jede Bemühung die getan wird, um sich selbst zu unterhalten. Dies wird die Selbstachtung und die finanzielle Unabhängigkeit stärken. Eine Beschäftigung von Geist und Körper in nützlicher Arbeit ist ein wesentlicher Schutz gegen Versuchung.

Entmutigungen und Gefahren

Mancher, der für gefallene Menschen arbeitet, wird von vielen enttäuscht werden, die doch Besserung gelobten. Bei vielen wird nur eine oberflächliche Änderung ihrer Gewohnheiten und in ihrem Lebenswandel eintreten. Sie werden von augenblicklichen Regungen bewegt und vorübergehend hat es den Anschein, als ob sie sich gebessert hätten, aber es ist keine wirkliche Herzensänderung da. Sie pflegen dieselbe Selbstliebe, haben denselben Drang nach törichten Vergnügungen und Selbstbefriedigung. Sie haben kein Verständnis vom Werk der Charakterentwicklung und man kann sich nicht auf sie verlassen wie auf Menschen, die Grundsätze haben. Ihre geistigen Kräfte sind durch Begierden und Leidenschaften entartet und dies macht sie schwach. Sie sind unberechenbar und unbeständig und auf sinnliche Neigungen ausgerichtet. Solche Menschen sind oft für andere eine Quelle der Gefahr; man hält sie für gefestigte Männer und Frauen. Es wird ihnen Verantwortung übertragen und sie werden an Plätze gestellt, wo ihr Einfluss Unschuldige verdirbt.

Selbst solche, die ernstlich versuchen, sich zu bessern, sind nicht außer Gefahr, wieder zu fallen. Sie sollten mit viel Weisheit und Einfühlungsvermögen behandelt werden. Die Neigung, solchen zu schmeicheln, die aus den tiefsten Tiefen errettet wurden, und sie in den Vordergrund zu stellen, führt manchmal zu ihrem Verderben. Die Gepflogenheit, Männer und Frauen dazu einzuladen, öffentlich über die Erfahrungen ihres früheren sündhaften Lebens zu erzählen, ist sehr gefahrvoll für Sprecher und Hörer. Sich mit Szenen des Bösen ausgiebig zu beschäftigen, verdirbt Seele und Geist. Die Geretteten so in den Vordergrund zu stellen, ist für sie schädlich.

Viele, so herausgehoben, denken dann, dass ihr sündiges Leben ihnen einen gewissen Vorzug vor anderen verschafft hat. Gefallen an der öffentlichen Darstellung und ein Geist des Selbstvertrauens werden dadurch genährt; das ist aber für die Seele von verheerender Wirkung. Nur in Misstrauen gegen sich selbst und in Abhängigkeit von der Gnade Christi können sie fest stehen.

Gerettete helfen anderen

Alle, die zeigen, dass sie wahrhaft bekehrt sind, sollten ermutigt werden, für andere zu arbeiten. Niemand sollte einen Menschen zurückweisen, der vom Dienst Satans zum Dienst Christi wechselte. Wenn jemand deutlich zeigt, dass Gottes Geist an ihm arbeitet, so ermutigt ihn dazu, nun dem Herrn zu dienen. „Und erbarmt euch derer, die zweifeln." Judas 22 Von göttlicher Weisheit erfüllte Mitarbeiter werden Menschen sehen, die Hilfe brauchen. Diese entmutigten Seelen wagen kaum zu hoffen, obwohl sie ernstlich bereut haben. Der Herr wird das Herz seiner Mitarbeiter dazu bewegen, diese zagenden, reuevollen Menschen bei ihnen liebevoll willkommen zu heißen. Was auch immer ihre Lieblingssünden gewesen sind, wie tief sie auch gefallen waren, wenn sie reuevoll zu Christus kommen, wird er sie annehmen. Dann gebt ihnen etwas für ihn zu tun. Wenn sie für andere arbeiten möchten, sie aus dem Verderben zu ziehen, aus dem sie selbst gerettet wurden, so gebt ihnen Gelegenheit dazu. Bringt sie mit erfahrenen Christen zusammen, damit sie geistlich stark werden. Füllt ihre Herzen und Hände mit Arbeit für den Meister.

Wenn himmlisches Licht in der Seele aufgeht, werden manche, die am meisten in der Sünde steckten, erfolgreiche Missionare gerade für solche Sünder werden, wie sie selbst waren. Durch den Glauben an Christus werden einige sehr gute Dienste leisten können und sie werden im Werk der Seelenrettung Verantwortung tragen können. Sie sehen deutlich, wo ihre eigene Schwäche liegt, und sie erkennen die Verdorbenheit ihrer Natur, zudem kennen sie die Stärke der Sünde und die Macht übler Gewohnheiten. Sie erkennen ihre Unfähigkeit, ohne die Hilfe Christi zu überwinden und ihr steter Ruf lautet: „Hilflos, Herr, flieh ich zu dir."

Solche Menschen können anderen helfen. Wer selbst versucht und geprüft wurde, wessen Hoffnung fast ganz erloschen war, der aber dadurch gerettet wurde, weil er eine Botschaft der Liebe vernahm, kann die hohe Kunst der Seelenrettung verstehen. Wessen Herz mit Liebe für Christus erfüllt ist, weil er selbst vom Heiland gesucht und zu der Herde zurückgebracht wurde, weiß, wie man Verlorene suchen muss. Er kann Sünder auf das Lamm Gottes hinweisen, er hat sich selbst rückhaltlos Gott anvertraut und wurde durch seinen geliebten Sohn angenommen. Die Hand, die in Schwachheit um Hilfe ausgestreckt war, wurde erfasst. Durch den Dienst solcher Menschen werden viele Verlorene zum Vater zurückgebracht werden.

Christus, Hoffnung für Versuchte

Für jeden, der kämpft, um sich von einem sündhaften Leben zu einem Leben der Reinheit zu erheben, liegt das große Geheimnis der Kraft in dem einen Namen, „unter dem Himmel den Menschen gegeben, durch den wir sollen selig werden." Apostelgeschichte 4,12 „Wen da dürstet" nach Hoffnung auf Ruhe, nach Befreiung von sündigen Gewohnheiten, zu denen sagt Christus: „komm zu mir und trinke." Johannes 7,37 Das einzige Heilmittel gegen die Sucht ist die Gnade und Kraft Christi.

Die guten Entschlüsse, die man aus eigener Kraft fasst, helfen nicht weiter. Selbst alle Gelübde dieser Welt werden die Macht übler Gewohnheiten nicht brechen. Niemals wird ein Mensch Mäßigkeit in allen Dingen üben, bis sein Herz durch göttliche Gnade erneuert ist. Wir können uns selbst keinen Augenblick vor Sünde bewahren. Wir sind jeden Moment von Gott abhängig.

Wahre Reform beginnt mit der Reinigung der Seele. Unsere Arbeit für die Gefallenen wird nur dann wirklich erfolgreich sein, wenn die Gnade Christi unseren Charakter umgestaltet und die Seele in lebendige Verbindung mit Gott bringt.

Christus führte ein Leben vollkommenen Gehorsams gegenüber Gottes Gesetz und gab damit jedem menschlichen Wesen ein Beispiel. Wir sollen durch seine Kraft und unter seiner Anleitung in dieser Welt so leben wie er.

Durch unsere Arbeit für die Gefallenen sollen die Anforderungen des Gesetzes Gottes und die Notwendigkeit des Gehorsams ihm gegenüber in Geist und Herz geprägt werden. Versäumt niemals, ihnen zu zeigen, dass ein deutlicher Unterschied besteht zwischen dem, der Gott dient und dem, der ihm nicht dient. Gott ist Liebe, aber er kann die absichtliche Missachtung seiner Gebote nicht entschuldigen. Die Verfügungen seiner Herrschaft sind derart, dass die Menschen den Folgen ihres Ungehorsams nicht entfliehen können. Er kann nur die ehren, die ihn ehren. Wie der Mensch sich in dieser Welt verhält, entscheidet über sein Schicksal für die Ewigkeit; er muss dann ernten, was er gesät hat. Jeder Ursache wird die entsprechende Wirkung folgen.

Nur vollkommener Gehorsam kann den Anforderungen Gottes genügen. Über diese Forderungen hat er uns nicht im unklaren gelassen. Alle notwendigen Anordnungen Gottes sollen den Menschen in Harmonie mit ihm bringen. Wir sollen Sünder auf Gottes Ideal des Charakters verweisen und sie zu Christus führen; denn allein durch seine Gnade ist dieses Ideal zu erreichen.

Der Heiland nahm die Schwächen der Menschheit auf sich und führte dabei ein sündloses Leben, damit die Menschen nicht zu fürchten brauchten, dass sie wegen der Schwachheit der menschlichen Natur nicht überwinden könnten. Christus kam, um uns zu „Teilhabern der göttlichen Natur" zu machen. Sein Leben bezeugt, dass mit Gott verbundene Menschen nicht sündigen.

Der Heiland überwand, um dem Menschen zu zeigen, wie auch er überwinden kann. Allen Versuchungen Satans begegnete Christus mit dem Wort Gottes. Durch sein Vertrauen in die Verheißungen Gottes empfing er Kraft, den Geboten Gottes zu gehorchen und der Versucher konnte keinen Vorteil erlangen. Auf jede Versuchung war seine Antwort: „Es steht geschrieben." So hat Gott uns sein Wort gegeben, um damit dem Bösen zu widerstehen. Die wertvollsten und größten Verheißungen sind uns geschenkt, „dass wir dadurch Anteil bekommen an der göttlichen Natur, die wir entronnen sind der verderblichen Begierde in der Welt." 2.Petrus 1,4

Sagt den Versuchten, dass sie nicht auf die Umstände, auf ihre eigene Schwäche oder auf die Macht der Versuchung sehen sollen, sondern allein auf die Kraft des Wortes Gottes. Diese Kraft daraus steht uns zur Verfügung. Der Psalmist sagt: „Dein Wort behalte ich in meinem Herzen, damit ich nicht wider dich sündige." Psalm 119,11 „Im Treiben der Menschen bewahre ich mich vor gewaltsamen Wegen durch das Wort deiner Lippen." Psalm 17,4

Ermutigt die Menschen; erhebt sie im Gebet zu Gott. Viele, die von Versuchungen überwunden wurden, sind dadurch gedemütigt und sie denken, dass es für sie umsonst sei, sich Gott zu nahen; aber solche Gedanken sind Einflüsterungen Satans. Wenn sie gesündigt haben und meinen, nicht beten zu können, dann sagt ihnen, dass gerade jetzt die Zeit zum beten ist. Sie mögen beschämt und tief gedemütigt sein, aber wenn sie ihre Sünden bekennen, so wird er, der treu und gerecht ist, ihnen ihre Sünden vergeben und sie von aller Ungerechtigkeit reinigen.

Nichts ist anscheinend hilfloser, in Wirklichkeit aber unüberwindlicher als die Seele, die ihre Nichtigkeit erkennt und sich deshalb völlig auf die Verdienste des Heilandes verlässt. Das schwächste menschliche Wesen kann durch Gebet und Schriftstudium, durch Glauben an seine beständige Gegenwart in Verbindung mit dem lebendigen Heiland leben. Er selbst wird die Seele festhalten mit einer Hand, die niemals loslässt.

Wertvolle Verheißungen

Diese folgenden kostbaren Bibelworte kann jeder Mensch, der in Christus bleibt, zu seinen eigenen machen. Er kann sagen: „Ich aber will auf den Herrn schauen, und harren auf den Gott meines Heils; mein Gott wird mich erhören. Freue dich nicht über mich, meine Feindin! Wenn ich auch darniederliege, so werde ich wieder aufstehen; und wenn ich auch im Finstern sitze, so ist doch der Herr mein Licht.“ Micha 7,7-8

„Er wird sich unser wieder erbarmen, unsere Schuld unter die Füße treten und alle unsere Sünden in die Tiefen des Meeres werfen.“ Micha 7,19 Gott hat verheißen: „Ich will, dass ein Mann kostbarer sein soll als feinstes Gold und ein Mensch wertvoller als Goldstücke aus Ophir.“ Jesaja 13,12 „Wenn ihr zu Felde liegt, glänzt es wie Flügel der Tauben, die wie Silber und Gold schimmern.“ Psalm 68,14

Diejenigen, denen Christus am meisten vergeben hat, werden ihn am meisten lieben. Es werden die sein, die am Jüngsten Tag seinem Thron am nächsten stehen. Sie werden „...sein Angesicht sehen, und sein Name wird an ihren Stirnen sein.“ Offenbarung 22,4

KAPITEL 12

HILFE FÜR ARBEITS- UND OBDACHLOSE

Gott kann wohl einen Tisch bereiten in der Wüste

Es gibt großherzige Männer und Frauen, die engagiert die Lage der Armen zu verbessern suchen. Sie versuchen, den Arbeits- und Obdachlosen zu helfen, ein geregeltes Leben zu führen, so, wie Gott es für die Menschen vorgesehen hat. Das ist eine Frage, um die sich manche ernstlich bemühen. Aber es gibt wenige, selbst unter Menschen im Bildungswesen und unter Politikern, die die Ursachen der gegenwärtigen Zustände der Gesellschaft durchschauen. Die politischen Machthaber sind nicht in der Lage, die Probleme der Armut, der Verarmung und der zunehmenden Verbrechen zu lösen. Sie mühen sich vergeblich, die Wirtschaft auf eine sicherere Grundlage zu stellen. Wenn die Menschen die Lehren des Wortes Gottes mehr beachten würden, könnten sie eine Lösung der Probleme finden, die sie so verwirren. Bezüglich Arbeitslosigkeit und Unterstützung der Armen könnten sie aus dem Alten Testament viel lernen.

Gottes Plan für Israel

Im Plan Gottes für Israel hatte jede Familie ein Heim auf dem Land mit genügend Ackerfläche zur Bebauung. Keiner war bevorzugt oder benachteiligt. Jede Familie konnte ein selbstunterhaltendes Leben führen. Niemals haben Menschen einen besseren Plan als diesen ausdenken können. Die heutige Armut und Verwahrlosung besteht darin, dass größtenteils von diesem Plan abgewichen wurde.

Bei der Landnahme Israels in Kanaan wurde das Land unter das ganze Volk aufgeteilt; nur die Leviten als Diener des Heiligtums wurden von der gleichmäßigen Verteilung ausgeschlossen. Die Stämme wurden nach Familien gezählt und jeder Familie wurde entsprechend ihrer Größe ein Erbteil zugemessen.

Obgleich man für eine gewisse Zeit über sein Eigentum frei verfügen konnte, war es nicht möglich, das Erbe seiner Kinder für immer zu veräußern. Jederzeit war es möglich, sein Land wieder zurückzukaufen. In jedem siebenten Jahr wurden Schulden erlassen und im fünfzigsten oder Erlassjahr fiel alles Grundeigentum wieder an den ursprünglichen Eigentümer zurück.

Des Herrn Anweisung lautete: „Darum sollt ihr das Land nicht verkaufen für immer; denn das Land ist mein, und ihr seid Fremdlinge und Gäste vor mir. Und bei all eurem Grundbesitz sollt ihr für das Land die Einlösung gewähren. Wenn dein Bruder verarmt, und etwas von seiner Habe verkauft, so soll sein nächster Verwandter kommen und einlösen, was sein Bruder verkauft hat. Wenn aber jemand ... so viel aufbringen kann, um es einzulösen, so soll er ... wieder zu seiner Habe kommen. Kann er aber nicht so viel aufbringen, um es ihm zurückzuzahlen, so soll, was er verkauft hat, in der Hand des Käufers bleiben bis zum Erlassjahr.“ 3. Mose 25,23-28

„Und ihr sollt das fünfzigste Jahr heiligen, und sollt eine Freilassung ausrufen im Lande für alle, die darin wohnen; es soll ein Erlassjahr für euch sein. Da soll ein jeder bei euch wieder zu seiner Habe und zu seiner Sippe kommen.“ 3. Mose 28,10

Auf diese Weise war der Besitz jeder Familie abgesichert und ein Schutz für die Gegensätze von Überfluss und Mangel vorgesehen.

Ausbildung zu handwerklicher Arbeit

In Israel wurde die Erlernung eines Handwerks als Pflicht betrachtet. Jeder Vater sollte seine Söhne in einem Handwerk unterrichten. Selbst die führenden Männer Israels mussten in der Lage sein, ein Handwerk auszuüben. Für jede Frau war es selbstverständlich, die Pflichten der Haushaltsführung zu kennen. Selbst bei Frauen aus den oberen Gesellschaftsschichten galt es als ehrenvoll, darin tüchtig zu sein.

In den Prophetenschulen wurden ebenfalls verschiedene Handwerksberufe gelehrt und viele Schüler verdienten sich ihren Lebensunterhalt durch handwerkliche Arbeit.

Vorkehrungen für die Armen

Diese Regelungen konnten natürlich die Armut nicht völlig beseitigen. Es war auch nicht Gottes Absicht, dass Armut vollständig verschwinden sollte; sie ist nämlich eines seiner Mittel zur Charakterentwicklung. Er sagt: „Es werden allzeit Arme sein im Lande; darum gebiete ich dir und sage, dass du deine Hand auftust deinem Bruder, der bedrängt und arm ist in deinem Lande." 5. Mose 15,11 „Wenn dein Bruder verarmt, so sollst du dein Herz nicht verhärten und deine Hand nicht zuhalten gegenüber deinem armen Bruder, sondern sollst sie ihm auftun und ihm leihen, soviel er Mangel hat." 5. Mose 15,7-8 „Wenn dein Bruder neben dir verarmt und nicht mehr bestehen kann, so sollst du dich seiner annehmen wie des Fremdlings oder Gastes, dass er neben dir leben könne." 3. Mose 25,35

„Wenn du dein Land aberntest, sollst du nicht alles bis an die Ecken deines Feldes abschneiden." 3. Mose 19,9 „Wenn du auf deinem Acker geerntet, und eine Garbe vergessen hast auf dem Acker, so sollst du nicht umkehren, sie zu holen. ... Wenn du deine Ölbäume geschüttelt hast, so sollst du nicht nachschütteln; ...Wenn du deinen Weinberg abgelesen hast, so sollst du nicht nachlesen; es soll dem Fremdling, der Waise und der Witwe zufallen." 5. Mose 24,19-21

Niemand braucht zu befürchten, dass seine Freigebigkeit ihn in Not bringen würde. Gehorsam gegen Gottes Gebote sollte gewiss Gedeihen zur Folge haben. „Denn dafür wird dich der Herr, dein Gott, segnen in allen deinen Werken, und in allem, was du unternimmst." 5. Mose 15,10 „Dann wirst du vielen Völkern leihen, doch du wirst von niemand borgen; du wirst über viele Völker herrschen, doch über dich wird niemand herrschen." 5. Mose 15,6

Grundsätze des Geschäftslebens

Gottes Wort nennt das nicht Klugheit, wenn sich Arbeitgeber auf Kosten der Arbeitnehmer durch Unterdrückung und Leiden bereichern. Die Bibel lehrt uns nämlich, in all unseren geschäftlichen Aktivitäten uns selbst an den Platz des anderen zu stellen, mit dem wir zu tun haben. Wir sollen nicht nur auf unsere eigenen Vorteile schauen, sondern auch auf die Interessen anderer. Derjenige, der aus dem Unglück eines anderen für sich einen Vorteil herauszieht oder der versucht, durch die Schwäche oder Unfähigkeit eines anderen Gewinn zu machen, ist ein Übertreter der Grundsätze und Vorschriften des Wortes Gottes.

„Du sollst das Recht des Fremdlings und der Waise nicht beugen und sollst der Witwe nicht das Kleid zum Pfand nehmen." 5. Mose 24,17 „Wenn du deinem Nächsten irgend etwas borgst, so sollst du nicht in sein Haus gehen, und ihm ein Pfand nehmen, sondern du sollst draußen stehen, und er, dem du borgst, soll sein Pfand zu dir herausbringen. Ist er aber bedürftig, so sollst du dich nicht schlafen legen mit seinem Pfand." 5. Mose 24,10-12 „Wenn du den Mantel deines Nächsten zum Pfande nimmst, sollst du es ihm wiedergeben, ehe die Sonne untergeht, denn sein Mantel ist seine einzige Decke...; worin soll er sonst schlafen? Wird er aber zu mir schreien, so werde ich ihn erhören; denn ich bin gnädig." 2. Mose 22,26 „Wenn du nun deinem Nachbarn etwas verkaufst oder ihm etwas abkaufst, soll keiner seinen Bruder übervorteilen." 3. Mose 25,14

„Ihr sollt nicht unrecht handeln im Gericht, mit der Elle, mit Gewicht, mit Maß." 3. Mose 19,35 „Du sollst nicht zweierlei Gewicht, groß und klein, in deinem Beutel haben; und in deinem Hause soll nicht zweierlei Maß, groß und klein, sein." 5. Mose 25,13-14 „Rechte Waage, rechtes Gewicht, rechter Scheffel und rechtes Maß sollen bei euch sein." 3. Mose 19,36 „Gib dem, der dich bittet, und wende dich nicht ab von dem, der etwas von dir borgen will." Matthäus 5,42 „Der Gottlose muss borgen und bezahlt nicht, aber der Gerechte ist barmherzig und kann geben." Psalm 37,21 „Gib Rat, schaffe Recht, mache deinen Schatten des Mittags wie die Nacht; verbirg die Verjagten und verrate die Flüchtigen nicht! Lass Moabs Verjagte bei dir verbergen; sei du für Moab eine Zuflucht vor dem Verwüster." Jesaja 16,3-4

Der Lebensplan, den Gott Israel gab, war als ein Beispiel für die ganze Menschheit bestimmt. Wenn diese Grundsätze heute ausgeführt würden, wie anders würde es in dieser Welt aussehen.

Beschäftigung für Heimatlose

Innerhalb der weiten Grenzen der Natur gibt es noch Raum genug, für die Leidenden und Bedürftigen ein Heim zu finden; und genügend Nahrung für alle Menschen. In den Tiefen der Erde liegen Segnungen für alle verborgen, die Mut, Willen und Ausdauer genug haben ihre Schätze zu heben. Die Bearbeitung des Bodens – die Beschäftigung, die Gott im Paradies für die Menschen vorgesehen hat – öffnet ein Arbeitsfeld, das vielen Gelegenheit bietet, ihren Unterhalt zu bestreiten. „Hoffe auf den Herrn, und tue Gutes; bleibe im Lande, und nähre dich redlich." Psalm 37,3

Tausende, ja Zehntausende könnten den Boden bearbeiten, die nun in den Städten zusammengedrängt sind und auf eine Gelegenheit warten, etwas zu verdienen. In vielen Fällen aber wird der geringe Verdienst nicht für Nahrung ausgegeben, sondern wird für Suchtmittel ausgegeben, was Körper und Seele zerstört. Viele betrachten die Arbeit als Mühsal und versuchen, den Lebensunterhalt lieber durch Plänemachen als durch ehrliche Arbeit zu erlangen. Das Verlangen, zu leben, ohne zu arbeiten, öffnet die Tür für Verderben, Laster und Elend fast ohne Grenzen.

Die Armenviertel der Städte

In den Großstädten gibt es viele Menschen, die weniger Fürsorge und Beachtung erfahren, als man Tieren schenkt. Denkt an die Familien, die in elenden Behausungen – dunkle Keller, feucht und dreckig – zusammengepfercht leben. An diesen trostlosen Orten werden Kinder geboren, wachsen auf und sterben. Sie sehen nichts von der Schönheit der Natur, die Gott geschaffen hat, um die Sinne zu erfreuen und die Seele zu erheben. In Lumpen gehüllt und halb verhungert leben sie inmitten von Laster und Verderbnis; ihr Charakter wird vom Elend und der Sünde um sie herum geprägt. Den Namen Gottes hören die Kinder nur in Lästerungen; schlechte Reden; Verwünschungen und Schmähungen hören sie ständig. Der Geruch von Alkoholika und Tabak und widerliche Dünste und moralische Verkommenheit verderben ihre Sinne. Auf diese Weise wird bei vielen Kindern die Grundlage gelegt, kriminell zu werden, zu Feinden der Gesellschaft, die sie dem Elend und der Entwürdigung überlassen hat.

Nicht alle Armen in diesen Stadtvierteln zählen zu dieser Gruppe. Gottesfürchtige Männer und Frauen sind durch Krankheit oder Unglück in äußerste Armut geraten, oft durch die unehrliche Handlungsweise derer, die von der Beraubung ihrer Mitmenschen leben. Viele Aufrichtige und Gutmütige verarmen, weil ihnen eine gute handwerkliche Ausbildung fehlt. Aus Unwissenheit sind sie nicht in der Lage, gegen die Schwierigkeiten des Lebens anzukämpfen. Sie ziehen in die Städte, können aber oft keine Beschäftigung finden. Um sich herum sehen und hören sie nur das Laster und sind schrecklicher Versuchung ausgesetzt. Mit lasterhaften und verkommenen Menschen zusammengepfercht und ihnen oft sozial gleichgestellt, können sie nur durch übermenschliche Anstrengungen und Kraft bewahrt werden, in dieselben Tiefen zu sinken. Viele halten an ihrer Rechtschaffenheit fest und wollen lieber leiden als sündigen. Diese Menschen brauchen besonders Hilfe, Anteilnahme und Ermutigung.

Heimstätten auf dem Land

Diese Armen sollten ein Heim auf dem Land finden, statt in den Städten zusammengedrängt zu wohnen. So könnten sie nicht nur ihren Lebensunterhalt verdienen, sondern auch Gesundheit und Glück finden, das ihnen bisher unbekannt ist. Harte Arbeit, einfache Nahrung, strenge Sparsamkeit, oft Mühe und Entbehrung würde ihr Los sein, aber es wäre für sie ein Segen. Dadurch könnten sie die Stadt mit ihren Verlockungen zum Bösen, ihrer Unruhe und ihren Verbrechen, ihrem Elend und Verderben verlassen und dafür die Ruhe, den Frieden und die Reinheit des Landes eintauschen.

Leider leben viele in den Städten, wo sie keinen Fußbreit Grünfläche besitzen und jahrelang auf schmutzige Hinterhöfe, enge Gassen und Beton- und Steinmauern blicken müssen. Sie blicken in einen durch Staub und Rauch verdunkelten Himmel. Den Himmel selbst würden sie erleben, wenn sie wieder auf dem Land leben könnten. Dort sind sie von grünen Feldern, Wäldern, Hügeln und Bächen umgeben. Ständig könnten sie den klaren Himmel sehen und frische, reine Luft einatmen.

Von den verderblichen Grundsätzen, Gewohnheiten und Aufregungen der Welt getrennt und von der Abhängigkeit zu diesen Menschen befreit, würden sie die Schönheiten der Natur erleben. Sie wären Gott näher; und viele würden lernen, sich auf ihn zu verlassen. Sie würden in der Natur seine Stimme vernehmen, die zu ihren Herzen von seinem Frieden und seiner Liebe spricht. Körper, Seele und Geist wären für diese heilende, lebenspendende Macht empfänglich.

Die Notwendigkeit der Ausbildung in einem Beruf

Viele brauchen, wenn sie für ihren Lebensunterhalt selbst sorgen sollen, Unterstützung, Ermutigung und Belehrung. Es gibt sehr viele arme Familien, für die kein besserer missionarischer Dienst getan werden könnte, als ihnen zu helfen, sich auf dem Land anzusiedeln. Sie sollten unterrichtet werden, wie sie auf dem Land ihren Lebensunterhalt verdienen können.

Die Notwendigkeit einer solchen Hilfe und Anleitung ist aber nicht nur auf die Städter begrenzt. Auch auf dem Land, mit all seinen Möglichkeiten zu einem besseren Leben, sind viele Arme in großen Schwierigkeiten. Ganze dörfliche Gemeinwesen haben keine Ausbildung in irgend einem Erwerbszweig und wie sie ihre Gesundheit erhalten können. Familien leben in Hütten mit mangelhafter Einrichtung und Kleidung, ohne Werkzeuge, ohne Bücher, ohne jegliche Behaglichkeit und ohne geeignete Ausbildungsmöglichkeiten. Abgestumpfte Seelen und geschwächte und missgestaltete Körper offenbaren die Folgen schlechten Erbgutes und falscher Lebensgewohnheiten. Diese Menschen müssen von Grund auf ausgebildet werden. Sie haben bisher ein nutzloses, träges, verwahrlostes Leben geführt und müssen erst zu richtigen Gewohnheiten erzogen werden.

Wie kann man sie zur Einsicht führen, dass es nötig ist, ihre Lebensweise zu verbessern? Wie hilft man ihnen, ein höheres Lebensideal zu erreichen? Wie kann man ihnen helfen, sich aufzurichten? Was kann dort getan werden, wo Armut herrscht und wo man ihr auf jedem Schritt begegnet? Sicherlich, dieser Dienst ist schwer. Doch die notwendige Reform wird niemals stattfinden, wenn nicht Männer und Frauen von einer Kraft unterstützt werden, die nicht in ihnen selbst liegt. Es ist Gottes Absicht, Reiche und Arme durch die Anteilnahme und Hilfsbereitschaft eng miteinander zu verbinden. Alle, die Mittel, Begabung und Fähigkeiten haben, sollen sie zum Segen ihrer Mitmenschen einsetzen.

Eine Aufgabe für christliche Landwirte

Christliche Landwirte können wirkungsvolle Missionsarbeit tun, wenn sie den Armen helfen, ein Heim auf dem Lande zu finden und sie unterrichten, wie sie den Boden bebauen und fruchtbar machen können. Lehrt sie, wie sie die Ackergeräte gebrauchen, wie sie die verschiedenen Getreidearten anpflanzen und wie sie die Obstgärten anlegen und pflegen müssen.

Viele Landwirte erzielen keine angemessenen Erträge, weil ihnen bestimmte Kenntnisse fehlen. Sie pflegen ihre Obstanlagen nicht ordentlich, das Getreide wird nicht rechtzeitig ausgesät und um die Bearbeitung des Bodens kümmert man sich nur halbherzig. Den schlechten Erfolg führen sie dann auf die Unfruchtbarkeit des Bodens zurück. Oft wird Ackerboden falsch eingeschätzt, der bei richtiger Bearbeitung reiche Ernte hervorbringen würde. Die beschränkten Pläne, die geringe Kraft, die man dazu einsetzt, die unzureichenden

Kenntnisse, wie man besseren Methoden einführt, müssen dringend reformiert werden.

Alle, die willig sind zu lernen, sollten die besten Anbaumethoden kennen lernen. Wenn jemand sich in der Umstellung schwer tut, so erteilt ihm die Lehren indirekt. Bebaut euer eigenes Land in richtiger Weise. Sprecht, wenn ihr könnt, ein paar Worte zu eurem Nachbarn und lasst die Ernte zugunsten richtiger Methoden sprechen. Zeigt dadurch, was aus dem Land gemacht werden kann, wenn es richtig bearbeitet wird.

Errichtung von Werkstätten

Der Gründung verschiedener Handwerksbetriebe sollte Beachtung geschenkt werden, damit arme Familien Beschäftigung finden können. Tischler, Schlosser und jeder, der irgend eine nützliche Arbeit erlernt hat, sollte sich dafür verantwortlich fühlen, die Unwissenden und Arbeitslosen auszubilden und ihnen zu helfen.

Frauen wie Männern bietet sich ein weites Betätigungsfeld, Armen behilflich zu sein. Die gute Köchin, die Haushälterin, die Näherin, die Pflegerin – die Hilfe aller wird gebraucht. Die Mitglieder armer Familien sollten unterrichtet werden, richtig zu kochen. Außerdem sollten sie lernen, wie man selbst Kleidung anfertigt und ausbessert, wie man Kranke pflegt und richtig für den Haushalt sorgt. Jungen und Mädchen sollten sorgfältig in einem nützlichen Beruf ausgebildet werden.

Missionarische Familien

Wir brauchen missionarische Familien, die sich an verschiedene Orte niederlassen. Landwirte, Geschäftsleute, Bauhandwerker und alle, die sich in verschiedenen Fachrichtungen und Handwerksberufen auskennen. Sie sollten in wenig besiedelte Gebiete gehen, das Land urbar machen, Betriebe gründen, einfache Häuser für sich selbst errichten und ihren Nachbarn helfen.

Die rauen Gegenden, die unwirtlichen Orte hat Gott durch ihre natürliche Schönheit anziehend gemacht. Zu diesem Werk sind wir berufen. Selbst die öden Gegenden der Erde, die nicht versprechend erscheinen, können wie der Garten Gottes werden. „Zur der Zeit werden die Tauben hören die Worte des Buches, und die Augen der Blinden werden aus Dunkel und Finsternis sehen; und die Elenden werden wieder Freude haben am Herrn, und die Ärmsten unter den Menschen werden fröhlich sein in dem Heiligen Israels.“ Jesaja 29,18-19

Gebt Menschen Anleitung zur Selbsthilfe

Wir können den Armen oft am wirksamsten helfen, wenn wir sie in praktischen Dingen anleiten. In der Regel fehlen denen, die nicht zur Arbeit erzogen wurden, der Fleiß, die Ausdauer, die Sparsamkeit und die Bereitschaft, sich einzuschränken. Sie wissen nicht zu haushalten. Oft wird durch fehlende Sorgfalt und mangelndes Urteilsvermögen das verschwendet, was ihren Familien Wohlstand und Behaglichkeit erhalten könnte, wenn man es sorgfältig und sparsam einsetzen würde. „Ein urbar gemachtes Feld nährt den Armen reichlich; was man hat, geht zu Grunde, wo kein Haushalt ist.“ Sprüche 13,23; van Eß

Wir mögen den Armen geben und ihnen damit schaden, weil wir sie dadurch abhängig machen. Solches Geben stärkt nur die Selbstsucht und Hilflosigkeit; oft führt es zur Trägheit, Verschwendungssucht und Unmäßigkeit. Niemand, der sich seinen Lebensunterhalt selbst verdienen kann, hat das Recht, sich auf andere zu verlassen. Das Sprichwort: „Die Welt schuldet mir einen Unterhalt“, birgt in sich den Kern von Unwahrheit, Betrug und Raub. Die Welt schuldet niemand einen Unterhalt, der imstande ist, zu arbeiten und für sich selbst zu sorgen.

Wahre Wohltätigkeit hilft den Menschen zur Selbsthilfe. Wenn jemand an unsere Tür kommt und um Nahrung bittet, sollten wir ihn nicht hungrig wegschicken; seine Armut kann die Folge von Unglück sein. Aber wahre Wohltätigkeit meint mehr als nur geben. Sie bedeutet ein echtes Interesse am Wohlergehen anderer. Wir sollten versuchen, die Bedürfnisse der Armen und Betrübten zu verstehen und ihnen die

Hilfe zu bringen, die ihnen am meisten nützt. Sich gedanklich, zeitlich und persönlich einzusetzen kostet weit mehr, als einfach jemandem etwas Geld zu geben, aber es ist die beste Nächstenliebe.

Jene, die begriffen haben, dass sie das verdienen, was sie geleistet haben, werden bereitwilliger lernen, das meiste daraus zu machen. Besonders wenn sie lernen, auf sich selbst gestellt zu sein, erwerben sie nicht nur das, was sie selbst benötigen, sondern ihnen bleibt auch die Möglichkeit, anderen zu helfen. Zeigt den Menschen die Wichtigkeit der alltäglichen Pflichten, die ihre Gelegenheiten ungenutzt verstreichen lassen. Zeigt ihnen auch, dass der biblische Glaube Menschen niemals zu Müßiggängern macht. Christus ermunterte stets zum Fleiß. Er sprach zu den Faulen: „Was steht ihr hier den ganzen Tag müßig da?“ Matthäus 20,6 „Wir müssen die Werke ... wirken, ... solange es Tag ist; es kommt die Nacht, da niemand wirken kann.“ Johannes 9,4

Praktische Vorbilder

Es ist das Vorrecht aller, mit ihrem Familienleben, ihren Sitten und Gewohnheiten und ihren Regeln der Welt ein Zeugnis davon zu geben. Sie sollten als gehorsame Christen zeigen, was das Evangelium für sie tun kann. Christus kam in unsere Welt, um uns ein Vorbild darin zu sein, was aus uns werden kann. Er erwartet, dass seine Nachfolger in allen Lebenslagen richtige Vorbilder sein sollen. Sein Wunsch ist, dass der göttliche Einfluss auch an äußeren Dingen sichtbar wird.

Unsere Heime und deren Umgebung sollten beispielhaft sein, wie man etwas besser macht, damit Fleiß, Sauberkeit, guter Geschmack und feines Benehmen die Stelle von Trägheit, Unsauberkeit, Rauheit und Unordnung einnehmen. Wir können durch unser Leben und Beispiel anderen helfen zu erkennen, was in ihrem Charakter oder in ihrer Umgebung abstoßend ist und können sie mit christlicher Freundlichkeit zur Besserung ermutigen. Wenn wir Interesse für sie zeigen, werden wir auch Gelegenheit finden, sie zu lehren, wie sie ihre Kräfte am besten einsetzen können.

Mut und Hoffnung

Ohne Mut und Ausdauer können wir nichts zustande bringen. Sprecht Worte der Hoffnung und Ermutigung zu den Armen und Entmutigten. Wenn nötig, stellt ihnen eure Anteilnahme ganz praktisch unter Beweis. Helft ihnen, wenn sie in Schwierigkeiten kommen. Diejenigen, die viele Vorteile haben, sollten daran denken, dass sie selbst noch in vielen Dingen fehlerhaft sind und dass es ihnen peinlich ist, wenn man auf ihre Fehler hinweist und ihnen vorhält, wie weit sie noch vom Ideal entfernt sind. Denkt daran, dass Freundlichkeit mehr zuwege bringt als Tadel. Wenn ihr versucht, andere zu belehren, so lasst sie erkennen, dass ihr ihnen zu einem höchstmöglichen Stand verhelfen möchtet. Wenn das in einigen Punkten misslingt, dann verurteilt sie nicht so schnell.

Einfachheit und Selbstverleugnung

Einfachheit, Selbstverleugnung, Sparsamkeit, Dinge, die gerade die Armen notwendigerweise lernen sollten, erscheinen für sie oft schwer und unwillkommen. Das Beispiel und der Geist der Welt erregen und fördern ständig Stolz, Eitelkeit, Zügellosigkeit, Verschwendung und Trägheit. Diese Übel stürzen Tausende in Armut und hindern weitere Tausende daran, sich aus Erniedrigung und Elend zu erheben. Wiedergeborene Christen sollten die Armen ermutigen, diesen Einflüssen zu widerstehen.

Christus kam in Einfachheit auf diese Welt, er stammte aus niedriger gesellschaftlicher Schicht. Die Majestät des Himmels, der König der Herrlichkeit, der Befehlshaber aller Engelscharen erniedrigte sich selbst und wurde ein Mensch und wählte ein Leben der Armut und Einfachheit. Er verfügte über keine anderen Möglichkeiten, die arme Menschen nicht auch haben. Armut, Mühsal und Entbehrung waren seine tägliche Erfahrung. Er sagte: „Die Füchse haben Gruben, und die Vögel unter dem Himmel haben Nester; aber der Menschensohn hat nichts, wo er sein Haupt hinlege.“ Lukas 9,58

Jesus suchte nicht die Bewunderung oder den Beifall von Menschen. Er befehligte keine Armee, er herrschte über kein weltliches Reich. Er bemühte sich nicht um die Anerkennung der Reichen und Angesehenen dieser Welt, er beanspruchte keinen Posten unter den Führern des Volkes. Er wohnte vielmehr unter den Niedrigen. Er hielt sich nicht an die unnatürliche Einteilung gesellschaftlicher Gruppen. Er schenkte der Aristokratie, dem Reichtum, der Begabung, der Bildung und der beruflichen Stellung keine Beachtung.

Obwohl er der Fürst des Himmels war, erwählte er doch seine Jünger nicht aus den Rechtsgelehrten, Obersten, Schriftgelehrten oder Pharisäern. Er ging an diesen vorbei, weil sie auf ihre Gelehrsamkeit und Stellung stolz waren. Sie waren auf ihre Traditionen und ihren Aberglauben versessen. Er, der alle Herzen kannte, wählte sich einfache Fischer, die bereit waren, sich unterweisen zu lassen. Er aß mit Zöllnern und Sündern und mischte sich unter das einfache Volk, nicht um mit ihnen niedrig und irdisch gesinnt zu leben, sondern um ihnen durch Lehre und Vorbild richtige Grundsätze aufzuzeigen und sie von ihrem weltlichen Denken und ihrer Erniedrigung aufzurichten.

Jesus wollte den falschen Maßstab der Welt korrigieren, an dem der Wert von Menschen beurteilt wird. Er wählte seinen Platz bei den Armen, um von der Armut den Makel zu entfernen, den die Welt ihm auferlegt hat. Er hat sie für immer davon entfernt, indem er die Armen als Erben des Reiches Gottes segnete. Er weist uns auf den Pfad hin, den er selbst ging, und sagte: „Wer mir folgen will, der verleugne sich selbst und nehme sein Kreuz auf sich täglich und folge mir nach." Lukas 9,23

Christliche Missionare sollen den Menschen dort begegnen, wo sie sind und sie unterrichten, wie sie ohne Stolz einen guten Charakter entwickeln können. Zeigt ihnen, wie Christus arbeitete und seine eigenen Interessen zurückstellte. Helft ihnen, von ihm Selbstverleugnung und Hingabe zu lernen. Lehrt sie, sich davor zu hüten, sich der Mode der Selbstverwirklichung anzupassen. Das Leben ist zu wertvoll und hat zu viel ernste, feierliche Verantwortlichkeiten, um es damit zu vergeuden, dem eigenen Ich zu dienen.

Das Beste des Lebens

Noch haben Männer und Frauen kaum damit begonnen, den wahren Zweck des Lebens zu begreifen. Sie werden von Glanz und Glamour angezogen; sie streben nach hohen gesellschaftlichen Positionen. Dem werden die wahren Lebensziele geopfert. Die besten Dinge des Lebens – Einfachheit, Ehrlichkeit, Wahrhaftigkeit, Reinheit und Redlichkeit – können nicht gekauft oder verkauft werden. Sie sind für die Ungebildeten ebenso frei erhältlich wie für die Gebildeten, für den einfachen Arbeiter ebenso wie für den hochgeachteten Staatsmann. Gott hält für jeden eine Freude bereit, die von Reichen und Armen gleichermaßen empfunden werden kann – die Freude der Entwicklung einer sauberen Gedankenwelt und selbstlosen Handelns, die Freude, die aus der Äußerung mitfühlender Worte und aus Taten der Freundlichkeit erwächst. Wer so dient, spiegelt Jesu Licht wider und erhellt damit Menschenleben, die von vielen Schatten verdunkelt werden.

Während ihr den Armen in praktischen Dingen helft, behaltet stets ihre geistlichen Bedürfnisse im Auge. Legt durch euer eigenes Leben Zeugnis ab von der bewahrenden Kraft des Heilandes. Lasst euren Charakter dem hohen Maßstab genügen, den alle erlangen können. Lehrt das Evangelium in einfachen Gleichnissen aus dem Leben. All euer Tun sei eine Lehre in Charakterbildung.

Selbst im einfachen Arbeitsablauf können auch die Schwächsten und Einfachsten mit Gott zusammenarbeiten und den Trost seiner Gegenwart und die helfende Gnade erleben. Sie sollen sich nicht selbst mit geschäftlichen Schwierigkeiten und mutlosen Sorgen aufreiben lassen. Lasst sie einen Tag nach dem anderen ihre Arbeit tun und treu die Aufgabe ausführen, die Gottes Vorsehung für sie bestimmt hat; er wird für sie sorgen. Er sagt: „Sorgt euch um nichts, sondern in allen Dingen lasst eure Bitten in Gebet und Flehen mit Danksagung vor Gott kundwerden! Und der Friede Gottes, der höher ist als alle Vernunft, bewahre eure Herzen und Sinne in Christus Jesus.“ Philipper 4,6-7

Des Herrn Fürsorge erstreckt sich auf alle seine Geschöpfe. Er liebt sie alle und macht keine Unterschiede, nur, dass er bei denen noch mehr mitfühlt, die des Lebens schwerste Lasten zu tragen haben. Kindern Gottes werden Prüfungen und Schwierigkeiten begegnen, aber sie sollten ihr Los in freudiger Gesinnung tragen. Für die Entbehrungen in dieser Welt wird sie der Herr reichlich entschädigen, daran sollten sie denken.

Wenn wir in Schwierigkeiten kommen, offenbart er seine Macht und Weisheit durch die Antwort auf unsere demütigen Bitten. Vertraut ihm als einem Gott, der Gebete erhört und beantwortet. Er will sich euch als der Eine offenbaren, der in jeder Schwierigkeit helfen kann. Er, der den Menschen geschaffen hat, der ihm seine wunderbaren körperlichen, geistigen und seelischen Fähigkeiten verlieh, wird ihm nicht das vorenthalten, was zur Erhaltung des Lebens notwendig ist. Er hat uns sein Wort gegeben – als Blätter vom Baum des Lebens – und wird uns nicht die Erkenntnis vorenthalten, auf welche Art seine bedürftigen Kinder Nahrung erhalten können.

Wie kann einer, der nur den Pflug hält und Ochsen treibt, Weisheit erlangen? Indem er sie sucht wie Silber und danach forscht wie nach verborgenen Schätzen. „So unterwies ihn sein Gott und lehrte ihn, wie es recht sei." Jesaja 28,26 „Auch das kommt her vom Herrn Zebaoth; sein Rat ist wunderbar und führt es herrlich hinaus." Jesaja 28,29

Gott unterrichtete Adam und Eva in Eden, wie sie den Garten bebauen sollten. Und das will er auch den Menschen heute noch zeigen und dem Weisheit schenken, der den Pflug führt und den Samen sät. Gott wird allen, die ihm vertrauen und gehorchen, Wege eröffnen, die ihnen weiterhelfen. Sie sollten mutig vorangehen und ihm zutrauen, dass er ihre Bedürfnisse nach dem Reichtum seiner Gnade erfüllen wird.

Der Heiland speiste die Menge mit fünf Broten und zwei kleinen Fischen. Er ist auch heute in der Lage, uns die Frucht unserer Arbeit zu geben. Der Herr, der zu den Fischern von Galiläa sagte: „Werft eure Netze zum Fang aus," Lukas 5,4 und der ihnen diese auch füllte als sie gehorchten, möchte, dass sein Volk darin auch heute noch einen Beweis seiner Fürsorge erkennt. Der Gott, der in der Wüste dem Volk Israel Manna vom Himmel gab, lebt und regiert noch heute. Er will sein Volk leiten und ihnen Kenntnisse und Verstand geben in der Aufgabe, zu der er sie beauftragt hat. Er will denen Weisheit schenken, die danach streben, gewissenhaft und verständnisvoll ihre Pflicht zu tun. Ihm gehört die Welt. Alle Hilfsmittel stehen ihm zur Verfügung. Er will jeden segnen, der bestrebt ist, für andere ein Segen zu sein.

Wir müssen nur im Glauben nach oben schauen. Von scheinbaren Fehlschlägen und Verzögerungen sollen wir uns nicht entmutigen lassen. Wir sollten freudig, hoffnungsvoll und dankbar arbeiten. Der Herr hält für treue, gläubige Arbeiter in der Ernte reiche Schätze bereit, große Vorräte, wertvoller als Silber und Gold. Die Berge und Hügel verändern sich; die Erde veraltet wie ein Gewand, aber der Segen Gottes, der für sein Volk einen Tisch in der Wüste bereitet, wird niemals aufhören.

Kapitel 13

Die Armen

Wohl dem, der sich des Bedürftigen annimmt...

Wenn alles getan ist, was getan werden kann, um den Armen zu helfen, sich selbst zu helfen, so bleiben da noch die Witwen und Waisen, die Alten, die Hilflosen und die Kranken. Sie benötigen Anteilnahme und Fürsorge; sie sollten niemals vernachlässigt werden. Gott selbst hat sie der Barmherzigkeit, der Liebe und der Fürsorge all derer anvertraut, die er zu seinen Haushaltern gemacht hat.

Die Glaubensgenossen

„Solange uns noch Zeit bleibt, wollen wir allen Menschen Gutes tun; vor allem aber denen, die mit uns an Jesus Christus glauben." Galater 6,10; Hfa In besonderer Weise hat Christus seine Gemeinde dazu beauftragt, für die Hilfsbedürftigen in ihren eigenen Reihen zu sorgen. In jeder Gemeinde gibt es seine Armen, sie werden immer unter uns sein. Dadurch legt er den Gliedern der Gemeinde eine persönliche Verantwortung auf, für sie zu sorgen.

Wie eine Familie füreinander sorgt, so soll auch eine christliche Gemeinde füreinander sorgen. Sie soll den Kranken dienen, die Schwachen unterstützen, die Unwissenden belehren und die Unerfahrenen unterweisen. Auf keinen Fall dürfen sie vernachlässigt werden.

Witwen und Waisen

Witwen und Waisen genießen die besondere Fürsorge des Herrn. „Ein Vater der Waisen und ein Helfer der Witwen ist

Gott in seiner heiligen Wohnung." Psalm 68,6 „Denn der dich gemacht hat, ist dein Mann – Herr Zebaoth ist sein Name –, und dein Erlöser der Heilige Israels, der aller Welt Gott genannt wird." Jes. 54,5 „Verlass nur deine Waisen, ich will sie am Leben erhalten, und deine Witwen sollen auf mich hoffen." Jer. 49,11

Manche Väter sind, wenn sie sterben und deshalb ihre Lieben verlassen mussten, ruhig im Glauben an Gottes Verheißung gestorben, dass er sie versorgen wird. Der Herr sorgt für die Witwen und Waisen durch ein Wunder an menschlichen Herzen, dass die Selbstsucht vertreibt und die Quellen christlicher Liebe hervorsprudeln lässt. Dieses Wunder ist von anderer Art, als er damals Manna vom Himmel sandte oder die Raben schickte, die dem Propheten Speise brachten. Er übergibt die Betrübten und Hinterbliebenen seinen Nachfolgern als eine kostbare Gabe; sie haben den stärksten Anspruch auf unser Mitgefühl.

In komfortabel ausgestatteten Häusern, mit Vorräten aus reichen Ernten angefüllt, in vollen Kleiderschränken, in Tresoren und Bankguthaben, hat Gott Mittel für die Unterstützung dieser Bedürftigen vorgesehen. Er fordert uns auf, Mittler seiner Gaben zu sein.

Manch eine Witwe und Mutter vaterloser Kinder kämpft tapfer darum, ihre doppelte Last zu tragen. Sie arbeitet oft weit über ihre Kräfte, um ihre Kleinen bei sich zu behalten und zu versorgen. Sie hat wenig Zeit für deren Erziehung und Unterrichtung, nur wenig Gelegenheit, ihnen Erlebnisse zu verschaffen, die ihr Leben erhellen. Sie benötigt Ermutigung, Anteilnahme und spürbare Hilfe.

Gott fordert uns auf, diesen Kindern, so gut wir können, die fehlende Fürsorge eines Vaters zu ersetzen. Anstatt von ferne zu stehen, über ihre Fehler zu klagen und über die Mühe, die sie vielleicht verursachen, helft ihnen auf jede mögliche Weise. Versucht der geplagten Mutter zu helfen, erleichtert ihre Lasten.

Zudem sind da die vielen Kinder, denen das elterliche Vorbild und der gute Einfluss eines christlichen Heimes fehlen.

Mögen Christen ihre Herzen und Häuser diesen hilflosen Kleinen öffnen. Dieser Dienst, den Gott ihnen als persönliche Pflicht auferlegt hat, sollte nicht auf eine Hilfsorganisation abgewälzt oder gar weltlicher Fürsorge überlassen werden. Wenn die Kinder keine Verwandten haben, die für sie sorgen können, sollten die Gemeindeglieder ihnen ein Heim geben. Unser Schöpfer bestimmte, dass wir in Familien zusammenleben sollen. Die Persönlichkeit des Kindes wird sich am besten in der liebevollen Atmosphäre eines christlichen Heimes entwickeln.

Viele, die keine eigenen Kinder haben, könnten ein gutes Werk für die Kinder anderer tun. Anstatt ihre Aufmerksamkeit Haustieren zuzuwenden und ihre Gefühle an diese unvernünftigen Tiere zu verschwenden, sollten sie kleine Kinder aufnehmen, deren Charaktere sie nach dem göttlichen Vorbild formen könnten. Schenkt eure Liebe den heimatlosen Mitgliedern der menschlichen Familie. Überdenkt, wie viel dieser Kinder ihr aufnehmen könnt, um sie in der Zucht und Vermahnung zum Herrn zu erziehen. Dadurch würden sie selbst reich gesegnet.

Die Alten

Auch die Alten brauchen die Geborgenheit einer Familie. Im Heim von Brüdern und Schwestern in Christus kann der Verlust ihres eigenen Heimes fast ganz ersetzt werden. Wenn sie dazu ermutigt werden, an den Interessen und Aufgaben im Haushalt teilzunehmen, hilft ihnen das sehr, sich nicht überflüssig zu fühlen. Lasst sie spüren, dass ihre Hilfe geschätzt ist, dass es für sie noch etwas zu tun gibt, indem sie anderen dienen. Dies wird ihre Herzen erfreuen und ihrem Leben Sinn geben.

Lasst jene, deren weiße Haare und zitternde Schritte anzeigen, dass sie bald sterben müssen, soweit wie möglich unter Freunden und in der Familie bleiben. Lasst sie Gottesdienst halten unter denen, die sie gekannt und geliebt haben; lasst liebevolle sanfte Hände für sie sorgen.

Wenn irgend möglich, sollte es das Vorrecht jeder Familie sein, ihre eigenen Verwandten zu betreuen. Wenn dies jedoch nicht möglich ist, kommt es als Dienst der Gemeinde zu. Sie sollte es als Vorrecht wie als Pflicht annehmen. Alle, die mit Christi Geist erfüllt sind, werden die Schwachen und Alten liebevoll betreuen.

Die Anwesenheit eines solchen hilfsbedürftigen Menschen in unseren Heimen ist eine kostbare Gelegenheit, Mitarbeiter Christi in seinen Werken der Barmherzigkeit zu sein und Charakterzüge zu entwickeln, die den seinen ähnlich sind. In der Verbindung von alten und jungen Menschen ruht ein Segen. Die Jungen können Sonnenschein in Herz und Leben der Alten bringen. Wenn ihr Anteil am Leben nachlässt, benötigen sie die segensreiche Verbindung mit jugendlichen Menschen, die mit ihrer Hoffnungsfreudigkeit und Lebendigkeit die Alten erfrischt. Auch die jungen Menschen können von der Weisheit und Erfahrung der Alten profitieren. Vor allem aber sollen sie lernen, selbstlos zu dienen. Die Anwesenheit von jemand, der Teilnahme, Geduld und selbstaufopfernde Liebe braucht, wäre für manches Heim ein unschätzbarer Segen. Es würde das häusliche Leben verschönern und veredeln und in jung und alt solche christlichen Umgangsformen fördern, die sie in göttliche Schönheit verwandeln und an den unvergänglichen Schätzen des Himmels reich machten.

Eine Prüfung des Charakters

„Ihr habt allezeit Arme bei euch, und wenn ihr wollt, könnt ihr ihnen Gutes tun.“ Markus 14,7 „Witwen und Waisen in ihrer Not zu helfen und sich vom gottlosen Treiben dieser Welt nicht verführen zu lassen: das ist wirkliche Frömmigkeit, mit der man Gott, dem Vater, dient.“ Jakobus 1,27; Hfa

Christus prüft alle seine bekenntlichen Nachfolger, indem er ihnen Hilflose und Arme anvertraut, die auf ihre Fürsorge angewiesen sind. An unserer Liebe und unserem Dienst für seine bedürftigen Kinder wird die Echtheit unserer Liebe zu ihm sichtbar. Wenn wir sie vernachlässigen, erklären wir uns dadurch selbst als falsche Jünger, denen Christus und seine Liebe fremd sind.

Waisenheime

Wenn alles getan würde, was getan werden könnte, um in Familien für Waisenkinder ein Heim zu schaffen, würden immer noch viele übrig bleiben, die Fürsorge benötigen. Viele dieser Kinder haben ein schlechtes Erbgut mitbekommen. Sie scheinen nicht sehr vielversprechend, wirken oftmals abstoßend und verdorben, aber sie sind durch das Blut Christi erkauft und in seinen Augen ebenso kostbar wie unsere eigenen Kinder. Wenn keine hilfreiche Hand nach ihnen ausgestreckt wird, wachsen sie in Unwissenheit auf und werden in Laster und Verbrechen getrieben. Viele dieser Kinder könnten durch Waisenhäuser davor bewahrt werden.

Solche Einrichtungen sollten, um möglichst erfolgreich zu sein, so weit wie möglich nach dem Plan eines christlichen Heimes gestaltet werden. Anstatt große Gebäude mit vielen Kindern, sollten kleine Einrichtungen an verschiedenen Orten errichtet werden. Anstatt in großen Städten oder ihrem Randgebiet sollten sie auf dem Land gelegen sein, wo sie ausreichend Boden zur Bebauung erwerben können. Die Kinder leben dort in einer natürlichen Umgebung und können die Vorteile einer handwerklichen Ausbildung genießen.

Die Leiter solcher Einrichtungen sollten weitherzige, rücksichtsvolle, opferbereite Männer und Frauen sein, die den Dienst aus Liebe zu Christus tun und die Kinder für ihn erziehen. Unter solcher Betreuung können viele Waisen und Vernachlässigte dazu erzogen werden, nützliche Mitglieder der Gesellschaft zur Ehre Christi zu sein, die dann wiederum anderen helfen können.

Sparsamkeit, Selbstverleugnung

Viele verachten Sparsamkeit, weil sie das mit Geiz und Engherzigkeit verwechseln, aber Sparsamkeit ist durchaus mit der größten Freigebigkeit zu vereinbaren. Ja, es gibt keine wirkliche Freigebigkeit ohne Sparsamkeit, wir müssen sparen, damit wir geben können.

Niemand kann wahre Wohltätigkeit üben ohne Selbstverleugnung. Nur durch ein Leben der Einfachheit, der Selbstverleugnung und strengsten Sparsamkeit ist es uns möglich, das Werk zu vollbringen, das uns als Stellvertreter Christi aufgetragen ist. Stolz und weltlicher Ehrgeiz müssen aus unserem Leben verschwinden. In allem was wir tun, sollen die Grundsätze der Selbstlosigkeit sichtbar werden, die sich im Leben Christi offenbarten. An den Wänden unserer Heime, auf Bildern und Möbeln soll man lesen können: „Die im Elend ohne Obdach sind, führe ins Haus." Jesaja 58,7 An unseren Kleiderschränken soll wie mit dem Finger Gottes geschrieben sein: „Wenn du einen nackt siehst, so kleide ihn." Jesaja 58,7 Im Esszimmer, auf dem mit reichlich Nahrung beladenen Tisch sollten wir lesen: „Brich dem Hungrigen dein Brot." Jesaja 58,7

Tausend Türen stehen uns offen, um Gutes zu tun. Oft klagen wir über die wenigen Mittel, die uns zur Verfügung stehen, aber wenn es den Christen wirklich ernst wäre, könnten sie diese Mittel tausendfach vermehren. Es ist Selbstsucht und Selbstbefriedigung, die den Weg versperren, um Gutes zu tun.

Wie viel Geld wird für Dinge ausgegeben, die nur Götzen sind; die Gedanken, Zeit und Kraft beanspruchen, die zu einem besseren Zweck angewendet werden sollten! Wie viel Geld wird auch in kostspielige Häuser und Möbel gesteckt, in selbstsüchtige Vergnügen, üppige und ungesunde Speisen und anderen schädlichen Befriedigungen verschwendet. Wie viel wird für Geschenke rausgeschmissen, die niemandem nutzen! Manch einer, der den Namen Christ führt, gibt heutzutage für nutzlose, ja oft schädliche Dinge unendlich mehr aus als er investiert, um Seelen vom Versucher zu retten.

Viele vorgebliche Christen geben so viel Geld für Kleidung aus, dass ihnen nichts mehr für die Bedürfnisse anderer übrig bleibt. Sie denken, dass sie kostbaren Schmuck und teure Kleider unbedingt haben müssen, ohne zu berücksichtigen, dass viele sich nur mit Mühe die einfachste Kleidung anschaffen können.

Meine Schwestern, wenn ihr eure Kleidung den Regeln der Bibel angleichen würdet, hättet ihr genug übrig, womit ihr euren ärmeren Schwestern helfen könntet. Ihr würdet nicht nur Mittel, sondern auch Zeit haben; und Zeit ist oft am nötigsten. Es gibt viele, denen ihr mit eurem Rat und eurer Geschicklichkeit helfen könnt. Zeigt ihnen, wie man sich einfach und doch geschmackvoll kleidet. Manche Frau bleibt dem Gottesdienst fern, weil ihre abgetragenen, schlechtsitzenden Kleider in auffallendem Gegensatz zu der Kleidung anderer stehen. Manch eine feinfühlende Seele verspürt Gefühle von Demütigung und Ungerechtigkeit infolge dieses Gegensatzes. Dadurch werden einige dazu gebracht, an der Wahrheit des Wortes Gottes zu zweifeln; und sie verhärten ihre Herzen gegen das Evangelium.

Christus gebietet uns: „Sammelt die übrigen Brocken, damit nichts umkommt." Johannes 6,12 Während täglich Tausende an Hunger, durch Mord und Krieg, in Brandkatastrophen und Epidemien umkommen, sollte jeder Menschenfreund darauf achten, dass er nichts verschwendet oder nutzlos ausgibt, womit einem anderen Menschen noch geholfen werden könnte.

Die Zeit sinnvoll nutzen

Es ist unrecht, unsere Zeit zu verschwenden und genauso unrecht ist es, unsere Gedanken zu vergeuden. Jeder Augenblick ist verloren, den wir dem eigenen Ich widmen. Wenn wir jeden Moment richtig schätzen und sinnvoll nutzen würden, es wäre Zeit für alles vorhanden, was wir für uns selbst und für die Welt tun müssen. Im Geldausgeben, im Gebrauch von Zeit, Kraft und Gelegenheiten sollte sich jeder Christ von Gott leiten lassen. „Wenn es aber jemandem unter euch an Weisheit mangelt, so bitte er Gott, der jedermann gern gibt und niemandem Vorhaltungen macht; so wird sie ihm gegeben werden." Jakobus 1,5

Gebt, so wird euch wiedergegeben...

„Tut Gutes und leiht, wo ihr nichts dafür zu bekommen hofft. So wird euer Lohn groß sein, und ihr werdet Kinder des Allerhöchsten sein; denn er ist gütig gegen die Undankbaren und Bösen... Gebt, so wird euch gegeben" Lukas 6,35.38

„Wer … seine Augen abwendet, der wird von vielen verflucht, wer dem Armen gibt, dem wird nichts mangeln." Sprüche 28,27 „Gebt, so wird euch gegeben. Ein volles, gedrücktes, gerütteltes und überfließendes Maß wird man in euren Schoß geben." Lukas 6,38

Kapitel 14

Die Reichen

Dass sie nicht hoffen auf den ungewissen Reichtum

Cornelius, der römische Hauptmann, war ein reicher Mann und von edler Herkunft. Er nahm eine Vertrauens- und Ehrenstelle ein. Obwohl Heide von Geburt und Erziehung, hatte er doch durch die Kontakte mit den Juden Kenntnis des wahren Gottes erlangt. Diesem diente er; und die Aufrichtigkeit seines Glaubens zeigte sich durch Mitleid mit den Armen. Er „gab dem Volk viele Almosen und betete immer zu Gott." Apostelgeschichte 10,2

Cornelius kannte das Evangelium nicht, wie es im Leben und Sterben Christi offenbart war. Deshalb sandte ihm Gott eine direkte Botschaft vom Himmel und wies durch eine andere Botschaft den Apostel Petrus an, ihn zu besuchen und zu unterrichten. Cornelius war kein Mitglied der jüdischen Glaubensgemeinschaft. Von den Rabbinern ist er als Heide und als unrein betrachtet worden. Aber Gott kannte die Aufrichtigkeit seines Herzens und sandte Boten von seinem Thron, um sich mit seinen irdischen Dienern abzusprechen, wie dem römischen Hauptmann das Evangelium verkündet werden sollte.

So ist Gott auch heute noch auf der Suche nach Menschen unter Hohen wie unter Einfachen. Es gibt viele Menschen wie Cornelius, viele, die Gott gerne seiner Gemeinde hinzufügen möchte. Sie stehen positiv dem Volk Gottes gegenüber, aber durch die Bindungen, die sie an die Welt fesseln, werden sie festgehalten. Sie brauchen moralische Unterstützung, um sich auf die Seite der Einfachen zu stellen. Besondere

Bemühungen sollten für diese Menschen gemacht werden, die infolge ihrer Verantwortlichkeiten und Verbindungen in großer Gefahr sind.

Vieles ist über unsere Pflicht gegenüber den vernachlässigten Armen gesagt worden; sollte das nicht auch für die vernachlässigten Reichen gelten? Viele betrachten diese Gruppe als hoffnungslos und tun wenig, um solchen die Augen zu öffnen, die durch den Glanz irdischer Herrlichkeit geblendet, die Ewigkeit aus ihrem Blick verloren haben. Tausende der Reichen starben, ohne gewarnt zu sein. Wenn sie auch gleichgültig scheinen mögen, so sind doch viele dieser Seelen mit Sorgen beladen. „Wer Geld liebt, wird vom Geld niemals satt, und wer Reichtum liebt, wird keinen Nutzen davon haben." Prediger 5,9 „Wer zum Feingold sagt, „du bist meine Zuversicht", hat damit „verleugnet Gott in der Höhe." Hiob 31,24.28 „Kann doch keiner einen anderen auslösen oder für ihn an Gott ein Sühnegeld geben, denn es kostet zu viel, ihr Leben auszulösen; er muss davon abstehen ewiglich." Psalm 49,8-9

Reichtümer und weltliche Ehre können die Seele nicht zufrieden stellen. Viele unter den Reichen sehnen sich nach einer göttlichen Verheißung, nach einer geistlichen Hoffnung. Sie suchen nach etwas, das die Eintönigkeit ihres sinnlosen Lebens beenden würde. Viele im öffentlichen Leben spüren ein Bedürfnis nach etwas, das sie nicht haben. Wenige von ihnen gehen zur Kirche, denn sie haben den Eindruck, dass sie dort wenig mitnehmen können. Die Lehren, die sie dort hören, berühren nicht ihr Herz. Sollen wir uns nicht für sie einsetzen?

Unter den Opfern von Begierde und Sünde findet man solche, die einst reich waren. Menschen aus verschiedensten Berufen und gesellschaftlichen Schichten sind von der moralischen Verkommenheit der Welt, von Alkoholkonsum, von der unmäßigen Befriedigung ihrer Triebe besiegt worden und der Versuchung unterlegen. Während diese Gefallenen Mitleid und Hilfe erfordern, sollte man nicht auch denen Aufmerksamkeit schenken, die noch nicht so tief gesunken sind, die aber schon auf demselben Weg sind?

Tausende, die Vertrauens- und Ehrenstellen einnehmen, frönen Gewohnheiten, die Ruin für Leib und Seele bedeuten. Prediger des Evangeliums, Staatsmänner, Schriftsteller, Männer von Reichtum und Talenten, tüchtige Geschäftsleute, die Nützliches wirken könnten, befinden sich in tödlicher Gefahr, weil sie nicht die Notwendigkeit der Selbstbeherrschung in allen Dingen erkennen. Ihre Aufmerksamkeit muss auf die Grundsätze wahrer Mäßigkeit gelenkt werden. Es sollte nicht in einer engherzigen und herrschsüchtigen Weise geschehen, sondern in dem Licht der großen Absicht Gottes für die Menschheit. Könnte wahre Mäßigkeit ihnen auf diese Weise vorgeführt werden, so gäbe es in den höheren Kreisen viele, die ihren Wert erkennen und die Grundsätze von Herzen annehmen würden.

Wir sollten diesen Menschen die Auswirkung schädlicher Begierden klarmachen, nämlich die Schwächung körperlicher, geistiger und moralischer Kräfte. Helft ihnen, ihre Verantwortung als Haushalter göttlicher Gaben zu erkennen. Zeigt ihnen, wie viel Gutes sie mit dem Geld bewirken könnten, das sie nun für Dinge ausgeben, die ihnen nur schaden. Weist sie darauf hin, was Enthaltsamkeit bedeutet und bittet sie, das Geld, das sie bisher für Alkohol, Tabak und ähnliches ausgeben, zur Hilfe für Kranke und sozial Schwache oder zur Erziehung von Kindern und Jugendlichen zu spenden. So würden sie der Gesellschaft einen Dienst erweisen. Nicht viele würden eine solche Bitte abweisen.

Es gibt noch eine andere Gefahr, der die Reichen besonders ausgesetzt sind; hier gibt es ein Betätigungsfeld für den ärztlichen Missionar. Sehr viele, die in der Welt erfolgreich sind und die sich niemals den gewöhnlichen Arten des Lasters hingeben, werden durch die Liebe zum Reichtum ins Verderben gestürzt. Der Becher, der am schwierigsten zu tragen ist, ist nicht der leere, sondern der bis zum Rand gefüllte. Er muss besonders sorgfältig im Gleichgewicht gehalten werden. Leid und Not führen zu Entmutigung und Kummer; aber Wohlstand ist für das geistliche Leben am gefährlichsten.

Diejenigen, die Schicksalsschläge erleiden müssen, sollten an den Dornbusch denken, den Moses in der Wüste sah; er wurde nicht verzehrt, obwohl er brannte. Der Engel des Herrn war inmitten des Busches. Genauso umgibt uns bei Verlust und Anfechtungen der helle Lichtschein der Gegenwart des Unsichtbaren, um uns zu trösten und zu helfen. Oft wird für die gebetet, die durch Krankheit oder Not zu leiden haben; aber die Menschen, denen Besitz und Einfluss anvertraut ist, brauchen unsere Gebete noch viel mehr.

In dem Tal der Demut, wo die Menschen ihr Bedürfnis fühlen und sich auf Gott verlassen, damit er ihre Schritte leite, ist verhältnismäßige Sicherheit. Aber die Männer, welche sozusagen auf einer hohen Zinne stehen und von denen man um ihrer Stellung willen annimmt, dass sie große Weisheit besitzen, sind in größter Gefahr. Es sei denn, dass sie ihr Vertrauen auf Gott setzen, so werden sie sicher fallen.

Die Bibel verdammt keinen Menschen wegen seines Reichtums, wenn er ehrlich erworben ist. Nicht das Geld selbst, sondern die Liebe zum Geld ist die Wurzel alles Übels. Gott gibt den Menschen Kraft, Reichtum zu erwerben. In den Händen dessen, der als Haushalter Gottes handelt und seine Mittel nicht selbstsüchtig verwendet, ist Reichtum ein Segen sowohl für seinen Besitzer wie für die Welt. Aber viele, die ganz in ihrem Streben nach Wohlstand aufgehen, werden unempfindlich gegenüber den Forderungen Gottes und den Bedürfnissen ihrer Mitmenschen. Sie sehen ihren Reichtum als Mittel zur Selbstverherrlichung an. Sie fügen ein Haus zum anderen und einen Acker zum anderen; sie füllen ihre Häuser mit Luxus, während um sie herum sich menschliche Wesen in Elend und Verbrechen, in Krankheit und Tod befinden. Solche, die nur für eigene Bedürfnisse leben, entwickeln in sich nicht die Eigenschaften Gottes, sondern die Eigenschaften des Bösen.

Diese Menschen brauchen das Evangelium. Ihre Augen müssen von der Vergänglichkeit irdischer Dinge weggelenkt werden, damit sie die Herrlichkeit der unvergänglichen Schätze erkennen können. Sie müssen die Freude des Gebens und den Segen erfahren, Mitarbeiter Gottes zu sein.

„Zum Schluss noch eins: Den Reichen musst du unbedingt einschärfen, dass sie sich nichts auf ihren irdischen Besitz einbilden oder ihre Hoffnung auf etwas so Unsicheres wie den Reichtum setzen. Sie sollen vielmehr auf Gott hoffen, der uns reich beschenkt mit allem, was wir brauchen. Sage ihnen, dass sie Gutes tun sollen und gern von ihrem Reichtum abgeben, um anderen zu helfen. So werden sie wirklich reich sein und sich ein gutes Fundament für die Zukunft schaffen, um das wahre und ewige Leben zu gewinnen." 1.Timotheus 6,17-19; Hfa

Reiche, weltliebende, der Welt dienende Menschen können nicht zu Christus geführt werden, wenn man sie zufällig oder gelegentlich darauf hinweist. Diese Menschen sind oft am schwierigsten zu gewinnen. Persönlicher Einsatz von missionarisch gesinnten Männern und Frauen ist für sie nötig, die nicht versagen oder sich entmutigen lassen.

Manche sind für die Arbeit in höheren Schichten besonders geeignet. Solche sollten Weisheit von Gott erbitten, um zu verstehen, wie man diese Menschen erreichen kann. Eine nur zufällige Bekanntschaft ist nicht ausreichend, sondern durch persönliche Bemühungen und lebendigen Glauben sollen sie auf die Bedürfnisse der Seele hingewiesen werden und auf die Wahrheit, wie sie in Jesus ist.

Viele meinen, dass man die Lebensweise und Arbeitsmethoden der höheren Schichten annehmen müsse, die ihrem schwer zu befriedigenden Geschmack angepasst sei, um sie zu erreichen. Scheinbarer Reichtum, feine Gebäude, kostspielige Kleidung, teure Autos und elegante Umgebungen, Anpassung an weltliche Mode, künstliche Etikette der vornehmen Gesellschaft, klassische Bildung und Redegewandtheit werden als wesentlich erachtet. Dies ist aber ein Irrtum. Der Weg weltlicher Anpassung ist nicht Gottes Weg, um die höheren Schichten zu erreichen. Was Erfolg haben wird, ist eine konsequente, selbstlose Darstellung des Evangeliums Christi.

Die Erfahrung des Apostels Paulus, wie er den weisen Leuten von Athen entgegentrat, enthält eine Lehre für uns. Als er vor dem Areopag in Athen das Evangelium verkündigte, trat Paulus der Logik mit Logik entgegen, der Wissenschaft mit Wissenschaft, der Philosophie mit Philosophie. Die Klügsten seiner Zuhörer waren erstaunt und zum Schweigen gebracht; seinen Worten konnten sie nichts entgegensetzen. Doch seine Bemühung fruchtete wenig, nur wenige nahmen das Evangelium an. Zukünftig wählte Paulus eine andere Arbeitsweise. Er vermied fein ausgearbeitete Argumentationen und theoretische Streitfragen und verwies die Menschen in aller Einfachheit auf Christus als den Heiland der Sünder.

Als er den Korinthern von seiner Arbeit schrieb, sagt er: „Auch ich, liebe Brüder, als ich zu euch kam, kam ich nicht mit hohen Worten und hoher Weisheit, euch das Geheimnis Gottes zu verkündigen. Denn ich hielt es für richtig, unter euch nichts zu wissen als allein Jesus Christus, den Gekreuzigten ... mein Wort und meine Predigt geschahen nicht mit überredenden Worten menschlicher Weisheit, sondern in Erweisung des Geistes und der Kraft, damit euer Glaube nicht stehe auf Menschenweisheit, sondern auf Gottes Kraft." 1. Korinther 2,1-5

Ferner schrieb er im Brief an die Römer: „Ich schäme mich des Evangeliums nicht; denn es ist eine Kraft Gottes, die selig macht alle, die daran glauben, die Juden zuerst und ebenso die Griechen." Römer 1,16

Alle, die für die höheren Schichten arbeiten, sollen würdevoll auftreten und daran denken, dass Engel sie begleiten. Das Schatzhaus ihres Herzens und Geistes sollte gefüllt sein mit: „Es steht geschrieben." In ihrem Gedächtnis sollten die köstlichen Worte Christi eingeprägt sein. Dies ist wertvoller als Silber und Gold.

Christus hat gesagt, dass es leichter sei für ein Kamel durch ein Nadelöhr zu gehen als für einen Reichen, in das Reich Gottes zu kommen. Bei der Arbeit für diese Menschengruppe wird es viel Entmutigung geben und manche traurige Erfahrung. Aber bei Gott sind alle Dinge möglich. Er kann und will durch menschliche Werkzeuge auf die Gemüter der Menschen einwirken, deren Lebensziel nur der Gelderwerb ist.

Es sollen Wunder in echter Bekehrung gewirkt werden, Wunder, die wir jetzt noch nicht erkennen. Auch die größten Männer der Erde stehen im Machtbereich eines wunderwirkenden Gottes. Wenn seine Mitarbeiter mutig und treu ihre Pflicht tun, wird Gott Menschen bekehren, die verantwortliche Positionen einnehmen; intelligente und einflussreiche Menschen. Durch die Kraft des heiligen Geistes werden viele dahin gebracht werden, die göttlichen Grundsätze anzunehmen.

Wenn ihnen klargemacht wird, dass der Herr von ihnen als seinen Stellvertretern erwartet, der leidenden Menschheit zu helfen, so werden viele bereit sein, den Armen ihre Mittel und ihr Mitgefühl zukommen zu lassen. Wenn sie ihre Gedanken von den eigenen und selbstsüchtigen Zielen abwenden, werden viele sich Christus unterwerfen. Sie werden mit ihrem Einfluss und ihren Mitteln freudig in der Wohltätigkeitsarbeit mit dem demütigen Missionar zusammenarbeiten, der Gottes Werkzeug zu ihrer Bekehrung war. Durch sinnvollen Gebrauch ihrer irdischen Reichtümer werden sie sich „...Schätze im Himmel sammeln, wo sie weder Motten noch Rost fressen und wo die Diebe nicht einbrechen und stehlen." Matthäus 6,20

Wenn sie zu Christus bekehrt sind, werden viele bei der Arbeit für andere aus ihren eigenen Schichten zu Werkzeugen in der Hand Gottes. Sie werden spüren, dass ihnen die Verkündigung des Evangeliums für diejenigen übertragen ist, denen diese Welt alles bedeutet. Zeit und Geld wird Gott geweiht, Talente und Einfluss werden dem Werk der Seelengewinnung gewidmet werden.

Erst die Ewigkeit wird es offenbaren, was durch diese Art des Dienstes vollbracht wird. Dann wird sichtbar, wie viele von Zweifeln geplagte Menschen – der Welt und ihrer Rastlosigkeit müde – zu dem großen Wiederhersteller gefunden haben, der alle retten will, die zu ihm kommen. Christus ist unser auferstandener Retter, und in ihm ist Heilung.

Teil IV

Die Pflege der Kranken

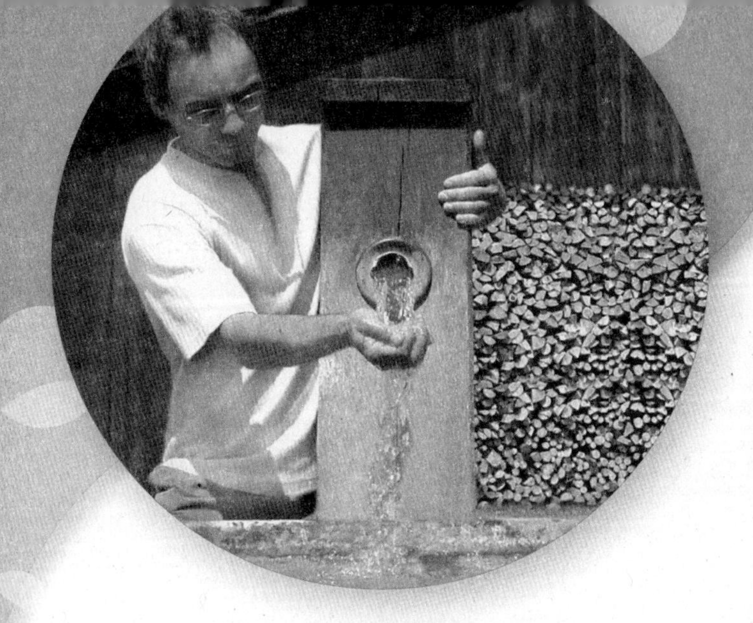

Reines Wasser

Es ist wichtig, genügend Wasser zu trinken. Nehmen sie zu sich acht Gläser pro Tag (1,5-2 Liter) und mehr, wenn sie krank sind, aber nicht zu den Mahlzeiten. Und für die Körperhygiene ist ein Bad oder die tägliche Dusche sehr wichtig...

Kapitel 15

Im Krankenzimmer

Was ihr getan habt einem unter diesen meinen geringsten Brüdern, das habt ihr mir getan...
Wer kranke Menschen betreut, sollte verstehen, wie wichtig es ist, die Gesundheitsgesetze sorgfältig zu beachten. Nirgends ist die Befolgung dieser Gesetze wesentlicher als im Krankenzimmer; nirgends hängt von der Treue des Pflegepersonals im Kleinen soviel ab als hier. In Fällen von ernster Erkrankung kann eine kleine Vernachlässigung, eine leichte Unachtsamkeit gegenüber den Risiken oder besonderen Anforderungen eines Patienten negative Folgen haben. Wenn wir Furcht, Aufregung oder Verdrießlichkeit zeigen, vielleicht sogar einen Mangel an Anteilnahme, dies alles kann die Waagschale wenden. Einen Patienten, der zwischen Leben und Tod schwankt, können alle diese negativen Verhaltensweisen ins Grab bringen, der sonst hätte gesund werden können.

Der Erfolg in der Pflegetätigkeit hängt in hohem Maße von der körperlichen Kraft des Mitarbeiters ab. Je besser die Gesundheit der Pfleger, desto besser werden sie imstande sein, die Anstrengung der Krankenbetreuung zu ertragen und desto erfolgreicher werden sie ihre Pflichten erfüllen. Wer Kranke pflegt, sollte der gesunden Ernährung, der Körperpflege, frischer Luft und Heilgymnastik besondere Aufmerksamkeit schenken. Wird in der Familie die gleiche Sorgfalt aufgewandt, können sie die ihnen extra auferlegten Lasten besser ertragen. Außerdem werden sie davor bewahrt, selbst krank zu werden.

Bei schwerer Krankheit, wo die Pflegeaufgaben Tag und Nacht nötig sind, sollte die Arbeit wenigstens auf zwei tüchtige Pflegerinnen verteilt sein, so dass jede Gelegenheit zur Ruhe und zur Bewegung in der frischen Luft hat. Dies ist besonders wichtig in Fällen, wo es schwierig ist, genügend frische Luft im Krankenzimmer zu haben. Manchmal unterbleibt gute Lüftung aus Unwissenheit über die Bedeutung von frischer Luft; oft wird dadurch das Leben des Patienten und des Pflegepersonals gefährdet.

Bei umsichtigem Verhalten wird selbst eine ansteckende Krankheit sich nicht so leicht auf andere übertragen. Deshalb sollte man richtige Vorsichtsmaßnahmen beachten und das Krankenzimmer durch Sauberkeit und gute Lüftung von giftigen Stoffen frei halten. Dadurch werden die Kranken viel leichter gesund, und in den meisten Fällen werden weder das Pflegepersonal noch die anderen Familienglieder sich anstecken.

Sonnenlicht, Lüftung und Zimmertemperatur

Um dem Patienten die günstigsten Bedingungen zur Genesung zu bieten, sollte das Krankenzimmer groß, hell und freundlich sein und wo reichlich Sonnenschein und frische Luft zur Verfügung stehen kann. Als Krankenzimmer sollte ein Zimmer im Hause gewählt werden, das am besten diesen Forderungen entspricht.

Viele Häuser haben keine besondere Vorkehrung für richtige Belüftung und es ist schwierig, das dann zu erreichen. Doch sollte man sich die größte Mühe geben, das Krankenzimmer so anzuordnen, dass Tag und Nacht ein frischer Luftzug hindurchgehen kann.

So weit wie möglich sollte darin auch eine gleichmäßige Temperatur herrschen; ein Thermometer wird dabei helfen. Denn die Krankenpfleger neigen dazu, leicht zu frösteln, da sie oft des Schlafes beraubt oder in der Nacht aufgeweckt werden, um nach dem Patienten zu sehen. Sie sind deshalb keine guten Beurteiler einer gesundheitsfördernden Temperatur.

Ernährung des Patienten

Sorgfältig ist auf die gesundheitsfördernde Ernährung des Patienten zu achten. Sie ist ein wichtiger Teil der Aufgaben, die bei der Pflege zu beachten sind. Der Kranke sollte nicht durch eine unzureichende Ernährung leiden oder gar unnötig geschwächt werden. Man sollte sich bemühen, die Speisen schmackhaft zuzubereiten und hübsch dekoriert zu servieren, aber auch gezielt den Bedürfnissen des Patienten anpassen, sowohl nach Menge wie nach Qualität. Besonders in der Zeit der Genesung, wenn der Appetit zunimmt, aber die Verdauungsorgane ihre Kraft noch nicht wieder erlangt haben, ist die Gefahr groß, durch Fehler in der Ernährung zu schaden.

Pflichten des Pflegepersonals

Das Pflegepersonal und die im Krankenzimmer zu tun haben, sollten freundlich und ruhig sein, sowie Selbstbeherrschung besitzen. Alle Eile, Aufregung und Hektik sollte vermieden werden. Türen sollten vorsichtig geöffnet und geschlossen werden und im ganzen Haushalt sollte möglichste Stille herrschen. Bei Fieberkranken ist besondere Sorgfalt erforderlich, wenn die Krisis eintritt und das Fieber abklingt. Dann ist oft beständige Aufsicht nötig. Unwissenheit, Vergesslichkeit und Nachlässigkeit haben den Tod vieler verursacht, die länger gelebt hätten, wenn sie richtige Pflege von verständigen, achtsamen Pflegern erhalten hätten.

Krankenbesuche

Eine falsch verstandene Freundlichkeit und Höflichkeit ist, Kranke häufig zu besuchen. Schwerkranke sollten nicht besucht werden. Die mit dem Besuch verbundene Aufregung schwächt den Patienten gerade, wenn er Stille, und ungestörte Ruhe am nötigsten hat.

Für einen Genesenden oder einem chronisch Kranken ist es oft eine Freude und ein Segen, zu wissen, dass man sich freundlich seiner erinnert. Diese Versicherung, die man durch einige Zeilen der Anteilnahme oder eine kleines Geschenk erweist, werden oft hilfreicher sein als ein persönlicher Besuch und es ist keine Gefahr dabei, dass sie schaden.

Pflegedienst in Kliniken

In Sanatorien oder Kliniken, wo die Pflegekräfte ständig eine große Anzahl Kranker zu versorgen haben, erfordert es entschiedenes Bemühen, stets fröhlich und freundlich zu sein und durch jedes Wort und jede Tat sorgfältig und überlegt zu handeln. In diesen Kliniken ist es sehr wichtig, dass die Pfleger darum bemüht sind, ihre Arbeit gut und weise auszuführen. Sie müssen stets daran denken, dass sie in der Erfüllung ihrer täglichen Pflichten dem Herrn Jesu dienen.

Für die Kranken ist es wichtig, dass man verständnisvoll mit ihnen umgeht. Krankenpfleger sollten täglich die Bibel studieren, damit sie in der Lage sind, Worte zu sprechen, die Leidende aufrichten und ihnen helfen. Engel Gottes sind in den Zimmern anwesend, wo man diesen Leidenden dient. Die Atmosphäre, die das Pflegepersonal um sich verbreitet und dadurch auch die Kranken umgibt, sollte rein und voller Wohlgeruch sein. Ärzte und Pfleger müssen die Grundsätze Christi vertreten. In ihrem Leben soll man seine Tugenden sehen. Dann werden sie durch ihr Handeln und Reden die Kranken zum Heiland ziehen.

Der Christ, der sich für den Krankendienst geweiht hat, wird freundlich und zielstrebig die Gedanken des Patienten auf Christus, den Heiler von Körper und Seele lenken, während er Behandlungen zur Wiederherstellung der Gesundheit durchführt. Die ausgedrückten Gedanken, hier ein wenig und da ein wenig, werden ihren Einfluss nicht verfehlen. Die erfahrenen Pfleger sollten keine passende Gelegenheit versäumen, die Aufmerksamkeit der Kranken auf Christus zu lenken. Sie sollten stets bereit sein, geistliche Heilung mit körperlicher Heilung zu verbinden.

In freundlichster und einfühlsamster Weise sollten sie darauf hinweisen, dass derjenige, der geheilt werden will, aufhören muss, das Gesetz Gottes zu übertreten. Er muss aufhören, ein Leben der Sünde zu wählen. Gott kann den nicht segnen, der weiter absichtlich die Gesetze des Himmels übertritt und sich dadurch Krankheit und Leid zuzieht. Aber Christus kommt durch den heiligen Geist als heilende Kraft zu solchen, die aufhören, Böses zu tun und lernen, Gutes auszuführen.

Wer Gott nicht liebt, wird ständig gegen die wirklichen Bedürfnisse von Körper und Seele arbeiten. Bereitwillig wird jeder seine schlechten Gewohnheiten aufgeben, wenn er die Wichtigkeit des Glaubensgehorsams gegen Gott erkannt hat, damit er in dieser gegenwärtigen argen Welt leben kann. Dankbarkeit und Liebe wird das Herz erfüllen; er weiß, dass Christus sein Freund ist. In vielen Fällen bedeutet das Wissen um solch einen Freund für die Leidenden in ihrer Genesung von Krankheit weit mehr als die beste Behandlung, die man ihnen geben könnte. Aber beide Seiten des Dienstes sind wesentlich, sie müssen Hand in Hand gehen.

Kapitel 16

Das Gebet für die Kranken

Das Gebet des Glaubens wird dem Kranken helfen

Die Bibel sagt, dass man „allezeit beten und darin nicht nachlassen soll." Lukas 18,1 Wenn es je eine Zeit gibt, wo die Menschen spüren, dass sie das Gebet brauchen, so ist es dann, wenn die Kraft schwindet und das Leben selbst ihren Händen zu entgleiten scheint. Oft vergessen die Gesunden die wunderbare Gnade, die ihnen Tag für Tag und Jahr für Jahr geschenkt wird. Sie bringen aber Gott für seine Wohltaten kein Dankopfer dar. Wenn aber Krankheit eintritt, so erinnern sie sich an Gott. Wenn die menschliche Kraft schwindet, fühlen die Menschen ihr Bedürfnis göttlicher Hilfe, und unser gnädiger Gott wendet sich niemals von der Seele ab, die in Aufrichtigkeit hilfesuchend zu ihm kommt. Er ist unsere Zuflucht in Krankheit genauso wie in Gesundheit.

„Wie sich ein Vater über seine Kinder erbarmt, so erbarmt sich der Herr über die, die ihn fürchten. Denn er weiß, was für ein Gebilde wir sind; er gedenkt daran, dass wir Staub sind." Psalm 103,13-14

„Die Toren, die geplagt waren um ihrer Übertretungen und um ihrer Sünden willen, dass ihnen ekelte vor aller Speise und sie todkrank wurden, die dann zum Herrn riefen in ihrer Not, und er half ihnen aus ihren Ängsten, er sandte sein Wort und machte sie gesund und errettete sie, dass sie nicht starben: Die sollen dem Herrn danken für seine Güte..." Psalm 107,17-21

Heute heilt Gott Kranke ebenso bereitwillig wie damals, als der heilige Geist durch den Psalmisten diese Worte redete.

Christus ist heute derselbe mitfühlende Arzt wie zu seiner Zeit auf Erden. In ihm ist heilende Linderung für jede Krankheit und wiederherstellende Kraft für jede Schwachheit. Seine Nachfolger heute sollen ebenso für die Kranken beten wie seine Jünger damals. Heilung wird eintreten, denn „das Gebet des Glaubens wird dem Kranken helfen." Jakobus 5,15 Wir haben die Kraft des heiligen Geistes und die beruhigende Gewissheit des Glaubens, der die Verheißungen Gottes beanspruchen kann. „Auf die Kranken werden sie die Hände legen und es wird besser mit ihnen werden", Markus 16,28 Diese Verheißung des Herrn ist heute ebenso zuverlässig wie in den Tagen der Apostel. Das ist das Vorrecht der Kinder Gottes, und unser Glaube sollte das alles erfassen, was es einschließt. Durch Christi Diener wirkt er. Jesus möchte durch sie seine Heilkraft ausüben. Unsere Aufgabe ist es, die Kranken und Leidenden in den Armen unseres Glaubens zu Gott zu bringen. Wir sollten sie unterweisen, ihr Vertrauen auf den großen Arzt zu setzen.

Der Heiland möchte, dass wir die Kranken, die Hoffnungslosen und Geplagten ermutigen, seine Kraft zu ergreifen. Durch Glaube und Gebet kann das Krankenzimmer in ein Bethel verwandelt werden. Ärzte und Pfleger können es durch Wort und Tat deutlich bekunden. So können sie nicht missverstanden werden, dass „Gott an diesem Ort ist", um zu retten und nicht zu zerstören. Christus möchte gerne im Krankenzimmer durch die mit Liebe erfüllten Herzen der Ärzte und Pfleger gegenwärtig sein. Wenn das Leben der Krankenpfleger so beschaffen ist, dass Christus mit ihnen an das Bett des Patienten treten kann, wird der Kranke auch überzeugt werden, dass der mitfühlende Heiland anwesend ist. Diese Überzeugung wird viel zur Heilung von Seele und Körper beitragen.

Gott erhört Gebete; denn Christus hat gesagt: „Was ihr mich bitten werdet in meinem Namen, das will ich tun." Johannes 14,14 Und nochmal sagte er: „Wer mir dienen wird, den wird mein Vater ehren." Johannes 12,26 Wenn wir in Übereinstimmung mit seinem Wort leben, wird jede kostbare Verheißung, die er gegeben hat, an uns erfüllt werden. Zwar verdienen wir seine Gnade nicht, aber wenn wir uns ihm übergeben, nimmt er uns an. Er will für und durch solche wirken, die ihm nachfolgen.

Bedingungen für Gebetserhörung

Nur wenn wir im Gehorsam gegen sein Wort leben, können wir die Erfüllung seiner Verheißungen beanspruchen. Der Psalmist sagt: „Wenn ich Unrechtes vorgehabt hätte in meinem Herzen, so hätte der Herr nicht gehört." Psalm 66,18 Wenn wir ihm nur teilweise oder halbherzig gehorchen, werden sich seine Verheißungen nicht an uns erfüllen.

In Gottes Wort befinden sich bestimmte Anweisungen, wie wir für die Heilung Kranker besonders beten sollen. Aber das Darbringen solcher Gebete ist eine heilige Handlung und sollte nicht ohne sorgfältige Überlegung vorgenommen werden. Oft ist das Glaubensgebet für die Heilung von Kranken nur Vermessenheit.

Viele Personen ziehen sich Krankheiten durch ihre Selbstbefriedigung zu. Sie haben nicht in Übereinstimmung mit dem Naturgesetz oder den Grundsätzen strenger Reinheit gelebt. Andere haben die Gesundheitsgesetze beim Essen und Trinken, Kleiden oder Arbeiten missachtet. Oft ist irgend ein Laster die Ursache der Schwäche von Geist und Körper. Würden diese Personen nun durch Gesundheit gesegnet werden, so würden viele von ihnen weiter achtlos Gottes Natur- und geistliche Gesetze übertreten. Sie würden schlussfolgern, dass sie in aller Freiheit ihre gesundheitsschädigenden Gewohnheiten fortsetzen und einem verdorbenen Appetit ohne Einschränkung frönen können, weil Gott ihr Glaubensgebet um Heilung beantwortet hat.

Es ist vergebliche Mühe, das Volk auf Gott als ihren Arzt für ihre Krankheiten hinzuweisen, solange ihnen nicht gezeigt wird, wie sie ungesunde Gewohnheiten ablegen können. Um als Antwort auf ihr Gebet gesegnet werden zu können, müssen sie aufhören, Böses zu tun und lernen, richtig zu leben. Ihre Umgebung muss gesundheitsfördernd und ihre Lebensgewohnheiten richtig sein. Sie müssen in Übereinstimmung mit dem Gesetz Gottes leben, sowohl mit dem Naturgesetz wie mit dem geistlichen Gesetz.

Sündenbekenntnis

Wünscht jemand, dass für seine Heilung gebetet wird, so sollte man ihm klarmachen, dass die Übertretung von Gottes Gesetz Sünde ist. Es ist auch Sünde, wenn das Natur- oder das geistliche Gesetz übertreten wurde und der Kranke kann erst gesegnet werden, wenn er seine Sünden bekennt und lässt.

Die Heilige Schrift fordert uns auf: „Bekennt … einander eure Sünden und betet füreinander, dass ihr gesund werdet." Jakobus 5,16 Wer ein Heilungsgebet für sich erbittet, sollte sich folgende Gedanken vor Augen halten: „Wir können nicht in das Herz sehen oder die Geheimnisse deines Lebens kennen; das ist nur dir und Gott bekannt. Wenn du deine Sünden bereust, so ist es deine Pflicht, sie auch zu bekennen." Sünden persönlicher Art sollten Christus allein bekannt werden, als dem einzigen Mittler zwischen Gott und den Menschen. Denn „wenn jemand sündigt, so haben wir einen Fürsprecher bei dem Vater, Jesus Christus, der gerecht ist." 1. Johannes 2,1 Jede Sünde ist eine Missachtung Gottes und soll ihm – durch Christus – bekannt werden. Jede offensichtliche Sünde aber sollte auch entsprechend bekannt werden. Unrecht, das einem Mitmenschen zugefügt wurde, sollte auch ihm gegenüber in Ordnung gebracht werden. Wenn jemand, der um Gesundheit bittet, sich übler Nachrede schuldig gemacht hat, wenn er in der Familie, der Nachbarschaft oder der Gemeinde Zwietracht gesät hat, wenn er Entfremdung und Uneinigkeit hervorgerufen oder durch falsche Gewohnheiten andere zur Sünde verführt hat, so sollten diese Dinge vor Gott und vor denen bekannt werden, denen Schaden zugefügt wurde. „Wenn wir aber unsre Sünden bekennen, so ist er treu und gerecht, dass er uns die Sünden vergibt, und reinigt uns von aller Ungerechtigkeit." 1. Johannes 1,9

Wenn das Unrecht bereinigt ist, so können wir die Bedürfnisse des Kranken dem Herrn in ruhigem Glauben vorlegen, so wie es sein Geist eingibt. Er kennt jeden einzelnen mit Namen und sorgt für ihn so, als wenn es keinen anderen auf Erden gäbe, für den er seinen geliebten Sohn hingab. Weil Gottes Liebe so groß und unwandelbar ist, sollten die Kranken ermutigt werden, ihm zu vertrauen und getrost zu sein. Um sich selbst besorgt zu sein, verursacht Schwäche und Krankheit. Wenn der Kranke sich aber über Niedergeschlagenheit und Schwermut erhebt, wird die Aussicht auf Gesundung viel besser sein, denn „des Herrn Auge achtet auf alle, ... die auf seine Güte hoffen." Psalm 33,18

Unterwerfung unter Gottes Willen

Beim Gebet für die Kranken sollte man daran gedenken, dass „wir nicht wissen, was wir beten sollen, wie sich's gebührt." Römer 8,26 Wir wissen nicht, ob die erbetene Heilung dem Kranken zum Guten gereicht oder nicht. Deshalb sollten unsre Gebete diesen Gedanken einschließen: „Herr, du kennst jedes Geheimnis der Seele, du bist bekannt mit diesen Personen. Jesus, ihr Fürsprecher, gab sein Leben für sie; seine Liebe für diese ist größer als unsere Liebe sein kann. Wenn es deshalb zu deiner Ehre und zum Guten der Kranken gereicht, so bitten wir im Namen Jesu, dass sie gesund werden möchten. Wenn es nicht dein Wille ist, dass sie wiederhergestellt werden, so bitten wir, dass deine Gnade sie trösten und deine Gegenwart sie in ihren Leiden unterstützen möge."

Gott kennt schon das Ende von Anfang an. Er kennt auch die Herzen aller Menschen. Er kann jedes Geheimnis der Seele lesen. Der Herr weiß, ob er die Prüfungen ertragen kann, wenn er am Leben bleibt, weil für ihn gebetet wird. Er weiß, ob ihr Leben für sie selbst und für die Welt ein Segen oder ein Fluch sein wird. Aus diesem Grunde sollten wir, während wir mit Ernst unsere Bitten vorbringen, sagen: „Doch nicht mein, sondern dein Wille geschehe." Lukas 22,42 Jesus fügte diese Worte der Unterwerfung unter die Weisheit und den Willen Gottes hinzu, als er im Garten Gethsemane betete: „Mein Vater, ist's möglich, so gehe dieser Kelch an mir vorüber.“ Matthäus 26,39 Wenn diese Worte für den Sohn Gottes angemessen waren, wie viel nötiger sind sie dann auf Lippen sterblicher, irrender Menschen!

Darum ist es folgerichtig, unsre Wünsche unserem allweisen himmlischen Vater zu übergeben und ihm dann in vollkommener Hingabe alles anzuvertrauen. Wir wissen, dass Gott uns hört, wenn wir nach seinem Willen bitten. Es ist nicht recht, wenn unsere Bitten ohne demütigen Geist vorgebracht werden und dazu noch in einer drängenden Art und Weise. Die Gebete dürfen nicht in der Form eines Befehls vorgetragen werden – sondern in der Haltung einer demütigen Bitte.

Es gibt Fälle, wo Gott entschieden durch seine göttliche Macht zur Wiederherstellung der Gesundheit wirkt, aber nicht alle Kranken werden geheilt. Viele werden in Jesus zur Ruhe gelegt. Johannes wurde auf der Insel Patmos geboten zu schreiben: „Selig sind die Toten, die in dem Herrn sterben von nun an. Ja, spricht der Geist, sie sollen ruhen von ihrer Mühsal; denn ihre Werke folgen ihnen nach.“ Offenbarung 14,13 Hieraus sehen wir, dass Menschen, die nicht wieder gesund werden, deshalb nicht denken sollten, dass es ihnen an Glauben fehlt.

Wir alle möchten auf unsere Gebete unverzüglich und direkt Antwort erhalten und sind manchmal leicht entmutigt, wenn sich die Antwort verzögert oder in anderer Form kommt als wir erwarteten. Aber Gott ist zu weise und zu gütig, unsere Gebete stets gerade zu der Zeit und gerade auf die Weise zu beantworten, wie wir es wünschen. Er will mehr und Besseres für uns tun, als alle unsere Wünsche zu erfüllen. Weil wir seiner Weisheit und Liebe vertrauen können, sollten wir ihn nicht darum bitten, unserem Willen zu entsprechen. Sondern wir sollten versuchen, mit seinen Absichten eins zu werden und sie zu verwirklichen. Unsere Wünsche und Interessen sollten in seinem Willen aufgehen. Diese Erfahrungen, die unseren Glauben prüfen, dienen uns zum Besten. Dadurch wird sichtbar, ob unser Glaube echt und aufrichtig ist und ob er auf dem Wort Gottes allein gegründet ist, oder ob er von Umständen abhängt und deshalb unsicher und veränderlich ist. Der Glaube wird durch Übung gestärkt. Wir müssen die Geduld ein vollkommenes Werk tun lassen, indem wir daran denken, dass die Bibel kostbare Verheißungen für diejenigen bereithält, die auf den Herrn warten.

Nicht alle verstehen diese Grundsätze. Viele denken, die die heilende Gnade des Herrn erbitten, dass sie eine direkte und unverzügliche Antwort auf ihre Gebete erhalten müssen oder ihr Glaube sei mangelhaft. Deshalb sollte man diejenigen, die durch Krankheit geschwächt sind, in aller Weisheit beraten, damit sie vorsichtig handeln. Sie sollten nicht ihre Pflicht gegenüber ihren Freunden missachten, die sie überleben mögen, oder es vernachlässigen, natürliche Heilmethoden zur Wiederherstellung der Gesundheit anzuwenden.

Hier liegt oft eine Gefahr des Irrtums. Indem sie glauben, dass sie durch Gebet geheilt werden, fürchten sich manche, irgend etwas zu tun, was wie ein Mangel an Glauben aussehen könnte. Aber sie sollten nicht vernachlässigen, ihre Angelegenheiten zu ordnen, wie sie es tun würden, wenn sie zu sterben erwarteten. Sie sollten sich auch nicht fürchten, Worte der Ermutigung oder des Rates zu sprechen, die sie in der Abschiedsstunde an ihre Lieben sagen würden.

Heilmittel – biblische Beispiele

Erbittet ein Kranker Heilung durchs Gebet, sollte er nicht versäumen, die Heilmittel, die ihm zur Verfügung stehen, auch zu gebrauchen. Heilmittel, die Gott zur Linderung der Schmerzen und als Hilfe der Natur in ihrem Bemühen zur Wiederherstellung vorgesehen hat, ist keine Verleugnung des Glaubens. Auch nicht, wenn man mit Gott zusammenarbeitet und alles so einrichtet, wie es für die Gesundheit am Besten ist. Gott hat uns ermöglicht, Erkenntnisse über die Gesetze des Lebens zu erlangen. Dieses Wissen steht uns zur Verfügung, und soll von uns auch angewandt werden. Wir sollten jedes Mittel zur Wiederherstellung der Gesundheit anwenden und jeden möglichen Vorteil wahrnehmen und in Übereinstimmung mit den Naturgesetzen handeln. Wenn wir um Heilung des Kranken gebetet haben, können wir mit umso mehr Energie arbeiten und Gott danken, dass wir das Vorrecht haben, mit ihm zusammen zu wirken. Wir können ihn um seinen Segen für die Mittel erflehen, die er selbst vorgesehen hat.

Auch Gottes Wort beschreibt den Gebrauch von Heilmitteln. Hiskia, der König von Israel, war krank und ein Prophet Gottes brachte ihm die Botschaft, dass er sterben sollte. Er schrie zu dem Herrn und er erhörte seinen Knecht und sandte ihm die Botschaft, dass sein Leben fünfzehn Jahre verlängert werden sollte. Nun hätte ein Wort von Gott Hiskia sofort heilen können, aber es wurde die besondere Anweisung gegeben: „...man solle ein Pflaster von Feigen nehmen und auf sein Geschwür legen, dass er gesund würde." Jesaja 38,21

Als Jesus einen Blinden heilte, bestrich er die Augen des Kranken mit einem Brei aus Lehm und gebot ihm: „Geh zum Teich Siloah ... und wasche dich! Da ging er hin und wusch sich und kam sehend wieder." Johannes 9,7 Auch diese Heilung hätte allein durch die Macht des großen Arztes geschehen können, aber Christus gebrauchte die einfachen Mittel der Natur. Während er einerseits keine giftigen Arzneien verschrieb, unterstützte er andererseits den Gebrauch einfacher und natürlicher Heilmittel.

Wenn wir für die Heilung der Kranken gebetet haben, lasst uns nicht den Glauben an Gott verlieren, wie immer der Fall auch ausgehen mag. Wenn wir unsere Lieben verlieren sollten, lasst uns den bitteren Kelch annehmen und daran denken, dass ihn eines Vaters Hand an unsere Lippen hält. Sollte die Gesundheit wieder geschenkt werden, so sollte man nicht vergessen, dass der Empfänger der Heilsgabe unter einer neuen Verpflichtung gegenüber seinem Schöpfer steht. Als die zehn Aussätzigen geheilt wurden, kehrte nur einer zu Jesus zurück, ihm die Ehre zu geben. Lasst keinen von uns wie die vergesslichen Neun sein, deren Herzen von der Barmherzigkeit Gottes unberührt blieben. „Alle gute Gabe und alle vollkommene Gabe kommt von oben herab, von dem Vater des Lichts, bei dem keine Veränderung ist noch Wechsel des Lichts und der Finsternis." Jakobus 1,17

KAPITEL 17

DER GEBRAUCH VON HEILMITTELN

Wir sind Mitarbeiter Gottes

Krankheit bekommt man niemals ohne Ursache. Das Nichtbeachten der Gesundheitsgesetze bahnt den Weg zur Krankheit und führt sie herbei. Viele leiden infolge der Übertretung ihrer Eltern. Während sie nicht für das Tun ihrer Eltern verantwortlich sind, ist es aber ihre Pflicht, zu unterscheiden, was Übertretungen der Gesundheitsgesetze sind und was nicht. Sie sollten die verkehrten Gewohnheiten ihrer Eltern meiden und durch richtige Lebensweise ihren Zustand zu verbessern suchen.

Die Mehrzahl jedoch leidet infolge ihrer eigenen verkehrten Handlungsweise. Sie missachten die Grundsätze der Gesundheit im Essen, Trinken, Kleiden und Arbeiten. Ihre Übertretung der Naturgesetze bringt die sicheren Folgen hervor. Doch wenn sie dann Krankheit erleiden müssen, so schreiben viele es nicht der eigentlichen Ursache zu, sondern murren gegen Gott. Aber Gott ist nicht verantwortlich für die Leiden, die eine Folge der Missachtung der Naturgesetze sind.

Gott hat uns mit einer bestimmten Menge an Lebenskraft ausgestattet. Er hat uns auch Organe gegeben, die imstande sind, die verschiedenen Lebensfunktionen zu erhalten und er hat festgelegt, dass diese Organe harmonisch zusammen wirken sollen. Wenn wir sorgfältig die Lebenskraft bewahren und den zarten Mechanismus des Körpers in Ordnung halten, so bleiben wir gesund. Wird aber die Lebenskraft zu schnell aufgebraucht, so borgt das Nervensystem sich die Kraft für die momentane Inanspruchnahme von der aufgespeicherten Kraft. Wenn ein Organ beschädigt wird, leiden alle darunter. Die Natur erträgt viel Missbrauch ohne sichtbaren Widerstand, doch dann wehrt sie sich und macht eine entschiedene Anstrengung, die Folgen der erlittenen schlechten Behandlung zu entfernen. Ihr Bemühen, diese Zustände zu verbessern, zeigt sich oft in Fieber und verschiedenen anderen Krankheitsformen.

Heilmittel Ernährung

Wenn der Raubbau an der Gesundheit so lange fortgesetzt wird, dass eine Krankheit eintritt, so kann der Leidende oft für sich tun, was kein anderer für ihn tun kann. Vor allem sollte die genaue Art der Krankheit festgestellt werden. Dann geht es um das Herausfinden und Beseitigen der Ursache. Wenn das harmonische Zusammenwirken der Körperfunktionen durch Überarbeiten oder andere Unregelmäßigkeiten aus dem Gleichgewicht gekommen ist, so versuche man nicht, die Schwierigkeiten dadurch auszugleichen, dass man den Körper mit einer Menge giftiger Medikamente belastet.

Krankheit ist oft die Folge maßlosen Essens. Da muss also vor allem der Körper vom Gewicht befreit werden, das ihm aufgebürdet wurde. In vielen Krankheitsfällen gibt es für den Patienten kein besseres Mittel, als eine oder zwei Mahlzeiten zu überspringen, damit die überarbeiteten Verdauungsorgane Gelegenheit zur Ruhe finden. Geistig arbeitenden Menschen brachte oft eine mehrtägige Obstdiät schon große Erleichterung. Verzichtet man für eine kurze Zeit ganz auf Nahrung und geht danach in einfache und maßvolle Ernährung über, so hat oft die Natur durch die Aktivierung der natürlichen Heilkräfte die Genesung selbst herbeigeführt. Eine reduzierte Diät für einen oder zwei Monate würde viele Kranke davon überzeugen, dass der Weg des freiwilligen Verzichtens der Weg zur Gesundheit ist.

Heilmittel Ruhe

Manche machen sich selbst krank durch Überarbeitung.

Für diese sind Ruhe, Sorgenfreiheit und eine Reduktionskost zur Wiederherstellung der Gesundheit notwendig. Ist unser Gehirn durch beständige Arbeit in engen Räumen ermüdet und nervös geworden, hilft am besten ein Aufenthalt auf dem Lande. Dort können wir ein einfaches, sorgenfreies Leben führen und in nahen Kontakt mit der Natur kommen. Durch Wald und Flur streifen, Blumen pflücken und dem Gesang der Vögel lauschen wird weit mehr unsere Genesung fördern als irgend etwas anderes.

Heilmittel Wasser

Ob gesund oder krank, reines Wasser ist eine der größten Segnungen des Himmels. Die richtige Anwendung fördert die Gesundheit. Wasser ist das Getränk, das Gott zur Stillung des Durstes von Mensch und Tier vorgesehen hat. Reichlich getrunken hilft es, den Körper zu entgiften und Krankheiten zu widerstehen. Die äußerliche Anwendung des Wassers ist eines der einfachsten und wohltuendsten Mittel, den Blutkreislauf zu regeln. Ein kaltes oder kühles Bad ist ein vorzügliches Stärkungsmittel. Warme Bäder öffnen die Poren und tragen auf diese Weise zur Ausscheidung von Unreinheiten bei. Warme und neutrale Bäder beruhigen die Nerven und kräftigen den Blutkreislauf.

Aber viele haben noch nicht die segensreichen Auswirkungen richtiger Wasseranwendung aus eigener Erfahrung kennengelernt und fürchten sich davor. Wasseranwendungen werden nicht so geschätzt wie sie sollten, weil eine sorgfältige Anwendung Kenntnisse voraussetzt, die viele nicht haben. Aber niemand sollte meinen, dass Unwissenheit oder Gleichgültigkeit darüber zu entschuldigen ist. Es gibt viele Arten, wie Wasser zur Linderung von Schmerzen und zur Krankheitsbekämpfung eingesetzt werden kann. Alle sollten mit der Anwendung einfacher Behandlungen vertraut sein, die zu hause durchgeführt werden können. Besonders Mütter sollten wissen, wie sie für ihre Familien in Zeiten der Gesundheit oder Krankheit sorgen müssen.

Heilmittel Bewegung

Tätigkeit ist ein Gesetz unseres Wesens. Jedes Organ des Körpers hat seine bestimmte Funktion. Davon hängt die Ausübung der Entwicklung und Kraft ab. Die ungehinderte Tätigkeit aller Organe verleiht Kraft und Energie, während die Neigung zu Untätigkeit Verfall und Tod herbeiführt. Bindet einen Arm nur für einige Wochen fest, dann befreit ihn von seinen Fesseln und ihr werdet sehen, dass er schwächer ist als der andere, den ihr in der gleichen Zeit normal gebraucht habt. Untätigkeit hat dieselben Folgen für das ganze Muskelsystem.

Bewegungsmangel ist oft eine Ursache für Krankheiten. Bewegung und Heilgymnastik fördern und regeln den Blutkreislauf. Bei Krankheit aber zirkuliert das Blut nicht mehr ausreichend und der Stoffwechsel, der so notwendig für Leben und Gesundheit ist, funktioniert nicht richtig. Auch die Haut wird schlaff. Unreinheiten werden nicht ausgeschieden, wie es der Fall ist, wenn der Blutkreislauf durch kräftige Bewegung oder Gymnastik beschleunigt, die Haut in gesundem Zustand erhalten und die Lungen mit viel reiner, frischer Luft versorgt würden. Dieser Zustand der Körperfunktionen bürdet den Ausscheidungsorganen eine doppelte Last auf und Krankheit ist die Folge.

Kranke sollten nicht zur Bewegungslosigkeit ermutigt werden. Hat sich jemand in irgend einer Weise überanstrengt, so wird eine zeitweilige völlige Schonung manch ernste Krankheit abwenden. Ist jemand aber dauerhaft krank, so braucht er doch nur selten alle Bewegung einzustellen.

Solche, die infolge geistiger Arbeit zusammengebrochen sind, sollten ihrem Geist eine Pause gönnen. Dies sollte nicht zu der Annahme verleiten, dass es gefährlich sei, die geistigen Kräfte überhaupt zu gebrauchen. Viele neigen dazu, ihren Zustand viel schlimmer anzusehen als er wirklich ist. Diese Gedanken beeinflussen die Heilung ungünstig und sollten deshalb nicht gefördert werden.

Prediger, Lehrer, Schüler und andere geistig Tätige leiden oft an einer Krankheit als Folge starker geistiger Anstrengung, weil der körperliche Ausgleich fehlte. Was diese Menschen brauchen, ist ein tätigeres Leben. Streng mäßige Gewohnheiten, verbunden mit richtiger Bewegung würden geistige und körperliche Kraft sichern und allen solchen, die geistig arbeiten, große Ausdauer verleihen.

Hat jemand seine körperlichen Kräfte überbeansprucht, so sollte man ihn nicht dazu veranlassen, körperliche Arbeit vollständig aufzugeben. Die Arbeit sollte aber gleichmäßig und angenehm angelegt sein, um zuträglich zu sein. Bewegung im Freien ist das beste. Sie sollte so geplant werden, dass sie die geschwächten Organe durch ihren Einsatz stärkt. Man sollte mit ganzem Herzen dabei sein. Die Arbeit der Hände sollte nie zu einer bloßen Plackerei herabgewürdigt werden.

Wenn Kranke nichts haben, was ihre Zeit und Aufmerksamkeit in Anspruch nimmt, so kreisen ihre Gedanken um sich selbst. Dadurch werden sie krankhaft und reizbar. Oftmals verweilen sie bei ihren schlechten Gefühlen, bis sie sich selbst für viel schlimmer halten als sie wirklich sind. Sie werden dadurch total unfähig, etwas zu beginnen.

In all diesen Fällen würde eine gut angeleitete, körperliche Übung sich als ein wirkungsvolles Heilmittel erweisen. Bei manchen Kranken ist dies zur Wiederherstellung der Gesundheit unentbehrlich. Mit der Arbeit der Hände wächst auch die Willenskraft; deshalb muss bei diesen Kranken der Wille gestärkt werden. Wenn der Wille schwach ist, wächst die Einbildungskraft umso mehr und dies macht es unmöglich, die Krankheit zu heilen.

Untätigkeit ist der größte Fluch, für die meisten Kranken. Leichte Beschäftigung mit nützlicher Arbeit, die Körper und Geist nicht zu sehr beanspruchen, ist sehr hilfreich. Das stärkt die Muskeln, verbessert den Blutkreislauf und lässt den Kranken spüren, dass er nicht ganz nutzlos in dieser geschäftigen Welt ist. Er mag zuerst nur wenig leisten können, aber er wird feststellen, wie seine Kraft zunimmt. Dann kann seine Arbeitsleistung entsprechend erhöht werden.

Bewegung hilft bei Verdauungsstörungen und regt die Verdauungsorgane an. Schwere geistige oder körperliche Tätigkeit unmittelbar nach dem Essen behindern die Verdauung; aber ein kurzer Spaziergang nach der Mahlzeit mit erhobenem Haupt und geraden Schultern ist von großem Nutzen.

Obwohl soviel über die Notwendigkeit von Bewegung gesagt und geschrieben wurde, gibt es immer noch viele, die das vernachlässigen. Viele werden übergewichtig, weil ihr Stoffwechsel nicht mehr funktioniert; andere werden mager und schwach, weil ihre Lebenskräfte erschöpft sind am Übermaß der Nahrung, womit der Körper zurecht kommen soll. Die Leber ist in ihrer Entgiftungsfunktion überlastet, und Krankheit ist die Folge.

Bei schönem Wetter sollten alle mit sitzender Lebensweise sich täglich an der frischen Luft bewegen, egal ob es Sommer oder Winter ist. Laufen ist dem Fahrradfahren vorzuziehen, weil dabei mehr Muskeln im Einsatz sind. Zudem werden die Lungen kräftig gefordert, denn es ist unmöglich, rasch zu gehen, ohne tief zu atmen.

Bewegung ist in vielen Fällen hilfreicher für die Gesundheit als Medizin. Ärzte raten oft ihren Patienten, eine Ozeanreise zu machen, irgend ein Mineralbad zu besuchen oder wegen Klimawechsel verschiedene Orte zu besuchen. Sie würden meistens ihre Gesundheit schon durch Maßhalten beim Essen und regelmäßige körperliche Bewegung wiedererlangen und zudem noch Zeit und Geld sparen.

Kapitel 18

Heilung für den Geist

Die Gemeinschaft der Seele mit ihm, der ihr Leben ist

Es besteht eine sehr enge Beziehung zwischen Geist und Körper. Wenn ein Teil beeinträchtigt ist, leidet der andere mit. Der Gemütszustand wirkt sich in viel höherem Maße auf die Gesundheit aus als viele es sich vorstellen. Viele Krankheiten, an denen die Menschen leiden, sind die Folge geschwächter Geisteskräfte. Kummer, Angst, Unzufriedenheit, Reue, Selbstanklage, Schuld, Misstrauen, – alles trägt dazu bei, die Lebenskräfte zu schwächen und Verfall und Tod herbeizuführen.

Krankheit wird manchmal durch Einbildung ausgelöst und oft dadurch noch verschlimmert. Viele sind ständig krank, obwohl sie gesund sein könnten, wenn sie die Zusammenhänge nur verstehen würden. Sie bilden sich z.B. ein, dass jeder leichte Witterungseinfluss Krankheit verursacht und die Auswirkung macht sich bemerkbar, weil sie erwartet wird. Viele sterben an Krankheiten, deren Ursachen vollständig eingebildet sind. Mut, Hoffnung, Glaube, Mitgefühl und Liebe fördern die Gesundheit und verlängern das Leben. Ein zufriedenes Gemüt und ein fröhlicher Geist bedeuten Gesundheit für den Körper und Kraft für die Seele. „Ein fröhliches Herz tut dem Leibe wohl." Sprüche 17,22

Bei der Behandlung Kranker sollte die Wirkung geistigen Einflusses nicht übersehen werden. Richtig angewendet erweist sich dieser Einfluss als eines der erfolgreichsten Mittel, um die Krankheit zu bekämpfen.

Die Herrschaft eines anderen Geistes über unseren Geist

Es gibt allerdings eine Form von Heilung für Gemütskranke, die eines der erfolgreichsten Mittel des Bösen darstellen. Durch die sogenannte wissenschaftliche Methode wird ein Geist unter die Herrschaft eines anderen gebracht, so dass die Persönlichkeit des schwächeren in der des stärkeren Geistes aufgeht. Eine so therapierte Person führt dann den Willen einer anderen aus. Es wird behauptet, dass dadurch die Richtung der Gedanken verändert und gesundheitsfördernde Kräfte übertragen werden. So werden Patienten befähigt, der Krankheit zu widerstehen und sie zu überwinden.

Diese Behandlungsmethode wird von Menschen angewendet, die ihre eigentlichen Hintergründe nicht kennen und sie als hilfreiche Anwendung für die Kranken ansehen. Doch diese sogenannte wissenschaftliche Methode beruht auf falschen Grundsätzen. Sie ist der Natur und dem Geiste Christi fremd. Sie führt somit nicht zu ihm, der Leben und Rettung ist. Derjenige, der die Gedanken anderer auf sich selbst richtet, verleitet sie dazu, sich von der wahren Quelle ihrer Kraft zu trennen.

Es liegt nicht in Gottes Absicht, dass irgend ein menschliches Wesen seinen Geist und Willen der Herrschaft eines anderen unterwerfen und ein willenloses Werkzeug in dessen Händen werden soll. Niemand soll seine Persönlichkeit in der eines anderen aufgehen lassen. Er soll auf kein menschliches Wesen als Quelle der Heilung blicken. Er muss von Gott abhängig sein. In der Würde seiner von Gott gegebenen Menschlichkeit soll er von Gott selbst und nicht durch einen anderen menschlichen Geist geleitet sein. Gott möchte mit den Menschen eine direkte Beziehung eingehen. In seinem ganzen Handeln mit den Menschen anerkennt er den Grundsatz der persönlichen Entscheidungsfreiheit.

Er möchte dem Menschen aber auch seine persönliche Abhängigkeit bewusst machen und die Notwendigkeit persönlicher Führung einprägen. Das Menschliche soll in Verbindung mit dem Göttlichen stehen, damit Menschen wieder in das göttliche Bild verwandelt werden können. Satan arbeitet daran, diese Absicht zu vereiteln. Er versucht, eine Abhängigkeit von Menschen untereinander zu verstärken. Wenn die Gedanken der Menschen von Gott abgelenkt sind, kann der Versucher sie unter seine Herrschaft bringen. Auf diese Weise beherrscht er die Menschheit.

Die Theorie, einen Geist durch den anderen zu beherrschen, hat ihren Ursprung in Satan. Um sich einen Einflussbereich zu sichern, stellt er menschliche Philosophie an die Stelle der göttlichen Regeln. Von den unter heutigen Christen beliebten Irrtümern gibt es keine gefährlichere Täuschung. Diese Theorie wird ganz sicher den Menschen von Gott trennen. So harmlos das auch erscheinen mag, aber wenn es bei Patienten angewandt wird, ist es doch zu ihrem Verderben und nicht zur Wiederherstellung der Gesundheit. Der Satan benutzt diese geöffnete Tür, um von beiden Besitz zu ergreifen. Sowohl von dem, der diese Behandlung zulässt, als auch von dem, der ihn manipuliert.

Schrecklich ist die Macht, die auf diese Weise von übelgesinnten Männern und Frauen weitergegeben wird. Was für Möglichkeiten bieten sich solchen, die davon leben, aus der Schwäche oder Unwissenheit anderer Vorteil zu ziehen! Wie viele werden durch diese Einflussmöglichkeit schwache oder kranke Gemüter ausnützen, um ihre sexuelle oder materielle Gier zu stillen!

Es gibt Besseres, als sich damit zu beschäftigen, wie man die Menschheit durch Menschen beherrschen kann. Der Arzt sollte die Menschen unterweisen, vom Menschlichen weg auf das Göttliche zu schauen. Statt die Kranken bei der Behandlung von Körper und Seele von anderen Menschen abhängig zu machen, sollte er sie auf Christus hinweisen. Er ist fähig, alle zu heilen, die zu ihm kommen. Er weiß auch um die menschlichen Bedürfnisse, weil er den Geist geschaffen hat. Gott allein ist der Eine, der heilen kann. Solche, deren Geist und Körper krank sind, sollen auf Christus den Wiederhersteller sehen. Er spricht: „Denn ich lebe und ihr sollt auch leben." Johannes 14,19 Auf dieses Leben sollen wir die

Kranken hinweisen und ihnen sagen, dass Jesus ihnen sein Leben geben will, wenn sie an Ihn als ihren Wiederhersteller glauben. Sie müssen mit ihm in der Beachtung der Gesundheitsgrundsätze zusammenarbeiten und in Ehrfurcht vor ihm nach wahrer Heiligkeit streben. Wenn wir sie auf diese Weise zu Christus führen, geben wir eine Kraft und Stärke weiter, die wirklich wertvoll ist, denn sie kommt von Gott. Dies ist die wahre Wissenschaft der Heilung von Körper und Seele.

Mitgefühl

Große Weisheit ist bei Behandlung von Gemütskrankheiten nötig. Ein verletztes, krankes Herz und ein entmutigter Geist brauchen schonende Behandlung. Oftmals frisst eine gravierende häusliche Schwierigkeit wie ein Krebsschaden an der Seele und schwächt die Lebenskraft. Manchmal untergräbt auch Reue über Sünde die Körperkraft und bringt die Seele aus dem Gleichgewicht. Großes Einfühlungsvermögen ist für diese Gruppe von Kranken eine Wohltat. Der Arzt sollte zuerst ihr Vertrauen gewinnen und sie dann auf den großen Arzt hinweisen. Wenn ihr Glaube auf den wahren Helfer gerichtet werden kann und sie das Vertrauen haben können, dass er ihren Fall übernommen hat, so wird dies das Gemüt erleichtern und oft auch wieder körperliche Gesundheit schenken.

Mitgefühl und Takt werden sich für den Kranken oft von größerem Nutzen erweisen als die beste Behandlung, die in einer kalten und gleichgültigen Weise gegeben wird. Wenn ein Arzt in unachtsamer, sorgloser Weise an das Krankenbett tritt und dem Kranken wenig Aufmerksamkeit schenkt, dann schadet er ihm. Wenn er durch Worte oder Handlung den Eindruck hervorruft, dass der Fall nicht viel Aufmerksamkeit erfordert und dann den Patienten seinen eigenen Gedanken überlässt, so hat er ihm wirklich geschadet. Zweifel und Entmutigung, die er durch seine Gleichgültigkeit hervorgerufen hat, werden oft die gute Wirkung der verschriebenen Heilmittel wieder aufheben.

Wenn Ärzte sich mehr in diejenigen hineinversetzen könnten, deren Leiden ihren Geist niedergedrückt und den Willen geschwächt hat und die sich nach Worten der Anteilnahme und Zuversicht sehnen, so würden sie besser imstande sein, ihre Gefühle einzuordnen. Wenn Liebe und Anteilnahme, die Christus den Kranken gegenüber offenbarte, mit dem Wissen des Arztes verbunden sind, wird schon seine Gegenwart ein Segen sein.

Offenheit im Umgang mit einem Patienten lässt ihn Vertrauen aufbauen und ist dadurch eine wichtige Hilfe im Heilungsprozess. Es gibt Ärzte, die es für klüger halten, dem Patienten die Art der Krankheit, an der er leidet, und deren Ursache zu verheimlichen. Bei vielen werden falsche Hoffnungen auf Besserung geweckt, weil sie fürchten, den Patienten aufzuregen oder zu entmutigen, wenn sie die Wahrheit sagen. Ja, sie werden den Kranken ins Grab sinken lassen, ohne ihn vor der Gefahr zu warnen. All dies ist unklug. Es ist sicher nicht immer das Beste, bei jedem Patienten den vollen Umfang seiner Erkrankung zu erklären; dies würde ihn so aufregen und die Heilung verzögern oder gar verhindern. Am wenigsten vertragen diejenigen die Wahrheit, deren Krankheit größtenteils Einbildung ist. Viele solcher Menschen sind unvernünftig und nicht gewöhnt, sich selbst zu beherrschen. Sie sind launisch und bilden sich falsche Dinge in Bezug auf sich selbst und andere ein. Sie halten dies aber für wahr und diejenigen, die für sie sorgen, müssen gleichbleibend freundlich und unermüdlich geduldig und einfühlsam sein. Wenn man diesen Menschen die Wahrheit über sie selbst sagte, würden manche beleidigt sein und andere entmutigt. Christus sagte zu seinen Jüngern: „Ich habe euch noch viel zu sagen; aber ihr könnt‘s jetzt nicht ertragen.“ Johannes 16,12

Obwohl man nicht in jedem Fall die Wahrheit sagen kann, ist es doch nie notwendig oder zu rechtfertigen, jemanden anzulügen. Nie sollten Arzt oder Pfleger sich auf Ausflüchte einlassen. Wer da mitmacht, verhindert, dass Gott mit ihm zusammenarbeiten kann. Indem er so das Vertrauen des Patienten verliert, gibt er eins der erfolgreichsten menschlichen Hilfsmittel zur Genesung auf.

Die Macht des Willens

Die Macht des Willens wird nicht so geschätzt wie sie sollte. Der Wille sollte gestärkt und richtig gelenkt werden, dann wird er das ganze Wesen mit Energie erfüllen und eine wunderbare Hilfe bei der Gesunderhaltung sein. Auch in der Krankenbehandlung stellt er eine Macht dar. In der rechten Weise ausgeübt, beherrscht er die Einbildungskraft und ist ein mächtiges Hilfsmittel bei der Vorbeugung und Überwindung von Krankheiten des Geistes und des Körpers. Durch Anwendung ihrer Willenskraft können Patienten unter ärztlicher Anleitung viel tun, um wieder neuen Lebensmut zu bekommen. Es gibt Tausende, die ihre Gesundheit wiedererlangen können, wenn sie nur wollen. Der Herr Jesus möchte nicht, dass sie krank sind. Er will sie glücklich und gesund sehen und sie sollten sich dazu entschließen, gesund zu sein. Oft können Kranke ihrem Leiden einfach dadurch widerstehen, indem sie sich weigern, wegen der Schmerzen sich gehen zu lassen und sich in einem Zustand der Untätigkeit zu überlassen. Wenn sie sich über ihre Schmerzen und Leiden erheben und sich ihrer vorhandenen Kraft entsprechend nützlich beschäftigen, verbunden mit Tätigkeit an frischer Luft und Sonnenschein, kann sich manch ausgezehrter Kranker wieder Gesundheit und Kraft verschaffen.

Biblische Grundsätze der Heilung

Für jeden, der gesund werden oder bleiben möchte, ist in der Heiligen Schrift ein Rat enthalten: „Sauft euch nicht voll Wein, woraus ein unordentliches Wesen folgt, sondern lasst euch vom Geist erfüllen." Epheser 5,18 Weder durch Anregung noch durch Vergessen, das durch unnatürliche oder ungesunde Anregungsmittel erzeugt wird, noch durch Befriedigung niedriger Begierden oder Leidenschaften findet man wahre Heilung oder Erquickung für Körper oder Seele. Unter den Kranken sind viele, die ohne Gott und ohne Hoffnung leben. Sie leiden unter unerfüllten Sehnsüchten, ungezügelten Leidenschaften und der Verurteilung durch ihr eigenes Gewissen. Sie verlieren ihren Halt am Leben und haben keine Aussicht auf das zukünftige. Die Krankenpfleger sollten nicht hoffen, solchen Kranken dadurch zu helfen, wenn sie ihnen oberflächliche Ablenkung verschaffen. Dies ist ja der Fluch ihres Lebens gewesen. Die hungernde, dürstende Seele wird weiter hungern und dürsten, solange sie versucht, hierin Befriedigung zu finden. Alle werden getäuscht, die von der Quelle selbstsüchtiger Vergnügungen trinken. Sie halten irrtümlich Fröhlichkeit für Kraft, aber wenn die Aufregung nachlässt, hört auch ihre Einbildung auf und sie bleiben der Unzufriedenheit und Verzagtheit überlassen.

Für dauernden Frieden und wahre Ruhe des Geistes gibt es nur eine Quelle. Davon sprach Christus als er sagte: „Kommt her zu mir alle, die ihr mühselig und beladen seid, ich will euch erquicken.“ Matthäus 11,28 „Den Frieden lasse ich euch, meinen Frieden gebe ich euch. Nicht gebe ich euch wie die Welt gibt.“ Johannes 14,27 Wahren Frieden gibt es nicht getrennt von Christus. Er ist in Ihm, und wir erhalten ihn nur, wenn wir Jesus annehmen.

Christus ist die Quelle des Lebens. Viele benötigen eine klarere Erkenntnis von ihm; sie sollten geduldig, freundlich, aber doch eindringlich unterrichtet werden, wie der ganze Mensch die Heilkräfte des Himmels nutzen kann. Wenn das helle Licht der Liebe Gottes die verdunkelten Räume der Seele erleuchtet, wird ruheloser Verdruss und Unzufriedenheit verschwinden, Zufriedenheit und Freude werden dem Geist Kraft und dem Körper Gesundheit und Energie verleihen.

Hilfe in jeder Prüfung

Wir leben in einer Welt voll von Leid. Schwierigkeiten, Prüfungen und Kummer erwarten uns auf dem ganzen Weg zur himmlischen Heimat. Aber es gibt viele, die die Lasten des Lebens doppelt schwer machen, indem sie ständig Schwierigkeiten voraussehen. Wenn sie Probleme oder Enttäuschungen erleben, denken sie, dass alles misslingt und dass ihr Los das härteste von allen sei und dass sie sicherlich in Not kommen. Auf diese Weise vermiesen sie sich und anderen um sie herum das Leben. Es wird zu einer Last für sie; aber es braucht nicht so zu sein. Eine entschiedene Anstrengung ist nötig, die Ausrichtung ihrer Gedanken zu ändern; aber es ist durchaus möglich. Ihre Glück für dieses und das zukünftige Leben hängt davon ab, ob sie ihre Gedanken auf freundliche Dinge richten. Lasst sie von dem dunklen Bildern wegsehen, die ja nur in ihren Gedanken bestehen, und auf die Segnungen blicken, die Gott auf ihren Weg gestreut hat, und darüber hinaus auf das Unsichtbare und Ewige.

Für jede Prüfung hat Gott Hilfe vorgesehen. Als Israel in der Wüste zu den bitteren Wassern von Mara kam, rief Mose zu dem Herrn. Gott gab ihnen nicht ein neues Wundermittel, er lenkte die Aufmerksamkeit auf das vorhandene. Ein von Gott geschaffener Strauch musste in die Quelle geworfen werden, um das bittere Wasser rein und süß zu machen. Als dies geschehen war, trank das Volk von dem Wasser und wurde erquickt. In jeder Prüfung will Christus uns helfen, wenn wir ihn suchen. Unsere Augen werden geöffnet werden, die Verheißungen der Heilung zu erkennen, die in seinem Wort berichtet sind. Der heilige Geist wird uns unterweisen, wie wir all den Segen gebrauchen können, der ein Gegenmittel für Kummer darstellt. Für jede Bitterkeit, die das Leben mit sich bringt, sollen wir einen heilsamen Zweig finden.

Die Zukunft mit ihren schweren Rätseln, ihren unbefriedigenden Aussichten, soll unsere Herzen nicht schwächen, unsere Knie nicht zitternd und unsere Hand nicht untätig machen. Der Allmächtige rät: „Lasst sie Zuflucht bei mir suchen, damit sie Frieden mit mir machen, ja, sie sollen Frieden mit mir machen.“ Jesaja 27,5 Wer sein Leben Gottes Leitung und seinem Dienst übergibt, wird niemals in eine Situation kommen, für die er nicht vorgesorgt hätte. Wie unsere Lage auch sein mag, wenn wir Täter seines Wortes sind, haben wir einen Führer, der uns den rechten Weg leitet. Was auch immer unsere Schwierigkeit sein mag, wir haben einen zuverlässigen Ratgeber; was unser Kummer, unser Leid oder unsere Verlassenheit sein mag, wir haben einen mitfühlenden Freund.

Wenn wir in unserer Unwissenheit falsche Schritte tun, so vergisst uns der Heiland nicht. Wir brauchen uns niemals allein zu fühlen. Engel sind unsere Begleiter. Der Tröster, von dem Christus verheißen hat, er werde ihn in seinem Namen senden, bleibt bei uns. Auf dem Wege, der zur Stadt Gottes führt, gibt es keine Schwierigkeiten, die diejenigen, die ihm vertrauen, nicht überwinden können. Es gibt dort keine Gefahren, denen sie nicht entrinnen könnten. Es gibt keinen Kummer, keinen Schmerz, keine menschliche Schwäche, für die er nicht ein Hilfsmittel bereit hätte.

Niemand braucht entmutigt und verzweifelt zu sein. Satan mag dir mit der grausamen Einflüsterung entgegentreten: „Dein Fall ist hoffnungslos, du kannst nicht mehr erlöst werden." Aber es gibt Hoffnung für dich in Christus. Gott fordert von uns nicht, in unserer eigenen Kraft zu überwinden. Er bittet uns, sich ihm zu nahen. Mit welchen Schwierigkeiten wir auch zu kämpfen haben, die Körper und Gemüt niederdrücken, Gott ist bereit, uns davon zu befreien.

Da Jesus die menschliche Natur auf sich nahm, kann er auch mit den Leiden der Menschheit mitfühlen. Er kennt nicht nur jeden Menschen und die besonderen Bedürfnisse und Prüfungen jedes einzelnen, sondern er kennt auch alle Umstände, die den Geist verwunden und verwirren. Seine Hand ist in mitleidsvoller Zärtlichkeit nach jedem leidenden Gotteskind ausgestreckt. Die am meisten leiden, erhalten die größte Anteilnahme und Mitgefühl. Er wird von unseren Schwächen berührt und wünscht, dass wir unsere Probleme und Schwierigkeiten zu seinen Füßen ablegen und dort lassen.

Es ist nicht klug, auf uns selbst zu blicken und auf unsere Empfindungen zu achten. Wenn wir das tun, wird der Feind uns Schwierigkeiten und Versuchungen schicken, die den Glauben schwächen und den Lebensmut vernichten. Unsere Gefühlsbewegungen zu studieren und unseren Gefühlen nachzugeben heißt, den Zweifel zu nähren und uns zu verwirren. Wir sollten von uns weg auf Jesus blicken.

Wenn dich Versuchungen bestürmen, wenn Sorge, Ratlosigkeit und Dunkelheit deine Seele einzunehmen scheinen, dann blicke dorthin, wo du zuletzt das Licht gesehen hast.

Ruhe in Christi Liebe und unter seiner schützenden Fürsorge aus. Wenn Sünde um die Herrschaft in deinem Herzen streitet, wenn Schuld deine Seele bedrückt und das Gewissen belastet, wenn Unglaube den Geist verdunkelt, so denke daran, dass Christi Gnade ausreicht, die Sünde zu besiegen und die Dunkelheit zu vertreiben. Wenn wir in Gemeinschaft mit dem Heiland eintreten, betreten wir das Reich des Friedens.

Die Verheißung der Heilung

„Der Herr erlöst das Leben seiner Knechte, und alle, die auf ihn trauen, werden frei von Schuld." Psalm 34,23 „Wer den Herrn fürchtet, hat eine sichere Festung, und auch seine Kinder werden beschirmt." Sprüche 14,26 „Die Bewohner Jerusalems klagen: Der Herr, unser Gott, hat uns verlassen und vergessen! Doch der Herr sagt: Bringt es eine Mutter fertig, ihren Säugling zu vergessen? Hat sie nicht Mitleid mit dem Kind, das sie geboren hat? Und selbst wenn sie es vergessen könnte, ich vergesse euch nicht! Jerusalem, ich habe dich unauslöschlich in meine Hände gezeichnet." Jesaja 49,14-16; GN

„Fürchte dich nicht, ich bin mit dir; weiche nicht, denn ich bin dein Gott. Ich stärke dich, ich helfe dir auch, ich halte dich durch die rechte Hand meiner Gerechtigkeit." Jesaja 41,10 „Ihr, die ihr von mir getragen werdet von Mutterleibe an, und vom Mutterschoße an mir aufgeladen seid: Auch bis in euer Alter bin ich derselbe, und ich will euch tragen, bis ihr grau werdet. Ich habe es getan; ich will heben und tragen und erretten." Jesaja 46,3-4

Lob und Dank

Nichts trägt mehr zur Förderung körperlicher und seelischer Gesundheit bei, als eine Haltung voll Dankbarkeit und Lobens. Es ist eine ebenso bestimmte Pflicht, der Schwermut, unzufriedenen Gedanken und Gefühlen zu widerstehen, wie es eine Pflicht ist, zu beten. Wenn wir unterwegs zum Himmel sind, wie können wir dann als eine Schar Trauernder daherkommen und den ganzen Weg zum Haus unseres Vaters nur seufzen und klagen?

Wer sich Christ nennt, aber ständig klagt und Fröhlichkeit und Freude für Sünde zu halten scheint, ist nicht wirklich gläubig. Wer in allem ein trauriges Vergnügen sieht, was es in der Welt an Schwermütigem gibt und lieber auf welke Blätter schaut – solche Menschen sind nicht in Christus. Lieber sollten diese Menschen die herrlichen, frischen Blumen pflücken, die hohen Bergesspitzen und Täler in frischem Grün schön finden, als ihre Sinne der frohen Stimme verschließen, die in der Natur dem lauschenden Ohr so süß und melodisch klingt. Sie ziehen Schatten und Dunkelheit an, wo sie im hellen Licht stehen könnten. Ja die Sonne der Gerechtigkeit möchte in ihren Herzen aufgehen mit Heil unter ihren Flügeln.

Oft mögen Schmerzen deinen Geist verdüstern. Dann versuche nicht zu grübeln. Du weißt, dass Jesus dich liebt, er versteht deine Schwächen. Du kannst seinen Willen tun, indem du einfach in seinen Armen ruhst.

Es ist ein Naturgesetz, dass unsere Gedanken und Gefühle ermutigt und gestärkt werden, wenn wir sie zum Ausdruck bringen. Worte drücken Gedanken aus, ebenso ist wahr, dass Gedanken Worte folgen. Wenn wir unseren Glauben mehr ausdrücken würden und uns mehr des Segens erfreuten, von dem wir wissen, dass wir ihn haben – die große Barmherzigkeit und Liebe Gottes – dann hätten wir mehr Glauben und größere Freude. Keine Zunge kann es aussprechen, kein sterblicher Geist den Segen erfassen, der aus der Wertschätzung der Güte und Liebe Gottes folgt. Selbst auf Erden können wir Freude haben wie ein Quelle, die niemals versiegt, weil sie von den Strömen gespeist wird, die vom Thron Gottes fließen.

Lasst uns deshalb unsere Herzen und Lippen dazu erziehen, Gott Dank zu sagen für seine unaussprechliche Liebe. Lasst uns unsere Seelen erziehen, hoffnungsvoll zu sein und im Licht zu bleiben, das vom Kreuz von Golgatha scheint. Wir sollten niemals vergessen, dass wir Kinder des himmlischen Königs sind, Söhne und Töchter des Herrn der Heerscharen. Es ist unser Vorrecht, in Gott ruhig und gelassen bleiben zu können.

„Und der Friede Christi ... regiere in euren Herzen; und seid dankbar.“ Kolosser 3,15 Wir sollten unsere eigenen Schwierigkeiten und Sorgen vergessen und dafür Gott für jede Gelegenheit preisen, zur Ehre seines Namens zu leben. Lasst die Segnungen eines jeden neuen Tages Dankbarkeit in euren Herzen für die Beweise seiner liebenden Fürsorge ausdrücken. Wenn ihr eure Augen morgens öffnet, dann dankt Gott, dass er euch die Nacht hindurch bewahrt hat; dankt ihm für seinen Frieden in euren Herzen. Lasst morgens, mittags und abends euer Dankgebet als einen süßen Wohlgeruch zum Himmel aufsteigen.

Wenn euch jemand fragt, wie es euch geht, so denkt nicht an etwas Trauriges und erzählt es, damit ihr Mitleid erregt. Sprecht nicht von eurem Mangel an Glauben, von eurem Kummer und euren Leiden. Der Versucher freut sich, wenn er solche Worte vernimmt. Sprecht ihr über traurige Dinge, so verherrlicht ihr ihn. Wir sollen nicht bei der großen Macht Satans verweilen, die er benutzt, um uns zu überwinden. Wir begeben uns oft in seinen Einflussbereich, indem wir von seiner Macht reden. Lasst uns statt dessen lieber von der großen Macht Gottes reden, der alle unsere Interessen zu seinen eignen macht. Sprecht von der unaussprechlichen Liebe Christi und redet von seiner Herrlichkeit. Der ganze Himmel nimmt an unserer Erlösung Anteil. Die Engel Gottes, tausend mal tausend und zehntausend mal zehntausend sind beauftragt, denen zu dienen, die Erben der Seligkeit sein sollen. Sie schützen uns gegen das Böse und drängen die Mächte der Finsternis zurück, die uns zu vernichten suchen. Haben wir nicht Grund genug, jeden Augenblick dankbar zu sein, selbst wenn scheinbare Schwierigkeiten auf unserem Weg liegen?

Singt Loblieder

Bringt Lobpreis und Danksagung in Liedern zum Ausdruck. Wenn wir versucht werden, so lasst uns, statt unseren Gefühlen Ausdruck zu verleihen, uns im Glauben durch ein Danklied zu Gott erheben. „O Gott, sei gelobt für die Liebe im

Sohn, der mit Blut uns erwarb und dann aufstieg zum Thron. O Gott, sei gelobt für den heiligen Geist, der zum Heiland uns führt und dann himmelwärts weist. Lob, Ehre und Preis sei für immer gebracht dir, dem Lamm, das von Sünde uns selig gemacht! Halleluja, sei gepriesen, Halleluja, amen. Halleluja sei gepriesen, Herr, segne uns jetzt." Gesang ist eine Waffe, die wir immer wieder gegen Entmutigung einsetzen können. Wenn wir so unser Herz dem Licht der Gegenwart Christi öffnen, werden wir Gesundheit und seinen Segen erfahren. „Danket dem Herrn; denn er ist freundlich, und seine Güte währet ewiglich. So sollen sagen, die erlöst sind durch den Herrn, die er aus der Not erlöst hat." Psalm 107,1-2

„Singet und spielet ihm, redet von allen seinen Wundern! Rühmet seinen heiligen Namen; es freue sich das Herz derer, die den Herrn suchen." Psalm 105,2-3

„Der Herr sättigt die durstige Seele und die Hungrigen füllt er mit Gutem. Die da sitzen mussten in Finsternis und Dunkel, Gefangen in Zwang und Eisen, ... die dann zum Herrn riefen in ihrer Not, und er half ihnen aus ihren Ängsten und führte sie aus Finsternis und Dunkel und zerriss ihre Bande: Die sollen dem Herrn danken für seine Güte und für seine Wunder, die er an den Menschenkindern tut." Psalm 107,9-10.13-15 „Was betrübst du dich, meine Seele, und bist so unruhig in mir? Harre auf Gott; denn ich werde ihm noch danken, dass er meines Angesichts Hilfe und mein Gott ist." Psalm 42,12

„Seid dankbar in allen Dingen; denn das ist der Wille Gottes in Christus Jesus an euch." 1.Thessalonicher 5,18 Dieses Gebot ist eine Zusicherung, dass selbst die Dinge, die gegen uns zu sein scheinen, zu unserem Guten wirken. Gott würde uns nicht gebieten, dankbar für etwas zu sein, das uns Schaden zufügen würde.

„Der Herr ist mein Licht und mein Heil; vor wem sollte ich mich fürchten? Der Herr ist meines Lebens Kraft; vor wem sollte mir grauen?" Psalm 27,1 „Denn er deckt mich in seiner Hütte zur bösen Zeit, er birgt mich im Schutz seines Zeltes... Darum will ich Lob opfern in seinem Zelt, ich will singen und Lob sagen dem Herrn." Psalm 27,5-6 „Ich harrte des Herrn, und er neigte sich zu mir und hörte mein Schreien. Er zog mich aus der grausigen Grube, aus lauter Schmutz und Schlamm, und stellte meine Füße auf einen Fels, dass ich sicher treten kann; er hat mir ein neues Lied in meinen Mund gegeben, zu loben unseren Gott." Psalm 40,2-4 „Der Herr ist meine Stärke und mein Schild; auf ihn hofft mein Herz, und mir ist geholfen. Nun ist mein Herz fröhlich, und ich will ihm danken mit meinem Lied." Psalm 28,7

Gutes tun

Eines der größten Hindernisse zur Genesung Kranker ist, wenn sie sich mit sich selbst beschäftigen. Viele Kranke denken, dass jeder ihnen Mitgefühl und Hilfe erweisen sollte, während es für sie gerade nötig ist, dass sie von sich selbst abgelenkt werden und an andere denken und für sie sorgen.

Oft wird für Angefochtene, Traurige und Entmutigte gebetet, und dies ist gut so. Wir sollten darum bitten, dass Gott Licht in das verdunkelte Gemüt aussende und das traurige Herz tröste. Gott beantwortet die Gebete derer, die selbst zum Strom seiner Segnungen werden. Wir sollten für diese Betrübten beten und sie ermutigen, auch wieder anderen zu helfen, die größere Nöte haben als sie selbst. Die Dunkelheit wird aus ihren eigenen Herzen weichen, sobald sie versuchen, anderen zu helfen. Wenn wir andere trösten, wie wir getröstet sind, werden wir dadurch selbst gesegnet.

Das achtundfünfzigste Kapitel Jesajas bietet das Heilmittel für Krankheiten des Körpers und der Seele. Wenn wir Gesundheit und wahre Lebensfreude haben wollen, müssen wir die in dieser Schriftstelle gegebenen Regeln beachten. Der Herr sagt von dem ihm angenehmen Dienst und seinen Segnungen folgendes:

„Brich dem Hungrigen dein Brot, und die im Elend ohne Obdach sind, führe ins Haus! Wenn du einen nackt siehst, so kleide ihn, und entzieh dich nicht deinem Fleisch und Blut! Dann wird dein Licht hervorbrechen wie die Morgenröte, und deine Heilung wird schnell voranschreiten, und deine Gerechtigkeit wird vor dir hergehen, und die Herrlichkeit des

Herrn wird deinen Zug beschließen. Dann wirst du rufen, und der Herr wird dir antworten. Wenn du schreist, wird er sagen: Siehe, hier bin ich. Wenn du in deiner Mitte niemand unterjochst und nicht mit Fingern zeigst, und nicht übel redest, sondern den Hungrigen dein Herz finden lässt und den Elenden sättigst, dann wird dein Licht in der Finsternis aufgehen, und dein Dunkel wird sein wie der Mittag. Und der Herr wird dich immerdar führen und dich sättigen in der Dürre und dein Gebein stärken. Und du wirst sein wie ein bewässerter Garten und wie eine Wasserquelle, der es nie an Wasser fehlt." Jesaja 58,7-11

Gute Taten sind ein doppelter Segen, sie kommen dem Geber wie auch dem Empfänger zugute. Das innere Bewusstsein, das Rechte zu tun, ist eines der besten Arzneimittel für kranke Körper und Gemüter. Wenn der Geist durch das Gefühl erfüllter Pflicht und die Befriedigung, andere glücklich gemacht zu haben, frei und glücklich ist, gibt der freudig erhebende Einfluss dem ganzen Menschen neues Leben.

Lasst die Kranken, statt ständig Mitleid zu fordern, darum bemüht sein, mit anderen mitzuleiden. Werft die Last eurer eigenen Schwäche, eures Kummers und eurer Schmerzen auf den mitfühlenden Heiland. Öffnet euer Herz seiner Liebe und gebt sie an andere weiter. Denkt daran, dass jeder schwer zu tragende Prüfungen und schwer zu widerstehenden Versuchungen erlebt; und ihr könnt etwas tun, um diese Lasten zu erleichtern. Seid dankbar für die erfahrenen Segnungen; schätzt die Zuwendung, die ihr erhaltet. Lasst euer Herz mit den wertvollen Verheißungen Gottes erfüllt sein, damit ihr aus diesem Reichtum heraus Worte sprechen könnt, die für andere Trost und Kraft sind. Dies wird euch mit einer Atmosphäre umgeben, die hilfreich und erhebend ist. Setzt es euch zum Ziel, für die Menschen um euch herum ein Segen zu sein, und ihr werdet Wege finden, wie ihr euren eigenen Angehörigen als auch anderen Personen helfen könnt.

Wenn solche, die nur eine schwache Gesundheit haben, sich selbst vergessen würden über dem Interesse an anderen, wenn sie des Herrn Gebot erfüllen würden, denen zu helfen, die hilfsbedürftiger sind als sie selbst, so würden sie die Wahrheit der prophetischen Verheißung erkennen: „Dann wird dein Licht hervorbrechen wie die Morgenröte, und deine Heilung wird schnell voranschreiten.“ Jesaja 58,8

„Seliges Wissen: Jesus ist mein!
Frieden mit Gott bringt er mir allein.
Leben von oben, ewiges Heil,
völlige Sühnung ward mir zuteil.

Ihm will ich leben – o welche Freud!
Herrliche Gaben Jesus verleiht.
Göttliche Leitung, Schutz in Gefahr,
Sieg über Sünde reicht er mir dar.

Völligen Frieden in aller Hast:
Jesus bewahrt mich, trägt meine Last.
Treu will ich dienen ihm immerdar,
bis er mich ruft zur oberen Schar.

Lasst mich‘s erzählen, Jesus zur Ehr:
Wo ist ein Heiland wie unser Herr?
Wer kann so segnen, wer so erfreun?
Keiner als Jesus. Preis ihm allein!“

KAPITEL 19

DER EINFLUSS DER NATUR

Lasst uns aufs Feld hinausgehen

Der Schöpfer suchte für unsere ersten Eltern eine Umgebung aus, die für ihre Gesundheit und ihr Glück am besten geeignet ist. Er gab ihnen keinen Palast oder Komfort und Luxus, den heute so viele haben möchten. Er brachte sie in Berührung mit der Natur und in enge Verbindung mit den heiligen Wesen des Himmels.

Gott hat für seine Kinder ein Heim bereitet in einem Garten mit anmutigen Sträuchern und duftenden Blumen, alles war hübsch anzusehen. Da waren Bäume aller Art. Viele davon mit duftenden und wohlschmeckenden Früchten beladen. In ihren Zweigen sangen die Vögel ihre Loblieder. Unter ihrem Schatten spielten die Geschöpfe der Erde ohne Furcht mit einander.

Adam und Eva erfreuten sich ihrer vollkommenen Reinheit und über das, was sie im Paradiesgarten sahen und hörten. Gott wies dem ersten Menschenpaar seine Arbeit im Garten an, dass es „ihn baute und bewahrte." 1. Mose 2,15 Durch die tägliche Arbeit waren sie gesund und freudig. Sie freuten sich über die Besuche ihres Schöpfers, wenn er in der Kühle des Abends mit ihnen wandelte und redete. Täglich unterrichtete der Herr sie.

Gott hat für unsere ersten Eltern einen Plan für ihr Leben erstellt. Daraus können wir auch für uns etwas lernen. Obwohl die Erde durch die Sünde gelitten hat, wünscht Gott doch, dass seine Kinder sich an den Werken des Schöpfers erfreuen. Je genauer sein Lebensplan befolgt wird, desto besser kann er die leidende Menschheit wieder herstellen. Die Kranken sollten in enge Berührung mit der Natur gebracht werden. Ein Leben in der freien Natur würde für manche hilflose und fast hoffnungslose Kranke wie ein Wunder wirken.

Der Lärm, die Hektik und das Chaos in den Städten, das beengte und künstliche Leben wirkt sehr ermüdend und erschöpfend auf Kranke. Die mit Rauch, Staub, giftigen Gasen und Krankheitskeimen erfüllte Luft ist lebensgefährlich. Die Kranken, die meistens auf ihre vier Wände beschränkt sind, fühlen sich fast wie Gefangene in ihren Zimmern. Sie blicken auf Häuser und Straßen und auf gehetzte Menschen und sehen vielleicht nur spärlich den blauen Himmel, Sonnenschein, grünes Gras, Blumen und Bäume. So abgetrennt, brüten sie über ihr Leiden und sind bekümmert und gefangen durch ihre eigenen traurigen Gedanken.

Für moralisch schwache Menschen bergen die Städte eine noch größere Gefahr in sich. Da gibt es Kranke, die einen unnatürlichen Appetit zu überwinden haben und dadurch ständig der Versuchung ausgesetzt sind. Sie sollten in eine andere Umgebung gebracht werden, wo ihr Denken verändert werden kann. Sie sollten von den Einflüssen getrennt sein, die ihr Leben ruiniert haben. Lasst eine Zeitlang alles beiseite, was sie von Gott ablenken könnte und helft ihnen, dass sie in einer reineren Atmosphäre leben können.

Kliniken könnten die Kranken viel erfolgreicher behandeln, wenn sie abseits von den Städten gelegen wären. Und alle, die wieder gesund werden wollen, sollten so weit wie möglich in ländlicher Umgebung leben. Dort wären sie durch ein Leben im Freien gesegnet. Die Natur ist Gottes Arzt. Die reine Luft, der schöne Sonnenschein, die Blumen und Bäume, die Obst- und Weingärten, und die Bewegung im Freien dort, verleihen Gesundheit und Leben.

Ärzte und Pfleger sollen ihre Patienten ermutigen, viel an der frischen Luft zu sein. Ein Leben im Freien ist oft das einzige Heilmittel, das vielen Kranken hilft. Es besitzt eine wunderbare Heilkraft für Krankheiten, die durch Stress und moderne Lebensgestaltung entstanden sind – eines Lebensstils, der die Kräfte von Körper, Seele und Geist schwächt und zerstört.

Wie heilsam ist für die Kranken, die das Stadtleben, den Glanz der vielen Lichter und den Lärm der Straßen müde sind, die Ruhe und Freiheit des Landes! Wie gerne wenden sie sich den Bildern der Natur zu! Wie froh würden sie sein, an der frischen Luft zu sitzen, sich über den Sonnenschein zu freuen und den Wohlgeruch von Bäumen und Blumen aufzunehmen! Es sind lebensstärkende Eigenschaften im Balsam der Fichte und dem Wohlgeruch der Tanne enthalten und auch andere Bäume besitzen Eigenschaften, die zur Wiederherstellung der Gesundheit dienen.

Den chronisch Kranken hilft nichts so sehr, Gesundheit und Glück wiederzugewinnen, als in schöner ländlicher Umgebung zu leben. Hier können die Pflegebedürftigen im Sonnenschein oder im Schatten der Bäume liegen oder sitzen. Sie brauchen nur aufzublicken, um über sich das herrliche Laubwerk zu sehen. Ein angenehmes Gefühl der Ruhe und Erquickung erfüllt sie, wenn sie dem Flüstern und Rauschen des Windes lauschen. Die schwachen Lebensgeister erwachen. Die geschwundenen Kräfte werden wieder erneuert. Ganz unbewusst wird das Gemüt friedvoll. Der unregelmäßige Puls wird ruhiger und regelmäßiger. Wenn die Kranken kräftiger werden, können sie es wagen, einige Schritte zu gehen, um einige der hübschen Blumen zu pflücken. Das sind wertvolle Boten der Liebe Gottes für seine angefochtenen Kinder hier auf Erden.

Bewegung in der frischen Luft sollte für die Patienten angeordnet werden. Jeder Arbeitsfähige sollte eine angenehme, leichte Beschäftigung erhalten. Zeigt ihnen, wie passend und hilfreich diese Arbeit im Freien ist. Ermutigt sie, die frische Luft einzuatmen. Lehrt sie, tief zu atmen und beim Atmen und Sprechen die Bauchmuskeln zu trainieren. Diese Übung wird unschätzbar für sie sein.

Bewegung in der frischen Luft ist lebensnotwendig. Und das ist nirgends besser möglich als in der Bearbeitung des

Bodens. Gebt den Patienten Blumenbeete, für die sie zu sorgen haben oder lasst sie im Obst- und Gemüsegarten arbeiten. Wenn sie so ermutigt werden, ihre Zimmer zu verlassen und ihre Zeit in der frischen Luft zuzubringen, indem sie Blumen pflegen oder eine andere leichte Arbeit verrichten, wird ihre Aufmerksamkeit von sich selbst und ihren Leiden abgelenkt werden.

Je mehr der Kranke sich im Freien aufhalten kann, desto weniger Pflege ist erforderlich. Je freundlicher seine Umgebung ist, desto hoffnungsvoller wird er sein. Im Hause eingeschlossen, mag es noch so kostbar möbliert sein, wird er verdrießlich und missmutig werden. Umgebt ihn mit den herrlichen Dingen der Natur; bringt ihn dorthin, wo er die Blumen wachsen sehen und die Vögel singen hören kann und sein Herz wird harmonisch in den Gesang der Vögel einstimmen. Körper und Geist wird dadurch erleichtert sein. Der Verstand wird geweckt, die Vorstellungskraft angeregt und der Geist vorbereitet, die Schönheit des Wortes Gottes zu erfassen.

In der Natur lässt sich stets etwas finden, was die Aufmerksamkeit der Kranken von sich selbst ablenkt und ihre Gedanken auf Gott richtet. Umgeben von seinen wunderbaren Werken werden ihre Sinne von den sichtbaren Dingen auf die unsichtbaren gelenkt werden. Die Schönheit der Natur führt sie dahin, an das himmlische Heim zu denken, wo es nichts mehr geben wird, was die Schönheit beschmutzen, was verderben und zerstören, und was Krankheit oder Tod herbeiführen kann.

Ärzte und Pfleger sollten aus den Gegebenheiten der Natur Lehren über Gott ziehen. Weist die Patienten auf ihn hin, dessen Hand die schlanken Bäume, das Gras und die Blumen gemacht hat. Ermutigt sie, in jeder Knospe und Blume einen Ausdruck seiner Liebe zu seinen Kindern zu sehen. Er, der für Vögel und Blumen sorgt, wird auch für die nach seinem Bild geschaffenen Wesen sorgen.

Inmitten der Schöpfung Gottes kann man im Freien die Kranken frische, gesundheitsfördernde Luft einatmen lassen und dabei am Besten vom neuen Leben in Christus erzählen. Hier kann Gottes Wort gelesen werden und das Licht der Gerechtigkeit Christi in durch Sünde verdunkelte Herzen scheinen.

Menschen, die geistig und körperlich gesund werden möchten, sollten mit denen in Kontakt kommen, die sie durch Worte und Handlungen zu Christus ziehen. Sie sollen unter den Einflussbereich des großen Arztes gebracht werden, der Körper und Seele heilen kann. Sie müssen von der Liebe des Heilandes hören, von der Vergebung, die für alle ausreichend ist, die zu ihm kommen und ihre Sünden bekennen.

So beeinflusst, werden viele Kranke auf den Weg des Lebens geführt werden. Himmlische Engel arbeiten mit menschlichen Boten zusammen, um die Herzen der Kranken und Leidenden zu ermutigen und ihnen Hoffnung, Freude und Frieden zu bringen. Dadurch erhalten die Kranken doppelten Segen und viele werden wieder gesund. Der unsichere Schritt wird wieder elastisch; das Auge strahlt wieder. Die Hoffnungslosen werden hoffnungsvoll. Der einst Verzagte ist nun freudig. Der klagende Ton der Stimme verändert sich in Freude und Zufriedenheit.

Mein Glaube klammert sich

Mein Glaube klammert sich, Lamm Gottes, nur an Dich, o Heiland mein! Höre mein Flehn in Huld, tilg‘ meine Sündenschuld; trag Herr mich mit Geduld, mach mich ganz Dein!

Sind Menschen körperlich gesund geworden, so sind sie besser in der Lage, den Glauben an Christus auszuüben, der auch die Seele gesund erhält. Im Bewusstsein vergebener Sünden liegt unaussprechlicher Friede, Freude und Ruhe. Die zeitweise verdunkelte Hoffnung des Christen ist wieder erhellt. Die folgenden Worte bringen den Glauben zum Ausdruck: „Gott ist unsere Zuversicht und Stärke, eine Hilfe in den großen Nöten, die uns getroffen haben.“ Psalm 46,2 „Und ob ich schon wanderte im finsteren Tal, fürchte ich kein Unglück; denn du bist bei mir, dein Stecken und Stab trösten mich.“ Psalm 23,4 „Er gibt dem Müden Kraft und Stärke genug dem Unvermögenden.“ Jesaja 40,29

TEIL V

Grundsätze
DER GESUNDHEIT

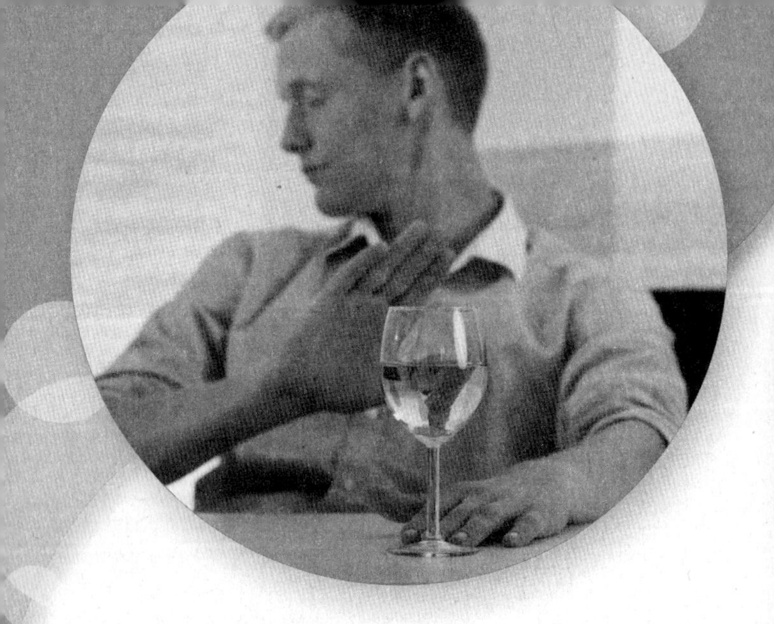

Ohne Drogen

Tabak, Alkohol, Kaffee, Cola, Lebensmittel mit viel Zucker und Fett oder auch einfach nur zu viel Nahrung, machen uns schwächlich und krank. Dazu gehören auch Fernsehen, Unzulässigkeit am Computer, spiele, schlechte Musik und alle Dinge, die süchtiges Verhalten mitfördern...

Kapitel 20

Allgemeine Gesundheitspflege

Ihr seid der Tempel Gottes; und es wird nicht hineingehen irgend ein Unreiner...

Die Erkenntnis, dass der Mensch ein Tempel Gottes sein soll, eine Wohnung zur Offenbarung seiner Herrlichkeit, sollte uns mehr als alles andere anspornen, unsere Körperkräfte zu erhalten und zu entwickeln. Ehrfürchtig und wunderbar hat der Herr den menschlichen Körper erschaffen und er fordert uns auf, die Bedürfnisse des Körpers zu studieren. Wir sollten verstehen lernen, was wir tun können, um ihn vor Schaden und Verunreinigung zu schützen.

Der Blutkreislauf

Um gesund zu sein, brauchen wir gesundes Blut; denn im Blut ist das Leben. Es ersetzt, was verbraucht wurde und versorgt den Körper. Wird es mit richtigen Nährstoffen versehen und durch den Aufenthalt an frischer Luft gereinigt und belebt, befördert das Blut Leben und Kraft in jede Körperzelle. Je besser das Blut zirkuliert, desto umfassender wird diese Arbeit ausgeführt.

Bei jedem Herzschlag sollte das Blut schnell und leicht in alle Teile des Körpers fließen. Die Blutzirkulation sollte nicht durch einengende Kleidung oder Gürtel noch durch unzureichende Bekleidung des Körpers behindert werden. Alles, was den Blutumlauf hemmt, staut das Blut in lebenswichtige Organe zurück. Kopfschmerzen, Husten, Herzklopfen oder Verdauungsstörungen sind oft die Folge.

Die Atmung

Um gutes Blut zu haben, müssen wir richtig atmen. Kräftiges tiefes Einatmen frischer Luft, das die Lungen mit Sauerstoff füllt, reinigt das Blut. Das verleiht ihm eine helle Farbe und lässt es lebensspendend in alle Körperteile fließen. Tiefes Durchatmen beruhigt die Nerven, regt den Appetit an, verbessert die Verdauung und verhilft zu einem gesunden und erquickenden Schlaf.

Die Lungen sollten sich möglichst frei ausdehnen können. Ihre Dehnungsfähigkeit wird dadurch entwickelt. Sie verringert sich aber, wenn sie eingeengt oder zusammen gepresst wird. Eine üble Folge der allgemeinen Gewohnheit ist, wenn sich jemand besonders bei sitzender Tätigkeit tief über seine Arbeit beugt. In dieser Haltung ist es unmöglich, tief zu atmen. Oberflächliches Atmen wird bald zu einer Gewohnheit und die Lungen verlieren ihre Kraft, sich auszudehnen. Fest einschnürende Kleidung wirkt ähnlich. Der Oberbauch bekommt nicht genügend Platz; die Bauchmuskulatur, die zur Unterstützung der Atmung dient, kann sich nicht ungehindert bewegen, was die Lungenfunktion beeinträchtigt.

Dadurch kommt es zu einem Defizit bei der Sauerstoffzufuhr. Das Blut fließt nur träge. Die verbrauchten giftigen Stoffe, die durch das Ausatmen aus der Lunge entfernt werden sollten, bleiben zurück, und das Blut wird unrein. Nicht nur die Lungen, sondern auch Magen, Leber und Gehirn werden in Mitleidenschaft gezogen. Die Haut wird blass, die Verdauung wird verzögert, das Herz beengt. Die Denkkraft wird getrübt, die Konzentration beeinträchtigt und Traurigkeit oder Schwermut erfasst den Geist. Alle Körperfunktionen sind beeinträchtigt und besonders für Krankheit anfällig.

Frische Luft

Die Lungen scheiden ständig Giftstoffe aus und müssen fortwährend mit frischer Luft versorgt werden. Schlechte Luft liefert nicht die nötige Menge Sauerstoff und das Blut strömt zum Gehirn und zu den anderen Organen, ohne genügend mit Sauerstoff angereichert zu sein. Daher ist sorgfältiges Atmen so wichtig. In geschlossenen, schlecht gelüfteten Räumen zu leben, wo die Luft abgestanden und verbraucht ist, schwächt den ganzen Körper. Er wird dadurch gegenüber Kälte überempfindlich und das wiederum löst Krankheiten aus. Gerade das Verweilen in den Häusern macht so viele Frauen krank und schwach. Sie atmen immer wieder dieselbe Luft, bis sie voller Giftstoffe sind, die von Lungen und Hautporen ausgeschieden wurden; auf diese Weise wird das Blut mit Schadstoffen angereichert.

Lüftung und Sonnenlicht

Bei der Errichtung von Gebäuden, ob für öffentliche Zwecke oder als Wohnhäuser, sollte auf gute Belüftung und ausreichend Lichteinstrahlung geachtet werden. In Kirchen und Schulen ist dies oft nicht bedacht worden. Die mangelnde Belüftung ist oft für die Schläfrigkeit und dem Mangel an Konzentration verantwortlich zu machen, die so manche Predigt zunichte macht und die Arbeit des Lehrers erschwert und erfolglos macht.

Soweit möglich sollten alle Wohnungen auf erhöhtem Boden stehen, der gut drainiert ist. Das sichert eine trockene Lage und verhindert die Gefahr von Krankheit durch Feuchtigkeit und Schimmelbefall. Das wird aber oft zu wenig beachtet. Dauerhaft schwache Gesundheit, ernste Krankheiten und viele Todesfälle sind die Folgen durch Feuchtigkeit tief gelegener, schlecht entwässerter Häuser.

Beim Hausbau ist es besonders wichtig, für gute Durchlüftung und viel Sonnenlicht zu sorgen. In jedem Zimmer des Hauses sollte ausreichend Luft und viel Licht vorhanden sein. Schlafzimmer sollten so gelegen sein, dass Tag und Nacht die Luft frei durchziehen kann. Als Schlafzimmer ist kein Raum geeignet, der nicht täglich für Luft und Sonnenschein geöffnet werden kann. In vielen Gegenden ist es nötig, die Schlafzimmer mit Heizeinrichtungen zu versehen, damit sie bei kaltem oder nassem Wetter gründlich erwärmt und getrocknet werden können.

Das Gästezimmer sollte die gleiche Ausstattung erhalten wie die übrigen Zimmer, die ständig benutzt werden. Es sollte wie die anderen Schlafzimmer gut zu lüften sein und von Sonnenschein erreicht und mit Heizvorrichtung versehen sein, um die Feuchtigkeit auszutrocknen, die sich in unbenutzten Zimmern ansammelt. Wer in einem sonnenlosen Zimmer schläft oder ein Bett benutzt, das nicht gründlich trocken und gelüftet ist, gefährdet seine Gesundheit und oft auch selbst das Leben.

Beim Bauen treffen viele sorgfältige Vorkehrung für ihre Pflanzen und Blumen. Man achtet darauf, dass das Gewächshaus oder das Blumenfenster warm und sonnig ist; denn ohne Wärme, Luft und Sonnenschein würden Pflanzen nicht gedeihen und blühen. Wenn diese Bedingungen aber zum Leben der Pflanzen notwendig sind, wie viel notwendiger sind sie dann für unsere eigene Gesundheit und die unserer Familien und Gäste.

Wenn in unserem Heim Gesundheit und Glück wohnen soll, so muss es hoch genug gelegen sein, und wir dürfen nicht in nebel- und dunstverhangene Niederungen bauen. So gewähren wir den lebengebenden Kräften des Himmels freien Zutritt. Nehmt die schweren Vorhänge weg, öffnet die Fenster und Jalousien, lasst keinen rankenden Wein, wie herrlich er auch sei, die Fenster beschatten und lasst keine Bäume so nahe am Hause stehen, dass sie den Sonnenschein ausschließen. Das Sonnenlicht mag die Vorhänge und Teppiche ausbleichen und die Bilderrahmen trüben; aber es wird den Kindern rote Wangen geben.

Wer für alte Menschen zu sorgen hat, sollte daran denken, dass sie besonders warme, angenehme Zimmer brauchen. Die Lebenskraft nimmt mit zunehmendem Alter ab und verringert die Widerstandskraft gegen ungesunde Einflüsse. Deshalb ist es für alte Menschen um so notwendiger, reichlich Sonnenlicht und frische, reine Luft zu haben.

Hygiene

Unbedingte Sauberkeit ist für die körperliche und geistige Gesundheit sehr wichtig. Durch die Haut werden ständig

Unreinheiten aus dem Körper ausgeschieden. Die Millionen Hautporen werden deshalb schnell verstopft, wenn sie nicht durch regelmäßiges Waschen saubergehalten werden. Zurückgehaltene Unreinheiten, die durch die Haut entweichen sollten, belasten vermehrt die anderen Ausscheidungsorgane.

Den meisten Menschen würde ein kaltes oder lauwarmes Duschen täglich, morgens oder abends, gut tun. Anstatt vermehrt anfällig für Erkältung zu werden, schützt es dagegen bei richtiger Anwendung, weil es den Blutkreislauf verbessert. Die Haut wird besser durchblutet und man erhält einen leichter und regelmäßiger fließenden Blutkreislauf. Geist und Körper werden so gleichermaßen belebt. Die Muskeln werden geschmeidiger, der Verstand wird heller. Ein Bad beruhigt auch die Nerven. Es ist gut für den Darm, den Magen und die Leber, indem es allen Organen Gesundheit und Kraft verleiht und die Verdauung fördert.

Es ist auch wichtig, die Kleidung sauber zu halten. Getragene Kleidungsstücke haben die verbrauchten Ausscheidungsstoffe aufgenommen, die durch die Poren entweichen. Werden sie nicht häufig gewechselt und gewaschen, so werden diese Unreinheiten wiederum vom Körper aufgenommen.

Mangelnde Hygiene führt zu Krankheit. Todbringende Keime befinden sich genügend in dunklen, vernachlässigten Ecken, in fauligen Abfällen, in Feuchtigkeit und Schimmel. Man sollte keine Pflanzenabfälle oder Haufen welker Blätter in der Nähe des Hauses liegen lassen, denn sie locken Ungeziefer an und vergiften die Luft. Innerhalb des Hauses sollte auch nichts Unreines oder Faulendes herumliegen. Schon so manche Epidemie wurde durch Unrat und herumliegenden Hausmüll ausgelöst.

Gründliche Körperhygiene, reichlich Sonnenlicht, sorgfältige Beachtung der Sauberkeit in allen Bereichen des häuslichen Lebens sind für die Vermeidung von Krankheiten der Hausbewohner von größter Bedeutung. Außerdem wird dadurch ihr Frohsinn und ihre Kraft erhalten.

Kapitel 21

Hygiene beim Volk Israel

Im Gehorsam gegen Gottes Gesetz liegt Gesundheit

Gott lehrte Israel, wie sie die Gesundheit erhalten konnten. Das Volk, das in der Sklaverei alle reinen und gesunden Gewohnheiten verloren hatte, wurde in der Wüste einer strengen Gesundheitserziehung unterworfen, ehe es Kanaan betreten durfte. Gesundheitsgrundsätze wurden gelehrt und Hygienevorschriften durchgesetzt.

Vorbeugung gegen Krankheiten

Nicht nur in ihrem Gottesdienst, sondern in allen Dingen des täglichen Lebens wurde ein Unterschied zwischen rein und unrein gemacht. Wer mit ansteckenden oder verunreinigenden Krankheiten in Berührung kam, wurde aus dem Lager entfernt und durfte nicht eher zurückkehren, bis die Person und die Kleidung gründlich gereinigt war. Wenn jemand an einer ansteckenden Krankheit litt, hatte er folgende Anweisung zu beachten: „...alles, worauf der Kranke liegt oder sitzt, wird unrein. Wer dessen Lager berührt oder sich auf etwas setzt, worauf er gesessen hat, muss die Kleider waschen und sich mit Wasser abspülen und bleibt unrein bis zum Abend. Dasselbe gilt, wenn einer den Kranken selbst berührt, von ihm bespuckt wird, etwas berührt oder wegträgt, worauf dieser gesessen hat, oder wenn er von dem Kranken angefasst wird, ohne dass dieser sich zuvor die Hände gründlich gewaschen hat. Auch der Sattel, auf dem der Kranke reitet, wird unrein. Ein

Tongefäß, das der Kranke berührt, muss zerschlagen, ein Holzgefäß muss mit Wasser abgespült werden." 3. Mose 15,4-12; GN

Die Vorschrift betreffs Lepra veranschaulicht ebenfalls die Gründlichkeit, mit der diese Anweisungen umgesetzt werden sollten: „Solange der Aussatz anhält, bleibt er unrein. Er soll abgesondert leben und sich außerhalb des Lagers aufhalten. Wenn an einem Kleid oder Gewebe aus Wolle oder Leinen oder an gegerbten Fellen oder an Gegenständen aus Leder ein Fleck auftritt und dieser Fleck gelblich-grün oder rötlich ist, dann kann es sich um fressenden Schimmel handeln, und das Stück muss dem Priester gezeigt werden. Der Priester sieht es sich an und schließt es sieben Tage ein. Hat sich danach der Fleck vergrößert, so ist es tatsächlich fressender Schimmel. Der Priester erklärt das Stück für unrein, und es muss verbrannt werden." 3. Mose 13,46-52; GN

Auch ein Haus wurde zerstört, wenn es Merkmale aufwies, die es als Wohnung ungeeignet machten. Der Priester sollte dann „das Haus abbrechen, Steine und Holz und allen Lehm am Hause, und soll es hinausbringen vor die Stadt an einen unreinen Ort. Und wer in das Haus geht, solange es verschlossen ist, der ist unrein bis zum Abend. Und wer darin schläft oder darin isst, der soll seine Kleider waschen." 3. Mose 14,45-47

Reinlichkeit

Die Notwendigkeit persönlicher Reinlichkeit wurde sehr eindringlich gelehrt. Bevor sie sich am Berg Sinai versammeln konnten, um der Verkündigung des Gesetzes durch die Stimme Gottes zuzuhören, wurde das Volk aufgefordert, sich selbst und ihre Kleider zu waschen. Dies geschah sogar unter Androhung der Todesstrafe. Keine Unreinheit sollte in der Gegenwart Gottes geduldet werden.

Während des Aufenthalts in der Wüste lebten die Israeliten fast immer im Freien, wo Unsauberkeit weniger schädlich wirkt als unter den Bewohnern von festen Häusern. Es wurde aber strengste Reinheit inner- und außerhalb ihrer Zelte gefordert. Kein Abfall durfte im Lager oder darum herum verbleiben. Der Herr sprach: „Der Herr, dein Gott, zieht mit dir inmitten deines Lagers, um dich zu erretten und deine Feinde vor dir dahinzugeben. Darum soll dein Lager heilig sein." 5. Mose 23,15

Ernährungsregeln

Die Unterscheidung zwischen rein und unrein wurde auch in allen Ernährungsfragen getroffen. „Ich bin der Herr, euer Gott, der euch von den Völkern abgesondert hat, dass ihr auch absondern sollt das reine Vieh vom unreinen und die unreinen Vögel von den reinen, und euch nicht unrein macht an Vieh, an Vögeln und an allem, was auf Erden kriecht, das ich abgesondert habe, dass es euch unrein sei." 3. Mose 20,24-25

Viele Nahrungsmittel, die von den Heiden um sie herum reichlich verzehrt wurden, waren den Israeliten verboten. Es war hier keine willkürliche Unterscheidung, denn das Verbotene war ungesund. Die Tatsache zeigt, dass der Verzehr solcher Speisen dem Körper schadet und sie deshalb für unrein erklärt wurden. Was dem Körper schadet, verdirbt auch leicht die Seele; es macht den, der so was isst, untauglich für die Gemeinschaft mit Gott und unfähig für verantwortungsvolle und heilige Dienste.

Lebensregeln

Im verheißenen Land wurde die in der Wüste begonnene Erziehung unter günstigen Bedingungen fortgesetzt, um richtige Gewohnheiten zu formen. Das Volk war nicht in Städten zusammengedrängt, sondern jede Familie hatte ihren eigenen ländlichen Besitz, der alle lebensnotwendigen Segnungen eines natürlichen, unverdorbenen Lebens einschloss.

Bezüglich der grausamen, ausschweifenden Gewohnheiten der Kanaaniter, die vom Volk Israel vertrieben wurden, sagte der Herr: „Und wandelt nicht in den Satzungen der Völker, die ich vor euch her vertreiben werde. Denn das alles haben sie getan, und ich habe einen Ekel an ihnen gehabt." 3. Mose 20,23 „Darum sollst du solche Greuel nicht in dein Haus bringen, damit du nicht dem Bann verfällst wie jene." 5. Mose 7,26

In allen Angelegenheiten des täglichen Lebens galt für die Israeliten der Grundsatz: „Wisst ihr nicht, dass ihr Gottes Tempel seid und der Geist Gottes in euch wohnt? Wenn jemand den Tempel Gottes verdirbt, den wird Gott verderben, denn der Tempel Gottes ist heilig, der seid ihr." 1. Kor. 3,16-17

Mit Freude

„Ein fröhliches Herz tut dem Leibe wohl." Sprüche 17,22 Dankbarkeit, Freude, Wohltätigkeit, Vertrauen in Gottes Liebe und Fürsorge sind der beste Gesundheitsschutz. Für die Israeliten sollte das die Grundlage des Lebens sein.

Die Reisen nach Jerusalem, die dreimal jährlich zu den Festen unternommen wurden, und der einwöchige Aufenthalt in Zelten während des Laubhüttenfestes waren Gelegenheiten zur Erholung im Freien und für geselliges Zusammensein. Diese Feste waren Gelegenheiten zur Freude, die schöner und lieblicher gemacht wurden durch gastfreundliches Willkommen, das dem Fremden, dem Leviten und Armen zuteil wurde. „Du sollst fröhlich sein über alles Gut, das der Herr, dein Gott, dir und deinem Haus gegeben hat, du und der Levit und der Fremdling, der bei dir lebt." 5. Mose 26,11

So wurde in späteren Jahren den von Babylon zurückgekehrten Gefangenen das Gesetz Gottes in Jerusalem vorgelesen. Da weinte das Volk über seine Übertretungen und Nehemia wurden folgende ermutigende Worte gegeben: „Weinet nicht! ... Geht hin, und esst fette Speisen und trinkt süße Getränke und sendet davon auch denen, die nichts für sich bereitet haben; denn dieser Tag ist heilig unserm Herrn. Und seid nicht bekümmert; denn die Freude am Herrn ist eure Stärke." Nehemia 8,9-10

Und sie ließen es „...kundtun und ausrufen in allen ihren Städten und in Jerusalem und sagen: Geht hinaus auf die Berge und holt Ölzweige, Balsamzweige, Myrthenzweige, Palmzweige und Zweige von Laubbäumen, dass man Laubhütten mache, wie es geschrieben steht. Und das Volk ging hinaus und holte sie und machte sich Laubhütten, ein jeder auf seinem Dach und in seinem Hof und in den Vorhöfen am

Hause Gottes und auf dem Platz am Wassertor und auf dem Platz am Tor Ephraim. Und die ganze Gemeinde derer, die aus der Gefangenschaft wiedergekommen waren, machte Laubhütten und wohnte darin... Und es war eine sehr große Freude." Nehemia 8,15-17

Folgen des Gehorsams gegen Gottes Gesetz

Gott unterwies Israel in all den Grundsätzen, die für die körperliche und auch moralische Gesundheit wesentlich waren, und er bezog sich auf diese beiden Grundsätze, als er ihnen folgendes gebot: „Und diese Worte, die ich dir heute gebiete, sollst du zu Herzen nehmen und sollst sie deinen Kindern einschärfen und davon reden, wenn du in deinem Hause sitzt oder unterwegs bist, wenn du dich niederlegst oder aufstehst. Und du sollst sie binden zum Zeichen auf deine Hand, und sie sollen dir ein Merkzeichen zwischen deinen Augen sein, und du sollst sie schreiben auf die Pfosten deines Hauses und an die Tore." 5. Mose 6,6-9

„Und wenn dich nun dein Sohn morgen fragen wird: Was sind das für Vermahnungen, Gebote und Rechte, die euch der Herr, unser Gott, geboten hat? So sollst du deinem Sohn sagen: ...Der Herr hat uns geboten, nach all diesen Rechten zu tun, dass wir den Herrn, unsern Gott, fürchten, auf dass es uns wohlgehe unser Leben lang, so wie es heute ist." 5. Mose 6,20-24

Hätten die Israeliten die göttlichen Weisungen befolgt und daraus Nutzen gezogen, wären sie für die Welt das Vorbild für Gesundheit und Wohlergehen gewesen. Wenn sie als ganzes Volk nach dem Plan Gottes gelebt hätten, wären sie vor den Krankheiten bewahrt geblieben, die andere Nationen plagten. Mehr als alle anderen Völkern hätten sie körperliche Kraft und Verstandesschärfe besessen. Sie wären die mächtigste Nation der Erde gewesen, denn Gott sagte: „Gesegnet wirst du sein vor allen Völkern." 5. Mose 7,14

„Und der Herr hat dich heute sagen lassen, dass du sein eigenes Volk sein wollest, wie er dir zugesagt hat, und alle seine Gebote halten wollest, und dass er dich zum höchsten über alle Völker machen werde, die er geschaffen hat, und du gerühmt, gepriesen und geehrt werdest, damit du dem Herrn, deinem Gott, ein heiliges Volk seist, wie er zugesagt hat.“ 5. Mose 26,18-19

„Und weil du der Stimme des Herrn, deines Gottes, gehorsam gewesen bist, werden über dich kommen und dir zuteil werden alle diese Segnungen: Gesegnet wirst du sein in der Stadt, gesegnet wirst du sein auf dem Acker. Gesegnet wird sein die Frucht deines Leibes, der Ertrag deines Ackers und die Jungtiere deines Viehs, deiner Rinder und deiner Schafe. Gesegnet wird sein dein Korb und dein Backtrog. Gesegnet wirst du sein bei deinem Eingang und gesegnet bei deinem Ausgang.“ 5. Mose 28,2-6

„Und der Herr wird gebieten dem Segen, dass er mit dir sei in dem, was du besitzt und in allem, was du unternimmst, und wird dich segnen in dem Land, das dir der Herr, dein Gott gegeben hat. Der Herr wird dich zum heiligen Volk für sich erheben, wie er dir geschworen hat, weil du die Gebote des Herrn, deines Gottes, hältst und in seinen Wegen wandelst. Und alle Völker auf Erden werden sehen, dass über dir der Name des Herrn genannt ist, und werden sich vor dir fürchten. Und der Herr wird machen, dass du Überfluss an Gutem haben wirst, an Frucht deines Leibes, an Jungtieren deines Viehs, an Ertrag deines Ackers, in dem Lande, das der Herr deinen Vätern geschworen hat, dir zu geben. Und der Herr wird dir seinen guten Schatz auftun, den Himmel, dass er deinem Land Regen gebe zur rechten Zeit und dass er segne alle Werke deiner Hände... Und der Herr wird dich zum Kopf machen und nicht zum Schwanz, und du wirst immer aufwärts steigen und nicht heruntersinken, weil du gehorsam bist den Geboten des Herrn, deines Gottes, die ich dir heute gebiete zu halten und zu tun.“ 5.Mose 28,8-13

Aaron, dem Hohepriester und seinen Söhnen, wurde folgende Anweisung gegeben: „So sollt ihr sagen zu den Israeliten, wenn ihr sie segnet: Der Herr segne dich, und behüte dich; der Herr lasse sein Angesicht leuchten über dir und sei dir gnädig; der Herr hebe sein Angesicht über dich und gebe dir Frieden. Denn ihr sollt meinen Namen auf die Israeliten legen, dass ich sie segne.“ 4. Mose 6,23-27

„Dein Alter sei wie deine Jugend! Es ist kein Gott wie der Gott Jeschuruns, der am Himmel daherfährt dir zur Hilfe, und in seiner Hoheit auf den Wolken. Zuflucht ist bei dem alten Gott und unter den ewigen Armen ... Israel wohnt sicher, der Brunnquell Jakobs unbehelligt in dem Lande, da Korn und Wein ist, dessen Himmel von Tau trieft. Wohl dir, Israel! Wer ist dir gleich? Du Volk, das sein Heil empfängt durch den Herrn, der deiner Hilfe Schild und das Schwert deines Sieges ist!“ 5. Mose 33,25-29

Doch die Israeliten erfüllten nicht Gottes Plan und bekamen deshalb auch die Segnungen nicht, die ihnen verheißen waren. Aber in Josef und Daniel, in Mose und Elia und vielen anderen gibt es herausragende Beispiele für die Ergebnisse einer Lebensführung, die Gott ehrt.

Solche Treue wird auch heute noch genauso belohnt. Es steht geschrieben: „Ihr aber seid das auserwählte Geschlecht, die königliche Priesterschaft, das heilige Volk, das Volk des Eigentums, dass ihr verkündigen sollt die Wohltaten dessen, der euch berufen hat von der Finsternis zu seinem wunderbaren Licht.“ 1. Petrus 2,9

„Gesegnet ... ist der Mann, der sich auf den Herrn verlässt und dessen Zuversicht der Herr ist.“ Jeremia 17,7

„Der Gerechte wird grünen wie ein Palmbaum, er wird wachsen wie eine Zeder auf dem Libanon. Die gepflanzt sind im Hause des Herrn, werden in den Vorhöfen unsres Gottes grünen. Und wenn sie auch alt werden, werden sie dennoch blühen, fruchtbar und frisch sein.“ Psalm 92,13-15

„Dein Herz behalte meine Gebote, denn sie werden dir langes Leben bringen und gute Jahre und Frieden.“ Sprüche 3,1-2

„Dann wirst du sicher wandeln auf deinem Wege, so dass dein Fuß sich nicht stoßen wird. Legst du dich, so wirst du dich nicht fürchten, und liegst du, so wirst du süß schlafen. Fürchte dich nicht vor plötzlichem Schrecken noch vor dem Verderben der Gottlosen, wenn es über sie kommt; denn der Herr ist deine Zuversicht; er behütet deinen Fuß, dass er nicht gefangen werde.“ Sprüche 3,23-26

KAPITEL 22

DIE KLEIDUNG

Was er euch sagt, das tut...

Die Bibel lehrt Bescheidenheit bei der Kleidung. „Ebenso sollen die Frauen unauffällig und schlicht gekleidet zum Gottesdienst kommen." 1.Timotheus 2,9; Hfa Dies schließt Kleidung aus, durch die man auffallen möchte, grelle Farben und reichliche Verzierungen. Alles, was Aufmerksamkeit und Bewunderung wecken soll, steht im Gegensatz zur schlichten Kleidung, die Gottes Wort empfiehlt. Unsere Kleidung soll nicht kostspielig sein, „sie sollen sich weder durch ausgefallene Frisuren noch durch kostbaren Schmuck oder irgendwelche Modetorheiten hervortun." 1. Tim. 2,10; Hfa

Geldmittel sind uns von Gott anvertraut. Es gehört nicht uns, um es für die Befriedigung von Stolz oder Ehrgeiz auszugeben. Es ist in den Händen von Gottes Kindern Speise für die Hungrigen und Kleidung für die Nackten. Es ist ein Schutz für die Bedrückten, ein Mittel zur Gesundheit für die Kranken und hilft mit, den Armen das Evangelium zu predigen. Ihr könntet viele Herzen erfreuen, wenn ihr die Mittel weise einsetzen würdet, statt damit anzugeben. Seht auf das Leben Christi. Studiert seinen Charakter und folgt ihm in der Selbstverleugnung.

Es wird von sogenannten Christen viel Geld für Schmuck und unnötige teure Kleidung ausgegeben, statt damit die Hungrigen zu speisen und die Bedürftigen zu kleiden. Für Mode und Ansehen werden Mittel verbraucht, die für Arme und Leidende eingesetzt werden könnten. So behindern sie die Verkündigung der frohen Botschaft von der Liebe Christi. Missionsprojekten fehlt es am Nötigsten. Viele Menschen gehen verloren, weil sie keine christliche Unterweisung hatten. In unserer Nachbarschaft und in fernen Ländern bleiben Nichtchristen unwissend und dadurch nicht gerettet. Gott hat die Erde mit seinen Gaben erfüllt, und die Vorratshäuser mit den Annehmlichkeiten des Lebens gefüllt und ausreichend Erkenntnis seiner Wahrheit gegeben. Womit können wir uns entschuldigen, dass wir die Hilferufe der Witwen und Waisen, der Kranken und Leidenden, der Unwissenden und Ungeretteten ungerührt zum Himmel aufsteigen lassen? Was für eine Entschuldigung wollen diejenigen vorbringen, die ihre Zeit und Mittel für Befriedigungen ausgaben, die Gott verboten hat? Was wollen sie am Tag Gottes vorbringen, wenn sie dem gegenüberstehen, der sein Leben für diese Bedürftigen hingegeben hat? Wird Christus zu solchen nicht sagen: „Ich bin hungrig gewesen und ihr habt mir nicht zu essen gegeben. Ich bin durstig gewesen und ihr habt mir nicht zu Trinken gegeben... Ich bin nackt gewesen und ihr habt mich nicht gekleidet. Ich bin krank und im Gefängnis gewesen, und ihr habt mich nicht besucht?“ Matthäus 25,42-43

Unsere Kleidung sollte, während sie schlicht und einfach ist, von guter Qualität, passenden Farben und zweckmäßig sein. Es sollte mehr die Qualität als das Aussehen im Vordergrund stehen. Sie sollte warm halten und gut schützen. Die in den Sprüchen beschriebene kluge Frau „...fürchtet für die Ihren nicht den Schnee; denn ihr ganzes Haus hat wollene Kleider.“ Sprüche 31,21

Unsere Kleidung sollte sauber und gepflegt sein; unsaubere Kleidung ist ungesund und schadet Körper und Seele. „Ihr seid Gottes Tempel... Wenn jemand den Tempel Gottes verdirbt, den wird Gott verderben.“ 1.Korinther 3,16-17

Die Kleidung sollte in jeder Hinsicht gesundheitsfördernd sein. Gott wünscht vor allem, dass wir gesund sind – gesund an Körper und Seele. Wir sollen mit ihm zusammen an der Gesundheit von Seele und Körper wirken. Beides wird durch gute und zweckmäßige Kleidung gefördert.

Sie sollte Anmut, Schönheit, Zweckmäßigkeit und Natürlichkeit ausdrücken. Christus hat uns vor dem Hochmut des Lebens gewarnt, gleichzeitig aber Anmut und natürliche Schönheit hervorgehoben. Er wies auf die Blumen des Feldes hin, auf die in ihrer Reinheit sich entfaltende Lilie und sagte, „dass auch Salomo in aller seiner Herrlichkeit nicht gekleidet gewesen ist wie eine von ihnen." Matth. 6,29 So veranschaulicht Christus an Beispielen aus der Natur die Schönheit, die der Himmel schätzt – die bescheidene Anmut, die Einfachheit, die Reinheit und die Angemessenheit, die unsere Kleidung vor ihm angenehm macht.

Mit dem schönsten Gewand, betont Jesus, sollen wir unsere Seele bekleiden. Kein äußerlicher Schmuck kann sich an Wert oder Lieblichkeit mit dem „stillen und sanften Geist" vergleichen, der in seinen Augen „köstlich" ist. 1. Petrus 3,4

Wie wertvoll sind diejenigen, die ihr Leben auf die Grundsätze des Heilands bauen: „Und warum sorgt ihr euch um die Kleidung? ... Wenn nun Gott das Gras auf dem Feld so kleidet, das doch heute steht und morgen in den Ofen geworfen wird: sollte er das nicht viel mehr für euch tun...? Darum sollt ihr nicht sorgen und sagen: ... Womit werden wir uns kleiden? ... Denn euer himmlischer Vater weiß, dass ihr all dessen bedürft. Trachtet zuerst nach dem Reich Gottes und nach seiner Gerechtigkeit, so wird euch das alles zufallen." Matth. 6,28-33

„Wer festen Herzens ist, dem bewahrst du Frieden; denn er verlässt sich auf dich." Jesaja 26,3

Die Herrschaft der Mode

In welchem Gegensatz zu den biblischen Grundsätzen stehen viele Bekleidungsformen, die die Mode vorschreibt! Überdenkt einmal die Modenformen der letzten Jahrhunderte oder wenigstens der letzten Jahrzehnte. Wie viele von ihnen hätte man als anstößig bezeichnet, wenn sie nicht in Mode gewesen wären; wie viele wären als unpassend erklärt worden für eine wohlerzogene, gottesfürchtige Frau, die Selbstachtung besitzt.

Sich mit der Kleidung nur nach der Mode zu richten, wird vom Wort Gottes nicht gut geheißen. Wechselnde Moderichtungen und aufwendige, kostspielige Verzierungen verschwenden Zeit und Geld der Reichen und legen die Kräfte von Geist und Seele lahm. Die mittleren und ärmeren Schichten können diesen Ansprüchen kaum gerecht werden. Viele, die gerade so ihren Lebensunterhalt verdienen können, stellen sich ihre einfache Kleidung selbst her. Um jedoch im Trend zu sein, sind sie gezwungen, viel Geld für Kleider auszugeben, um mit der Mode Schritt zu halten. Manches arme Mädchen hat wegen eines eleganten Kleides auf warme Unterwäsche verzichtet und das mit ihrer Gesundheit bezahlt. Andere, die nach Pracht und Eleganz der Wohlhabenden strebten, sind dadurch auf unehrliche und betrügerische Wege geführt worden. Manchen Heimen fehlt die Bequemlichkeit und mancher Mann veruntreut Geld oder macht Schulden, um die extravaganten Wünsche seiner Ehefrau oder Kinder zu erfüllen.

Viele Frauen, die es für nötig halten, für sich oder ihre Kinder modische Kleider anzufertigen, wie sie gerade im Trend liegen, sind damit fortlaufend beschäftigt. Manche Mutter arbeitet mit angespannten Nerven und zitternden Fingern weit in die Nacht hinein, um die Kleidung ihrer Kinder mit Verzierungen zu versehen, die nichts zur Gesundheit, Bequemlichkeit oder wirklichen Schönheit beitragen. Um der Mode willen opfert sie Gesundheit und Gelassenheit, die für die richtige Leitung ihrer Kinder so wesentlich ist. Die Bildung von Geist und Herz wird vernachlässigt; die Seele verkümmert.

Die Mutter hat keine Zeit mehr, die Grundsätze eines gesunden Lebensstils zu erlernen, um zu wissen, wie sie für die Gesundheit ihrer Kinder sorgen kann. Sie hat keine Zeit mehr für die geistigen und geistlichen Bedürfnissen ihrer Kinder. Sie hat keine Zeit mehr, die kleinen Enttäuschungen und Schwierigkeiten ihrer Lieben mitzufühlen oder sich mit ihren Interessen und Zielen auseinanderzusetzen.

Fast von Geburt an werden die Kinder dem Einfluss der Mode unterworfen. Sie hören mehr von Kleidern als von ihrem Heiland. Sie sehen, wie ihre Mutter sich eifriger in die Modezeitung vertieft als in die Bibel. Modische Kleidung wird für sie wichtiger angesehen als die Entwicklung des Charakters. Eltern und Kinder werden so dessen beraubt, was das Beste, Schönste und Wertvollste im Leben ist. Um der Mode willen werden sie um die Vorbereitung auf das zukünftige Leben betrogen.

Folgen unpassender Kleidung

Es war der Feind alles Guten, der die ständig wechselnde Mode erfand. Er wünscht nichts so sehr, als Gott Kummer und Unehre zu machen, indem er den Menschen Schaden zufügt. Eines der Mittel, durch die er das am erfolgreichsten schafft, sind die Erfindungen der Mode, die sowohl den Körper schwächen als auch den Geist entkräften und die Seele verkümmern lassen.

Frauen sind ernsten Krankheiten ausgesetzt und manchmal werden ihre Leiden durch die Art ihrer Kleidung noch vermehrt. Anstatt ihre Gesundheit für mögliche Notlagen zu stärken, die sicherlich kommen werden, opfern sie durch ihre verkehrten Gewohnheiten zu oft nicht nur ihre Gesundheit sondern auch ihr Leben und hinterlassen ihren Kindern ein trauriges Erbe, das in einer schlechten Konstitution, verkehrten Gewohnheiten und falschen Lebensbegriffen besteht.

Eine der verderblichen und gefährlichen Erfindungen der Mode ist der Rock, der den Boden fegt. Der schleppende Rock ist unsauber, unbequem, unpraktisch und ungesund. Die erforderliche, unnötige Stoffmenge ist reine Verschwendung und durch die Länge des Rockes eine sinnlose Abnutzung. Wer schon einmal eine Frau in einem schleppenden Rock beobachtet hat, mit Händen voller Pakete, die versucht, die Treppe hinauf oder hinunter zu gehen, in eine Straßenbahn zu steigen, sich im Gedränge einer Menschenmenge zu bewegen, vielleicht im Regen oder auf einem staubigen Weg zu gehen, der braucht keinen weiteren Beweis von dieser Unbequemlichkeit und Lästigkeit.*

---

* In der heutigen Zeit sind es eher die kurzen Röcke oder die Bauchfreiheit, die besonders in der kühlen Jahreszeit den Mädchen und Frauen ernsthafte Erkrankungen des Unterleibs und der Nieren verursachen. *Die Herausgeber*

Ein anderes ernstes Übel ist das Tragen von Röcken, deren Gewicht auf den Hüften ruht. Die Last drückt auf die inneren Organe, presst sie nach unten und verursacht Magenschwäche und ein Gefühl von Müdigkeit, das die Trägerin veranlasst, sich nach vorne zu beugen; das wiederum beengt die Lungen und erschwert richtiges Atmen noch zusätzlich.

In den letzten Jahren sind die Gefahren, die aus dem einschnüren der Taille entstehen, so ausführlich besprochen worden, dass nur wenige diesbezüglich unwissend sein können. Aber die Macht der Mode ist so groß, dass das Schnüren weiterhin praktiziert wird. Durch diese Gewohnheit fügen sich Frauen und junge Mädchen großen Schaden zu. Die Gesundheit erfordert, dass die Brust Platz hat, sich vollständig auszudehnen, damit die Lungen uneingeschränkt ihre Funktion ausüben können. Wenn die Lungen eingeengt sind, verringert sich die Sauerstoffmenge, die sie aufnehmen. Das Blut fließt nicht richtig hindurch und die verbrauchten giftigen Stoffe, die durch die Lungen ausgeschieden werden sollten, bleiben im Körper. Außerdem wird der Blutkreislauf behindert und die inneren Organe werden so eingeengt und aus ihrer Lage verdrängt, dass sie ihre Arbeit nicht richtig ausführen können.

Festes Schnüren verbessert nicht die Figur. Ein Hauptelement körperlicher Schönheit ist Ebenmäßigkeit, das harmonische Verhältnis aller Körperteile. Das richtige Modell für körperliche Entwicklung findet man nicht in den Gestalten, die von französischen Modekünstlern zur Schau gestellt werden, sondern in der menschlichen Form, die sich in Übereinstimmung mit den Gesetzen Gottes in der Natur entwickelt. Gott ist der Schöpfer aller Schönheit und nur, wenn wir uns seinem Ideal anpassen, werden wir uns dem Ziel wahrer Schönheit nähern.

Eine andere schlechte Gewohnheit ist die ungleichmäßige Verteilung der Kleidung, so dass manche Teile des Körpers mehr als nötig und andere nur ungenügend bedeckt sind. Die Füße und Gliedmaßen sollten besonders gegen Kälte durch ausreichende Bekleidung geschützt sein, da sie von den Lebensorganen am entferntesten sind. Es ist unmöglich, gesund zu sein, wenn die Gliedmaßen dauernd unterkühlt sind; denn wenn darin zu wenig Blut fließt, dann fließt in anderen Körperteilen zu viel. Vollkommene Gesundheit erfordert einen normalen Blutkreislauf; aber das ist nicht der Fall, wenn man am Körper, wo die lebenswichtigen Organe liegen, drei- oder viermal so viel Kleidung trägt als an Füßen und Gliedmaßen.

Viele Frauen sind nervös und von Sorgen aufgerieben, weil sie sich um die frische Luft bringen, die reines Blut erzeugt, und um die Bewegungsfreiheit, die eine gute Durchblutung sicherstellt und dadurch Leben, Gesundheit und Kraft verleiht. Viele Frauen sind unheilbar krank geworden, wo sie sich doch der Gesundheit erfreuen könnten. Auch sind viele an Tuberkulose und anderen Krankheiten gestorben, die durchaus ein normales Lebensalter hätten erreichen können, wenn sie sich in Übereinstimmung mit den Gesundheitsgrundsätzen gekleidet und sich ausreichend in der frischen Luft bewegt hätten.

Um möglichst gesund bekleidet zu sein, müssen die Bedürfnisse jedes Körperteils sorgfältig beachtet werden. Das Klima, die Umgebung, der Gesundheitszustand, das Alter und die Tätigkeit müssen alle mit einbezogen werden. Jedes Kleidungsstück sollte bequem sitzen und weder den Blutkreislauf noch eine freie, volle, natürliche Atmung behindern. Alles was man trägt, sollte so locker sitzen, dass die Kleidung sich mit anhebt, wenn man die Arme hochhebt.

Frauen mit schwacher Gesundheit können durch vernünftige Kleidung und körperliche Bewegung viel für die Verbesserung ihrer Gesundheit tun. Wenn sie passend für draußen gekleidet sind, lasst sie sich in der frischen Luft bewegen, zuerst behutsam, aber dann allmählich die Übungen vermehren, so wie sie es ertragen können. Auf diesem Weg könnten viele die Gesundheit zurückerhalten und wieder ihren Anteil an Arbeit in dieser Welt leisten.

Unabhängig von der Mode

Die Frauen sollten den Mut haben, sich einfach und gesund zu kleiden, anstatt den Forderungen der Mode nachzukommen. Die Ehefrau und Mutter sollte nicht nur in Haushaltsarbeit ersticken, sondern sich auch Zeit nehmen zu lesen, auf dem laufenden zu bleiben, ihrem Ehemann eine Gefährtin sein und mit der geistigen Entwicklung ihrer Kinder Schritt zu halten. Sie sollte weise die Gelegenheiten nutzen, die sich ihr bieten, um ihre Lieben für das ewige Leben zu beeinflussen. Sie sollte sich Zeit nehmen, den Herrn Jesus zu einem täglichen Begleiter und vertrauten Freund zu machen. Sie sollte sich Zeit nehmen für das Studium seines Wortes und Zeit, mit ihren Kindern hinaus ins Freie zu gehen und von Gott durch die Schönheit seiner Werke zu lernen.

Ihre Gemütsstimmung sollte fröhlich und lebendig bleiben. Statt den Abend für endlose Näharbeit zu verbringen, sollte sie ihn zu einer angenehmen, geselligen Zeit machen, zu einem Austausch in der Familie nach den Pflichten des Tages. Manch ein Mann wäre dadurch dahin gebracht worden, die Geselligkeit seines Heimes dem des Klubhauses oder Wirtshauses vorzuziehen. Mancher Junge wäre dadurch von der Straße oder von bösem Umgang ferngehalten worden und manches Mädchen wäre vor leichtfertiger, verführerischer Gesellschaft bewahrt worden. Der Einfluss des Heimes wäre für Eltern und Kinder das, was es nach Gottes Willen sein sollte, nämlich ein lebenslanger Segen.

Kapitel 23

Ernährung und Gesundheit

Speise zur Stärke und nicht zur Lust

Unser Körper wird von Nahrungsmitteln aufgebaut, die wir zu uns nehmen. Das Muskelgewebe und die Organe verbrauchen ständig Energie und dieser Verbrauch wird durch die Nahrung wieder ersetzt. Jedes Organ des Körpers benötigt seinen Anteil an der Ernährung. Das Gehirn muss damit versorgt werden, ebenso die Knochen, Muskeln und Nerven. Es ist ein wunderbarer Vorgang, wie das Blut die Nährstoffe im Körper verteilt und diese dann zum Aufbau der verschiedenen Körperzellen beitragen. Dieser Prozess läuft ständig ab und versorgt die Nerven, Muskeln und Gewebe mit Lebenskraft und Stärke.

Auswahl der Nahrung

Wir sollten solche Nahrungsmittel verwenden, die am besten die nötigen Stoffe zum Aufbau des Körpers liefern. Bei dieser Auswahl ist der Appetit kein sicherer Wegweiser. Er ist durch falsche Essgewohnheiten verdorben worden. Oft verlangt er nach Speisen, die anstatt Kraft verleihen, Schwäche verursachen und so die Gesundheit beeinträchtigen. Von den Ernährungsgewohnheiten der Gesellschaft können wir uns ebenfalls nicht leiten lassen. Für die überall herrschenden Krankheiten und Leiden sind zum großen Teil die allgemeinen Ernährungsfehler schuld.

Um zu wissen, was die beste Nahrung für uns ist, müssen wir Gottes ursprünglichen Plan für die Ernährung des Menschen studieren. Er, der den Menschen erschuf und seine Bedürfnisse kennt, wies Adam seine Nahrung zu. „Sehet da," sagte er, „ich habe euch gegeben alle Pflanzen, die Samen bringen, ... und alle Bäume mit Früchten, die Samen bringen, zu eurer Speise." 1. Mose 1,29 Als die Menschen das Paradies verließen, um ihren Lebensunterhalt unter dem Fluch der Sünde durch Ackerbau zu erwerben, wurde ihnen erlaubt, auch „das Kraut auf dem Felde" 1. Mose 3,18 zu essen.

Getreide, Früchte, Nüsse und Gemüse bilden die Nahrung, die von unserem Schöpfer für uns ausgewählt worden ist. Diese Nahrungsmittel, so einfach und natürlich wie möglich zubereitet, sind die gesündesten und nahrhaftesten. Sie verleihen eine Stärke, eine Ausdauer und eine Verstandesschärfe, die mit einer aufwendig zubereiteten und übermäßig gewürzten Nahrung nicht erreicht werden kann.

Aber nicht alle Speisen, die an sich gesund sind, eignen sich gleichermaßen und unter allen Umständen für unsere Bedürfnisse. Man sollte bei der Auswahl der Nahrung sorgfältig sein. Unsere Ernährung sollte der jeweiligen Jahreszeit entsprechen, dem Klima, in dem wir leben und der Beschäftigung angepasst sein. Manche Speisen, die zu einer Jahreszeit oder zu einem bestimmten Klima passen, sind es nicht für andere Situationen. Es gibt verschiedene Nahrungsmittel, die für Personen bei verschiedenen Beschäftigungen jeweils am besten geeignet sind. Oft ist eine Nahrung, die von schwer körperlich Arbeitenden mit Nutzen gegessen werden kann, unbekömmlich für Personen mit sitzender Lebensweise oder starker geistiger Anstrengung. Gott hat uns eine breite Vielfalt an gesunder Nahrung gegeben und jeder sollte davon das auswählen, was nach seiner Erfahrung und für seine eignen Bedürfnisse am besten geeignet ist.

Die Natur liefert reichlich Früchte, Nüsse und Getreide. Jahr für Jahr werden die Erzeugnisse aller Länder aufgrund verbesserter Transportmöglichkeiten sogar weltweit angeboten. Dadurch gibt es viele Nahrungsmittel schon zu erschwinglichen Preisen, was früher nicht möglich gewesen ist. Dies gilt ebenso für Frischkost wie für Trockenfrüchte und konservierte Früchte.

Nüsse und Nussprodukte werden immer mehr verwendet und nehmen den Platz von Fleischspeisen ein. Mit Nüssen kann man Getreide, Früchte und einige Wurzeln kombinieren, um eine gesunde und nahrhafte Speise zu bereiten. Man sollte allerdings darauf achten, nicht zu viel Nüsse zu gebrauchen. Sollte es dadurch bei der Verdauung Probleme geben, kann das durch Beachtung dieses Hinweises gelöst werden. Man sollte auch daran denken, dass die verschiedenen Nussarten auch unterschiedlich bekömmlich sind. Mandeln sind Erdnüssen generell vorzuziehen; doch sind Erdnüsse in begrenzten Mengen, in Verbindung mit Getreide verwendet, nahrhaft und verdaulich.

Wenn sie richtig zubereitet werden, nehmen Oliven, ähnlich wie Nüsse, die Stelle von Butter und Fleischspeisen ein. Das Öl, wie man es in der Olive genießt, ist tierischem Öl oder Fett weit vorzuziehen. Es regt die Verdauung an. Die Verwendung ist für Tuberkulosekranke gut und heilt auch einen entzündeten, gereizten Magen.

Menschen, die sich an eine üppige und anregende Kost gewöhnt haben, besitzen einen unnatürlichen Geschmack und mögen deshalb nicht gleich einfache Speisen. Es benötigt Zeit, den Geschmack an natürliche Speisen zu gewöhnen und auch der Magen muss sich vom Missbrauch erholen. Diejenigen, die ausdauernd in der Verwendung natürlicher Nahrungsmittel sind, werden sie nach einiger Zeit schmackhaft finden. Ihr feiner und köstlicher Geschmack wird geschätzt und mit größerer Freude genossen werden, als man vorher ungesunde Leckereien genossen hat. Der gesunde Magen kann dann seine Aufgabe problemlos erfüllen, weil er nicht überfordert und überladen wird.

Abwechslung

Zur Erhaltung der Gesundheit ist eine ausreichende Menge guter, nahrhafter Nahrungsmittel nötig. Bei kluger Planung kann man das, was für die Gesundheit förderlich ist, in fast jedem Land erhalten. Die verschiedenen Zubereitungsformen von Reis, Weizen, Korn und Hafer werden überall hin verbreitet, ebenso Bohnen, Erbsen und Linsen. Diese Nahrungsmittel sowie einheimische oder importierte Früchte und die verschiedenen Gemüsesorten, die in jeder Gegend wachsen, erlauben die Zusammenstellung einer Nahrung, die auch ohne den Gebrauch von Fleischspeisen vollwertig ist.

Überall, wo es reichlich Obst gibt, sollte durch Einmachen oder Trocknen ein guter Vorrat für den Winter angelegt werden. Kleine Obstsorten wie Johannisbeeren, Stachelbeeren, Erdbeeren, Himbeeren und Brombeeren eignen sich zum Anbau an vielen Orten, wo sie nur wenig Beachtung fanden und die Anpflanzung vernachlässigt wurde.

Für das Einmachen zu Hause sollte man, wenn irgend möglich, lieber Gläser statt Blechdosen benutzen. Vor allem muss das Einmachobst von guter Qualität sein. Gebraucht nur wenig Zucker und kocht das Obst nur so lange, wie es für die Haltbarkeit nötig ist. So zubereitet, ist es ein vorzüglicher Ersatz für frische Früchte.

Wo man Trockenfrüchte wie Rosinen, Pflaumen, Äpfel, Birnen, Pfirsiche und Aprikosen zu günstigen Preisen erwerben kann, wird man feststellen, dass man sie als haltbare Nahrungsmittel viel reichlicher als üblich verwenden kann, sehr zum Nutzen für die Gesundheit und Kraft aller Menschen. Man sollte keine große Vielfalt zu einer Mahlzeit verwenden, denn dies verleitet zum Überessen und das verursacht dann schlechte Verdauung.

Es ist auch nicht gut, Früchte und Gemüse zur selben Mahlzeit zu essen. Bei schwacher Verdauung wird der Genuss von beidem oft Müdigkeit und Unfähigkeit zu geistiger Leistung verursachen. Es ist besser, zu einer Mahlzeit Früchte und zu einer anderen Gemüse zu haben. Die Mahlzeiten sollten abwechslungsreich sein.

Dieselben Speisen, auf die gleiche Art zubereitet, sollten nicht zu jeder Mahlzeit und einen Tag nach dem anderen auf dem Tisch erscheinen. Die Mahlzeiten werden mit größerem

Genuss gegessen und der Körper wird besser mit Nährstoffen versorgt, wenn die Speisen abwechslungsreich sind.

Zubereitung der Speisen

Es ist nicht gut, nur zur Befriedigung des Appetits zu essen; aber es sollte in Bezug auf Qualität der Nahrung oder die Art der Zubereitung keine Eintönigkeit herrschen. Wenn man eine Mahlzeit nicht genießen kann, wird die Nahrung nicht so gut verwertet. Die Nahrung sollte mit Überlegung ausgewählt und zubereitet werden.

Zum Brotbacken ist das hochfeine Weißmehl nicht geeignet. Seine Verwendung ist weder gesund noch wirtschaftlich. Dem Weißbrot fehlen die Nährstoffe, die im Vollkornbrot enthalten sind. Der Verzehr von Weißbrot ist eine häufige Ursache von Verstopfung und anderen gesundheitlichen Störungen.

Die Verwendung von Backpulver oder Backsoda beim Brotbacken ist schädlich und unnötig. Das wirkt meistens nachteilig auf den Magen und vergiftet oft das ganze Körpersystem. Manche Hausfrauen denken, dass sie ohne solche Hilfsmittel kein gutes Brot backen können; aber darin irren sie sich. Wenn sie sich Mühe geben würden, bessere Methoden zu lernen, würde ihr Brot viel gesünder und wohlschmeckender sein.

Bei der Herstellung von Sauer- oder Hefebrot sollte man nicht Milch an Stelle von Wasser verwenden. Die Verwendung von Milch bedeutet eine zusätzliche Ausgabe und vermindert zudem die Bekömmlichkeit des Brotes. Milchbrot bleibt nach dem Backen nicht so lange süß wie Brot, das mit Wasser hergestellt wird. Es gärt viel leichter im Magen.

Brot sollte leicht und mild im Geschmack sein. Nicht die geringste Spur von Säure sollte darin enthalten sein. Die Brotlaibe sollten klein und so gründlich durchgebacken sein, dass die Hefe möglichst vollständig ausgebacken ist. Warm oder frisch ist Hefebrot jeder Art schwer verdaulich; es sollte niemals frisch auf dem Tisch kommen. Das gilt jedoch nicht für ungesäuertes Brot. Ganz kleine runde Brote, aus Weizenmehl ohne Hefe oder Sauerteig hergestellt und bei hoher Temperatur gebacken, sind gesund und wohlschmeckend.

Getreide für Suppen oder Brei sollte man mehrere Stunden lang kochen. Weiche oder flüssige Speisen sind weniger bekömmlich als trockene, die gründliches Kauen erfordern. Zwieback ist eins der leichtverdaulichsten und schmackhaftesten Nahrungsmittel. Normales Hefebrot schneide man in Scheiben und trockne es in einem warmen Ofen, bis die letzte Spur von Feuchtigkeit verschwunden ist. Dann lasse man sie durch und durch leicht bräunen. Trocken aufbewahrt, hält sich dieses Brot viel länger als gewöhnliches Brot; und wenn man es vor dem Gebrauch nochmals aufwärmt, schmeckt es wie frisch gebacken.

Allgemein wird in unserer Ernährung zu viel Zucker verwendet. Kuchen, süße Nachspeisen, Konditorgebäck, Gelees und Marmeladen bilden häufig die Ursache für Verdauungsbeschwerden. Besonders schädlich sind Kuchen und Nachspeisen, in denen Milch, Eier und Zucker die Hauptbestandteile bilden. Der reichliche Gebrauch von Milch und Zucker zusammen sollte vermieden werden.

Wenn Milch benutzt wird, sollte sie gründlich pasteurisiert sein; durch diese Vorsichtsmaßnahme besteht weniger Gefahr, sich dadurch Krankheiten zuzuziehen. Butter ist weniger schädlich, wenn man sie auf ausgekühltem Brot isst, als wenn man sie zum Kochen verwendet; als Regel gilt aber, dass es besser ist, sie ganz zu meiden. Der Verzehr von Käse ist noch problematischer; er ist zur Ernährung völlig ungeeignet.

Unzureichende und schlecht gekochte Nahrung verdirbt das Blut, indem sie die blutbildenden Organe schwächt. Sie stört die Körperfunktionen und die Nebenwirkungen sind überreizte Nerven und schlechte Laune. Die Opfer schlechten Kochens gehen in die Tausende und Zehntausende. Auf viele Grabsteine könnte man schreiben: „Starb an schlechtem Kochen;“ „starb an einem misshandelten Magen.“

Es ist für diejenigen, die kochen, eine heilige Pflicht, zu lernen, gesunde Speisen herzustellen. Viele Menschen gehen infolge schlechten Kochens verloren. Es erfordert Nachdenken und Sorgfalt, gutes Brot herzustellen; es ist mehr Religion in einem Laib guten Brotes als viele denken. Es gibt wenige wirklich gute Köchinnen. Junge Frauen denken, dass es erniedrigend sei, zu kochen und andere Hausarbeit zu tun. Deshalb haben viele junge Mädchen, die heiraten und für eine Familie zu sorgen haben, wenig Ahnung von den Pflichten einer Ehefrau und Mutter.

Kochen ist keine unbedeutende Wissenschaft, sondern im praktischen Leben eine der wichtigsten. Sie ist eine Wissenschaft, die alle Frauen erlernen sollten. Sie sollte in einer Weise gelehrt werden, dass die ärmeren Bevölkerungsschichten einen Nutzen davon haben. Eine Speise appetitlich und zugleich einfach und nahrhaft herzustellen erfordert Geschicklichkeit; aber es ist möglich. Köchinnen sollten verstehen, einfache Nahrung ohne großen Aufwand gesund zuzubereiten, so dass sie schmackhafter und gesünder ist.

Jede Frau, die für eine Familie verantwortlich ist und nicht fähig ist, gesund zu kochen, sollte sich vornehmen, das zu lernen, denn das ist zum Wohle ihres Haushaltes unbedingt nötig. An vielen Orten werden Kochkurse angeboten. Eine Frau, die daran nicht teilnehmen kann, sollte sich von einer guten Köchin unterrichten lassen und sich bemühen dazuzulernen, bis sie selbst Meisterin darin ist.

Regelmäßigkeit im Essen

Regelmäßigkeit im Essen ist sehr wichtig. Für jede Mahlzeit sollte es eine bestimmte Zeit geben. Zu dieser Zeit sollte jeder essen, was der Körper benötigt, und danach bis zur nächsten Mahlzeit nichts mehr. Viele essen in unregelmäßigen Abständen und zwischen den Mahlzeiten, obwohl der Körper gar keine Nahrung braucht. Sie sind nicht willensstark genug, ihren Lüsten zu widerstehen. Auf Reisen sind manche ständig am Knabbern, wenn sich etwas Essbares in ihrer Reichweite befindet. Das ist sehr schädlich. Wenn Reisende regelmäßig einfache und nahrhafte Speisen essen würden, wären sie nicht so müde und nicht so oft krank.

Eine weitere schädliche Gewohnheit ist das Essen direkt vor dem Schlafengehen. Die reguläre Abendmahlzeit mag man eingenommen haben; weil aber ein Schwächegefühl da ist, isst man nochmals. Durch Nachgiebigkeit wird daraus eine Gewohnheit, die oft so fest sitzt, dass es als unmöglich angesehen wird, schlafenzugehen, ohne gegessen zu haben. Durch die späten Abendmahlzeiten verschiebt sich die Verdauung in die Zeit des Schlafes. Obwohl der Magen ständig arbeitet, funktioniert er doch nicht gründlich. Der Schlaf wird oft durch unangenehme Träume gestört und morgens wacht man müde und mit wenig Geschmack am Frühstück auf. Wenn wir uns zur Ruhe legen, sollte der Magen schon alles verdaut haben und wie die anderen Organe ausruhen können. Für Menschen mit sitzender Lebensweise ist spätes Abendessen besonders schädlich. Bei ihnen ist die entstandene Störung oft der Anfang einer Krankheit, die mit dem Tod endet.

In vielen Fällen kommt die Schwäche, nochmals zu essen, daher, dass die Verdauungsorgane während des Tages zu sehr strapaziert wurden. Die Verdauungsorgane brauchen Ruhe, wenn sie mit einer Mahlzeit fertig sind. Zwischen den Mahlzeiten sollten wenigstens fünf bis sechs Stunden liegen; und die meisten Menschen, die diesen Plan ausprobierten, haben festgestellt, dass zwei Mahlzeiten täglich besser sind als drei.

Falsche Essgewohnheiten

Das Essen sollte weder sehr heiß noch sehr kalt gegessen werden. Durch kalte Nahrung wird die notwendige Kraft des Magens dazu verwendet, diese aufzuwärmen, bevor die Verdauung beginnen kann. Kalte Getränke sind deshalb schädlich, während viel heiße Getränke schwächen. Tatsache ist: Je mehr Flüssigkeit mit der Nahrung aufgenommen wird, desto schwerer verdaulich ist die Speise. Die Flüssigkeit muss erst absorbiert werden, ehe die Verdauung beginnen kann. Zudem sollte man nicht viel Salz verwenden und scharfe, in Essig eingemachte oder gewürzte Speisen meiden. Das beste ist, viel Obst zu essen, und der Wunsch nach Trinken zu den Mahlzeiten wird meistens verschwinden.

Man sollte die Nahrung langsam essen und gründlich kauen. Dies ist notwendig, damit der Speichel richtig mit der Nahrung gemischt wird und die Verdauungssäfte aktiviert werden.

Ein weiteres Problem ist das Essen zu unpassender Zeit, wie nach harter Arbeit oder anstrengender sportlicher Bewegung oder wenn man sehr erschöpft oder erhitzt ist. Unmittelbar nach dem Essen wird die Nervenkraft stark beansprucht; und wenn Körper oder Geist gerade vor oder nach dem Essen sehr angestrengt werden, dann gibt es Verdauungsprobleme. Ist man aufgeregt oder befindet sich in Angst oder Eile, ist es besser, nicht zu essen, bis man zur Ruhe kommt oder wieder entspannt ist.

Der Magen steht in enger Verbindung zum Gehirn. Ist der Magen erkrankt, wird die Nervenkraft des Gehirns für die geschwächten Verdauungsorgane zur Unterstützung herangezogen. Geschieht das zu häufig, dann wird das Gehirn vermehrt belastet. Ist das Gehirn ständig überanstrengt und fehlt körperliche Bewegung, so sollte selbst einfache Nahrung nur maßvoll gegessen werden. Zur Essenszeit sollte man alle Sorgen und beschwerende Gedanken abweisen. Esst nicht in Eile, sondern langsam und mit Freude und dankerfülltem Herzen gegenüber Gott für all seine Segnungen.

Überessen

Viele denken, die sich Fleischspeisen und andere fette und schädliche Nahrungsmittel abgewöhnt haben, sie könnten nun ohne Einschränkung essen, weil ihre Nahrung einfach und gesund sei. Dies ist ein Irrtum. Die Verdauungsorgane sollten nicht mit einer Menge oder Art von Nahrung belastet werden, deren Verarbeitung den Körper überfordert.

Es besteht die Angewohnheit, ein Mehrgänge-Menü zu servieren. Da man nun nicht weiß, was noch folgt, isst man vielleicht schon reichlich von einem der ersten Gänge, und das ist nicht sinnvoll. Wird dann der letzte Gang aufgetragen, lässt man sich verleiten und isst vom verführerischen Nachtisch, der durchaus nicht gesund ist. Werden alle Speisen, die zu einer Mahlzeit bestimmt sind, am Anfang schon auf den Tisch gestellt, so hat man die Möglichkeit, eine sinnvolle Wahl zu treffen.

Manchmal ist die Folge des Überessens gleich spürbar. In anderen Fällen stellt sich kein Unwohlsein ein; aber die Verdauungsorgane verlieren ihre nötige Kraft und die Grundlage der Körperkraft wird untergraben.

Die überflüssige Nahrung belastet den Körper und erzeugt krankhaft nervöse Zustände. Sie zieht übermäßig viel Blut zum Magen, was die Gliedmaßen schnell auskühlen lässt, und bürdet den Verdauungsorganen eine schwere Last auf. Haben diese Organe dann ihre Aufgabe erfüllt, so stellt sich ein Gefühl der Schwäche und Mattigkeit ein. Einige, die ständig zu viel essen, nennen dieses Gefühl der Erschöpfung dann Hunger. Dies wird aber durch den überstrapazierten Zustand der Verdauungsorgane verursacht. Zeitweise entsteht eine Benommenheit des Gehirns, wodurch dann eine Abneigung gegen geistige und körperliche Anstrengung entsteht.

Diese unangenehmen Symptome treten auf, weil die Natur ihre Arbeit mit einem unnötig hohem Aufwand an Lebenskraft erfüllen musste und nun vollständig erschöpft ist. Der Magen sagt: „Gib mir Ruhe“; aber viele halten die Schwäche für ein Verlangen nach mehr Speise, und so laden sie dem Magen eine weitere Last auf, anstatt ihm Ruhe zu gönnen. Als Folge davon sind die Verdauungsorgane oft völlig erschöpft und können ihre Aufgabe nicht mehr erfüllen.

Ernährung am Sabbat

Wir sollten für den Sabbat keine größere Menge noch Vielfalt an Speisen vorbereiten als an anderen Tagen. Statt dessen sollte die Nahrung einfacher sein und es sollte weniger gegessen werden, damit der Verstand klar und offen ist, um geistliche Dinge zu erfassen. Ein belasteter Magen bedeutet auch ein belastetes Gehirn. Die wertvollsten Worte mögen zwar gehört, aber nicht geschätzt werden, weil der Verstand durch eine falsche Ernährung träge ist. Durch Überessen am

Sabbat tragen viele mehr als sie denken dazu bei, dass sie den besonderen Segen für diesen Tag nicht erhalten.

Das Kochen sollte am Sabbat vermieden werden; aber es ist deshalb nicht notwendig, kalte Speisen zu essen. Bei kaltem Wetter sollte die am Tag vorher zubereitete Nahrung erwärmt werden. Die Mahlzeiten sollten, wenn auch einfach, doch wohlschmeckend und einladend sein. Besonders in Familien mit Kindern ist es sinnvoll, für den Sabbat etwas besonderes zu bereiten, was es an anderen Tagen nicht gibt.

Die Reform der Ernährung

Wenn man in seiner Lebensweise verkehrte Gewohnheiten in der Ernährung erkennt, sollte man mit einer notwendigen Veränderung nicht lange warten. Wenn durch Missbrauch des Magens Verdauungsstörungen entstanden sind, sollte man sich ernsthaft bemühen, die verbliebene Lebenskraft durch Vermeidung übermäßiger Belastungen zu erhalten. Der Magen mag durch den langen Missbrauch niemals wieder ganz gesund werden; aber eine richtige Ernährung wird ihm weitere Überlastung ersparen. Viele werden dadurch mehr oder weniger vollständig gesund. Es ist schwierig, für jeden Fall Regeln vorzuschreiben; aber wenn beim Essen die richtigen Grundsätze beachtet werden, kann vieles verbessert werden. Die Köchin braucht sich nicht dauernd abzumühen, den Appetit anzuregen.

Mäßigkeit in der Ernährung wird mit geistiger und moralischer Kraft belohnt; sie trägt auch zur Beherrschung der Leidenschaften bei. Sich zu überessen ist besonders für die schädlich, die von Natur aus träge sind; sie sollten mäßig essen und sich genügend körperlich bewegen. Es gibt Männer und Frauen mit herausragenden natürlichen Fähigkeiten, die jedoch das Doppelte von dem leisten könnten, wenn sie Selbstbeherrschung durch Bezähmung des Appetits üben würden.

Viele Schriftsteller und Redner versagen darin. Nachdem sie reichlich gegessen haben, gehen sie gleich wieder ihrer sitzenden Beschäftigung nach. Sie lesen, studieren oder schreiben und nehmen sich keine Zeit für körperliche Bewegung. Deshalb fehlt es ihnen an der Vielfalt und Lebendigkeit ihrer Gedanken und Worte. Sie können nicht mit der Ausdruckskraft und Eindringlichkeit schreiben oder sprechen, die notwendig sind, um das Herz zu erreichen. Ihre Bemühungen wirken schwach und fruchtlos.

Menschen, die wichtige Verantwortungen tragen, vor allem jene, die Hüter geistlicher Interessen sind, sollten Personen mit ausgeprägtem Einfühlungsvermögen und schneller Auffassungsgabe sein. Mehr als andere brauchen sie dazu Mäßigkeit beim Essen. Viele und üppige Speisen sollten auf ihrem Tisch keinen Platz haben.

Jeden Tag müssen Menschen in verantwortlichen Positionen Entscheidungen treffen, von denen sehr wichtige Ergebnisse abhängen. Dies können nur solche erfolgreich tun, die strenge Mäßigkeit üben. Der Verstand wird durch die richtige Behandlung der körperlichen und geistigen Kräfte gestärkt. Wenn er nicht zu sehr in Anspruch genommen wird, kommt mit jeder neuen Anstrengung auch neue Kraft. Doch oft wird die Arbeit derer, die wichtige Pläne zu legen und weitreichende Entscheidungen zu treffen haben, durch die Folgen einer falschen Ernährung zum Schlechten hin beeinflusst. Ein in Unordnung befindlicher Magen erzeugt einen zerstreuten, unsicheren Gemütszustand; oft führt das zu Reizbarkeit, Härte oder Ungerechtigkeit. Manch ein Plan, der ein Segen für die Welt gewesen wäre, wurde nicht umgesetzt, aber andere ungerechte, unterdrückende und selbst grausame Maßnahmen wurden dafür ausgeführt infolge krankhafter Zustände durch verkehrte Essgewohnheiten.

Hier nun ein Rat für alle, die sitzend oder hauptsächlich geistig arbeiten. Alle, die genügend moralischen Mut und Selbstbeherrschung aufbringen, sollten es versuchen: Verwende zu jeder Mahlzeit nur zwei oder drei Arten einfacher Nahrung und esse nicht mehr als notwendig, um den Hunger zu stillen. Nimm dir außerdem täglich etwas Zeit für die Bewegung und prüfe, ob dir das nicht nützlich ist.

Männer, die körperlich hart arbeiten, brauchen nicht so sorgfältig auf die Menge und Qualität ihrer Nahrung achten wie solche mit sitzender Tätigkeit; aber selbst diese würden gesünder sein, wenn sie sich beim Essen und Trinken beherrschen würden.

Manche wünschen, man solle genaue Regel für ihre Ernährung aufstellen. Sie überessen sich und dann bereuen sie es, und so sind ihre Gedanken immer mit Essen und Trinken beschäftigt. So sollte es nicht sein. Niemand kann für einen anderen genaue Regeln aufstellen. Jeder sollte Vernunft und Selbstbeherrschung üben und nach Grundsätzen handeln.

Unser Körper ist Christi erkauftes Eigentum, und wir dürfen nicht damit umgehen, wie es uns gefällt. Jeder sollte sich verpflichten, die Gesundheitsgesetze anzuerkennen und zu beachten, weil er sie kennt. Gehorsam gegenüber den Gesundheitsgesetzen sollte zu einer Sache persönlicher Pflicht gemacht werden. Wir selbst müssen ja die Folgen übertretener Gesetze tragen und jeder muss auch persönlich vor Gott für sein Handeln Rede und Antwort stehen. Deshalb lautet die Frage für uns nicht: „Wie handeln die anderen?“ sondern „Wie soll ich persönlich den Körper behandeln, den Gott mir gegeben hat?“

Kapitel 24

Fleisch als Nahrungsmittel

Von Anfang an ist's nicht so gewesen...

Die dem Menschen am Anfang bestimmte Ernährung enthielt keine tierische Nahrung. Erst nach der Sintflut, als alles Grüne auf Erden vernichtet war, erhielt der Mensch die Erlaubnis, Fleisch zu essen.

Der Herr zeigte durch die Auswahl der Nahrung des Menschen im Paradies, was die beste Ernährungsform war. Die Israeliten unterwies er genauso. Er führte sie aus Ägypten und erzog sie, damit sie sein Volk des Eigentums sein konnten. Durch sie wollte er die Welt segnen und belehren. Er versorgte sie mit solcher Nahrung, die für diesen Zweck am besten geeignet war – nicht Fleisch, sondern Manna, „Himmelsbrot."

Nur wegen ihrer Unzufriedenheit und ihrer Sehnsucht nach den Fleischtöpfen Ägyptens wurde ihnen tierische Nahrung gewährt, aber nur für kurze Zeit. Die Verwendung dieses Fleisches brachte Tausenden Krankheit und Tod, dennoch wurde die Beschränkung auf eine fleischlose Kost nie von Herzen angenommen. Sie blieb auch weiterhin die Ursache von Unzufriedenheit und Murren, offen oder verdeckt, und wurde nie auf Dauer eingehalten. Bei der Landnahme in Kanaan wurde den Israeliten tierische Nahrung erlaubt, aber unter sorgfältiger Einschränkung, die zum Ziel hatte, die schädlichen Folgen zu verringern. Der Genuss von Schweinefleisch war verboten, wie auch das Fleisch anderer Tiere, z.B. von Vögeln und Fischen, die für unrein erklärt waren. Auch bei den erlaubten Fleischarten war das Verzehren von Fett und Blut streng verboten.

Nur absolut gesunde Tiere durften als Nahrung verwendet werden. Kein Tier, das durch andere Tiere zerrissen wurde oder von selbst verendet war und das nicht sorgfältig ausgeblutet war, durfte als Nahrung verwendet werden.

Die Israeliten erlitten einen großen Verlust, weil sie von dem Plan abwichen, den Gott für ihre Ernährung bestimmt hatte. Sie wollten Fleisch essen und ernteten die Folgen. Sie erreichten nicht Gottes Ideal des Charakters und erfüllten nicht seine Absicht. „Der Herr gab ihnen, was sie erbaten, und sandte ihnen genug, bis ihnen davor ekelte!" Psalm 106,15 Sie schätzten das Irdische höher ein als das Geistliche und erlangten dadurch nicht die geheiligte Vorrangstellung, die er für sie beabsichtigte.

Gründe für den Verzicht auf Fleischspeisen

Wer Fleisch isst, verzehrt Getreide und Gemüse nur aus zweiter Hand; denn das Tier erhält aus diesen Nahrungsmitteln die Nährstoffe, die das Wachstum ermöglichen. Das Leben, das im Getreide und Gemüse war, geht in den über, der es verzehrt. Wir erhalten es also erst durch essen vom Fleisch der Tiere. Wie viel besser ist es doch, direkt die Wirkstoffe aufzunehmen, indem wir die Nahrung essen, die Gott für uns als Nahrung bestimmt hat!

Fleisch war niemals die beste Nahrung; aber heute ist sie es zweimal nicht, denn die Krankheit unter den Tieren hat so sehr zugenommen. Wer sich von Fleisch ernährt, weiß kaum, was er da isst. Wenn er die Tiere lebend sehen könnte und die Qualität des Fleisches kennen würde, das er zu sich nimmt, so würde er oft entsetzt darauf verzichten. Die Menschen essen ständig Fleisch, das mit Tuberkulose- oder Krebserregern verseucht ist. Tuberkulose, Krebs und andere todbringende Krankheiten werden auf diese Weise verbreitet.

Das Gewebe des Schweins wimmeln von Parasiten. Vom Schwein sagte Gott folgendes: „Es soll euch unrein sein: Ihr sollt sein Fleisch nicht essen, und sein Aas sollt ihr nicht anrühren.“ 5. Mose 14,8 Dieses Gebot wurde gegeben, weil Schweinefleisch als Nahrung ungeeignet ist. Schweine sind Aasfresser und dies ist der einzige Zweck, den sie haben. Niemals, unter keinen Umständen, sollte dieses Fleisch von Menschen gegessen werden. Es ist unmöglich, dass das Fleisch eines Lebewesens gesund sein kann, wenn Schmutz sein natürliches Element ist und wenn es sich von allem möglichen Abfall ernährt.

Oft werden Tiere auf den Markt gebracht und als Nahrung für den Menschen verkauft, die schon so krank sind, dass ihre Besitzer sie schnellstens loswerden wollen. Auch einige Methoden der Mästung für den Markt verursachen Krankheiten. Von Licht und reiner Luft abgeschlossen, den Dunst schmutziger Ställe einatmend, oft mit krankmachendem Futter gemästet, wird der ganze Körper der Tiere bald von schädlichen Stoffen durchsetzt.

Zudem werden die Tiere weite Strecken transportiert und müssen viel leiden, bis sie auf den Markt kommen. Von den grünen Weiden weg werden sie stundenlang über heiße, staubige Landstraßen getrieben oder in schmutzige Wagen gepfercht. Dadurch werden sie fieberhaft und erschöpft und bekommen oft lange Zeit keine Nahrung oder Wasser. Dann werden die armen Geschöpfe endlich getötet, damit menschliche Wesen von ihrem Fleisch eine Mahlzeit zubereiten können.

Vielerorts sind Fische durch Schadstoffe, die sie mit der Nahrung aufnehmen, so verseucht, dass sie zu Krankheitserregern werden. Dies trifft besonders dort zu, wo der Fisch in Berührung mit den Abwässern der Großstädte kommt. Die Fische, die davon gespeist werden, mögen in weit davon entfernt liegende Gewässer wandern und gefangen werden, wo das Wasser rein und frisch ist. So werden sie als Nahrungsmittel von guter Qualität erworben, und doch bringen sie Krankheit und Tod über solche, die die Gefahr nicht ahnen.*

---

* Denken wir nur an die großen Skandale der letzten Jahre mit verseuchtem Fleisch von Tieren, Eier und Milch durch Mästung, Tiermehlfütterung und zugemischten giftigen Zusatzstoffen usw. *Die Herausgeber*

Die Auswirkungen einer Fleischkost werden oft nicht gleich spürbar, aber das ist kein Beweis, dass sie nicht schädlich sind. Nur wenige lassen sich davon überzeugen, dass das Fleisch, das sie gegessen haben, ihr Blut vergiftet und ihre Leiden verursacht hat. Viele sterben an Krankheiten, die ausschließlich auf Fleischessen zurückzuführen sind, während die eigentliche Ursache weder von ihnen selbst noch von anderen vermutet wird.

Die moralischen Schäden einer Fleischkost sind nicht weniger auffallend als die körperlichen Krankheiten. Fleischnahrung ist gesundheitlich nachteilig und alles, was den Körper belastet, beeinflusst auch die Seele und den Geist. Bedenkt die Grausamkeit gegenüber den Tieren, die das Fleischessen mit sich bringt und die Auswirkungen auf diejenigen, die Tiere schlachten und die das mit ansehen müssen. Wie zerstört es die Empfindsamkeit, die wir diesen Geschöpfen Gottes entgegenbringen sollten!

Die Intelligenz, die viele Tiere zeigen, reicht so sehr an die der Menschen heran, dass es ein Wunder ist. Die Tiere sehen, hören, fürchten sich und leiden. Sie gebrauchen viel sorgfältiger ihre Organe als viele menschliche Wesen es tun. Sie zeigen Mitgefühl und Empfindsamkeit gegenüber ihren Leidensgefährten. Viele Tiere entwickeln eine Zuneigung zu denen, die für sie sorgen. Sie übertrifft weit die Zuneigung, wie man sie bei Menschen findet. Ihre Bindung an den Menschen ist oft so groß, dass sie leiden, wenn sie von ihm getrennt werden.

Welcher Mensch mit einem empfindsamen Herzen, der seine Haustiere versorgt hat, kann in ihre Augen sehen, die so voller Vertrauen und Zuneigung, sind und sie bereitwillig dem Schlachtmesser ausliefern? Wie kann er ihr Fleisch als Leckerbissen verzehren?

Veränderung der Ernährung

Es ist ein Irrtum, anzunehmen, dass man zur Stärkung der Muskelkraft tierische Nahrung benötigt. Die Bedürfnisse des Organismus können besser ohne solche Nahrung befriedigt werden und man kann sich einer stabileren Gesundheit erfreuen. Getreidearten, in Verbindung mit Früchten, Nüssen und Gemüse, enthalten alle Nährstoffe, die zur Bildung guten Blutes notwendig sind. Diese Nahrungsbestandteile sind in einer Fleischkost nicht so gut und vollständig enthalten. Wäre der Genuss von Fleisch für Gesundheit und Kraft wichtig, würde tierische Nahrung zur Kost gehören, die dem Menschen von Anfang an bestimmt war.

Wenn man aufhört, Fleischspeisen zu essen, stellt sich oft ein Gefühl von Schwäche ein. Viele sehen darin einen Beweis, dass Fleischnahrung notwendig sei. Dass manche unter Entzugserscheinungen leiden, liegt daran, dass Fleisch stimulierend wirkt, das Blut erhitzt und die Nerven anregt. Manche werden es ebenso schwer finden, das Fleischessen aufzugeben, wie es dem Trinker schwerfällt, auf sein regelmäßiges „Gläschen“ zu verzichten. Aber nach der Umstellung werden sie sich viel wohler fühlen.

Wer auf Fleischspeisen verzichtet, sollte zu einer vielfältigen Kost aus Getreide, Nüssen, Gemüse und Obst übergehen, die nahrhaft und appetitanregend sind. Dies gilt besonders für Schwache oder solche, die körperliche Arbeit leisten müssen. In einigen Ländern mit großer Armut zählt Fleisch zu den billigsten Nahrungsmitteln. Unter diesen Umständen ist eine Änderung schwerer möglich; aber sie kann trotzdem durchgeführt werden. Wir sollten jedoch die Situation der Menschen und die Macht lebenslanger Gewohnheiten in Betracht ziehen und darauf achten, selbst richtige Anschauungen nicht aufzudrängen. Niemand sollte dazu genötigt werden, Änderungen schlagartig durchzuführen. Gesunde, preiswerte Nahrungsmittel sollten die Stelle der Fleischnahrung einnehmen. In dieser Angelegenheit hängt aber sehr viel von der Köchin ab. Mit Sorgfalt und Geschick kann sie Gerichte zubereiten, die nahrhaft sind, den Appetit anregen und in hohem Umfang die Stelle von Fleischspeisen einnehmen.

Erzieht das Gewissen und habt den guten Willen, schmackhafte und gesunde Speisen zu bereiten, dann wird die Umstellung leicht gemacht und das Verlangen nach Fleisch wird bald nachlassen.

Ist es nicht an der Zeit, dass alle den Entschluss fassen sollten, das Fleischessen zu lassen? Wie können diejenigen, die nach zunehmender Reinheit, Charakterentwicklung und Heiligung trachten, um Gemeinschaft mit himmlischen Engeln haben zu können, andauernd etwas als Nahrung verwenden, das so schädliche Folgen für Seele und Körper hat? Wie können sie Gottes Geschöpfen des Leben nehmen, und deren Fleisch als Delikatesse verzehren? Lasst sie stattdessen zu der gesunden und bekömmlichen Nahrung zurückkehren, die dem Menschen am Anfang gegeben wurde und sich darin einüben. Auch sollten sie das ihren Kindern beibringen, den stummen Geschöpfen, die Gott geschaffen und unter unsere Herrschaft gestellt hat, Barmherzigkeit zu erweisen.

Kapitel 25

Extreme in der Ernährung

Eure Sanftmut lasst alle Menschen erfahren

Nicht alle, die vorgeben, an die Notwendigkeit einer Ernährungsumstellung zu glauben, sind wirkliche Reformer. Für viele besteht die Veränderung nur darin, dass sie gewisse ungesunde Speisen weglassen. Sie verstehen nicht klar die Grundsätze der Gesundheit. Ihre Esstische sind mit schädlichen Leckereien beladen und weit davon entfernt, ein Beispiel christlicher Mäßigkeit und Bescheidenheit zu sein.

Eine andere Gruppe geht im Bestreben, ein gutes Beispiel zu geben, wieder zu weit in die entgegengesetzte Richtung. Manche können qualitativ hochwertige Nahrungsmittel nicht erwerben. Anstatt solche Nahrung zu verwenden, die das Fehlende am Besten ersetzt, führen sie eine zu einseitige Ernährung ein. Ihre Nahrung enthält nicht die Stoffe, die zur Bildung von gutem Blut notwendig sind. Ihre Gesundheit leidet, ihre Leistungsfähigkeit nimmt ab und ihr Beispiel schadet der Reform mehr als es ihr nützt.

Andere denken, weil für die Gesundheit eine einfache Ernährung reicht, brauche man sich bei der Auswahl oder Zubereitung der Speisen nur wenig Mühe geben. Manche beschränken sich auf eine sehr sparsame Ernährung, die nicht genügend Vielfalt für die Bedürfnisse des Organismus bietet und müssen dadurch leiden.

All jene, die die Reformgrundsätze nur teilweise verstehen, sind oft nicht nur die strengsten im Praktizieren für sich selbst, sondern auch im Bestreben, sie ihren Familien und

Nachbarn aufzudrängen. Die Auswirkungen ihrer missverstandenen Reform, die in ihrer eigenen schlechten Gesundheit zu sehen sind, und ihr ständiges Bemühen, diese Ansichten anderen aufzuzwingen, vermitteln vielen Menschen eine falsche Vorstellung von der Ernährungsreform. Das veranlasst sie, diese völlig abzulehnen.

Wer die Gesundheitsgesetze versteht und sich von Grundsätzen leiten lässt, wird Extreme vermeiden, sowohl die der Schwelgerei wie die der Mangelernährung. Seine Ernährung dient nicht nur zur Befriedigung des Appetits, sondern zur Stärkung des Körpers. Er ist bemüht, jede Fähigkeit in gutem Zustand zu erhalten, um Gott und Menschen am besten dienen zu können. Er stellt seinen Appetit unter die Herrschaft von Vernunft und Gewissen und wird dadurch mit Gesundheit an Körper und Geist belohnt. Obwohl er seine Ansichten anderen nicht ständig aufdrängt, ist sein Beispiel ein Zeugnis zugunsten richtiger Grundsätze. Ein solcher Mensch übt einen wirkungsvollen Einfluss zum Guten aus.

Es liegt wirklich gesunder Verstand in der Ernährungsreform. Das Thema sollte gründlich und eingehend studiert werden, und niemand sollte andere kritisieren, weil ihre Handlungsweise nicht in allen Punkten mit der seinen übereinstimmt. Es ist unmöglich, starre Regeln für die verschiedenen Essgewohnheiten aufzustellen. Niemand sollte sich zum Maßstab für andere machen. Nicht alle können dieselben Speisen essen. Nahrung, die dem einen schmeckt und bekömmlich ist, mag anderen gar nicht schmecken und sogar schaden. Einige vertragen keine Milch, während andere dabei gedeihen. Einige Menschen können Erbsen und Bohnen nicht verdauen; für andere sind sie bekömmlich. Für einige sind die Getreide-Zubereitungen sehr bekömmlich, während andere sie nicht essen können.

Menschen, die in neuangebauten Gegenden oder in unterentwickelten Regionen leben, wo Obst und Nüsse nicht immer zu haben sind, sollte man nicht darauf drängen, Milch und Eier aus ihrer Ernährung zu streichen. Zwar sollten gut ernährte Personen, die übermäßig mit Leidenschaften zu kämpfen haben, den Gebrauch stimulierender Speisen meiden. Besonders in Familien mit Kindern, die sinnlichen Gewohnheiten ergeben sind, sollten keine Eier verwendet werden. Aber Menschen, deren blutbildende Organe schwach sind – besonders wenn andere Nahrung für eine ausreichende Versorgung des Organismus nicht zur Verfügung steht – da sollten Milch und Eier nicht ganz weggelassen werden. Man sollte jedoch sorgfältig darauf achten, nur Milch von gesunden Kühen und Eier von gesunden Hühnern zu erhalten, die gut gefüttert und gut versorgt sind. Die Eier sollten so gekocht werden, wie sie am leichtesten verdaulich sind.

Die Ernährungsreform sollte sich weiterentwickeln. Da die Krankheiten der Tiere zunehmen, wird die Verwendung von Milch und Eiern immer riskanter. Man sollte sich bemühen, dies durch andere Nahrungsmittel zu ersetzen, die gesund und preiswert sind. Die Menschen sollten überall unterrichtet werden, soweit wie möglich ohne Milch und Eier auszukommen und doch ihre Speisen gesund und schmackhaft zuzubereiten.

Die Gewohnheit, nur zwei Mahlzeiten täglich einzunehmen, wird im Allgemeinen der Gesundheit nützlich sein. Es gibt aber Menschen, die unter gewissen Umständen eine dritte Mahlzeit benötigen. Diese sollte jedoch leicht verdaulich sein. Knäckebrot oder Zwieback und Obst oder Getreidekaffee sind für die Abendmahlzeit am besten geeignet.

Manche machen sich ständig Sorgen, dass ihre Nahrung, wie einfach und gesund sie auch ist, ihnen schaden könnte. Ihnen möchte ich sagen: Denkt nicht, dass eure Nahrung euch schaden wird, denkt einfach nicht darüber nach. Esst nach eurem besten Wissen, und wenn ihr den Herrn gebeten habt, die Speise zur Stärkung eures Körpers zu segnen, so glaubt, dass euer himmlischer Vater euer Gebet hört und gebt euch damit zufrieden.

Während Gesundheitsgrundsätze es erfordern, Speisen zu meiden, die den Magen reizen und die Gesundheit schwächen, sollten wir andererseits nicht vergessen, dass eine mangelhafte Kost Blutarmut hervorruft. Diese Erkrankungen sind nur schwer zu heilen. Der Organismus wird nicht ausreichend ernährt und Verdauungsstörungen und allgemeine Schwäche sind die Folge. Viele, die sich so ernähren, sind nicht immer aus Armut dazu gezwungen, sondern sie handeln aus Unwissenheit oder Nachlässigkeit aufgrund ihres falschen Verständnisses der Gesundheitsreform.

Es ehrt Gott nicht, wenn wir unseren Körper vernachlässigen oder schädigen. Dadurch wird er untauglich zum Dienst für Gott. Die Zubereitung wohlschmeckender und stärkender Nahrung für den Körper gehört zu den wichtigsten Pflichten der Hausfrau. Es ist viel besser, weniger kostspielige Kleidung und Möbel zu besitzen, als an der Nahrung zu sparen.

Manche Hausfrauen sparen an der Ernährung ihrer Familie, um Besuchern aufwendige Menüs bieten zu können. Dies ist unklug. Bei der Bewirtung der Gäste sollte größere Einfachheit herrschen. Auf die Bedürfnisse der eigenen Familie sollte zuerst geachtet werden.

Falsche Sparsamkeit und übertriebener Aufwand verhindern oft die Ausübung der Gastfreundschaft, wo sie nötig ist und ein Segen wäre. Die Menge an Speisen,die wir zubereiten, sollte so bemessen sein, dass man einen unerwarteten Gast willkommen heißen kann, ohne die Hausfrau mit besonderem Aufwand zu belasten.

Alle sollten sich Grundkenntnisse aneignen, was man essen sollte und wie man es zubereitet. Männer ebenso wie Frauen sollten in der Lage sein, einfache und gesunde Nahrung zuzubereiten. Oft werden sie beruflich an Orte geschickt, wo sie keine gesunde Nahrung bekommen können; wenn sie dann über Kochkenntnisse verfügen, wird es ihnen nützlich sein.

Überlege sorgfältig, wie du dich ernährst. Schließe von der Ursache auf die Wirkung und übe Selbstbeherrschung. Lass den Appetit nicht über die Vernunft herrschen. Überfordere niemals den Magen durch Überessen, doch verzichte auch nicht auf gesunde, wohlschmeckende Nahrung, die zur Gesundheit nötig ist.

Die engherzigen Ideen einiger vorgeblicher Gesundheitsreformer haben dem Anliegen der Gesundheitspflege sehr geschadet. Die gesundheitsbewusst leben wollen, sollten daran denken, dass die Ernährungsreform zum großen Teil nach der Prinzipien beurteilt wird, die für die Auswahl der Nahrung gilt. Statt einen Weg einzuschlagen, der der Sache schadet, sollten sie ihre Grundsätze durch Beispiele so erläutern, dass sie logisch nachzuvollziehen sind. Es gibt viele Menschen, die sich jeder Reformbestrebung widersetzen, wie vernünftig sie auch sein mag, wenn sie dem Appetit eine Beschränkung auferlegt. Sie richten sich nur nach dem Geschmack anstatt nach Vernunft oder Gesundheitsgesetzen. Von dieser Gruppe werden alle, die den ausgetretenen Pfad der Gewohnheit verlassen und für eine Reform eintreten, als extrem bezeichnet, ganz gleich, ob ihr Weg richtig ist oder nicht. Damit diese Personen keinen Grund zum Kritisieren haben, sollten solche, die gesundheitsbewusst leben, nicht unbedingt den Weg des größten Gegensatzes wählen, sondern jenen so nah wie möglich kommen, ohne dabei Grundsätze zu opfern.

Wenn die Vertreter einer Gesundheitsreform extreme Positionen einnehmen und verteidigen, dann ist es nicht verwunderlich, dass viele Menschen die Reform insgesamt verwerfen. Sie sehen diese Personen als Repräsentanten der Gesundheitsgrundsätze an. Diese Extreme richten in kurzer Zeit mehr Schaden an, als durch ein jahrelanges überzeugendes Vorbild wiedergutgemacht werden kann.

Die Gesundheitsreform beruht auf breit angelegten und weitreichenden Grundsätzen. Wir sollten sie nicht durch engstirnige Ansichten und Handlungen eingrenzen. Niemand aber sollte zulassen, dass Meinungsunterschiede oder Spott oder der Wunsch, anderen zu gefallen oder sie zu beeinflussen, ihn von richtigen Grundsätzen ablenken oder er sie gleichgültig betrachtet. Wer sich von Grundsätzen leiten lässt, wird fest und entschieden für das Recht einstehen; aber er wird im Umgang mit seinen Mitmenschen einen großmütigen, christusähnlichen Geist und wahre Güte offenbaren.

Kapitel 26

Anregungsmittel und Rauschgifte

Rühre es nicht an und probiere es nicht

Unter dem Begriff „Anregungsmittel und Rauschgifte" wird ein breites Spektrum von Substanzen zusammengefasst, die alle als Nahrungsmittel oder Getränke allgemein benutzt werden. Sie reizen den Magen, vergiften das Blut und belasten die Nerven. Ihr Gebrauch ist ein direktes Übel. Menschen suchen die Erregung durch Reizmittel, weil die Auswirkungen eine Zeit lang angenehm sind. Aber es tritt stets eine Nachwirkung auf. Der Genuss unnatürlicher Reizmittel nimmt ständig zu. Das ist die Hauptursache für körperliche Degeneration und gesundheitliche Schäden.

Gewürze

Je weniger anregend die Nahrung in dieser schnelllebigen Zeit ist, desto besser. Scharfe Gewürze sind von Natur aus schädlich. Senf, Pfeffer, andere Würzmittel, Essiggemüse und andere, teilweise auch künstlich hergestellte Geschmacksverbesserer reizen den Magen und vergiften das Blut. Oft wird am entzündeten Zustand eines Trinkermagens illustriert, welche Wirkung alkoholische Getränke haben. Ein ähnlich entzündeter Zustand wird durch den Gebrauch scharfer Gewürze erzeugt. Schließlich befriedigt die natürliche Nahrung den Appetit nicht mehr. Der Organismus empfindet einen Mangel, ein Verlangen nach etwas Anregendem.

Tee und Kaffee

Der Tee wirkt als Anregungsmittel und ist zu einem gewissen Grad berauschend. Ähnlich ist die Wirkung von Kaffee und vielen anderen verwendeten Getränken. Die erste Wirkung ist belebend. Die Magennerven werden erregt; sie leiten den Reiz an das Gehirn weiter. Dies wiederum regt das Herz zu vermehrter Tätigkeit an und vermittelt dem ganzen Organismus eine kurz andauernde Energie. Alle Müdigkeit ist vergessen; man scheint neue Kraft zu haben. Der Geist wird wacher und die Vorstellung lebendiger.

Wegen dieser Wirkungen meinen nun viele, dass Tee oder Kaffee ihnen gut tut. Aber dies ist ein Irrtum. Tee oder Kaffee geben dem Organismus keine Nährstoffe. Ihre Wirkung tritt ein, ehe eine Verdauung und Übernahme stattfinden konnte. Was wie eine Stärkung erscheint, ist nur nervöse Erregung. Wenn die Wirkung des Reizmittels nachlässt, schwindet die unnatürliche Kraft, und Trägheit und Schwäche sind größer als zuvor.

Durch den ständigen Gebrauch dieser Nervenreizmittel folgen Kopfschmerzen, Schlaflosigkeit, Herzklopfen, Verdauungsstörungen, Zittern und viele andere schlechte Wirkungen; denn sie brauchen die Lebenskräfte auf. Ermüdete Nerven benötigen Ruhe und Erholung anstatt Anregung und weitere Belastung. Die Natur braucht Zeit, um ihre verbrauchten Kräfte zu regenerieren. Wenn der Körper durch die Verwendung von Reizmitteln weiter aufgeputscht wird, kann er für eine Zeit lang vielleicht mehr leisten. Da der Organismus durch ständigen Gebrauch geschwächt wird, ist es zunehmend schwieriger, den gewünschten Grad an Leistungsfähigkeit zu erreichen. Das Bedürfnis nach Reizmittel nimmt immer mehr zu, bis die Willenskraft besiegt ist und keine Kraft mehr vorhanden zu sein scheint, das unnatürliche Verlangen zurückzuweisen. Dann braucht man immer stärkere Reizmittel, bis die erschöpfte Natur nicht mehr darauf reagiert.

Der Tabakkonsum

Tabak ist ein langsam wirkendes, trügerisches, aber sehr

bösartiges Gift. In welcher Form er auch verwendet wird, hat er eine Wirkung auf den ganzen Körper. Er ist um so gefährlicher, weil er langsam und zunächst kaum wahrnehmbar wirkt. Er regt die Nerven zuerst an und dann lähmt er sie. Er schwächt und benebelt das Gehirn. Oft greift er die Nerven stärker an als berauschende Getränke. Er ist feiner und seine hinterlassenen Auswirkungen auf den Organismus sind schwer auszurotten. Der Gebrauch erweckt einen Durst nach alkoholischen Getränken und legt in vielen Fällen den Grund zur Alkoholsucht.

Die Verwendung von Tabak ist nachteilig, kostspielig, unreinlich, schädlich für den, der ihn gebraucht, und er belästigt seine Umgebung. Seine Anhänger sind überall anzutreffen. Man kann kaum durch eine Menschenmenge gehen, ohne dass einem irgend ein Raucher seine vergiftete Atemluft ins Gesicht bläst. Es ist unangenehm und ungesund, sich in einem Eisenbahnwagen oder einem Raum aufzuhalten, wo die Luft durch Alkohol- und Tabakdunst verpestet ist. Wenn auch Menschen nicht von ihrer Sucht lassen wollen, welches Recht haben sie aber, die Luft zu verpesten, die andere atmen müssen?

Unter Kindern und Jugendlichen richtet der Gebrauch von Tabak schlimmen Schaden an. Die schädlichen Gewohnheiten vergangener Generationen wirken sich auf die Kinder und Jugend von heute aus. Geistige Unfähigkeit, körperliche Schwäche, zerrüttete Nerven und unnatürliche Begierden werden als schlechtes Erbgut von den Eltern auf ihre Kinder übertragen. Wenn die Kinder dieselben Gewohnheiten fortsetzen, vermehren sie die schädlichen Auswirkungen. Darin liegt zum großen Teil die Ursache für den körperlichen, geistigen und moralischen Verfall unserer Gesellschaft, der so viel Ursache zur Besorgnis gibt.

Häufig fangen Jugendliche schon sehr früh mit dem Rauchen an. Die Abhängigkeit, die auf diese Weise entsteht, weil Körper und Geist für Drogen besonders anfällig sind, untergräbt die Körperkräfte, verkümmert den Körper, stumpft den Geist ab und verdirbt die Sitten.

Aber wie kann man Kinder und Jugendliche von der Schädlichkeit einer Gewohnheit überzeugen, wenn Eltern, Lehrer und selbst Prediger diesem Laster frönen? Schon kleine Jungen, kaum der Kindheit entwachsen, sieht man Zigaretten rauchen. Wenn man sie darauf anspricht, sagen sie: „Mein Vater raucht auch." Sie verweisen auf den Prediger oder den Lehrer und sagen: „Dieser Mann raucht; was kann es mir schaden, wenn ich das auch tue?" Viele Mitarbeiter in Gesundheitseinrichtungen sind Raucher. Wie können solche Menschen bei der Bekämpfung der Sucht Erfolg haben?

Ich wende mich an diejenigen, die behaupten, an das Wort Gottes zu glauben und es zu befolgen: Könnt ihr als Christen einer Gewohnheit frönen, die euren Verstand lähmt und euch die Kraft raubt, ewige Dinge richtig einzuschätzen? Könnt ihr es zulassen, Gott täglich den Dienst vorzuenthalten, der ihm zusteht, und gleichzeitig euren Mitmenschen ein schlechtes Vorbild geben?

Seid ihr euch der Verantwortung als Haushalter Gottes für die Mittel in euren Händen bewusst? Wie viel vom Geld des Herrn gebt ihr für Tabak aus? Rechnet nach, wie viel ihr während eurer Lebenszeit dafür ausgegeben habt. In welchem Verhältnis steht der für dieses Laster verschwendete Betrag zu dem, was zur Hilfe für die Armen und zur Verbreitung des Evangeliums ausgegeben wurde?

Kein Mensch braucht Tabak, aber unzählige Menschen kommen aus Mangel an fehlenden Mitteln um, die für den Tabakkonsum verschwendet werden. Habt ihr damit nicht des Herrn Güter veruntreut? Habt ihr nicht Gott und euren Mitmenschen geschadet? „Ihr gehört also nicht mehr euch selbst. Gott hat einen hohen Preis gezahlt, um euch freizukaufen; deshalb dient nun auch mit eurem Leib dem Ansehen Gottes in der Welt." 1. Korinther 6,19-20; Hfa

Alkoholische Getränke

„Der Wein macht Spötter, und starkes Getränk macht wild; wer davon taumelt, wird niemals weise." Sprüche 20,1 „Wo ist Weh? Wo ist Leid? Wo ist Zank? Wo ist Klagen? Wo sind

Wunden ohne jeden Grund? Wo sind trübe Augen? Wo man lange beim Wein sitzt und kommt, auszusaufen, was eingeschenkt ist. Sieh den Wein nicht an, wie er so rot ist und im Glas so schön steht. Er geht glatt ein, aber danach beißt er wie eine Schlange und sticht wie eine Otter." Sprüche 23,29-32

Niemals wurde von menschlicher Hand ein treffenderes Bild von der Erniedrigung und Versklavung der Opfer berauschender Getränke gezeichnet. Gefangen und erniedrigt hat er, selbst wenn er zeitweise seinen elenden Zustand erkennt, keine Kraft, sich aus der Schlinge zu befreien; denn er „will es wieder so treiben." Sprüche 23,35

Man muss es nicht beweisen, um die schlimmen Folgen berauschender Getränke auf den Trinker zu zeigen. Die benebelten, törichten, menschlichen Wracks – Menschen, für die Christus starb und über die Engel weinen – findet man überall. Sie sind ein Schandfleck unserer prahlerischen Zivilisation. Sie sind die Schande, der Fluch und eine Gefahr für jedes Land.

Wer kann das Elend, die Qualen und die Verzweiflung beschreiben, die sich im Heim des Trinkers verbergen? Denkt an die Ehefrau, oft in gutem Hause aufgewachsen, empfindsam, gebildet und von feinem Charakter, die nun mit einem Menschen verbunden ist, den der Alkohol in einen Säufer oder einen Dämon verwandelt. Denkt an die Kinder, denen die Behaglichkeit eines Heims, eine gute Erziehung und Ausbildung fehlen und in Angst vor dem leben, der ihr Stolz und ihr Schutz sein sollte. Sie müssen sich aus eigener Kraft einen Platz in der Welt erkämpfen, oft belastet mit der ererbten Neigung zur Trunksucht.

Denkt an die schrecklichen Unfälle, die täglich unter Alkoholeinfluss geschehen. Da missachtet ein Zugführer ein Signal, oder er versteht eine Anordnung falsch; der Zug fährt weiter, es geschieht ein Zusammenstoß – und viele Menschenleben sind betroffen. Oder ein Schiff geht unter und Reisende wie Mannschaft finden ihr Grab im Wasser. Wenn der Vorfall dann untersucht wird, kommt heraus, dass jemand auf einem wichtigen Posten unter Alkoholeinfluss stand. Wie kann jemand Alkohol trinken und gleichzeitig für das Leben von Menschen verantwortlich sein? Er kann nur dann zuverlässig sein, wenn er ganz ohne alkoholische Getränke lebt.

Die milderen Rauschmittel

Menschen, die ein Verlangen nach berauschenden Getränken geerbt haben, sollten unter keinen Umständen Wein, Bier oder Apfelwein vor Augen oder in ihrer Reichweite haben. Dies ist eine ständige Versuchung für sie. Viele halten süßen Apfelwein für unschädlich und haben keine Bedenken, reichlich davon zu kaufen. Aber er bleibt nur für kurze Zeit süß, dann beginnt die Gärung. Der scharfe Geschmack, den er dann annimmt, macht ihn für viele um so angenehmer; und der ihn verwendet, gibt nur ungern zu, dass er alkoholisiert bzw. vergoren ist.

Selbst die Verwendung von Apfelsaft, wie er normalerweise hergestellt wird, ist nicht ungefährlich für die Gesundheit. Wenn man in den gekauften Apfelsaft sehen könnte, was das Mikroskop bezüglich des Apfelsaftes offenbart, so würden wenige ihn trinken. Oft kümmern sich diejenigen, die Apfelsaft zum Verkauf produzieren, nicht sorgfältig genug um den Zustand der verwendeten Früchte. Aus wurmstichigen und faulen und giftigen Äpfeln wird Saft gepresst.

Viele, die nicht daran denken würden, die giftigen faulen Äpfel in irgend einer anderen Weise zu gebrauchen, trinken den daraus gemachten Apfelsaft und nennen ihn ein wohlschmeckendes Getränk: Aber das Mikroskop zeigt, dass dieses angenehme Getränk, selbst wenn es frisch aus der Presse kommt, sich nicht als Getränk eignet.

Ein Rauschzustand wird ebenso von Wein, Bier und Apfelwein erzeugt wie durch stärkere Getränke. Der Gebrauch dieser Getränke weckt den Geschmack für stärkere und auf diese Weise wird der Grund zur Trunksucht gelegt. Mäßiges Trinken ist die Einübung, durch die Männer zum Trinker erzogen werden. Aber die Wirkung dieser milderen Rauschmittel ist so heimtückisch, dass das Opfer schon auf dem Weg der Trunksucht ist, bevor es die Gefahr ahnt.

Menschen, die man nie für wirklich betrunken halten würde, stehen ständig unter dem Einfluss milder Rauschmittel. Sie sind unter Spannung, gleichzeitig aber labil und unausgeglichen. Sie erkennen keine Gefahr für sich selbst und gehen deshalb immer weiter, bis jede Schranke niedergerissen und jeder Grundsatz aufgegeben ist. Die stärksten Vorsätze sind untergraben, die ernsthaftesten Überlegungen reichen nicht aus, den verdorbenen Appetit unter der Herrschaft der Vernunft zu halten.

Die Bibel billigt nirgends die Verwendung von berauschenden Getränken. Der Wein, den Christus auf der Hochzeit zu Kana aus Wasser machte, war reiner Traubensaft. Dies ist der „neue Wein, der in der Traube gefunden wird" von dem die Bibel sagt: „verdirb ihn nicht, denn es ist ein Segen darin!" Jesaja 65,8

Es war Christus, der im Alten Testament das Volk Israel warnte: „Der Wein macht Spötter, und starkes Getränk macht wild; wer davon taumelt, wird niemals weise." Sprüche 20,1 Er selbst stellte kein solches Getränk her. Satan verführt die Menschen zur Genusssucht, die den Verstand benebelt und die geistliche Wahrnehmung betäubt. Christus dagegen lehrt uns, dieses Suchtverhalten zu unterdrücken. Er würde niemals den Menschen etwas vorsetzen, das eine Versuchung für ihn wäre. Sein ganzes Leben war ein Beispiel der Selbstverleugnung. Er ertrug für uns das vierzigtägige Fasten in der Wüste als die schwerste Prüfung, die Menschen ertragen können, um die Macht der Begierden zu brechen. Christus bestimmte, dass Johannes der Täufer weder Wein noch starke Getränke trinken sollte. Die gleiche Enthaltsamkeit forderte er von der Frau des Manoahs. Unser Heiland handelte nie gegen seine eigenen Grundsätze. Der unvergorene Wein, den er für die Hochzeitsgäste bereitete, war ein gesundes und erfrischendes Getränk. Dies ist der Wein, den Jesus und seine Jünger bei dem ersten Abendmahl verwendeten. Solch ein Wein sollte stets am Abendmahlstisch als ein Symbol des Blutes des Heilandes gebraucht werden. Diese heilige Handlung soll die Seele stärken und Leben von oben geben. Nichts darf damit zusammen hängen, was uns schaden könnte.

Wie können sich Christen dazu hergeben, entgegen der Weisung der Bibel, der Natur und der Vernunft bezüglich der Verwendung von Rauschmitteln, Hopfen zur Bierherstellung zu pflanzen oder Wein und Apfelwein zur Vermarktung herzustellen? Wenn sie ihren Nächsten wie sich selbst lieben, wie können sie dann an der Herstellung von Getränken beteiligt sein, die ihm zur Falle werden?

Die Verantwortung der Eltern

Unmäßigkeit beginnt oft im Heim. Die Verdauungsorgane werden durch den Genuss schwerverdaulicher, ungesunder Speisen geschwächt. So entsteht ein Verlangen nach Nahrung, die eine noch stärkere Reizwirkung hat. Auf diese Weise wird der Appetit dazu erzogen, ständig nach Stärkerem zu streben. Das Bedürfnis nach Reizmitteln nimmt zu und es wird immer schwerer, dem zu widerstehen. Der Organismus wird mehr oder weniger stark vergiftet und je geschwächter er wird, desto stärker wird das Verlangen nach diesen Dingen. Ein Schritt in die verkehrte Richtung bereitet schon den Weg für den nächsten vor. Viele, die nie Wein oder andere alkoholische Getränke auf ihren Tisch stellen würden, beladen ihn mit Speisen, die einen Durst nach alkoholischen Getränken verursachen, dass es fast unmöglich ist, der Versuchung zu widerstehen. Falsche Ess- und Trinkgewohnheiten zerstören die Gesundheit und bereiten den Weg zur Trunksucht.

Es wäre nicht notwendig, Kurse für gesunde Lebensführung anzubieten, wenn der jungen Generation, die die Gesellschaft formt, richtige Grundsätze bezüglich der Mäßigkeit vermittelt werden könnten. Lasst die Eltern mit dem Kampf gegen die Unmäßigkeit in ihren Heimen beginnen, in den Grundsätzen, die sie ihren Kindern von frühester Jugend an eingeprägt haben, dann können sie auf Erfolg hoffen.

Hier liegt eine wichtige Aufgabe für Mütter, ihren Kindern zu helfen, richtige Gewohnheiten und einen reinen Geschmack auszubilden. Erzieht den Appetit und lehrt die Kinder, Reizmittel zu verabscheuen. Erzieht eure Kinder zu moralischer Widerstandskraft, um dem Bösen zu widerstehen, das sie umgibt. Lehrt sie, sich nicht von anderen beeinflussen zu lassen, dass sie auch stärksten Einflüssen nicht nachgeben, sondern andere zum Guten beeinflussen.

Persönliche Verantwortung

Es werden große Anstrengungen zur Unterdrückung der Unmäßigkeit unternommen; aber viele Bemühungen setzen am falschen Punkt an. Die Vertreter der Gesundheitsreform sollten auf die Übel aufmerksam gemacht werden, die durch den Genuss von ungesunder Nahrung, Gewürzen, Tee und Kaffee entstehen. Wir erbitten für alle, die im Mäßigkeitswerk arbeiten, den Segen Gottes. Aber wir bitten sie auch, tiefer die Ursache des Übels zu ergründen, das sie bekämpfen, und sicherzustellen, dass sie in der Reform einheitlich vorangehen.

Es muss den Menschen deutlich gemacht werden, dass das richtige Gleichgewicht der geistigen und moralischen Kräfte in hohem Maß von der richtigen Verfassung des Organismus abhängt. Alle Rauschmittel und unnatürlichen Reizstoffe, die den Körper schwächen und herabziehen, führen schließlich dazu, die geistige und sittliche Kraft zu verringern. Unmäßigkeit bildet die Basis für die moralische Verdorbenheit in der Welt. Der Mensch verliert durch die Befriedigung eines verdorbenen Appetits die Kraft, der Versuchung zu widerstehen.

Gesundheitsberater haben die Aufgabe, Menschen in dieser Hinsicht zu unterrichten. Lehrt sie, dass Gesundheit, Charakter und selbst das Leben durch den Gebrauch von Reizmitteln gefährdet werden, da sie die erschöpften Kräfte zu unnatürlicher, krampfartiger Tätigkeit aufreizen.

Hinsichtlich von Tee, Kaffee, Tabak und alkoholischen Getränken ist der einzig sichere Weg, sie nicht anzurühren, nicht zu probieren und nichts damit zu tun zu haben. Die Wirkung von Tee, Kaffee und ähnlichen Getränken geht in dieselbe Richtung wie von alkoholischen Getränken und Tabak. Oft fällt es den Betroffenen ebenso schwer, ohne sie auszukommen, wie für den Trinker, die berauschenden Getränke aufzugeben. Diejenigen, die versuchen, diese Reizmittel wegzulassen, werden eine Zeit lang unter Entzugserscheinungen zu leiden haben. Aber sie werden durch Ausdauer das Verlangen überwinden und den Mangel immer weniger spüren. Die Natur wird ein wenig Zeit brauchen, um sich von dem erlittenen Missbrauch zu erholen; aber gebt ihr eine Gelegenheit, und sie wird wieder stark werden und ihre Arbeit gut erfüllen.

Kapitel 27

Der Handel mit Alkoholika

Weh dir, der du deinem Nächsten einschenkst und ihn betrunken machst

„Weh dem, der sein Haus mit Sünden baut und seine Gemächer mit Unrecht ... und denkt: Wohlan ich will mir ein großes Haus bauen und weite Gemächer und lässt sich Fenster hauen und mit Zedern täfeln und rot malen. Meinst du, du seiest König, weil du mit Zedern prangst? ... Aber deine Augen und dein Herz sind auf nichts anderes aus als auf unrechten Gewinn und darauf, unschuldig Blut zu vergießen, zu freveln und zu unterdrücken.“ Jeremia 22,13-17

Das Werk des Händlers mit Alkoholika

Diese Bibelstelle veranschaulicht das Werk jener, die berauschende Getränke herstellen und verkaufen. Ihr Geschäft besteht in der Ausbeutung anderer. Für das Geld, das sie einnehmen, wird nichts Gleichwertiges geboten. Jedes Geldstück, das sie ihrem Gewinn hinzufügen, hat dem Käufer einen Fluch gebracht.

Gott hat der Menschheit mit freigebiger Hand seine Segnungen verliehen. Würden seine Gaben weise genutzt, wie wenig wüsste dann die Welt von Armut oder Leid! Die Bosheit der Menschen verwandelt seine Segnungen in einen Fluch. In der Habgier nach Gewinn und einem verdorbenen Appetit wird das Getreide und Obst, das zu unserem Lebensunterhalt gegeben ist, in Gifte verwandelt, die Elend und Verderben bringen.

Jedes Jahr werden Unmengen an berauschenden Getränken konsumiert. Millionen und Abermillionen werden dafür ausgegeben, um sich Elend, Armut, Krankheit, Erniedrigung, Lust, Verbrechen und Tod einzuhandeln. Um des Gewinns willen verkauft der Händler seinen Opfern das, was Geist und Leben verdirbt und zerstört. Er bürdet der Familie des Trunksüchtigen Armut und Elend auf.

Wenn sein Opfer tot ist, hören die Forderungen des Alkoholverkäufers nicht auf. Er beraubt dann die Witwe und bringt ihre Kinder an den Bettelstab. Er zögert nicht, der mittellosen Familie das Notwendigste zum Leben zu nehmen, indem er die Trinkschulden des Ehemanns und Vaters einfordert. Das Schreien der leidenden Kinder, die Tränen der geängsteten Mutter sind ihm lästig. Was bedeutet es ihm schon, wenn diese Ärmsten hungern? Was macht es ihm aus, wenn sie in Erniedrigung und Verderben getrieben werden? Er wird reich an dem Wenigen derer, die er in die Verdammnis führt.

Bordelle, Lasterhöhlen, Gerichtshöfe, Gefängnisse, Armenhäuser, psychiatrische Anstalten, Krankenhäuser, alle sind größtenteils gefüllt als Ergebnis vom Verkauf berauschender Getränke. Wie das geheimnisvolle Babylon in der Offenbarung handelt er mit „Leibern und Seelen von Menschen." Offenbarung 18,13 Hinter dem Alkoholverkäufer steht der mächtige Zerstörer von Seelen. Jede List und Tücke, die die Erde oder die Hölle zu bieten haben, wird dazu angewandt, um menschliche Wesen unter seine Gewalt zu bringen. In der Stadt und auf dem Land, in Eisenbahnzügen, auf großen Schiffen, in Einkaufszentren, in Vergnügungshallen und Gasthäusern, in Apotheken, ja selbst in der Kirche auf dem heiligen Abendmahlstisch hat er seine Fallen ausgelegt. Kein Lebensbereich, wo nicht das Verlangen nach berauschenden Getränken erzeugt und gefördert wird. Fast an jeder Ecke gibt es die Kneipe mit den schillernden Lichtern, der freundlichen Begrüßung und ausgelassenen Stimmung, die den Arbeiter, den Müßiggänger und den nichtsahnenden Jugendlichen gleichermaßen anlockt.

In privaten Esszimmern und an feinen Urlaubsorten werden den Frauen beliebte Getränke gereicht, die einen wohlklingenden Namen haben, aber in Wirklichkeit Rauschmittel sind. Für die Kranken und Erschöpften gibt es die hochgepriesenen Magenbitter, die hauptsächlich aus Alkohol bestehen.

Um das Verlangen nach Alkohol bei kleinen Kindern zu wecken, werden Süßigkeiten mit Alkohol gefüllt. Solche Süßigkeiten werden dann in den Lebensmittelgeschäften verkauft. Durch das Angebot solcher Süßwaren werden schon Kinder durch Gewöhnung abhängig.

Tag für Tag, Monat für Monat und Jahr um Jahr breitet sich dieses Übel aus. Väter, Ehemänner und Brüder, die Stütze, die Hoffnung und der Stolz der Nation, kaufen ständig Alkoholika, um schließlich als Wracks und Ruinierte zu enden.

Schlimmer noch trifft der Fluch das Herz eines jeden Heims. Denn zunehmend werden auch Frauen alkoholabhängig. In vielen Haushalten sind kleine Kinder, sogar in der Unschuld und Hilflosigkeit des Säuglings, durch die Vernachlässigung, Misshandlung und Verantwortungslosigkeit betrunkener Mütter täglich in Gefahr. Söhne und Töchter wachsen im Schatten dieses schrecklichen Übels auf. Welche Aussichten gibt es für ihre Zukunft außer der, dass sie vielleicht noch tiefer sinken als ihre Eltern?

Von sogenannten christlichen Ländern ist der Fluch auf die Gebiete der nichtchristlichen Völker getragen worden. Die armen, ahnungslosen Naturvölker werden so vom Alkohol abhängig gemacht. Selbst unter den Heiden erkennen das intelligente Menschen und protestieren dagegen als ein tödliches Gift; aber umsonst haben sie versucht, ihre Länder vor den verheerenden Wirkungen zu schützen. Von zivilisierten Völkern werden Tabak, Alkoholika und Drogen den heidnischen Nationen aufgedrängt. Die unbeherrschten Leidenschaften der Naturvölker, durch das Trinken noch mehr angeregt, ziehen sie in eine zuvor nie gekannten Erniedrigung herab und es wird fast unmöglich, Missionare in diese Länder zu senden.

Durch ihren Kontakt mit Menschen, die ihnen ein Wissen von Gott hätten vermitteln sollen, werden die Heiden in Laster eingeführt, die zur Vernichtung ganzer Völker und Rassen führen. Dadurch werden die Menschen zivilisierter Nationen bei den armen Ländern gehasst.

Die Verantwortung der Kirche

Die Alkohol-Lobby ist eine Macht in der Welt. Sie hat auf ihrer Seite die Macht des Geldes, der Gewohnheit und der Begierde. Ihre Macht ist selbst in der Kirche spürbar. Männer, die ihr Geld direkt oder indirekt durch Alkoholhandel erworben haben, sind Mitglieder von Kirchen, und zwar oft einflussreich und wohlangesehen. Viele von ihnen spenden großzügig für bekannte Wohltätigkeitsorganisationen. Ihre Gaben helfen bei der Unterstützung der kirchlichen Projekte und der Unterhaltung ihrer Geistlichen. Sie fordern die Rücksicht, die man der Geldmacht zukommen lässt. Die Kirchen, die solche Mitglieder aufnehmen oder dulden, unterstützen dadurch den Alkoholhandel. Oft hat der Geistliche nicht den Mut, für das Recht einzustehen. Er erklärt seiner Gemeinde nicht, was Gott zum Werk des Alkoholhändlers gesagt hat. Deutliche Worte würden die Interessengruppen in seiner Gemeinde vor den Kopf stoßen, sowie den Verlust seiner Beliebtheit und vor allem seines Gehaltes zur Folge haben.

Aber über dem Richterstuhl der Kirche steht noch das Gericht Gottes. Er, der dem ersten Mörder erklärte: „Die Stimme des Blutes deines Bruders schreit zu mir von der Erde," 1. Mose 4,10 wird die Gaben des Alkoholhändlers auf seinem Altar nicht annehmen. Sein Zorn ist entflammt gegen solche, die versuchen, ihre Schuld mit dem Mantel der Freigebigkeit zu bedecken. Ihr Geld ist mit Blut befleckt. Es ruht ein Fluch darauf: „Was soll mir die Menge eurer Opfer? spricht der Herr... Wenn ihr kommt, zu erscheinen vor mir, – wer fordert denn von euch, dass ihr meinen Vorhof zertretet? Bringt nicht mehr dar so vergebliche Speisopfer! ... Und wenn ihr auch eure Hände ausbreitet, verberge ich doch meine Augen vor euch; und wenn ihr auch viel betet, höre ich euch doch nicht; denn eure Hände sind voll Blut." Jesaja 1,11-15

Der Trunksüchtige ist zu Besserem fähig; ihm sind Gaben anvertraut, mit denen er Gott ehren und der Welt ein Segen sein könnte. Aber seine Mitmenschen haben ihn in eine Falle gelockt und sich selbst durch seine Erniedrigung bereichert. Sie haben in Wohlstand gelebt, während die verarmten Opfer, die sie ausraubten, in Not und Elend lebten. Aber Gott wird dies von der Hand dessen fordern, der dazu verholfen hat, den Trunksüchtigen in den Ruin zu treiben. Der große Herrscher des Weltalls, der im Himmel regiert, hat weder die erste Ursache noch die letzten Folgen der Trunksucht aus den Augen verloren. Der Gott, der für die Sperlinge sorgt und das Gras auf dem Feld kleidet, wird an denen nicht vorübergehen, die nach seinem eigenen Bild geschaffen und mit seinem eigenen Blut erkauft worden sind. Gott zeichnet alle Bosheiten auf, die das Verbrechen und das Elend fortbestehen lassen.

Die Welt und die Kirche mögen dem Menschen Anerkennung zollen, der mit der Erniedrigung menschlicher Seelen Reichtum erworben hat. Sie mögen dem zulächeln, der Menschen Schritt für Schritt auf den Weg der Schande und Erniedrigung hinunterführt. Aber Gott nimmt dies alles wahr und fällt ein gerechtes Urteil. Der Alkoholhändler mag von der Welt als guter Geschäftsmann bezeichnet werden; aber der Herr sagt: „Wehe ihm." Er wird wegen der Hoffnungslosigkeit, dem Elend und dem Leid belastet werden, das durch den Alkoholhandel in die Welt gebracht wurde. Er wird den Mangel und das Weh der Mütter und Kinder zu verantworten haben, denen Nahrung, Kleidung und Obdach fehlte und die alle Hoffnung und Freude begraben haben. Er wird sich für die Seelen verantworten müssen, die er unvorbereitet in den ewigen Tod geschickt hat. Wer den Alkoholhändler in seinem Werk unterstützt, hat Anteil an seiner Schuld. Zu ihm sagt Gott: „Deine Hände sind voller Blut."

Unter dem Schutz des Staates

Es wird von vielen behauptet, dass die Verkaufslizenz zum Handel mit berauschenden Getränken und die Aufsicht durch den Staat zur Einschränkung des Trunksuchtübels diene. In Wirklichkeit aber fördert die Regierung das, was sie einzuschränken vorgibt, indem sie das Bestehen des Handels billigt. Unter dem Schutz des Staates durch Lizenzen entstehen überall im Land Brauereien, Brennereien und Weinkellereien und der Alkoholhändler floriert direkt vor unseren Türen.

Oft ist es verboten, Alkoholika an einen Betrunkenen oder an einen als Trunkenbold bekannten zu verkaufen. Doch das Werk, die Jugend zu Alkoholabhängigen zu machen, geht ständig weiter. Die Zukunft des Alkoholhandels hängt ja davon ab, dass die Jugend an alkoholische Getränke gewöhnt wird. Sie wird Schritt für Schritt weitergeführt, bis die Trinkgewohnheit fest verwurzelt und ein Durst geweckt ist, der um jeden Preis seine Befriedigung fordert. Es wäre weniger schädlich, dem eingefleischten Trinker, dessen Verderben in den meisten Fällen schon entschieden ist, Alkohol zu gewähren, als zuzulassen, dass die Blüte unserer Jugend durch diese fürchterliche Sucht ins Verderben gelockt wird.

Es sind Anstalten gegründet worden, wo man den Opfern der Unmäßigkeit helfen will, ihr Verlangen zu überwinden. Dies ist ein edles Werk; aber solange der Verkauf alkoholischer Getränke weiter geht, werden die Süchtigen wenig Nutzen davon haben. Sie können nicht immer dort bleiben. Sie müssen wieder ihren Platz in der Gesellschaft einnehmen. Die Sucht nach alkoholischen Getränken ist zwar gebändigt, wird aber nie ihre Gefahr verlieren. Wenn dann die Versuchung wieder an sie herantritt, wie dies von allen Seiten geschieht, fallen sie der Sucht nur zu oft wieder zur Beute.

Besitzer von wilden Tieren werden durch die Gesetze des Landes für Schäden haftbar gemacht, wenn sie ihre Tiere frei laufen lassen, obwohl ihre Gefährlichkeit ihnen bekannt ist. Der Herr bestimmte in den Gesetzen für Israel, dass Tierhalter für bösartiges Verhalten ihrer Tiere haften, wenn ihnen dieses Verhalten bekannt war. Wenn solch ein bösartiges Tier den Tod von Menschen verursacht hatte, musste der Halter mit seinem Leben wegen seiner Fahrlässigkeit oder Bosheit dafür büßen. Nach demselben Grundsatz sollte eine

Regierung, die den Handel mit alkoholischen Getränken zulässt, für die Folgen daraus verantwortlich gemacht werden. Und wenn es ein todeswürdiges Verbrechen darstellt, ein bösartiges Tier frei zu lassen, wie viel größer ist dann das Verbrechen, die Produktion und den Verkauf von alkoholischen Getränken zu billigen!

Verkaufs-Lizenzen werden mit der Begründung erteilt, dass sie den öffentlichen Kassen eine Einnahmequelle verschaffen. Aber was sind diese Einnahmen im Vergleich mit den enormen Ausgaben, die Verbrecher, Geisteskranke und die Armen, die das Ergebnis des Alkoholhandels sind, verursachen! Ein Mensch begeht unter dem Alkoholeinfluss ein Verbrechen. Er wird vor Gericht gestellt, und diejenigen, die den Alkoholhandel erlaubten, sind nun gezwungen, sich mit den Folgen ihres eigenen Werkes auseinanderzusetzen. Sie billigten den Verkauf eines Getränkes, das einen gesunden Menschen krank werden lässt. Nun müssen sie den Menschen ins Gefängnis stecken oder die Todesstrafe verhängen, während seine Frau und Kinder oft mittellos zurückgelassen werden. Dadurch fallen sie oft dem Gemeinwesen zur Last, in dem sie leben.

Selbst wenn man nur den finanziellen Aspekt dieser Frage betrachtet, was für eine Torheit ist es dann, solch ein Geschäft zu akzeptieren! Welche Einnahmen können den Verlust des menschlichen Verstandes aufwiegen, die Entstellung und Verunstaltung des Bildes Gottes im Menschen und die Verwahrlosung der Kinder, die zu Armut und Verkommenheit verurteilt sind und in ihren eigenen Kindern einmal die bösen Neigungen ihrer alkoholsüchtigen Väter fortpflanzen?

Das Alkoholverbot

Menschen, die sich an Rauschmittel gewöhnt haben, befinden sich in einer verzweifelten Lage. Das Gehirn ist krank und die Willenskraft geschwächt. Aus eigener Kraft ist die Sucht nicht zu beherrschen. Man kann mit ihm nicht logisch argumentieren oder ihn zum Verzicht bewegen. Einer, der fest entschlossen war, mit dem Trinken aufzuhören, gerät in seinen alten Freundeskreis und wird gedrängt, wieder ein Glas mitzutrinken. Mit dem ersten Schmecken des alkoholischen Getränks ist jeder feste Entschluss dahin, jede Spur von Willenskraft zerstört. Ein Nippen an dem berauschenden Getränk, und alle Gedanken über die Folgen sind verschwunden. Die Ehefrau mit ihrem gebrochenen Herzen und die Kinder ohne Nahrung und Kleidung sind vergessen. Durch die Lizenzbestimmungen zum Alkoholverkauf billigt das Gesetz den Untergang von Menschen und unterbindet diesen Handel nicht, der die Welt mit Bösem erfüllt.

Muss das immer so weitergehen? Werden Menschen immer um den Sieg kämpfen müssen, während die Tür der Versuchung weit vor ihnen offen steht? Muss der Fluch der Unmäßigkeit für immer wie ein Schandfleck über der zivilisierten Welt ruhen? Muss es dabei bleiben, dass jedes Jahr tausende glücklicher Heime wie durch ein verzehrendes Feuer vernichtet werden? Wenn ein Schiff nahe dem Ufer Schiffbruch erleidet, so sehen die Leute nicht untätig zu. Sie setzen ihr Leben ein, um Männer und Frauen vor dem Ertrinken zu retten. Wie viel mehr sollte man sich bemühen, Menschen vor dem Schicksal des Trinkers zu bewahren!

Aber nicht nur der Trunksüchtige und seine Familie allein sind durch den Alkoholhandel gefährdet, auch ist nicht die Steuerlast das Hauptproblem, das er über die Allgemeinheit bringt. Wir sind alle im Gewebe der Menschheit miteinander verflochten. Das Übel, das einen großen Teil der menschlichen Familie befällt, bringt Gefahr für alle.

Viele Menschen, die sich aus Profitstreben oder Bequemlichkeit nicht für eine Beschränkung des Alkoholhandels einsetzten, haben zu spät erkannt, dass dieser Handel doch das Böse fördert. Gesetzlosigkeit führt zu Aufruhr. Das Eigentum ist in Gefahr und das Leben ist unsicher. Die Unfälle häufen sich. Krankheiten, die sonst nur an Orten des Lasters und Elends entstehen, finden den Weg auch in die Heime der Wohlhabenden. Laster, die sonst nur bei Kindern der Ausschweifung und des Verbrechens zu finden waren, befallen nun auch die Söhne und Töchter feiner und vornehmer

Familien. Es gibt keinen Menschen, dessen Wohlergehen nicht durch den Handel mit alkoholischen Getränken beeinträchtigt wird.

Es gibt keinen Menschen, der sich nicht zu seiner eigenen Sicherheit dem widersetzen sollte.

Vor allen anderen, die für Ordnung und Gerechtigkeit in der Welt verantwortlich sind, sollten die Parlamente und Gerichte frei sein von dem Fluch der Unmäßigkeit. Ministerpräsidenten, Berater, Parlamentsabgeordnete, Richter, Männer, die Gesetze einer Nation erlassen und für Einhaltung sorgen, Männer, die in ihren Händen das Leben, den guten Ruf und den Besitz ihrer Mitmenschen halten, sollten Männer von strenger Mäßigkeit sein. Nur dann kann ihr Verstand klar sein, um zwischen Recht und Unrecht zu unterscheiden. Nur so können sie Grundsatztreue und Weisheit besitzen, Gerechtigkeit zu üben und Barmherzigkeit zu erweisen. Aber wie lauten die öffentlichen Berichte hierüber?

Wie viele dieser Männer sind durch alkoholische Getränke benebelt und ihr Verständnis von Recht und Unrecht durcheinandergebracht! Wie viele bedrückende Gesetze werden erlassen, wie viele unschuldige Menschen werden durch die Ungerechtigkeit trunksüchtiger Parlamentarier, Zeugen, Juristen, Rechtsanwälte und selbst Richter verurteilt! Es gibt viele, „die Helden sind, Wein zu saufen", und viele „wackere Männer, Rauschtrank zu mischen", viele, „die Böses gut und Gutes böse nennen", die „den Schuldigen gerecht sprechen für Geschenke und das Recht nehmen denen, die im Recht sind!" Jesaja 5,20-23

Von solchen sagt Gott folgendes: „Weh denen... Wie des Feuers Flamme Stroh verzehrt und Stoppeln vergehen in der Flamme, so wird ihre Wurzel verfaulen und ihre Blüte auffliegen wie Staub. Denn sie verachten die Weisung des Herrn Zebaoth und lästern die Rede des Heiligen Israels." Jesaja 5,20.24

Es erfordert die Ehre Gottes, die Stabilität der Nation, das Wohl der Gesellschaft, des Heimes und der einzelnen Person, dass jede nur mögliche Anstrengung unternommen wird, den Menschen hinsichtlich der Suchtgefahren die Augen zu öffnen. Bald werden wir die Folgen dieses schrecklichen Übels erkennen. Wer will eine entschiedene Anstrengung machen, das Werk der Zerstörung aufzuhalten? Bis jetzt hat der Kampf kaum richtig begonnen. Bildet eine Widerstandsbewegung, um den Verkauf von Rauschgetränken zu stoppen, die die Menschen verrückt machen. Die Gefahren des Alkoholverkaufs sollen offengelegt und so die Meinung in der Öffentlichkeit geändert werden, damit sie ein Verbot fordert. Die durch Alkoholkonsum geistig krank gewordenen Menschen sollen eine Chance erhalten, ihrer Versklavung zu entkommen. Die Stimme des Volkes muss von den Parlamentariern fordern, dass dem niederträchtigen Handel mit alkoholischen Getränken Einhalt geboten werde.

„Errette, die man zum Tode schleppt, und entzieh dich nicht denen, die zur Schlachtbank wanken. Sprichst du: „Siehe, wir haben's nicht gewusst!", fürwahr, der die Herzen prüft, merkt es, und der auf deine Seele achthat, weiß es." Sprüche 24,11-12 „Und was willst du sagen, wenn er dich so heimsuchen wird?" Jeremia 13,21

Teil VI

Das Heim

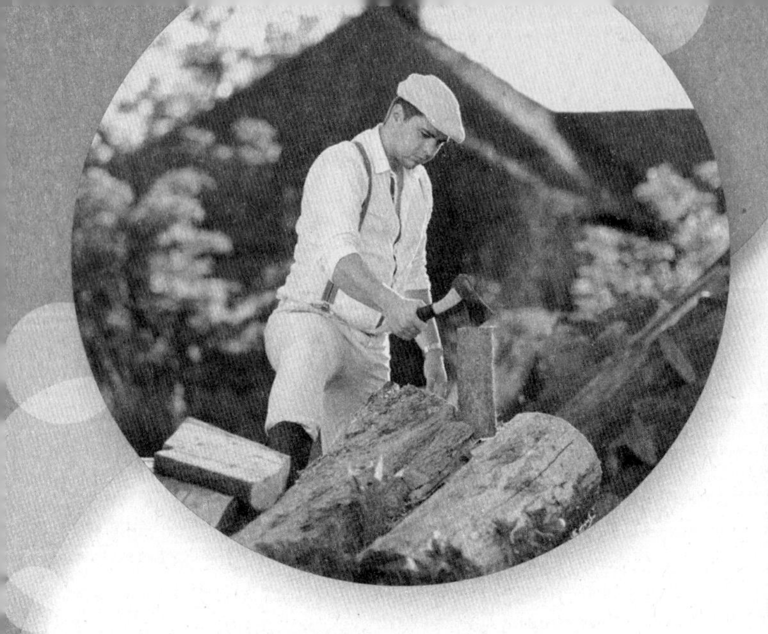

Bewegung

Je mehr Bewegung wir haben, desto stärker werden wir sein. Die Durchblutung verbessert sich, Muskulatur sowie Knochen werden kräftiger. Wenn wir uns nicht bewegen, werden Schwäche und Krankheit die Folge sein...

KAPITEL 28

DIE AUFGABE DER FAMILIE

Es gibt kein wichtigeres Missionsfeld als das, welches Vätern und Müttern anvertraut ist

Die Wiederherstellung und Verbesserung der Menschheit beginnt zu Hause. Das Handeln der Eltern ist die Grundlage für alles andere. Die Gesellschaft besteht aus Familien und ist somit das, was die Familienhäupter daraus machen. Aus dem Herzen „quillt das Leben," Sprüche 4,23 und das Herz des Gemeinwesens, der Kirche und der Nation ist dic Familie. Das Wohlergehen der Gesellschaft, das Gedeihen der Kirche und der Nation hängt von den häuslichen Einflüssen ab.

Die Bedeutung und Möglichkeiten des Familienlebens werden im Leben Jesu deutlich veranschaulicht. Er, der vom Himmel kam, um unser Vorbild und Lehrer zu sein, lebte dreißig Jahre als Mitglied eines Haushalts in Nazareth. Der biblische Bericht über diese Jahre ist sehr kurz gehalten. Keine machtvollen Wunder zogen die Aufmerksamkeit der Menge auf sich. Keine begierige Menge folgte seinen Schritten oder lauschte seinen Worten, und doch erfüllte er während all dieser Jahre seinen göttlichen Auftrag. Er lebte als einer von uns, nahm ganz normal am Familienleben teil. Er unterstellte sich der familiären Ordnung und erfüllte die nötigen Pflichten und Aufgaben. Unter der schützenden Fürsorge eines einfachen Heimes, wo er wie wir alle Erfahrungen des Erwachsenwerdens durchlebte, nahm er zu „an Weisheit, Alter und Gnade bei Gott und den Menschen." Lukas 2,52

Während all dieser Jahre, die er in der Abgeschiedenheit verbrachte, verströmte er Anteilnahme und Hilfsbereitschaft. Seine Selbstlosigkeit und geduldige Ausdauer, sein Mut und seine Treue, sein Widerstand gegen die Versuchung, sein unerschütterlicher Friede, seine stille Freudigkeit waren eine beständige Anregung. Er brachte eine reine, liebevolle Atmosphäre in das Heim und sein Leben wirkte wie ein Sauerteig inmitten der Gesellschaft. Es gab keinen Hinweis darauf, dass er Wunder vollbracht hätte. Aber eine unsichtbare Kraft – die heilende, Leben gebende Macht der Liebe – ging von ihm aus zu den Versuchten, Kranken und Entmutigten. Von Kindheit an diente er stets anderen in unaufdringlicher Weise. Deshalb hörten ihm viele gerne zu, als er sein öffentliches Wirken begann.

Die frühen Jahre des Heilands sind mehr als nur ein Beispiel für die Jugend. Sie sind auch eine Unterweisung und sollte für alle Eltern ermutigend sein. Der Kreis der Familien- und Nächstenpflichten bietet das erste Tätigkeitsfeld für solche, die für die Besserung ihrer Mitmenschen arbeiten wollen. Es gibt kein wichtigeres Arbeitsfeld als das, welches den Gründern und Beschützern des Heims übertragen ist. Keine Aufgabe, die Menschen anvertraut ist, wird größere oder weitreichendere Ergebnisse bewirken als die der Väter und Mütter.

Die Zukunft der Gesellschaft wird von den Kindern und der Jugend der heutigen Zeit geprägt. Und was diese Jugend und Kinder sein werden, hängt vom Heim ab. Der größere Teil von Krankheit, Elend und Verbrechen, mit denen die Menschheit gestraft ist, kann auf den Mangel an richtiger häuslicher Erziehung zurückgeführt werden. Wenn es zuhause immer ehrlich und aufrichtig zuginge und wenn die Kinder, die von diesem Heim in die Welt hinausgehen, vorbereitet wären, die Verantwortungen und Gefahren des Lebens zu meistern, was für eine Veränderung würde das für die Welt bedeuten!

Es werden große Anstrengungen gemacht; Zeit, Geld und Arbeit werden fast unbeschränkt in Unternehmungen und Organisationen aufgewendet, um Menschen von schlechten

Gewohnheiten zu befreien. Doch reicht das alles nicht aus, der großen Not Herr zu werden. Wie gering ist der Erfolg! Wie wenige bleiben dauerhaft auf dem richtigen Weg und wie wenige werden auf Dauer zurückgewonnen!

Viele sehnen sich nach einem besseren Leben, aber es fehlen ihnen Mut und Entschlossenheit, mit der Macht der Gewohnheit zu brechen. Sie schrecken vor Anstrengung, Kampf und Verzicht zurück, die dazu notwendig sind, und ihr Leben bleibt elend und ruiniert. Auf diese Weise verlieren selbst Menschen, von hellem Verstand, mit hervorragenden Begabungen und guter Ausbildung, die von Natur aus befähigt sind, verantwortliche Positionen einzunehmen, ihre Würde. Und zudem gehen sie für dieses und das zukünftige Leben verloren.

Wie schwer ist es für diejenigen, die sich tatsächlich geändert haben, den Kampf um die Wiedererlangung ihrer Charakterfestigkeit zu gewinnen! Viele leiden ihr ganzes Leben hindurch in Form eines zerrütteten Zustandes ihres Körpers, in einem schwankenden Willen und beeinträchtigten Verstand, in geschwächter seelischer Kraft an den Folgen ihrer bösen Saat. Wie viel mehr könnte erreicht werden, wenn man das Übel von Anfang an bekämpfen würde!

Diese Aufgabe müssen zum großen Teil die Eltern übernehmen. Bei dem Bemühen, Unmäßigkeit und andere Übel einzudämmen, die sich wie ein Krebsgeschwür in die Gesellschaft fressen, könnte man gewaltigen Erfolg haben, wenn man der Unterweisung der Eltern mehr Beachtung schenkte. Sie müssen angeleitet werden, wie sie die Gewohnheiten und den Charakter ihrer Kinder bilden können. So würde viel mehr Gutes erreicht werden. Es liegt in ihrer Macht, die Gewohnheit, die eine so furchtbare Kraft zum Bösen ist, zu einer Kraft zum Guten zu formen. Sie sollten den Strom an seiner Quelle beeinflussen, und es ist ihre Aufgabe, ihn richtig zu lenken.

Eltern können für ihre Kinder den Grund zu einem gesunden glücklichen Leben legen. Sie können sie aus ihren Heimen entlassen mit dem nötigen sittlichen Stehvermögen gegenüber Versuchung sowie dem Mut und der Stärke, sich erfolgreich mit den Anforderungen des Lebens auseinanderzusetzen. Sie können in ihnen den Wunsch wecken und die Kraft entwickeln, ihr Leben zu Gottes Ehre zu führen und der Welt zum Segen zu werden. Sie können gerade Pfade für ihre Füße ebnen, die durch Sonnenschein und Schatten zu den herrlichen Höhen droben führen.

Die Aufgabe des Heims geht über den Kreis der eigenen Familienangehörigen hinaus. Das christliche Heim sollte ein Vorbild sein, das die besondere Bedeutung wahrer Lebensgrundsätze veranschaulicht. Eine solche Darstellung wird eine Macht zum Guten in der Welt sein. Der Einfluss eines rechten Heimes ist viel wirkungsvoller auf menschliche Herzen und das menschliche Leben als irgend eine Predigt, die gehalten werden kann. Wenn ein Jugendlicher solch ein Heim verlässt, gibt er die angeeigneten Lehren an andere weiter. Dadurch wird ein verantwortungsbewusster Lebensstil in andere Familien eingeführt und ein Einfluss zum Guten wird in der Gesellschaft spürbar.

Es gibt viele andere, denen unser Heim zum Segen werden könnte. Unser geselliges Miteinander sollte nicht so gestaltet werden, wie es sonst üblich ist, sondern im Geist Christi und den Lehren seines Wortes. Die Israeliten schlossen in all ihren Festen die Armen, die Fremdlinge und die Leviten mit ein, die sowohl Diener des Priesters im Heiligtum als auch religiöse Lehrer und Missionare waren. Diese wurden als Gäste des Volkes betrachtet, die bei allen Gelegenheiten geselliger und religiöser Freudentage Gastfreundschaft genossen. Für sie wurde auch in Krankheit und in der Not freundlich gesorgt. Solche Menschen sollten wir in unseren Familien ebenso willkommen heißen. Wie viel könnte ein solches Willkommen zur Aufmunterung und Ermutigung der Krankenpfleger oder des Lehrers, der sorgenbelasteten und hart arbeitenden Mütter oder der Schwachen und Betagten beitragen, die so oft ohne Heim sind und mit Armut und vielen Entmutigungen zu kämpfen haben!

Christus sagte: „Wenn du ein Mittags- oder Abendmahl machst, so lade weder deine Freunde noch deine Brüder noch deine Verwandten noch reiche Nachbarn ein, damit sie dich nicht etwa wieder einladen und dir vergolten wird. Sondern wenn du ein Mahl machst, so lade Arme, Verkrüppelte, Lahme und Blinde ein, dann wirst du selig sein, denn sie haben nichts, um es dir zu vergelten; es wird dir aber vergolten werden bei der Auferstehung der Gerechten." Lukas 14,12-14

Das sind Gäste, die keine großen Umstände machen. Für sie werdet ihr keine mühevolle oder kostspielige Bewirtung vorbereiten müssen und nicht mit Wohlstand prahlen. Die Wärme einer freundlichen Begrüßung, ein Platz an eurem Familientisch, das Vorrecht, den Segen der Gebetsstunde mit euch zu erleben, all das wäre für viele von ihnen wie ein Lichtstrahl vom Himmel.

Unser Mitgefühl darf sich nicht nur auf Familienangehörige beschränken. Wertvolle Gelegenheiten bieten sich allen, die ihr Heim zum Segen für andere machen wollen. Gesellschaftliche Kontakte bieten wunderbare Möglichkeiten. Dadurch können wir, wenn wir wollen, anderen um uns her helfen.

Unser Heim sollte ein Zufluchtsort für Jugendliche sein, die gegen Versuchungen kämpfen. Es gibt viele, die am Scheideweg stehen. Schon kleinste Zeichen des Verständnisses und der Hilfe werden ihr Schicksal jetzt und später beeinflussen. Das Böse lockt in vielfältiger Form. Sie heißen jeden Eintretenden freundlich willkommen. Überall um uns herum gibt es Jugendliche, die kein Zuhause haben und viele, deren Zuhause ihnen keine Hilfe bieten kann. Diese Jugendlichen kommen schnell vom rechten Weg ab. Sie laufen im Schatten unserer verschlossenen Türen ins Unglück hinein.

Diese Jugendlichen brauchen eine Hand, die sich ihnen mitfühlend entgegengestreckt. Freundliche Worte und kleine Aufmerksamkeiten werden die Wolken der Versuchung vertreiben, die sich über der Seele zusammenziehen. Der wahre Ausdruck der vom Himmel stammenden Anteilnahme hat die Kraft, die Tür zu den Herzen zu öffnen, die den Wohlgeruch christlicher Worte und die einfache zarte Berührung durch den Geist der Liebe Christi brauchen. Wenn wir Interesse an der Jugend zeigen, sie in unsere Heime einladen und mit freundlichen, hilfreichen Einflüssen umgeben würden, könnten wir viele schrittweise auf den Weg hinweisen, der nach oben führt.

Die Gelegenheiten des Lebens

Unsere Zeit hier ist kurz. Wir können nur einmal durch diese Welt gehen; deshalb lasst uns auf diesem Weg das Möglichste aus unserem Leben machen. Für die Aufgabe, zu der wir berufen sind, brauchen wir weder Reichtum noch eine hohe gesellschaftliche Stellung oder große Fähigkeiten. Es erfordert nur ein gütiges, opferbereites Herz und ein festes Ziel. Ein Licht, wie klein es auch sein mag, wenn es stets brennend gehalten wird, kann viele andere Lichter anzünden. Unser Einflussbereich mag uns klein erscheinen, unsere Fähigkeiten gering, unsere Gelegenheiten wenig, unsere Mittel beschränkt; aber wir haben wunderbare Möglichkeiten, wenn wir die Gelegenheiten, die sich in unserem eigenen Heim bieten, treu nutzen. Indem wir unsere Herzen und Heime den göttlichen Grundsätzen des Lebens öffnen, werden wir zu Kanälen lebensspendender Kraft. Von unseren Heimen werden dann heilende Ströme ausgehen, die Leben, Schönheit und Fruchtbarkeit dahin bringen, wo jetzt nur Dürre und Mangel ist.

Kapitel 29

Die Eltern

Durch Weisheit wird ein Haus gebaut und durch Verstand erhalten...

Er, der die Eva dem Adam als Gehilfin gab, tat sein erstes Wunder auf einem Hochzeitsfest. In dem Festraum, wo Freunde und Verwandte gemeinsam feierten, begann Jesus seinen öffentlichen Dienst. Dadurch heiligte er die Ehe und würdigte sie als eine Einrichtung, die er selbst eingesetzt hatte. Er ordnete an, dass Männer und Frauen in dem heiligen Stand der Ehe verbunden sein sollten, um Familien zu gründen, deren Mitglieder, mit Ehre gekrönt, auch als Mitglieder der himmlischen Familie anerkannt werden sollten.

Christus ehrte die Ehe, indem er sie auch zu einem Symbol der Vereinigung zwischen sich selbst und den Erlösten machte. Er selbst ist der Bräutigam. Die Braut ist die Gemeinde, die er erwählt hat und von der er sagt: „Du bist wunderschön, meine Freundin, und ist kein Makel ist an dir.“ Hohelied 4,7

Christus „...liebte die Gemeinde und hat sich selbst für sie dahingegeben, um sie zu heiligen. Er hat sie gereinigt..., damit er sie vor sich stelle als eine Gemeinde, ... die heilig und untadelig sei. So sollen auch die Männer ihre Frauen lieben.“ Epheser 5,25-28

Das Familienband ist das festeste, das liebevollste und heiligste aller Bindungen auf der Erde. Es wurde geschaffen, um der Menschheit ein Segen zu sein. Es ist zum Segen überall dort, wo man weise, gottesfürchtig und mit gebührender Beachtung seiner Verantwortlichkeiten in den Ehebund eintritt.

Alle, die heiraten möchten, sollten wohl beachten, welchen Charakter und Einfluss das Heim haben wird, das sie gründen. Wenn sie dann Eltern werden, ist ihnen etwas Heiliges anvertraut. Von ihnen hängt in hohem Maße das Wohlergehen ihrer Kinder in dieser Welt und ihre Glückseligkeit in der zukünftigen Welt ab. Sie bestimmen zum großen Teil die körperliche und moralische Prägung, die die Kleinen erhalten, und von der Prägung des Heims hängt der Zustand der Gesellschaft ab. Der Einfluss einer jeden Familie wird in der Waagschale aufwärts steigen oder abwärts sinken.

Die Wahl eines Lebensgefährten sollte so getroffen werden, dass es für das körperliche, geistliche und geistige Wohlergehen für Eltern und Kinder am Besten ist. Es sollte sowohl die Eltern als auch die Kinder dazu befähigen, ein Segen für ihre Mitmenschen zu sein und ihren Schöpfer zu ehren.

Bevor junge Männer und Frauen die Verantwortung für eine Familie übernehmen, sollten sie soviel praktische Lebenserfahrung haben, dass sie so gut wie möglich auf die Pflichten und Lasten einer Ehe vorbereitet sind. Vom frühen Heiraten sollte abgeraten werden. Eine so wichtige Verbindung wie die Ehe und mit so weitreichenden Folgen, sollte nicht eilig und ohne genügende Vorbereitung eingegangen werden. Und das auch nicht, ehe die geistigen und körperlichen Kräfte gut entwickelt sind.

Die Ehepartner mögen nicht über weltlichen Reichtum verfügen, aber sie sollten den viel größeren Segen einer guten Gesundheit besitzen. Nach Möglichkeit sollte auch kein großer Altersunterschied bestehen. Eine Missachtung dieser Regel kann zu einer ernsthaften Schädigung der Gesundheit des Jüngeren führen. Und oft werden die Kinder dadurch um geistige und körperliche Stärke gebracht. Sie können von einem bejahrten Elternteil nicht die Fürsorge und Kameradschaft erhalten, die ihr junges Leben erfordert. Der Tod entreißt ihnen vielleicht den Vater oder die Mutter zu einer Zeit, wo sie ihre Liebe und ihre Leitung am meisten brauchen.

Nur in Christus kann eine Eheverbindung eingegangen werden, die auch Bestand hat. Menschliche Liebe sollte ihr festes Band von der göttlichen Liebe empfangen. Nur wo Christus regiert, kann es tiefe, wahre und selbstlose Zuneigung geben.

Liebe ist ein kostbares Geschenk, das wir von Jesus erhalten. Reine und heilige Zuneigung ist kein Gefühl, sondern ein Grundsatz. Diejenigen, die von wahrer Liebe angetrieben werden, sind weder unvernünftig noch blind. Gelehrt vom heiligen Geist, lieben sie Gott über alles und ihren Nächsten wie sich selbst.

Alle, die eine Ehe eingehen möchten, sollten jedes Gefühl und jede Charakterentwicklung bei der Person beachten, mit der sie ihr Lebensschicksal verbinden wollen. Jeder Schritt zu einer ehelichen Verbindung sollte durch Bescheidenheit, Einfachheit, Aufrichtigkeit und der ernsten Absicht gekennzeichnet sein, Gott zu gefallen und ihn zu ehren. Die Ehe beeinflusst das spätere Leben sowohl in dieser wie in der zukünftigen Welt. Ein ernster Christ wird deshalb keine Pläne machen, denen Gott nicht zustimmen kann.

Wenn du mit gottesfürchtigen Eltern gesegnet bist, so suche Rat bei ihnen. Eröffne ihnen deine Hoffnungen und Pläne. Lass dir das zur Lehre dienen, was sie dir aus ihrer Lebenserfahrung vermitteln, und du wirst vor viel Herzeleid bewahrt bleiben. Vor allem aber mache Christus zu deinem Ratgeber. Erforsche sein Wort unter Gebet.

Unter solcher Führung soll eine junge Frau nur jemand als Lebensgefährten nehmen, der reine, männliche Charakterzüge aufweist – ein Mann, der fleißig, strebsam und aufrichtig ist und der Gott fürchtet und liebt. Ein junger Mann sollte eine an seiner Seite stehende Gefährtin suchen, die dazu tüchtig ist, ihren Teil der Lebenslasten zu tragen, eine, deren Einfluss ihn charakterlich weiterentwickelt und verfeinert und die ihn mit ihrer Liebe glücklich machen will.

„Eine verständige Ehefrau kommt vom Herrn." Sprüche 19,14 „Ihres Mannes Herz darf sich auf sie verlassen… Sie tut ihm Liebes und kein Leid ihr Leben lang." Sprüche 31,11-12 „Sie tut ihren Mund auf mit Weisheit und auf ihrer Zunge ist gütige Weisung. Sie schaut, wie es in ihrem Hause zugeht, und isst ihr Brot nicht mit Faulheit. Ihre Söhne stehen auf und preisen sie, ihr Mann lobt sie: Es sind wohl viele tüchtige Frauen, du aber übertriffst sie alle.“ Sprüche 31,26-29 Wer eine solche Frau bekommt, „der hat etwas Gutes gefunden und Wohlgefallen erlangt vom Herrn.“ Sprüche 18,22

Wie sorgfältig und weise eine Ehe auch geschlossen worden sein mag, so werden doch nur wenige Paare schon vollkommen verbunden sein, wenn die Hochzeit vorbei ist. Die wahre Vereinigung der beiden in der Ehe ist das Werk späterer Jahre.

Wenn der Alltag mit seinen Lasten der Unruhe und Sorge das neu verheiratete Ehepaar belastet, so schwindet die Romantik, mit der die Phantasie die Ehe so oft umgibt. Ehemann und Ehefrau lernen den Charakter des anderen so kennen, wie es ihnen bisher nicht möglich war. Dies ist eine sehr kritische Phase in ihrer Erfahrung. Das Glück und der Erfolg ihres ganzen zukünftigen Lebens hängt davon ab, dass sie nun den richtigen Weg einschlagen. Oft entdecken sie aneinander unvorhergesehene Schwächen und Fehler; aber liebende Herzen werden auch Wertvolles im Wesen des anderen erkennen, das sie bisher noch nicht bemerkt hatten. Alle sollten danach streben, lieber die wertvollen Eigenschaften zu entdecken als die Fehler. Oft entscheidet unser eigenes Verhalten und die uns umgebende Atmosphäre darüber, was uns am anderen auffällt. Es gibt viele, die durch ihr Verhalten andere abstoßen, weil sie Äußerungen von Zuneigung und Liebe als Schwäche ansehen und sich deshalb zurückhalten. Dieses Denken hemmt den Strom des Mitgefühls. Wenn die geselligen und freundlichen Äußerungen zurückgedrängt werden, sterben sie ab, und das Herz wird einsam und kalt. Wir sollten uns vor diesem Irrtum hüten. Liebe kann auf Dauer nicht bestehen, ohne sich dem anderen mitzuteilen. Lass das Herz von jemandem, der mit euch verbunden ist, nicht aus Mangel an Freundlichkeit und Anteilnahme verkümmern.

Obwohl Schwierigkeiten, Missverständnisse und Entmutigungen auftreten können, sollten weder der Ehemann noch die Ehefrau den Gedanken hegen, dass ihre Verbindung ein Fehler oder eine Enttäuschung sei. Entschließt euch, einer dem anderen alles zu sein, was möglich ist. Erweist einander dieselbe Aufmerksamkeit wie am Anfang. Einer ermutige den anderen auf jede Weise im täglichen Lebenskampf. Denkt darüber nach, wie einer das Glück des anderen fördern kann. Ertragt einander in Liebe. Dann wird die Ehe, anstatt das Ende der Liebe zu sein, die gegenseitige Zuneigung noch vertiefen. Die Wärme wahrer Freundschaft, die Liebe, die Herz mit Herz verbindet, ist ein Vorgeschmack himmlischer Freuden.

Jede Familie ist von einem heiligen Kreis umgeben, der nicht verletzt werden darf. Kein anderer Mensch hat das Recht, in diesen Kreis zu treten. Weder der Ehemann noch die Ehefrau sollten einem anderen persönliche Dinge anvertrauen, die ausschließlich nur beide etwas angehen.

Jeder sollte lieber Liebe geben als sie fordern. Pflegt das, was in euch am edelsten ist und seid schnell bereit, das Gute im anderen zu erkennen. Das Bewusstsein, geschätzt zu werden, ist sehr motivierend und verleiht große Befriedigung. Anteilnahme und Achtung ermutigen zum Streben nach Vollkommenheit und die Liebe selbst nimmt zu, wenn sie zu edleren Zielen anspornt.

Weder der Mann noch die Frau sollten ihre Persönlichkeit in der des anderen aufgehen lassen. Jeder hat eine persönliche Beziehung zu Gott. Ein jeder sollte sich fragen: „Was ist richtig? Was ist falsch? Wie kann ich am besten den Sinn meines Lebens erfüllen?“ Überschütte den mit deiner Liebe, der sein Leben für dich gab. Lass Christus der Erste, Letzte und Beste in allem sein. So wie deine Liebe zu ihm immer tiefer und stärker wird, so wird die Liebe deinem Ehepartner echter und tragfähiger.

Ehemann und Ehefrau sollten gegenseitig denselben Geist offenbaren, den Christus uns gegenüber bekundete. „Lebt in der Liebe, wie auch Christus uns geliebt hat.“ Epheser 5,2 „Aber wie nun die Gemeinde sich Christus unterordnet, so sollen sich auch die Frauen ihren Männern unterordnen in allen

Dingen. Ihr Männer, liebt eure Frauen, wie auch Christus die Gemeinde geliebt hat und hat sich selbst für sie dahingegeben." Epheser 5,2.24-25

Weder der Mann noch die Frau sollten danach streben, über den anderen eine willkürliche Herrschaft auszuüben. Versucht nicht, dem anderen euren Willen aufzuzwingen. Man kann dies nicht tun und dennoch des anderen Liebe behalten. Seid freundlich, geduldig, rücksichtsvoll und höflich. Durch die Gnade Gottes kann es euch gelingen, euch gegenseitig glücklich zu machen, ganz so, wie ihr es in eurem Ehegelübde versprochen habt.

Glück in selbstlosem Dienen

Denkt daran, dass dauerhaftes Glück nicht nur in trauter Zweisamkeit zu finden ist. Nutzt jede Gelegenheit, zum Glück derer beizutragen, die bei euch leben. Denkt daran, dass wahre Freude nur in selbstlosem Dienst zu finden ist.

Nachsicht und Selbstlosigkeit kennzeichnen die Worte und Taten aller, die das neue Leben in Christus leben. Wenn du versuchst, sein Leben zu leben und danach trachtest, dein Ich und die Selbstsucht zu besiegen und den Bedürfnissen anderer zu dienen, wirst du Sieg um Sieg erringen. Auf diese Weise wird dein Einfluss der Welt zum Segen sein.

Männer und Frauen können Gottes Idealvorstellung entsprechen, wenn sie Christus als ihren Helfer annehmen. Was menschliche Weisheit nicht vermag, wird seine Gnade für die vollbringen, die sich in liebevollem Vertrauen ihm übergeben. Seine Fügung kann die Herzen mit einem Band vereinen, das himmlischen Ursprungs ist. Liebe wird nicht nur in einem Austausch zärtlicher und schmeichelnder Worte bestehen.

Der Webstuhl des Himmels webt feiner aber doch fester als irdische Webstühle je weben können. Das Ergebnis ist kein Fabrikgewebe, sondern ein Gewebe, das jede Prüfung aushält und sich auch im Tragen bewährt. Herz und Herz wird durch das goldene Band einer Liebe verbunden, das beständig ist.

Kapitel 30

Wohnort und Wohnung

Und Gott der Herr pflanzte einen Garten und setzte den Menschen hinein...

Das Evangelium würde viele Probleme des Lebens reduzieren, wenn seine Anweisungen beachtet würden. Manches Durcheinander würde es entwirren und uns vor manchem Irrtum bewahren. Es lehrt uns, die Dinge nach ihrem wahren Wert einzuschätzen und für Dinge von größerem und beständigem Wert die meiste Anstrengung zu verwenden.

Dieses Wissen ist für diejenigen besonders wichtig, auf denen die Verantwortung für ein Heim ruht. Sie sollten nicht zulassen, dass sie von dem eigentlichen Ziel des Lebens abgelenkt werden, und daran denken, dass das Heim auf Erden ein Sinnbild und eine Vorbereitung für das Heim im Himmel ist. Das Leben ist ein Ausbildungsplatz, von dem Eltern und Kinder ein Reifezeugnis für die höhere Schule in den Wohnungen Gottes erhalten sollten. Wenn man einen Wohnort aussucht, sollte dieser Zweck die Wahl bestimmen. Lasst euch nicht durch das Verlangen nach Reichtum, noch vom Diktat der Mode oder den Sitten der Gesellschaft beherrschen. Überlegt vielmehr, wo man am besten ein Leben in Einfachheit, Reinheit, Gesundheit und unter Beachtung der wahren Werte führen kann.

Auf der ganzen Welt werden die Städte zum Nährboden des Lasters. Der Einfluss des Bösen ist unübersehbar und nicht zu überhören. Überall gibt es Verlockungen zu erotischen Abenteuern und Verschwendung. Die Flut des Verderbens und Verbrechens schwillt beständig an. An jedem Tag erreichen uns neue Meldungen über Gewaltverbrechen, Raubüberfälle, Selbstmord und andere schlimme Greultaten.

Das Leben in den Städten ist trügerisch und verdirbt den Charakter. Die skrupellose Jagd nach dem Geld, der Strudel der Aufregung und die Sucht nach Vergnügen, das Verlangen nach Prachtentfaltung, Luxus und Verschwendung – all das sind Kräfte, die die Gedanken der großen Mehrheit vom wahren Sinn des Lebens abwenden. Die Städte öffnen Unmengen von Sünden die Tür. Auf die Jugendlichen übt das eine fast unüberwindliche Macht aus.

Eine der raffiniertesten und gefährlichsten Versuchungen, denen Jugendliche und Kinder in den Städten ausgesetzt sind, ist die Liebe zum Vergnügen. Zahlreich sind die Festtage; Spiele und Pferderennen ziehen Tausende an und der Strudel der Aufregung und des Vergnügens lenkt sie von den einfachen Pflichten des Lebens ab. Geld, das für Sinnvolles verwendet werden sollte, wird für Vergnügen verschleudert.*

Durch das Zusammenwirken von unternehmerischen Vereinigungen und den Folgen von Gewerkschaftsforderungen und Streiks werden die Lebensverhältnisse in den Städten immer schwieriger. Das ergibt ernste Konsequenzen für die Beschäftigten. Für viele Familien wird ein Wegzug aus den Städten unvermeidlich werden.

Die Lebensverhältnisse in den Städten sind oft eine große Gefahr für die Gesundheit. Das Risiko, sich mit Krankheiten zu infizieren, die Verschmutzung von Luft und Wasser, ungesunde Nahrungsmittel und beengte, dunkle Wohnungen sind nur einige der dortigen Missstände.

Es war nicht Gottes Absicht, dass die Menschen in Städten, in Kellerwohnungen oder riesigen Mietshäusern zusammengedrängt sein sollten. Am Anfang umgab er unsere ersten Eltern mit schönen Eindrücken für Auge und Ohr. Diese Freu-

---

* Heute im 21. Jahrhundert kommen noch viele weitere Verlockungen hinzu, z. B.: Kino, Fernsehen, Internet, Computerspiele, Spielhöllen, Bordelle, Sportstätten, Rummel, Volksfeste, Karneval uvm. *Die Herausgeber*

de möchte er uns auch heute noch schenken. Je mehr wir in Übereinstimmung mit dem ursprünglichen Plan Gottes kommen, desto günstiger wird unsere Lage sein, die Gesundheit für Körper, Geist und Seele zu erhalten.

Eine teure Wohnung, großartige Ausstattung, Angeberei, Luxus und Müßiggang sind keine Bedingungen, die zu einem glücklichen Leben führen. Jesus kam auf diese Erde, um das größte Werk zu vollbringen, das jemals unter Menschen ausgeführt wurde. Er kam als Gesandter Gottes, um uns zu zeigen, wie wir erfolgreich leben können. Welches waren die Bedingungen, die der ewige Vater für seinen Sohn auswählte? Ein abgelegenes Heim im galiläischen Bergland, eine Familie, die ihren Unterhalt durch ehrliche, die Selbstachtung fördernde Arbeit einnahm, ein Leben in Einfachheit, täglicher Kampf mit Schwierigkeiten und Mühsal; Selbstaufopferung, Sparsamkeit und geduldiger, freudiger Dienst. Die Schulstunde mit der geöffneten Schriftrolle an der Seite seiner Mutter, die Stille der Morgen- und Abenddämmerung in dem grünen Tal; das heilige Wirken der Natur, das Studium der Schöpfung und Vorsehung sowie die Gemeinschaft der Seele mit Gott – dies waren die Verhältnisse und Gelegenheiten in den frühen Lebensjahren Jesu.

Das galt auch für die Mehrheit der besten und edelsten Menschen aller Zeitalter. Lest die Lebensberichte von Abraham, Jakob und Josef, Mose, David und Elisa. Betrachtet das Leben von Männern späterer Zeiten, die vertrauens- und verantwortungsvolle Positionen vorbildlich ausgefüllt haben, von Männern, deren Einfluss sehr erfolgreich zum Guten in der Welt war.

So manche von diesen wuchsen in einem ländlichen Heim auf. Sie kannten keinen Luxus und verbrachten ihre Jugend nicht mit Vergnügen. Viele hatten ständig mit Armut und Entbehrungen zu kämpfen. Sie lernten früh zu arbeiten, und ihr tätiges Leben in der frischen Luft verlieh all ihren Tätigkeiten Kraft und Elan. Da sie gezwungen waren, mit vorhandenen Hilfsmitteln zurechtzukommen, lernten sie, Schwierigkeiten zu bekämpfen und Hindernisse zu überwinden und erlangten so Mut und Ausdauer. Sie lernten Selbständigkeit und Selbstbeherrschung. So blieben sie in hohem Maße vor schlechtem Umgang bewahrt und waren mit natürlichen Freuden und ehrlicher Kameradschaft zufrieden. Sie waren einfach in ihrem Geschmack und mäßig in ihren Gewohnheiten. Sie ließen sich von Grundsätzen leiten und wuchsen rein, stark und treu auf. Als sie zu ihrem Lebenswerk berufen wurden, brachten sie körperliche und geistige Stärke mit. Außerdem die Schwungkraft des Geistes, die Fähigkeit zu planen und auszuführen. Sie hatten die Festigkeit, dem Bösem zu widerstehen, um ihre Lebensaufgabe auszuführen. Dies machte sie zu einer entschiedenen Macht zum Guten in der Welt.

Besser als jedes andere Erbe, das ihr euren Kindern mitgeben könnt, wird das Geschenk eines gesunden Körpers, eines guten Verstandes und eines edlen Charakters sein. Wer versteht, was wahrer Lebenserfolg bedeutet, wird beizeiten klug sein und deshalb bei der Auswahl seines Heimes die wichtigsten Dinge des Lebens im Auge behalten.

Anstatt da zu wohnen, wo nur Menschenwerke zu sehen sind, wo man durch Ansehen und Anhören häufig zu schlechten Gedanken verleitet wird, wo Unruhe und Verwirrung zu Erschöpfung und Unfrieden führen, geht lieber dorthin, wo ihr Gottes Werke betrachten könnt. Findet Ruhe des Geistes in der Schönheit, der Stille und dem Frieden der Natur. Lasst das Auge auf den grünen Feldern, den Wäldern und Hügeln ruhen. Schaut zum blauen Himmel auf, der nicht vom Staub und Rauch der Stadt verdunkelt wird, und atmet die erfrischende Luft des Himmels ein. Geht dorthin, wo ihr, fern von der Unruhe und Ausschweifung des Stadtlebens, eine freundschaftliche Beziehung zu euren Kindern entwickeln könnt. Dort könnt ihr sie unterrichten, Gott in seinen Werken zu erkennen und sie zu rechtschaffenen und nützlichen Menschen erziehen.

Einfachheit in der Einrichtung

Unsere gesellschaftlich auferlegten Gewohnheiten berauben uns vieler Segnungen und Freuden und hindern uns daran, ein sinnvolles Leben zu führen. Aufwendige und teure

Möbel sind eine Verschwendung von Geldmitteln, aber auch von Zeit, was viel wertvoller ist. Sie bringen eine schwere Last von Sorge, Arbeit und Mühe in das Heim.

Wie steht es denn in vielen Heimen, selbst wo die Mittel begrenzt sind und die Haushaltsarbeiten hauptsächlich auf der Mutter ruhen? Die besten Zimmer sind in einer Weise ausgestattet, die weit die Mittel der Bewohner übersteigen, und dienen nicht zur Bequemlichkeit und Behaglichkeit. Da sind kostbare Teppiche, kunstvoll gearbeitete und fein gepolsterte Möbel und kunstvolle Gardinen; Tische, Fensterbänke und jeder andere verfügbare Raum ist mit irgendwelchen Gegenständen angefüllt; die Wände hängen voll von Bildern, bis der Anblick ermüdet. Was für eine Menge Arbeit erfordert es, all dies in Ordnung und sauber zu halten. Diese Arbeit und die anderen unnötigen Gewohnheiten der Familie, die sich der Mode anpassen, machen der Hausfrau unendliche Mühe.

In vielen Heimen hat die Ehefrau und Mutter keine Zeit, zu lesen und über alles gut unterrichtet zu bleiben, um ihrem Mann eine Gefährtin zu sein und mit den wachsenden Interessen ihrer Kinder Schritt zu halten. Es sollte Zeit und Raum bleiben für Andacht und Gebet, damit Jesus ein lieber, vertrauter Gefährte sein kann. Nach und nach wird die Ehefrau zu einer reinen Haushaltshilfe; ihre Kraft, ihre Zeit und ihr Interesse ist mit alltäglichen Dingen ausgefüllt. Zu spät erkennt sie, dass sie in ihrem eigenen Heim fast wie eine Fremde ist. Die wertvollen Gelegenheiten, die sie hatte, ihre Lieben für das ewige Leben zu beeinflussen und die sie nicht nutzte, kommen nicht wieder.

Die Gründer eines Heimes sollten sich vornehmen, nach einem klügeren Plan zu leben. Euer erstes Ziel sollte sein, das Heim angenehm zu machen. Seht zu, dass ihr euch die Vorteile sichert, welche die Arbeit erleichtern und Gesundheit und Behaglichkeit fördern können. Sorgt auch für die Unterhaltung der Gäste, die uns Christus geboten hat willkommen zu heißen und von denen er sagt: „Was ihr getan habt einem unter diesen meinen geringsten Brüdern, das habt ihr mir getan.“ Matthäus 25,40

Stattet euer Heim mit schlichten, einfachen Dingen aus, mit Gegenständen, die sich auch gebrauchen lassen, die leicht sauber zu halten sind und die ohne große Kosten wieder ersetzt werden können. Mit gutem Geschmack könnt ihr auch ein einfaches Heim anziehend und einladend gestalten, wenn Liebe und Zufriedenheit dort wohnen.

Schöne Umgebung

Gott liebt das Schöne. Er hat Himmel und Erde mit Schönheit gekleidet; und mit der Freude eines Vaters beobachtet er die Begeisterung seiner Kinder an den Dingen, die er geschaffen hat. Er möchte, dass wir unsere Wohnungen mit der Schönheit der Natur umgeben.

Fast alle Landbewohner, selbst wenn sie arm sind, können um ihre Häuser einen kleinen Grasplatz, einige Schattenbäume, blühende Sträucher oder duftende Blumen haben. Das wird mehr zum Glück des Hauses beitragen als aller künstliche Schmuck. Es wird einen beruhigenden, veredelnden Einfluss auf das häusliche Leben ausüben, die Liebe zur Natur stärken und die Familienmitglieder näher miteinander und näher mit Gott verbinden.

Kapitel 31

Die Mutter

Alles, was ich dir geboten habe, soll sie halten...

In den Kindern wird sich weitgehend der Charakter und Lebensstil der Eltern widerspiegeln. Der körperliche Zustand der Eltern, ihre Veranlagung und Ziele, ihre geistigen und moralischen Neigungen sind mehr oder weniger bei ihren Kindern wiederzufinden.

Je edler die Ziele, je höher die geistigen und geistlichen Begabungen und je besser die körperlichen Kräfte der Eltern entwickelt sind, desto besser wird die Ausstattung für das Leben sein, das sie ihren Kindern mitgeben. Wenn die Eltern das vervollkommnen, was sie für das Wichtigste halten, so üben sie einen Einfluss aus, der die Gesellschaft prägt und die künftigen Generationen verbessert.

Vater und Mutter sollten ihre Verantwortung deutlich erkennen. Die Welt ist voller Verlockungen, besonders für die Jugendlichen. Viele werden gebunden durch ein Leben selbstsüchtiger und sinnlicher Vergnügungen. Sie können die verborgenen Gefahren oder das schreckliche Ende des Weges nicht erkennen, der für sie als Weg des Glücks erscheint. Durch die Befriedigung der Esslust und der Leidenschaft werden ihre Kräfte vergeudet und Millionen werden für diese und die zukünftige Welt untauglich. Die Eltern sollten daran denken, dass ihre Kinder diesen Versuchungen entgegentreten müssen. Schon vor der Geburt des Kindes sollte die Vorbereitung beginnen, die es dazu befähigt, erfolgreich im Kampf gegen die Sünde zu sein.

Die Verantwortung ruht besonders auf der Mutter. Sie ernährt durch ihr Lebensblut das Kind und in ihr wird seine äußere Gestalt gebildet. Dadurch überträgt sie auch geistige und geistliche Einflüsse, die zur Prägung von Geist und Charakter beitragen. Von der hebräischen Mutter Jochebed, die stark im Glauben war und „sich nicht fürchtete vor des Königs Gebot", Hebräer 11,23 wurde Mose als Befreier Israels geboren. Hannah war eine Frau des Gebets und der Selbstaufopferung und himmlischer Inspiration, und sie gebar Samuel. Aus diesem von Gott unterwiesenen Kind wurde der unbestechliche Richter und Gründer der heiligen Schulen Israels. Elisabeth, die Bluts- und Geistesverwandte von Maria aus Nazareth wurde zur Mutter Johannes des Täufers. Er bereitete das Volk auf die Ankunft des Heilandes vor.

Mäßigkeit und Selbstbeherrschung

Schon die Bibel betont die Sorgfalt, mit der eine Mutter über ihre Lebensgewohnheiten wachen sollte. Als der Herr Simson zum Befreier Israels heranbilden wollte, erschien der Engel des Herrn der Mutter und gab ihr besondere Unterweisung hinsichtlich ihrer Gewohnheiten und auch der Behandlung ihres Kindes. Er sprach: „So trinke nun keinen Wein oder starkes Getränk und iss nichts Unreines." Richter 13,7

Die Wirkung vorgeburtlicher Einflüsse wird von vielen Eltern als geringfügig betrachtet. Aber der Herr wertet das anders. Die Botschaft, die von einem Engel Gottes überbracht und zweimal auf feierlichste Weise bestätigt wurde, ist es wert, dass wir sorgfältig darüber nachdenken.

Durch die an die hebräische Mutter gerichteten Worte sprach Gott zu den Müttern aller Zeitalter. „Siehe zu," sprach der Engel, „alles, was ich ihr geboten habe, soll sie halten." Das Wohlergehen des Kindes wird von den Gewohnheiten der Mutter beeinflusst. Ihre Wünsche und Leidenschaften sollte sie unter Kontrolle halten. Wenn die Mutter Gottes Absicht mit ihrem Kind erfüllen will, so muss sie einiges meiden und gegen anderes ankämpfen. Wenn sie vor der Geburt ihres Kindes ihren Gelüsten freien Lauf lässt, wenn sie selbstsüchtig, ungeduldig und anspruchsvoll ist, so werden sich diese Charakterzüge in der Veranlagung des Kindes widerspiegeln. Auf diese Weise haben viele Kinder schon vor der Geburt fast unbezwingbare Neigungen zum Bösen empfangen.

Wenn die Mutter aber ein grundsatztreues Leben führt, wenn sie maßvoll ist und verzichten kann, wenn sie gütig, freundlich und selbstlos ist, kann sie ihrem Kind dieselben wertvollen Charakterzüge mitgeben. Sehr nachdrücklich ist die Anweisung, die der Mutter den Weingenuss verbietet. Jeder Tropfen Alkohol, den sie trinkt, um ihre Gelüste zu befriedigen, gefährdet die geistige, körperliche und moralische Gesundheit ihres Kindes und stellt eine direkte Sünde gegen ihren Schöpfer dar.

Heute vertritt man oft die Meinung, dass jeder Wunsch der Schwangeren befriedigt werden sollte; dass sie dem Appetit auf etwas nachgeben dürfe, egal ob es ungesund ist oder nicht. Ein solcher Rat ist verkehrt und schädlich. Die körperlichen Bedürfnisse der Mutter sollten aber auf keinen Fall außer acht gelassen werden. Zwei Leben hängen von ihr ab und ihre Wünsche sollten liebevoll beachtet, ihre Bedürfnisse ausreichend erfüllt werden. Sie sollte aber in der Schwangerschaft ganz besonders in Ernährungsfragen und in anderen Bereichen ihres Lebens alles vermeiden, was die geistigen oder körperlichen Kräfte verringern könnte. Durch ein unmissverständliches Gebot fordert Gott sie zur Selbstbeherrschung auf.

Bewahrung vor Überarbeitung

Die Kräfte der Mutter sollten sorgfältig gepflegt werden. Anstatt ihre kostbare Energie mit anstrengender Arbeit zu verbrauchen, sollten ihre Fürsorgepflichten verringert werden. Oft kennt der Ehemann und Vater nicht die Gesundheitsgesetze, die er zum Wohl seiner Familie verstehen sollte. Indem er selbst im Kampf um den Lebensunterhalt oder dem Streben nach Wohlstand in Anspruch genommen ist und von Sorge und Schwierigkeiten niedergedrückt wird, übersieht er oft die Bedürfnisse seiner Frau. Auf der Ehefrau und Mutter ruhen Lasten, die ihre Kraft in der kritischsten Zeit überfordern und deshalb Schwäche und Krankheit verursachen.

Viele Ehemänner und Väter könnten von der Sorgfalt des treuen Hirten lernen. Als Jakob gezwungen war, eine rasche und schwierige Reise zu unternehmen, antwortete er: „Mein Herr weiß, dass ich zarte Kinder bei mir habe, dazu säugende Schafe und Kühe; wenn sie auch nur einen Tag übertrieben würden, würde mir die ganze Herde sterben... Ich will gemächlich hintennach treiben, wie das Vieh und die Kinder gehen können." 1. Mose 33,13-14

Auf dem beschwerlichen Lebensweg soll der Ehemann und Vater das Tempo so gestalten, wie seine Lebensgefährtin es ertragen kann. Lasst ihn inmitten des rastlosen Treibens der Welt nach Reichtum und Karriere lernen, seine Schritte zu verlangsamen, um seine Partnerin zu trösten und zu unterstützen, die dazu berufen ist, an seiner Seite zu gehen.

Freudigkeit

Die Mutter sollte auf eine freudige, zufriedene und glückliche Atmosphäre achten. Jede Anstrengung in dieser Richtung wird sich reichlich auszahlen, sowohl im geistigen als auch im körperlichen Wohlbefinden ihrer Kinder. Ein freudiger Geist wird das Glück ihrer Familie fördern und in hohem Maße ihre eigene Gesundheit bewahren.

Der Ehemann soll seiner Frau durch seine Anteilnahme und beständige Liebe helfen. Wenn er ihre erfrischende und fröhliche Art schätzt, so dass sie wie Sonnenschein im Haus ist, soll er ihr beim Lastentragen helfen. Seine Freundlichkeit und liebevolle Zuvorkommenheit werden für sie eine köstliche Ermutigung sein, und das Glück, das er ihr schenkt, wird Freude und Frieden in sein eigenes Herz bringen.

Der Ehemann und Vater aber, der mürrisch, selbstsüchtig und herrschsüchtig ist, macht sich nicht nur selbst unglücklich, sondern wirft auch einen dunklen Schatten auf alle Angehörige seiner Familie. Als Folge davon wird seine

Frau entmutigt und krank sein, und seine Kinder werden zum Spiegelbild seiner eigenen unliebenswürdigen Art.

Wenn der Mutter die Hilfe und Fürsorge vorenthalten wird, die sie braucht, wenn man es zulässt, dass sie ihre Kraft durch Überarbeitung oder durch Angst und Traurigkeit verbraucht, so hat das negative Folgen. Man beraubt ihre Kinder der Lebenskraft, der geistigen Spannkraft und freudigen Grundeinstellung, die sie von ihr übernehmen sollten. Es wird viel besser sein, das Leben der Mutter hell und freudig zu gestalten. Sie sollte vor Mangel, erschöpfender Arbeit und niederdrückender Sorge bewahrt werden, damit sie ihren Weg durch das Leben mit eigener Kraft erkämpfen kann.

Groß ist die Ehre und Verantwortung, die Väter und Mütter damit auf sich nehmen, dass sie an der Stelle Gottes für ihre Kinder stehen. Ihr Charakter, ihr tägliches Beispiel und ihre Erziehungsmethoden werden den Kleinen Gottes Wort auslegen. Ihr Einfluss wird das Vertrauen des Kindes auf die göttlichen Verheißungen stärken oder vernichten.

Das Vorrecht der Eltern, zu erziehen

Glücklich die Eltern, deren Leben ein getreues Abbild des Göttlichen ist, so dass die Verheißungen und Gebote Gottes im Kind Dankbarkeit und Ehrfurcht erwecken. Glückselig die Eltern, deren Empfindsamkeit, Gerechtigkeit und Langmut dem Kind die Liebe, Gerechtigkeit und Langmut Gottes vor Augen führen. Glücklich die Eltern, die das Kind lehren, den Vater im Himmel zu lieben, ihm zu vertrauen und zu gehorchen, indem sie es lehren, sie als Eltern zu lieben und ihnen zu vertrauen und zu gehorchen. Eltern, die einem Kind eine solche Gabe vermitteln, haben es mit einem wertvollen Schatz ausgestattet, der wertvoller ist als die Reichtümer aller Zeitalter – einen Schatz, so dauerhaft wie die Ewigkeit.

In den Kindern, die ihrer Fürsorge anvertraut sind, hat jede Mutter eine heiligen Auftrag von Gott. „Nimm diesen Sohn, diese Tochter“ sagt er „und erziehe sie für mich, gib ihnen einen Charakter, wie er für einen Königshof passt, damit sie in den Vorhöfen des Herrn für alle Zeit glänzen mögen.“

Einer Mutter erscheint ihre Aufgabe selbst oft als unbedeutend und es wird auch nur selten richtig geschätzt. Andere wissen wenig von ihren vielen Sorgen und Lasten. Ihre Zeit wird unter einer Reihe kleiner Pflichten in Beschlag genommen, die alle geduldige Bemühung, Selbstbeherrschung, Feingefühl, Weisheit und selbstaufopfernde Liebe erfordern. Dennoch hat sie am Abend nicht das Empfinden, irgend etwas Großes vollbracht zu haben. Sie hat nur dafür gesorgt, dass alles im Heim ruhig abläuft. Oft müde und erschöpft hat sie versucht, gütig mit den Kindern zu sprechen, sie beschäftigt und fröhlich zu erhalten und die kleinen Füße auf den rechten Weg zu leiten. Sie denkt, dass sie nicht viel geleistet habe, aber dem ist nicht so. Himmlische Engel wachen über die von Sorgen beladene Mutter und wissen um die Lasten, die sie Tag für Tag trägt. Es mag ihr Name in der Welt nicht berühmt sein, aber er steht geschrieben im Lebensbuch des Lammes.

Die Gelegenheit für die Mutter

Das Licht und die Herrlichkeit des Thrones Gottes ruhen auf einer glaubenstreuen Mutter, die sich bemüht, ihre Kinder so zu erziehen, dass sie dem Einfluss der Sünde widerstehen können. Keine andere Aufgabe ist so bedeutend wie diese. Sie hat nicht wie ein Künstler eine schöne Gestalt auf die Leinwand zu malen, noch wie ein Bildhauer sie aus Marmor zu hauen. Sie hat nicht wie ein Redner einen edlen Gedanken in machtvolle Worte zu kleiden, noch wie der Komponist eine herrliche Empfindung in Klängen auszudrücken. Es ist ihre Aufgabe, mit der Hilfe Gottes in einer menschlichen Seele das Ebenbild Gottes zu entwickeln.

Die Mutter, die sich dessen bewusst ist, wird ihre Gelegenheiten als unschätzbar ansehen. Sie wird sich ernstlich darum bemühen, in ihrem eigenen Charakter und in ihrer Erziehungsweise ihren Kindern das höchste Ideal vor Augen zu stellen. Sie wird ernstlich, geduldig und mutig danach streben, ihre eigenen Fähigkeiten zu verbessern, damit sie in der Erziehung ihrer Kinder die höchsten Geisteskräfte richtig anwenden kann. Bei jedem Schritt wird sie ernstlich fragen: „Was hat Gott hierzu gesagt?“ Sie wird sorgfältig sein Wort studieren. Sie wird stets ihre Augen auf Christus gerichtet halten, damit ihre eigenen täglichen Erfahrungen in dem täglichen Einerlei von Sorge und Pflicht ein getreuer Wiederschein seines wahren Lebens ist.

Kapitel 32

Das Kind

Wie soll das Kind beschaffen sein?

Nicht nur die Gewohnheiten der Mutter, sondern auch die Erziehung des Kindes waren in der Anweisung des Engels an seine hebräischen Eltern mit eingeschlossen. Es war nicht genug, dass Simson, das Kind, das Israel befreien sollte, bei seiner Geburt ein gutes Erbteil mitbekam. Eine sorgfältige Erziehung sollte hierauf folgen. Von Kindheit an sollte er zu Gewohnheiten strikter Mäßigkeit erzogen werden.

Eine ähnliche Anweisung wurde auch für Johannes den Täufer gegeben. Der Vater erhielt vor der Geburt des Kindes folgende Botschaft vom Himmel: „Und du wirst Freude und Wonne haben, und viele werden sich über seine Geburt freuen. Denn er wird groß sein vor dem Herrn; Wein und starkes Getränk wird er nicht trinken; und wird schon von Mutterleib an erfüllt werden mit dem heiligen Geist." Lukas 1,14-15

Der Heiland erklärte, dass in den himmlischen Aufzeichnungen edler Menschen sich kein größerer findet als Johannes der Täufer. Das ihm übertragene Werk erforderte nicht nur körperliche Kraft und Ausdauer, sondern auch die höchsten Fähigkeiten von Geist und Seele. Der richtige Lebensstil war als Vorbereitung für sein Werk so wichtig, dass der höchste Engel des Himmels mit einer Botschaft gesandt wurde, um die Eltern zu unterweisen.

Die, bezüglich der hebräischen Kindern, gegebene Anweisungen lehren uns, dass nichts vernachlässigt werden darf, was sich auf das körperliche Wohlbefinden des Kindes auswirkt. Jeder Einfluss auf die Gesundheit des Körpers hat auch eine Wirkung auf den Geist und Charakter, deshalb ist nichts unwichtig.

Die Bedeutung der Erziehung von Kindern schon im Säuglingsalter kann nicht hoch genug eingeschätzt werden. Was ein Kind in den ersten Jahren gelernt und welche Gewohnheiten es entwickelt hat, wirkt sich auf die Ausbildung des Charakters und die Ausrichtung des Lebens stärker aus als all die Anweisungen und Erziehungsmaßnahmen späterer Jahre.

Eltern sollten dies bedenken und die Grundsätze verstehen lernen, die der Fürsorge und Erziehung der Kinder zugrunde liegen. Sie sollten in der Lage sein, ihre Kinder in körperlicher, geistiger und moralischer Gesundheit aufzuziehen. Eltern sollten die Naturgesetze studieren und mit dem Aufbau des menschlichen Körpers vertraut sein. Sie müssen die Funktionen der verschiedenen Organe sowie ihre Beziehung zu einander und ihre Abhängigkeit voneinander verstehen. Sie sollten auch die Beziehungen der geistigen und körperlichen Kräfte zueinander und die für ein gutes Zusammenspiel erforderlichen Bedingungen studieren. Ohne solche Vorbereitung die Verantwortung der Elternschaft zu übernehmen, ist Sünde.

Die Ursachen für Sterblichkeit, Krankheit und Degeneration, die heute sogar in den zivilisierten und wohlhabenden Ländern herrschen, werden zu wenig beachtet. Die menschliche Rasse verfällt immer mehr. Zu Beginn des zwanzigsten Jahrhunderts starben mehr als ein Drittel der Menschen im Säuglingsalter. Von denen, die das Erwachsenenalter erreichten, litt die überwiegende Mehrheit an Krankheiten irgend einer Art. Und nur wenige erreichten die normale Altersgrenze.

Die meisten Übel, die der Menschheit Elend und Verderben bringen, könnten vermieden werden. Die Macht, sie zu bekämpfen, ruht zum größten Teil auf den Eltern. Es ist nicht etwa ein „mysteriöses Schicksal“, das die kleinen Kinder hinwegrafft. Gott wünscht nicht ihren Tod. Er übergibt sie den Eltern zur Erziehung für ein erfolgreiches Leben hier und später für den Himmel. Würden Väter und Mütter alles in ihrer Macht stehende tun, so erhielten ihre Kinder ein gutes Erbgut. Ungünstige Veranlagungen könnten durch liebevolle und konsequente Erziehung korrigiert werden!

Die Pflege der Säuglinge

Je ruhiger und einfacher das Leben des Kindes verläuft, desto günstiger wird sich dies auf seine körperliche und geistige Entwicklung auswirken. Die Mutter sollte sich darum bemühen, jederzeit ruhig, gelassen und selbstbeherrscht zu sein. Viele Kleinkinder sind außerordentlich empfänglich für Unruhe und Aufregung; die liebenswürdige, freundliche und ruhige Art der Mutter wird einen wohltuenden Einfluss ausüben, der für das Kind von unschätzbarem Vorteil ist.

Säuglinge brauchen Wärme, aber ein folgenschwerer Fehler ist es, sie in überheizten Räumen zu lassen, wo ihnen die frische Luft fehlt. Die Gepflogenheit, das Gesicht des Säuglings während des Schlafs zuzudecken, ist schädlich, weil es die freie Atmung beeinträchtigt.

Das Baby sollte vor allem bewahrt bleiben, was den Körper schwächen oder vergiften könnte. Gewissenhaft sollte darauf geachtet werden, alles um das Kind herum ordentlich und sauber zu halten. Es mag notwendig sein, die Kleinen vor plötzlichen oder zu großen Temperaturschwankungen zu schützen; aber man sollte darauf achten, dass sie im Schlaf und wenn sie wach sind, bei Tag und Nacht, eine reine, belebende Luft atmen.

Die Kleidung des Kindes

Bei der Herstellung der Säuglingsbekleidung sollte man mehr auf Bequemlichkeit, Komfort und Gesundheit achten als auf die Mode oder das Ziel, Bewunderung zu erregen. Die Mutter sollte keine Zeit für Stickereien und Spitzenarbeit verwenden, um die Kleidung des Babys zu verschönern. Mit solch unnötiger Arbeit würde sie ihre eigene Gesundheit und die ihres Kindes belasten. Das würde die Augen und Nerven anstrengen zu einer Zeit, wo sie viel Ruhe und Bewegung braucht. Sie sollte ihre Pflicht erkennen, die Kräfte sinnvoll einzusetzen, damit sie alle anderen Anforderungen erfüllen kann, die an sie gestellt werden.

Wenn die Kleidung des Kindes Wärme, Schutz und Bequemlichkeit gewährleistet, ist eine der Hauptursachen für Ärger und Unruhe ausgeschaltet. Die Kleinen werden dann gesünder sein und die Mutter wird die Pflege des Kindes nicht so schwer finden, weil es nicht ihre Kraft und Zeit übersteigt.

Feste Bänder und Bündchen behindern die Tätigkeit des Herzens und der Lunge und sollten deshalb vermieden werden. Kein Körperteil sollte zu irgendeiner Zeit durch Kleidung eingeengt werden, die auf ein Organ drückt oder die Bewegungsfreiheit einschränkt. Die Kleidung der Kinder sollte locker genug sein, um freie und volle Atmung zuzulassen. Das Gewicht sollte auf den Schultern ruhen.

In manchen Gegenden herrscht die Sitte, Hals, Arme und Beine kleiner Kinder unbedeckt zu lassen. Diese Sitte kann man nicht scharf genug verurteilen. Arme und Beine sind weit entfernt vom Mittelpunkt des Blutkreislaufs und erfordern deshalb mehr Schutz als die übrigen Körperteile. Die Arterien, die das Blut zu den Gliedmaßen leiten, sind weit genug für die erforderliche Menge an Blut zur Versorgung mit Wärme und Nahrung. Wenn aber die Gliedmaßen ungeschützt oder unzureichend bedeckt sind, ziehen sich die Blutgefäße zusammen, die empfindlichen Körperteile des Körpers kühlen aus und die Blutzirkulation wird behindert.

Bei heranwachsenden Kindern sollte man jeden Vorteil nutzen, den die Natur zur Stärkung des Körper bietet. Wenn die Gliedmaßen ungenügend geschützt werden, können Kinder und insbesondere Mädchen nur bei mildem Wetter draußen sein. Sie werden sich deshalb aus Furcht vor Erkältung zu Hause aufhalten. Wenn Kinder stattdessen gut bekleidet sind, wird es ihnen nur nützlich sein, sich frei in der frischen Luft zu bewegen, es sei Sommer oder Winter.

Wünschen die Mütter, dass ihre Jungen und Mädchen eine kräftige Gesundheit besitzen, sollten sie ihre Kinder richtig kleiden und sie dazu ermutigen, bei vernünftigem Wetter viel draußen zu sein. Es mag Mühe erfordern, die Ketten der Gewohnheit zu brechen und die Kinder gesundheitsgemäß zu kleiden und zu erziehen; aber der Erfolg wird jede Bemühung reichlich belohnen.

Die Ernährung des Kindes

Die beste Nahrung für den Säugling ist die, welche die Natur vorgesehen hat. Diese sollte ihm deshalb nicht ohne guten Grund entzogen werden. Es ist herzlos von einer Mutter, sich um der Bequemlichkeit oder des Vergnügens willen von der liebevollen Pflicht zu befreien, ihrem Kindchen die Brust zu geben.

Erlaubt die Mutter, dass ihr Kind von einer anderen gesäugt wird, sollte sie das wohl bedenken. Die Amme überträgt mehr oder weniger ihren eigenen Charakter und ihr eigenes Temperament auf das von ihr genährte Kind.

Die Wichtigkeit, die Kinder zu richtigen Gewohnheiten in der Ernährung zu erziehen, kann nicht hoch genug geschätzt werden. Die Kleinen sollten lernen, dass sie essen, um zu leben und nicht leben, um zu essen. Die Erziehung des Säuglings sollte in den Armen der Mutter beginnen. Das Baby sollte in regelmäßigen zeitlichen Abständen Nahrung erhalten und mit dem älter werden des Kindes sollten die Abstände länger werden. Es sollte keine Süßigkeiten und keine Speise der Erwachsenen bekommen, die es nicht verdauen kann. Sorgfalt und Regelmäßigkeit bei der Ernährung der Säuglinge fördert die Gesundheit und macht sie ruhig und umgänglich. Außerdem legt man auch den Grund für Gewohnheiten, die ihnen in späteren Jahren ein Segen sein werden.

Wenn Kinder dem Säuglingsalter entwachsen sind, sollte man weiterhin sorgfältig darauf achten, ihren Geschmack und Appetit zu erziehen. Oft wird ihnen erlaubt zu essen, wann oder was sie wollen, ohne Rücksicht auf die Gesundheit. Die Mühen und das Geld, die so oft für ungesunde Leckereien verschwendet werden, verleiten die Jugendlichen zu der Auffassung, Essen und Trinken sei das Wichtigste im Leben und das höchste Glück bestünde darin, seiner Esslust zu frönen. Solche Erziehung bewirkt Esssucht mit allen Auswirkungen. Daraus entstehen Krankheiten, die gewöhnlich mit schädlichen Medikamenten behandelt werden.

Eltern sollten den Appetit ihrer Kinder in die richtigen Bahnen lenken und den Genuss ungesunder Nahrungsmittel nicht erlauben. Aber im Bestreben nach gesunder Ernährung sollten wir nicht den Fehler machen, den Kindern nur Dinge zu geben, die ihnen nicht schmecken. Zudem sollten wir sie nicht drängen, mehr als nötig zu essen, denn Kinder haben auch Rechte und auch ihren Geschmack. Wenn dieser Geschmack vernünftig ist, sollten wir ihn respektieren.

Es ist wichtig, auf regelmäßige Mahlzeiten zu achten. Zwischen den Mahlzeiten sollte nichts gegessen werden, keine Süßigkeiten, keine Nüsse, kein Obst oder irgend etwas anderes. Unregelmäßiges Essen zerstört die Leistungsfähigkeit der Verdauungsorgane und behindert eine fröhliche und dankbare Grundeinstellung. Wenn dann die Kinder zu Tisch kommen, schätzen sie gesunde Nahrung nicht; ihr Appetit verlangt nach Dingen, die ihnen schaden.

Mütter, die den Wünschen ihrer Kinder auf Kosten der Gesundheit und der fröhlichen Stimmung nachgeben, säen einen bösen Samen, der aufgehen und Früchte tragen wird. Mit dem Wachstum der Kleinen wächst dann auch ihre Maßlosigkeit. Die geistigen und körperlichen Kräfte werden dadurch gefährdet. So handelnde Mütter ernten mit Schmerzen die Früchte, die sie gesät haben. Sie werden feststellen, dass ihre Kinder in Geist und Charakter nicht die Fähigkeiten entwickeln, in der Gesellschaft oder in der Familie eine edle und verantwortungsvolle Position einzunehmen. Die geistlichen, geistigen und körperlichen Kräfte leiden unter dem Einfluss ungesunder Nahrung. Das Gewissen wird abgestumpft und die Empfindsamkeit für gute Eindrücke nimmt ab.

Die Kinder sollten belehrt werden, den Appetit zu beherrschen und nur zu essen, was gesund ist. Außerdem sollte ihnen klar gemacht werden, dass sie ja nur auf das verzichten, was ihnen schaden würde. Sie geben dadurch schädliche Dinge für etwas Besseres auf. Der Esstisch sollte einladend und anziehend dekoriert werden und mit den guten Dingen gedeckt sein, die Gott so reichlich gegeben hat. Das Essen sollte in fröhlicher Stimmung eingenommen werden. Und wenn wir die Gaben Gottes genießen, dann lasst uns durch dankbares Loben dem Geber antworten.

Die Pflege kranker Kinder

Häufig sind Erkrankungen von Kindern auf ein Fehlverhalten der Eltern zurückzuführen. Falsche oder unregelmäßige Ernährung, ungenügende Bekleidung an kühlen Abenden, zu wenig Bewegung, um den Kreislauf anzuregen oder Mangel an frischer Luft könnten die Ursachen der Krankheit sein. Die Eltern sollten darüber nachdenken, wo die Ursache der Krankheit liegen könnte, und die erkannten Missstände so bald wie möglich ändern.

Alle Eltern haben die Möglichkeit, über Krankenpflege, Vorbeugung und sogar Behandlung von Krankheit viel zu lernen. Besonders die Mutter sollte wissen, was bei einfachen Erkrankungen in ihrer Familie zu tun ist und wie sie ihrem kranken Kind helfen kann. In Liebe und Verständnis wird sie das Kind auf eine Weise betreuen, wie man es von einem Fremden nicht erwarten kann.

Das Studium der Physiologie

Eltern sollten frühzeitig versuchen, ihre Kinder für die Gesetzmäßigkeiten der Lebensvorgänge zu interessieren und sie dem Alter entsprechend verständlich zu erklären. Lehrt sie, wie man am besten die körperlichen, geistigen und geistlichen Kräfte erhalten kann und wie sie ihre Gaben gebrauchen können. Dadurch werden sie ein Leben führen, das ihnen und ihrer Umgebung zum Segen dient und Gott die Ehre gibt. Dieses Wissen ist für junge Leute von unschätzbarem Wert. Eine Ausbildung in den Fragen der Lebensführung und Gesundheit ist für sie wichtiger als sonstige wissenschaftliche Kenntnisse, die an den Schulen gelehrt werden.

Eltern sollten mehr Zeit für ihre Kinder und weniger für die gesellschaftlichen Verpflichtungen aufwenden. Beschäftigt euch mit den Fragen der gesunden Lebensführung und wendet eure Kenntnisse auch im Alltag an. Lehrt eure Kinder das Gesetz von Ursache und Wirkung. Macht ihnen deutlich, dass sie den Naturgesetzen gehorchen müssen, wenn sie sich ein Leben in Gesundheit und Glück wünschen. Seid nicht entmutigt, wenn ihr nicht so schnell eine Besserung feststellt, wie ihr euch das wünscht. Lasst euch nicht entmutigen, macht geduldig und beharrlich weiter.

Lehrt eure Kinder von der Wiege an Selbstverleugnung und Selbstbeherrschung zu üben. Genießt mit ihnen die Schönheiten der Natur und lehrt sie, alle körperlichen und geistigen Kräfte systematisch zu gebrauchen. Erzieht sie so, dass sie eine gesunde körperliche Konstitution und gute moralische Grundsätze, eine fröhliche Einstellung zum Leben und ein sanftes Gemüt haben. Prägt ihrem empfindsamen Verstand die Wahrheit ein, dass Gott nicht will, dass wir nur zur eigenen Selbstbefriedigung leben sollten, sondern auch für die zukünftige Welt. Erklärt ihnen, dass es Schwäche und Gottlosigkeit bedeutet, der Versuchung nachzugeben, ihr zu widerstehen aber den Charakter veredelt und stärkt. Diese Lehren werden wie eine Saat sein, dic auf gut vorbereiteten Ackerboden fällt und Frucht bringt, die eure Herzen glücklich machen wird.

Vor allem anderen aber sollten die Eltern ihre Kinder mit einer Atmosphäre der Freundlichkeit, Zuvorkommenheit und Liebe umgeben. Ein Heim, in dem die Liebe wohnt und in Blicken, Worten und Taten zum Ausdruck kommt, ist ein Ort, wo Engel gerne anwesend sind.

Ihr Eltern, lasst den Sonnenschein der Liebe, Freundlichkeit und Zufriedenheit in eure eigenen Herzen scheinen und lasst seinen sanften und lieblichen Einfluss eure Familie durchdringen. Offenbart einen freundlichen, geduldigen Geist und ermutigt den auch in euren Kindern, indem ihr solche Umgangsformen pflegt, die das häusliche Leben verschönern. Dieses Umfeld wird den Kindern das geben, was Luft und Sonnenschein für die Pflanzen sind, und die Gesundheit und Kräfte des Körpers sowie des Geistes stärken.

Kapitel 33

Die Einflüsse des Heimes

Stärker als irgend ein irdischer Einfluss ist der eines guten Heimes auf menschliche Herzen und Leben

Das Heim sollte für die Kinder der schönste Ort der Welt sein, und die Mutter die wichtigste Person. Kinder reagieren sehr gefühlsbetont. Man kann sie leicht erfreuen und auch schnell traurig machen. Mütter können mit sanfter Disziplin und liebevollen Worten und Taten ihre Kinder eng an ihre Herzen binden.

Kleine Kinder lieben Geselligkeit und können sich nur selten allein erfreuen. Sie sehnen sich nach Mitgefühl und Zärtlichkeit. Sie denken, dass das, was sie selbst begeistert, auch ihre Mutter erfreut, und es ist für sie ganz natürlich, mit ihren kleinen Freuden und Sorgen zu ihr zu gehen. Die Mutter sollte ihnen nicht dadurch wehtun, dass sie die kleinen Probleme der Kinder nicht ernst nimmt, die für sie unbedeutend sein mögen, aber in den Augen der Kinder von großer Wichtigkeit sind. Ihr Mitgefühl und ihre Aufmerksamkeit sind kostbar. Ein beipflichtender Blick, ein Wort der Ermutigung oder des Lobes werden wie ein Sonnenschein in das Herz der Kinder strahlen und sie oft den ganzen Tag glücklich machen.

Anstatt die Kinder wegzuschicken, um nicht von ihrem Lärm belästigt oder von ihren kleinen Wünschen gestört zu werden, soll die Mutter für Unterhaltung oder leichte Arbeit sorgen, um die tätigen Hände und Gedanken zu beschäftigen.

Die Mutter kann das Vertrauen ihrer Kinder gewinnen, wenn sie auf ihre Gefühle eingeht und ihre Unterhaltung und Beschäftigung steuert. Dadurch kann sie dann um so wirksamer verkehrte Gewohnheiten korrigieren. Äußerungen von Selbstsucht oder Zornesausbrüche kann sie so unter Kontrolle halten. Ein Wort der Warnung oder des Tadels, zur richtigen Zeit gesprochen, wird sich als sehr wertvoll erweisen. Durch geduldige, aufmerksame Liebe kann sie die Gedanken der Kinder in die richtige Richtung lenken und in ihnen angenehme und anziehende Charakterzüge entwickeln.

Mütter sollten sich davor hüten, ihre Kinder zur Unselbständigkeit und zum Egoismus zu erziehen. Bringt sie niemals auf den Gedanken, dass sie der Mittelpunkt sind und dass sich alles um sie drehen muss. Einige Eltern verwenden viel Zeit darauf, ihre Kinder zu beschäftigen, aber Kinder sollten dazu erzogen werden, sich selbst zu beschäftigen und ihre eigene Begabung und Geschicklichkeit einzusetzen. So werden sie lernen, mit einfachen Freuden zufrieden zu sein. Sie sollten gelehrt werden, ihre kleinen Enttäuschungen und Kümmernisse tapfer zu ertragen. Anstatt aus jedem kleinen Wehwehchen oder jeder kleinsten Verletzung einen Staatsakt zu machen, lenkt sie lieber davon ab und helft ihnen, über kleine Ärgernisse oder Unannehmlichkeiten leicht hinwegzukommen. Überlegt euch Wege, wie ihr die Kinder dazu motivieren könnt, auch für andere da zu sein.

Vernachlässigt dabei aber die Kinder nicht. Wegen der vielen Aufgaben des Alltags denken Mütter manchmal, dass sie sich nicht die Zeit nehmen können, ihre Kleinen geduldig anzuleiten und ihnen Liebe und Mitgefühl zu geben. Aber sie sollten daran denken, dass die Kinder, wenn sie das nötige Verständnis und die nötige Zuwendung nicht bei ihren Eltern und in der Familie finden, ihre Bedürfnisse anderweitig stillen werden – dort, wo Geist und Charakter gefährdet werden könnten.

Aus angeblichem Zeitmangel und Bequemlichkeit verweigern viele Mütter ihren Kindern irgend ein unschuldiges Vergnügen, während sie gleichzeitig unablässig mit Dingen beschäftigt sind, was im besten Fall nur dazu beiträgt, Eitelkeit und Verschwendung in den jungen Herzen zu fördern.

Wenn die Kinder dann heranwachsen, trägt dieses Vorbild Früchte – in Form von Stolz und Oberflächlichkeit. Die Mutter klagt über die Fehler ihrer Kinder, aber sie erkennt nicht, dass hier eine Saat aufgeht, die sie selbst gesät hat.

Einige Mütter sind in der Behandlung ihrer Kinder launisch und stimmungsabhängig. Manchmal verwöhnen sie sie zu ihrem Schaden; ein andermal verweigern sie ihnen irgendeine kleine Anerkennung, die das Kinderherz sehr glücklich machen würde. Damit handeln sie nicht wie Christus. Er liebte die Kinder, er verstand ihre Sorgen und nahm an ihren Freuden und Problemen Anteil.

Die Verantwortung des Vaters

Der Ehemann und Vater ist das Haupt der Familie. Die Ehefrau erwartet von ihm Liebe und Mitgefühl sowie Hilfe bei der Erziehung der Kinder; und das ist richtig so. Die Kinder gehören ihm ebenso wie ihr, und er ist genauso an ihrem Wohlergehen interessiert. Die Kinder suchen beim Vater Unterstützung und Führung. Dazu braucht er ein richtiges Verständnis vom Leben und den Einflüssen und dem Umgang, den seine Familie umgeben sollte. Vor allem aber sollte er von Liebe und Ehrfurcht gegenüber Gott sowie von seinem Wort geleitet sein, damit er die Kinder auf den richtigen Weg führen kann.

Der Vater bestimmt die Regeln des Miteinanders in der Familie; und wie Abraham sollte er das Gesetz Gottes zur Ordnung seines Heims machen. Gott sagte von Abraham: „Ich habe ihn dazu auserkoren, dass er seinen Kindern befehle und seinem Hause nach ihm.“ 1. Mose 18,19 Abraham würde nicht in leichtfertiger Weise vernachlässigen, das Böse im Heim zu unterdrücken. Er würde auch kein lasches, unkluges, nachgiebiges Verhalten dulden und sein Verständnis von den Pflichten nicht wegen falsch verstandener Liebe opfern. Der Vater der Gläubigen würde nicht nur klar unterweisen, sondern auch die Autorität gerechter Gesetze hochhalten. Gott hat Regeln gegeben, um uns zu leiten. Man sollte Kinder nicht vom sicheren Pfad, der in Gottes Wort markiert ist, auf gefährliche Wege abirren lassen, die eine vielseitige Bedrohung darstellen. Ihre verkehrten Wünsche sollten freundlich, aber entschieden mit ausdauernden Bemühungen und unter Gebet zurückgedrängt und ihr böser Einfluss abgelehnt werden.

Der Vater sollte in seiner Familie die starken Tugenden einprägen – Mut, Rechtschaffenheit, Ehrlichkeit, Geduld, Willenskraft, Fleiß und praktische Fertigkeiten. Was er von seinen Kindern erwartet, sollte er selbst praktizieren und diese Tugenden durch sein eigenes Vorbild bezeugen.

Aber, ihr lieben Väter, entmutigt eure Kinder nicht. Verbindet Liebe mit Autorität, Freundlichkeit und Anteilnahme mit konsequentem Verhalten. Widmet einen Teil eurer freien Zeit den Kindern; nehmt Anteil an ihrer Arbeit und an ihrem Spiel und gewinnt ihr Vertrauen. Pflegt Freundschaft mit ihnen, besonders mit euren Söhnen. Auf diese Weise werdet ihr einen starken Einfluss zum Guten ausüben.

Der Vater sollte sein Teil dazu beitragen, das Heim glücklich zu machen. Was auch immer seine Sorgen und geschäftlichen Schwierigkeiten sein mögen, er sollte es nicht erlauben, dass sie sein Familienleben überschatten. Er sollte sein Heim mit einem Lächeln und mit freundlichen Worten betreten.

In gewissem Sinn ist der Vater der Priester der Familie, der auf den Familienaltar das Morgen- und Abendopfer legt. Die Ehefrau und Kinder sollten sich dazu im Gebet und Lobgesang vereinen. Der Vater sollte morgens, bevor er das Haus verlässt und an seine tägliche Arbeit geht, seine Kinder um sich versammeln und sie der Fürsorge des himmlischen Vaters anempfehlen. Wenn die Pflichten des Tages vorüber sind, soll sich die Familie wieder zu Dankgebet und Lobgesang vereinen, in Anerkennung der göttlichen Fürsorge während des vergangenen Tages.

Väter und Mütter, versäumt es nicht, eure Familie um den Altar Gottes zu versammeln, wie dringend eure Aufgaben auch sein mögen. Bittet um den Schutz heiliger Engel in eurem Heim. Denkt daran, dass eure Lieben Versuchungen ausgesetzt sind. Tägliche Sorgen belasten die Jungen und

Alten. Wer geduldig, liebevoll und fröhlich leben will, muss beten. Nur durch beständige Hilfe von Gott können wir den Sieg über das eigene Ich erringen.

Das Heim sollte ein Ort sein, wo Fröhlichkeit, Höflichkeit und Liebe herrschen. Wo diese Tugenden walten, wird Glück und Freude Bestand haben. Schwierigkeiten wird es immer geben, denn sie gehören zum menschlichen Leben. Geduld, Dankbarkeit und Liebe bewahren den Sonnenschein im Herzen, wenn auch der Tag noch so trübe sein mag. In einem solchen Heim halten sich die Engel Gottes gerne auf.

Mann und Frau sollten nach dem Glück des anderen streben und nie die kleinen Aufmerksamkeiten und freundlichen Taten versäumen, die das Leben erhellen und freundlich gestalten. Zwischen Mann und Frau sollte vollkommenes Vertrauen bestehen. Sie sollten ihre Aufgaben und Ziele gemeinsam festlegen und sich beide bemühen, zum Besten ihrer Kinder zu handeln. Niemals sollten sie in Gegenwart der Kinder das Verhalten des anderen kritisieren oder das Urteil des anderen in Frage stellen. Die Frau sollte sorgfältig darauf achten, die Aufgaben des Mannes in der Kindererziehung nicht zu erschweren. Der Mann sollte die Hände seiner Frau stärken, indem er ihr guten Rat gibt und sie liebevoll ermutigt.

Zwischen Eltern und Kindern darf keine Schranke von Kälte und Zurückhaltung entstehen. Die Eltern sollten vielmehr mit ihren Kindern vertraut werden, indem sie sich bemühen, ihre Vorlieben und Veranlagungen zu kennen, auf ihre Gefühle einzugehen und die Sehnsüchte ihrer Herzen zu verstehen.

Eltern, lasst eure Kinder spüren, dass ihr sie liebt und alles tut, was in eurer Macht steht, um sie glücklich zu machen. Wenn ihr das tut, werden eure Ratschläge und Weisungen viel größeren Eindruck auf ihre jungen Gemüter machen. Erzieht die Kinder mit Liebe und Mitgefühl, indem ihr der Worte des Heilandes bedenkt, dass „ihre Engel im Himmel allezeit das Angesicht meines Vaters im Himmel sehen." Matthäus 18,10 Wenn ihr wünscht, dass die Engel für eure Kinder das Werk tun, das ihnen von Gott übertragen wurde, dann wirkt mit ihnen zusammen, indem ihr euren Teil erfüllt.

Wenn Kinder unter der weisen und liebevollen Leitung eines wahren Heimes aufgezogen werden, haben sie kein Verlangen danach, anderweitig nach Vergnügungen und Gesellschaft zu suchen. Das Böse wird sie dann nicht anziehen. Der in dem Heim herrschende Geist wird ihre Charaktere prägen. Sie werden Gewohnheiten und Grundsätze annehmen, die eine starkes Bollwerk gegen Versuchungen bilden, wenn sie die schützende Familie verlassen und ihren Platz in der Welt einnehmen.

Die Kinder wie die Eltern haben im Heim wichtige Pflichten zu erfüllen. Sie sollten gelehrt werden, dass sie am Wohl des Heimes beteiligt sind. Sie erhalten Nahrung und Kleidung, Liebe und Sorgfalt und sollten auf diese vielen Wohltaten dadurch antworten, dass sie ihren Teil an den häuslichen Lasten tragen und so viel wie möglich Glück in die Familie einbringen, deren Mitglieder sie sind.

Kinder werden sich manchmal über die Einschränkungen und Verbote ärgern; aber in ihrem späteren Leben werden sie den Eltern für die treue Fürsorge und strenge Wachsamkeit danken, mit der sie in all den Jahren der Unerfahrenheit behütet worden sind.

Kapitel 34

Das Ziel wahrer Erziehung

Jeder wahre Christ ist die helfende Hand Gottes

Wahre Erziehung ist Ausbildung zum Missionsdienst. Jeder Sohn und jede Tochter Gottes ist dazu berufen, für den Herrn zu wirken; wir sind zum Dienst für Gott und unsere Mitmenschen berufen. Das Ziel unserer Ausbildung sollte sein, für diese Aufgabe brauchbar zu werden.

Erziehung zum Dienen

Dieses Ziel sollte von christlichen Eltern und Lehrern stets im Auge behalten werden. Wir wissen nicht, in welchem Bereich unsere Kinder einmal tätig sein werden. Vielleicht verbringen sie ihr Leben im häuslichen Kreis; sie ergreifen einen normalen Beruf oder gehen als Prediger des Evangeliums in heidnische Länder. Doch haben alle genauso die Aufgabe, Missionare für Gott zu sein, Botschafter der Gnade für die Welt.

Gott liebt die Kinder und die Jugendlichen mit ihrem lebendigen Talent, ihrer Kraft, ihrem Mut und ihrer raschen Auffassungsgabe. Er wünscht sich, dass sie ihre Kräfte mit den seinen vereinen. Sie sollen deshalb eine Ausbildung erhalten, die ihnen helfen wird, in selbstlosem Dienst an der Seite Christi zu stehen.

Christus sagt von allen seinen Kindern am Ende der Zeit genauso wie von seinen ersten Jüngern folgendes: „Wie du, Vater, mich gesandt hast in die Welt, so sende ich sie auch in die Welt“ Johannes 17,18, um Botschafter Gottes zu sein, um seinen Geist zu offenbaren, seinen Charakter darzustellen und sein Werk zu tun.

Unsere Kinder stehen sozusagen an einer Weggabelung. Von allen Seiten rufen die weltlichen Verlockungen zu Selbstsucht und zur Unmäßigkeit. Dadurch werden sie von dem Pfad weggelockt, der für die Erlösten des Herrn bereitet ist. Es hängt von ihrer Wahl ab, ob ihr Leben ein Segen oder ein Fluch sein wird. Sie müssen für ihre überfließende Kraft, für das Bestreben, ihre ungeübten Fähigkeiten zu prüfen, für das überschäumende Leben ein Ventil finden. Sie werden ihre Gaben entweder für das Gute oder Böse einsetzen.

Gottes Wort will nicht die Tätigkeiten behindern, sondern sie in gute Bahnen lenken. Gott wünscht von der Jugend nicht, weniger strebsam zu sein. Die Charaktereigenschaften, die einen Menschen gegenüber anderen wahrhaft erfolgreich machen und ihm Anerkennung einbringen – das unaufhörliche Streben nach etwas Höherem, der unbezwingbare Wille, der emsige Fleiß, die unermüdliche Ausdauer – sollten nicht abgewertet werden. Sie sollen vielmehr durch die Gnade Gottes jedoch auf Ziele gerichtet werden, die auf einer viel höheren Ebene liegen als auf selbstsüchtigen und weltlichen Interessen, wie der Himmel höher ist als die Erde.

Es liegt an uns als Eltern und Christen, unseren Kindern die richtige Wegweisung zu geben. Sie sollen sorgfältig, weise und einfühlsam auf Wege des Dienstes für Christus geführt werden. Wir stehen unter einem heiligen Bund mit Gott, unsere Kinder für seinen Dienst zu erziehen. Es ist unsere erste Pflicht, sie mit Einflüssen zu umgeben, die sie dazu motivieren, ein Leben des Dienens zu wählen und ihnen hierzu die notwendige Erziehung zu geben.

„Also hat Gott die Welt geliebt, dass er seinen eingeborenen Sohn gab, damit alle, die an ihn glauben, nicht verloren werden, sondern das ewige Leben haben." Johannes 3,16 „...wie auch Christus uns geliebt hat und hat sich selbst für uns gegeben." Epheser 5,2 Wenn wir so lieben, sollen wir auch weitergeben. „Nicht um sich dienen zu lassen, sondern um zu dienen." Matth. 20,28 Das sollen wir selbst lernen und dann an andere weitergeben.

Die Jugendlichen sollten verstehen lernen, dass sie nicht für sich selbst da sind. Sie gehören Christus. Sie sind mit seinem Blut erkauft, durch seine Liebe hat er ein Anrecht auf sie erlangt. Sie leben, weil er sie durch seine Kraft erhält. Ihre Zeit, ihre Kraft, ihre Fähigkeiten gehören ihm, um zu seinem Dienst entwickelt und ausgebildet zu werden.

Fast den Engeln gleich, ist die menschliche Familie, nach dem Bild Gottes geschaffen, das Edelste von Gottes Schöpfung. Gott wünscht, dass sie alle zu dem werden, was er ihnen an Chancen bietet und mit den Kräften, die er ihnen verliehen hat, ihr Bestmögliches tun.

Das Leben ist geheimnisvoll und heilig. Es ist die Offenbarung Gottes selbst, der Quelle allen Lebens. Seine Gelegenheiten sind kostbar und sollten ernstlich genutzt werden. Einmal vertan, sind sie für immer verloren.

Gott stellt uns die Ewigkeit mit ihren feierlichen Wirklichkeiten in Aussicht und gibt uns einen festen Halt an ihren unsterblichen, unvergänglichen Themen. Er stellt uns die wertvolle, veredelnde Wahrheit vor, damit wir auf sicherem Pfad vorankommen, um ein Ziel zu verfolgen, das des intensivsten Einsatzes all unserer Fähigkeiten würdig ist.

Gott schaut auf das kleine Samenkorn, das er selbst geschaffen hat, und sieht darin die wunderschöne Blume angelegt, den Strauch oder den hohen, sich weit ausbreitenden Baum. So sieht er auch die Entwicklungsmöglichkeiten in jedem Menschen. Wir leben für ein bestimmtes Ziel. Gott hat uns seinen Plan für unser Leben mitgegeben und er möchte, dass wir den höchstmöglichen Entwicklungsstand erreichen.

Er wünscht, dass wir beständig in der Heiligkeit, im Glücklichsein und in der Bereitschaft zum Dienst wachsen. Alle haben wir Fähigkeiten und sollen lernen, diese als geheiligte Begabung anzusehen und sie als ein Geschenk des Herrn zu schätzen und richtig anzuwenden. Gott möchte, dass Jugendliche alle Kräfte ihres Lebens nutzen und jede Fähigkeit weiterentwickeln. Er wünscht, dass sie sich an allem erfreuen, was in diesem Leben nützlich und wertvoll ist, dass sie gut sind und Gutes tun, und sich einen Schatz im Himmel für das zukünftige Leben anlegen.

Sie sollten danach streben, in allem herauszuragen, was selbstlos, erhaben und edel ist. Christus soll das Vorbild sein, nach dem sie gestaltet werden sollen. Mögen sie den heiligen Wunsch hochhalten, den er in seinem Leben offenbarte – ein Wunsch, die Welt dadurch zu bessern, dass sie in ihr leben dürfen. Dies ist die Aufgabe, zu der sie berufen sind.

Ein breites Fundament

Die größte aller Wissenschaften ist die Rettung von Menschen. Die größte Aufgabe, um die menschliche Wesen sich bemühen können, ist der Dienst, Menschen aus einem Leben der Sünde zur Heiligkeit zu führen. Zur Ausführung dieses Werkes muss ein breiter Grund gelegt werden. Hierzu ist eine umfassende Erziehung nötig – eine Erziehung, die von Eltern und Lehrern viel mehr Nachdenken und Anstrengung erfordert, als es für eine reine Unterweisung in den Wissenschaften notwendig ist. Es wird mehr benötigt als nur die Schärfung des Verstandes. Die Erziehung ist erst vollständig, wenn Körper, Geist und Herz gleichmäßig ausgebildet sind. Ein vollkommen entwickelter Charakter entsteht durch konsequente Erziehung. Alle Fähigkeiten des Geistes und Körpers sollen gleichmäßig entwickelt und ausgebildet werden. Der Christ ist verpflichtet, jede Begabung zu pflegen und anzuwenden, die uns zu wirkungsvollen Mitarbeitern Gottes macht.

Wahre Erziehung umfasst das ganze Wesen. Sie lehrt den rechten Gebrauch des Lebens und befähigt uns, unseren Verstand, unsere Muskeln, sowie den Körper, Geist und das Herz bestmöglich zu gebrauchen. Die Fähigkeiten des Geistes, als die höheren Kräfte, sollen die Wünsche des Körpers unter Kontrolle halten. Die natürlichen Begierden und Leidenschaften sollen unter die Herrschaft des Gewissens und der geistlichen Einflüsse gebracht werden. Christus steht an der Spitze der Menschheit und es ist seine

Absicht, uns im Dienst für ihn auf hohe und heilige Pfade der Reinheit zu führen. Durch das wunderbare Wirken seiner Gnade sollen wir in ihm vollkommen gemacht werden. Jesus erhielt seine Erziehung in der Familie. Seine Mutter war seine erste menschliche Lehrerin. Von ihren Lippen und aus den Schriftrollen der Propheten erfuhr er von den himmlischen Dingen.

Er lebte im Heim einfacher Menschen auf dem Lande und erfüllte treu und freudig seinen Teil beim Tragen der Lasten des Haushalts. Der Befehlshaber des Himmels war ein williger Diener, ein liebevoller, gehorsamer Sohn. Er erlernte ein Handwerk und mit seinen eigenen Händen arbeitete er mit seinem Vater Joseph in der Zimmermannswerkstatt. In der Kleidung eines Arbeiters ging er durch die Straßen der kleinen Stadt, wenn er morgens zur Arbeit ging und abends wieder heimkehrte.

Die Menschen jener Zeit schätzten den Wert der Dinge nach dem äußeren Aussehen. Während die Religion an Kraft verloren hatte, nahm sie an Prunk zu. Die Erzieher jener Zeit suchten durch Prachtentfaltung und äußeren Schein Eindruck zu gewinnen. Das Leben Jesu stand zu all dem in deutlichem Gegensatz. Sein Leben demonstrierte die Wertlosigkeit jener Dinge, die Menschen als wichtigstes Gut des Lebens ansahen. Er besuchte nicht die Schulen jener Zeit, die unwichtiges überbewerteten und wirklich Wichtiges außer acht ließen. Er erhielt seine Erziehung aus der von Gott bestimmten Quelle, von nützlicher Arbeit, vom Studium der Heiligen Schrift, aus der Natur und aus der Lebenserfahrung. Dies sind Gottes Lehrbücher, voller Belehrung für alle, die mit williger Hand, sehenden Augen und verständigem Herzen an sie herantreten.

„Das Kind aber wuchs, und wurde stark, voller Weisheit, und Gottes Gnade war bei ihm.“ Lukas 2,40

So vorbereitet, übernahm er dann seine eigentliche Aufgabe. Wo und wann er mit Menschen in Berührung kam, übte er auf sie einen segensreichen Einfluss aus, und vermittelte eine Kraft, sich zu verändern, wie sie die Welt niemals zuvor erlebt hatte.

Der Unterricht im Heim

Das Heim ist die erste Schule des Kindes, und hier soll ja der Grund für ein Leben des Dienstes gelegt werden. Seine Grundsätze sollen nicht nur Theorie bleiben; sie sollen vielmehr die ganze Lebenserziehung prägen.

Sehr früh sollte dem Kind etwas über Hilfsbereitschaft vermittelt werden. Sobald die Körper- und Geisteskräfte genügend entwickelt sind, können dem Kind häusliche Pflichten übertragen werden. Es sollte dazu ermutigt werden, Vater und Mutter zu helfen, sich selbst zu verleugnen und zu beherrschen, das Glück und die Bequemlichkeit anderer seinen eigenen Wünschen voranzustellen. Auch sollte das Kind auf Gelegenheiten achten, Geschwister und Freunde zu erfreuen und ihnen zu helfen und zu Alten, Kranken und Unglücklichen freundliches Mitempfinden zeigen. Je mehr der Geist wahren Dienens das Heim erfüllt, desto reichlicher wird er sich im Leben der Kinder entwickeln. Sie werden lernen, im Dienst und Verzicht zugunsten andrer Freude zu finden.

Die Aufgabe der Schulen

Die häusliche Erziehung sollte durch die Schule ergänzt werden. Die Entwicklung des ganzen Wesens, körperlich, geistig und geistlich und die Lehren des Dienens und der Opferbereitschaft sollten dabei ständig im Vordergrund stehen.

Mehr als alles andere werden die kleinen Dinge des täglichen Lebens den Charakter prägen und die jungen Leute zum Dienst für Christus bereit machen. Diese Einstellung zu wecken, zu fördern und richtig zu lenken ist die Aufgabe von Eltern und Lehrern. Keine wichtigere Arbeit könnte ihnen übertragen werden. Der Geist des Dienens ist der Geist des Himmels, und bei dem Bemühen seine Entwicklung zu fördern, werden Engel mithelfen.

Eine solche Erziehung muss auf das Wort Gottes gegründet sein. Nur dort finden sich diese Grundsätze vollständig. Die Bibel sollte zur Grundlage des Studiums und des Unterrichts gemacht werden. Das grundlegende Wissen ist eine Kenntnis von Gott und den, den er gesandt hat.

Jedes Kind und jeder Jugendliche sollte auch ein Wissen über sich selbst haben. Er sollte seinen Körper kennen, den Gott ihm gegeben hat, und die Gesetze, durch die er gesund erhalten wird. All dies sollte schon in den allgemeinbildenden Schulen gründlich unterrichtet werden. Auch sollten alle Kinder eine handwerkliche Ausbildung erhalten, die sie zu Männern und Frauen mit praktischen Kenntnissen macht, tauglich für die Aufgaben des täglichen Lebens. Dazu gehört auch eine Ausbildung und praktische Erfahrung in den verschiedenen Bereichen missionarischer Arbeit.

Lernen durch Weitergeben

Die Jugend sollte so schnell und so viel wie möglich lernen. Ihr Bildungsstand sollte so umfassend sein, wie ihr Lernvermögen es zulässt. Lasst sie das Erlernte anderen weitergeben. Dadurch werden ihre Gedanken Gleichmäßigkeit und Kraft erlangen. Der praktische Gebrauch ihrer Kenntnis entscheidet über den Wert ihrer Erziehung. Eine lange Zeit des Lernens ohne die Möglichkeit, das Erworbene weiterzugeben, erweist sich oft mehr als ein Hindernis als eine Hilfe zur wirklichen Entwicklung. Im Heim und in der Schule sollte der Schüler bestrebt sein zu lernen, wie man studiert und wie man die erlangten Kenntnisse dann weiter gibt. Was auch sein Beruf sein mag, er muss sein Leben lang ein Schüler und ein Lehrer sein. Auf diese Weise kann er ständig Fortschritte machen, sein Vertrauen auf Gott setzen, sich an den halten, dessen Weisheit unendlich ist, der Geheimnisse offenbaren kann, die seit Jahrhunderten verborgen sind; der die schwierigsten Aufgaben lösen kann für den, der an ihn glaubt.

Der Einfluss geselligen Umgangs

Gottes Wort legt großen Wert auf den Einfluss des geselligen Umgangs auf Männer und Frauen. Wie viel größer aber ist dieser Einfluss dann auf den sich entwickelnden Geist und Charakter von Kindern und Jugendlichen. Die Gesellschaft, die sie pflegen, die Grundsätze, die sie übernehmen, die Gewohnheiten, die sie ausüben, werden über die Frage ihrer

Brauchbarkeit hier und über ihr künftiges, ewiges Schicksal entscheiden.

Eine schreckliche Tatsache sollte die Herzen der Eltern bewegen, dass in vielen Schulen und Lehranstalten, wo sich Jugendliche ausbilden lassen, schlechte Einflüsse herrschen. Sie verderben den Charakter und lenken den Geist vom wahren Lebensziel ab. Zudem werden die moralischen Maßstäbe verwischen. Eine Umgebung, in der Unglaube und Liebe zu verdorbenen Vergnügungen tägliche Normalität geworden sind, lässt viele junge Leute die Einfachheit und Reinheit des Glaubens an Gott und den Geist der Selbsthingabe verlieren, den christliche Eltern durch sorgfältige Unterweisung und ernstes Gebet gepflegt und gehütet haben.

Viele, die mit der Absicht in eine Schule eingetreten sind, sich für einen selbstlosen Dienst ausbilden zu lassen, werden von weltlichem Studium ganz in Anspruch genommen. Es wird ein Ehrgeiz geweckt, Auszeichnung unter den Schülern zu gewinnen und Rang und Namen in der Welt zu erlangen. Sie verlieren den ursprünglichen Zweck aus dem Auge und das Leben wird von selbstsüchtigen und weltlichen Plänen bestimmt. Oft führt das zu einem Lebensstil, mit dem man letztlich alle Chancen für dieses und das ewige Leben verspielt.

In der Regel haben Männer und Frauen, die Weitblick, Selbstlosigkeit und Edelmut besitzen, diese Charaktereigenschaften bereits in jungen Jahren entwickelt. In seiner ganzen Handlungsweise mit Israel betonte Gott die Wichtigkeit, den Umgang ihrer Kinder im Auge zu behalten. Alle Regelungen des privaten, religiösen und öffentlichen Lebens wurden mit Rücksicht darauf getroffen, die Kinder vor schädlicher Gesellschaft zu bewahren und sie von frühester Kindheit an mit den Vorschriften und Grundsätzen des Gesetzes Gottes bekannt zu machen. Die Lehre, die sie beim Auszug aus Ägypten erhielten, beeindruckte alle Herzen tief. Bevor das letzte schreckliche Gericht in dem Tod der Erstgeburt über die Ägypter hereinbrach, befahl Gott seinem Volk, ihre Kinder in ihren Häusern zu versammeln. Die Türpfosten eines jeden Hauses waren mit Blut gekennzeichnet und alle mussten innerhalb des Schutzes bleiben, der durch dieses Zeichen gesichert war. Ebenso sollen heute Eltern, die Gott fürchten und lieben, ihre Kinder unter „dem Band des Bundes" bringen und sie dort bewahren – innerhalb des Schutzes der heiligen Einflüsse, die durch Christi Erlösungsblut ermöglicht worden sind.

Sondert euch ab

Christus sagte von seinen Jüngern: „Ich habe ihnen dein Wort gegeben, ... sie sind nicht von der Welt, wie auch ich nicht von der Welt bin." Johannes 17,14 Gott gebietet uns: „Nehmt nicht die Forderungen dieser Welt zum Maßstab, sondern ändert euch, indem ihr euch an Gottes Maßstäben orientiert." Römer 12,2; Hfa

„Macht nicht gemeinsame Sache mit Leuten, die nicht an Christus glauben. Gottes Gerechtigkeit und die Gesetzlosigkeit dieser Welt haben so wenig miteinander zu tun wie das Licht mit der Finsternis. Wird Christus jemals mit dem Teufel übereinstimmen? Oder was verbindet einen an Christus Glaubenden mit einem Ungläubigen? Was haben die Götzenbilder mit dem Tempel Gottes zu tun?" 2. Korinther 6,14-18; Hfa

Verheißungen des Segens

„Bringt zusammen die Kinder." Joel 2,16 „Tue ihnen kund die Satzungen Gottes und seine Weisungen." 2. Mose 18,16 „Denn ihr sollt meinen Namen auf die Israeliten legen, dass ich sie segne." 4. Mose 6,27 „Und alle Völker auf Erden werden sehen, dass über dir der Name des Herrn genannt bist." 5. Mose 28,10 „Und es werden die Übriggebliebenen aus Jakob unter vielen Völkern sein wie Tau vom Herrn, wie Regen aufs Gras, der auf niemand harrt noch auf Menschen wartet." Micha 5,6

Wir gehören zum Volk Israel. Alle Anweisungen, die den Israeliten vor alters hinsichtlich der Erziehung und Ausbildung ihrer Kinder gegeben wurden, alle Verheißungen, die an die Befolgung dieser Anweisungen gebunden sind, gelten nun für uns. Gottes Wort an uns lautet: „Ich will dich segnen ... und sollst ein Segen sein." 1. Mose 12,2

Christus sagt von den ersten Jüngern und von allen, die durch deren Zeugnis an ihn glauben sollten: „Und ich habe ihnen die Herrlichkeit gegeben, die du mir gegeben hast, damit sie eins seien, wie wir eins sind, ich in ihnen und du in mir, damit sie vollkommen eins seien und die Welt erkenne, dass du mich gesandt hast und sie liebst, wie du mich liebst." Johannes 17,22-23

Wunderbare, köstliche Worte, die der Glaube fast nicht begreifen kann! Der Schöpfer aller Welten liebt jene, die sich dem Dienst an ihn widmen, genauso wie er seinen Sohn liebt. Sogar hier und jetzt wird uns seine Gunst in wunderbarem Ausmaß geschenkt. Er hat uns das Licht und die Majestät des Himmels gegeben und mit Jesus schenkte er uns alle Schätze des Himmels. Wenn er uns auch für das zukünftige Leben viel verheißen hat, so schenkt er bereits in diesem Leben fürstliche Gaben. Er möchte, dass wir als Wesen uns seiner Gnade und all dessen erfreuen, was unseren Charakter veredelt, erweitert und erhebt. Er wartet darauf, die Jugendlichen mit Kraft von oben zu erfüllen, damit sie unter dem blutbefleckten Banner Christi stehen können, um zu wirken, wie er wirkte, um Seelen auf rechte Wege zu leiten und die Füße vieler auf den ewigen Fels zu stellen.

Gottes Zusicherung

Alle, die in Übereinstimmung mit Gottes Erziehungsplan arbeiten wollen, werden seine umgestaltende Gnade, seine beständige Gegenwart und seine bewahrende Kraft erfahren. Ihnen gilt sein Zuspruch: „...sei getrost und unverzagt. Lass dir nicht grauen und entsetze dich nicht; denn der Herr, dein Gott, ist mit dir." Josua 1,9 „Ich will dich nicht verlassen noch von dir weichen." Josua 1,5

„Wenn Regen oder Schnee vom Himmel fällt, kehrt er nicht wieder dorthin zurück, ohne dass er etwas bewirkt: er durchfeuchtet die Erde und macht sie fruchtbar, so dass man Korn für das tägliche Brot bekommt und Saatgut für eine neue Ernte. Genauso ist es mit dem Wort, das ich spreche. Es kehrt nicht erfolglos zu mir zurück, sondern bewirkt, was ich will, und führt aus, was ich ihm auftrage. Unter Jubel werdet ihr in die Freiheit antreten, mit sicherem Geleit werdet ihr heimkehren. Berge und Hügel werden in ein Freudengeschrei ausbrechen, wenn sie euch sehen, und die Bäume der Steppe werden in die Händen klatschen. Wo ihr durchzieht wachsen Zypressen statt Dornbüsche und statt Brenneseln Myrthen. Dies alles geschieht, damit der Herr gerühmt und gepriesen wird. Er setzt sich damit ein Denkmal, das alle Zeiten überdauert." Jesaja 55,10-13; GN

Überall auf der Welt ist die Gesellschaft in Unordnung geraten. Eine durchgreifende Umwandlung ist notwendig. Die Erziehung, welche die Jugend erhält, soll das ganze soziale Gefüge umformen.

„Sie werden die alten Trümmer wieder aufbauen und was vorzeiten zerstört worden ist, wieder aufrichten; sie werden die verwüsteten Städte erneuern, die von Generation zu Generation zerstört gelegen haben." Jesaja 61,4 Die Menschen werden sie „...Diener unsres Gottes nennen... Sie sollen ewige Freude haben. Denn ich bin der Herr, der das Rechte liebt." Jesaja 61,6-8

„Ich will ihnen den Lohn in Treue geben und einen ewigen Bund mit ihnen schließen." Jesaja 61,8 „Und man soll ihre Generation kennen unter den Heiden und ihre Nachkommen unter den Völkern, dass, wer sie sehen wird, erkennen soll, dass sie ein Volk sind, gesegnet vom Herrn... Denn gleichwie Gewächs aus der Erde wächst und Same im Garten aufgeht, so lässt Gott der Herr Gerechtigkeit aufgehen und Ruhm vor allen Heidenvölkern." Jesaja 61,9.11

TEIL VII

DIE WESENTLICHE Erkenntnis

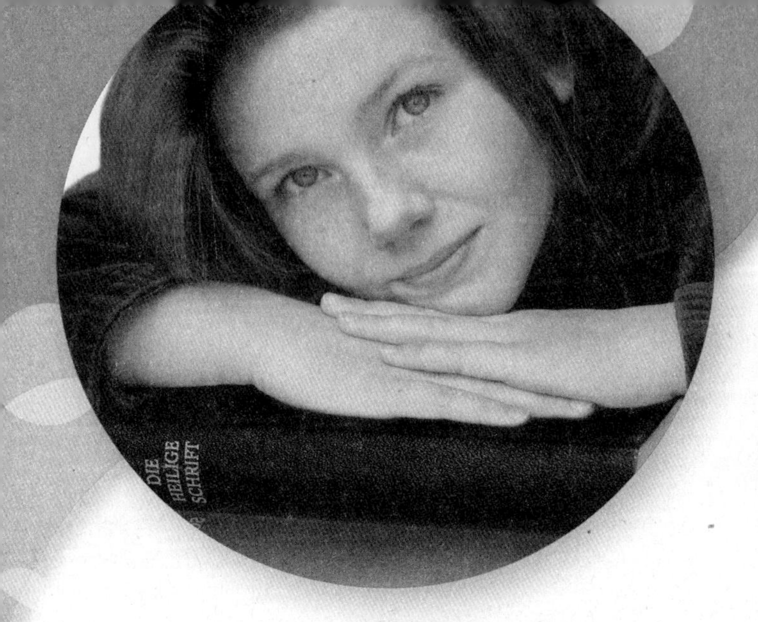

Vertrauen

Gott liebt uns und will, dass wir Frieden im Herzen haben. Er wird uns gern helfen, wenn wir Ihn um diesen Frieden bitten. Dankbar, vergebungsbereit und froh zu sein, ist die beste Medizin...

Kapitel 35

Wahre Gotteserkenntnis

Alles ist uns geschenkt durch die Erkenntnis Gottes...

Wie damals unser Heiland, so leben wir auch in dieser Welt, um Gott zu dienen. Wir sind hier, um im Charakter Gott ähnlich zu werden und ihn durch ein Leben des Dienens unserer Umwelt zu offenbaren. Um Mitarbeiter Gottes zu sein, um ihm ähnlich zu werden und sein Wesen verständlich zu machen, sollten wir alles wissen, was er über sich selbst mitgeteilt hat.

Ohne Erkenntnis Gottes gibt es keine echte Erzichung und keinen echten Dienst am Mitmenschen. Das ist der einzig sichere Schutz gegen Versuchung und nur dadurch können wir Gott charakterlich ähnlich werden.

Diese Erkenntnis brauchen auch alle, die ihre Mitmenschen auf den richtigen Weg führen möchten. Veränderung des Charakters, Reinheit der Lebensführung, Tüchtigkeit beim Dienen, Festhalten an richtigen Grundsätzen – all dies hängt von der richtigen Erkenntnis Gottes ab. Diese Erkenntnis bildet die wesentliche Erziehung für dieses und das zukünftige Leben. „Den Heiligen erkennen, das ist Verstand." Sprüche 9,10 Durch die Erkenntnis Gottes ist uns alles gegeben, „was zum Leben und zur Frömmigkeit dient" 2. Petrus 1,3

Jesus sagt: „Das ist aber das ewige Leben, dass sie dich, der du allein wahrer Gott bist, und den du gesandt hast, Jesus Christus, erkennen." Johannes 17,3

„So spricht der Herr: Ein Weiser rühme sich nicht seiner Weisheit, ein Starker rühme sich nicht seiner Stärke, ein

Reicher rühme sich nicht seines Reichtums. Sondern, wer sich rühmen will, der rühme sich dessen, dass er klug sei und mich kenne, dass ich der Herr bin, der Barmherzigkeit, Recht und Gerechtigkeit übt auf Erden; denn solches gefällt mir, spricht der Herr.“ Jeremia 9,22-23

Darum müssen wir die Offenbarung erforschen, die Gott uns übermittelt hat. „So vertrage dich nun mit Gott und mache Frieden; daraus wird dir viel Gutes kommen. Nimm doch Weisung an von seinem Munde und fasse seine Worte in dein Herz. ... So wird der Allmächtige dein Gold sein. – Dann wirst du deine Lust haben an dem Allmächtigen und dein Antlitz zu Gott erheben. Wenn du ihn bitten wirst, wird er dich hören, und du wirst deine Gelübde erfüllen. Was du dir vornimmst, lässt er dir gelingen, und das Licht wird auf deinen Wegen scheinen. Denn er erniedrigt die Hochmütigen; aber wer seine Augen niederschlägt, dem hilft er.“ Hiob 22,21-29

Gott offenbart sich in der Natur

„Gott ist zwar unsichtbar, doch an seinen Werken, der Schöpfung, haben die Menschen seit jeher seine göttliche Macht und Größe sehen und erfahren können.“ Römer 1,20; Hfa

Der heutige Zustand der Natur vermittelt uns nur eine schwache Vorstellung von der Herrlichkeit des Gartens Eden. Die Sünde hat die Schönheit der Erde entstellt. Überall kann man die Spuren des Bösen sehen. Dennoch gibt es noch viel Schönes. Die Natur bezeugt, dass jemand mit unendlicher Macht und großer Güte, Gnade und Liebe die Erde erschuf, und sie mit Leben und Freude erfüllte. Selbst unter dem Fluch der Sünde erkennt man noch sehr gut, dass hier ein großer Meisterkünstler am Werk war. Wohin wir uns auch wenden, überall können wir die Stimme Gottes hören und die Beweise seiner Güte sehen.

Vom feierlichen Grollen des tief tönenden Donners und dem unaufhörlichen Brausen des weiten Meeres bis zu den fröhlichen Liedern, welche die Wälder mit Musik erfüllen, sprechen alle die zahllosen Stimmen in der Natur sein Lob aus. Die Erde, das Meer und der Himmel mit ihren wunderbaren Farbtönen und Schattierungen, die im glänzendsten Gegensatz zueinander stehen oder in lieblicher Harmonie ineinander verschmelzen, offenbaren seine Herrlichkeit. Die majestätischen Berge erzählen uns von seiner Macht. Die Bäume, die ihre grünen Wipfel im Sonnenlicht wiegen, und die Blumen in ihrer zarten Schönheit weisen auf ihren Schöpfer hin. Das frische Grün, das den braunen Erdboden wie mit einem Teppich bedeckt, erzählt von Gottes Fürsorge selbst für die einfachsten seiner Geschöpfe. In den Tiefen des Meeres und der Erde finden wir seine Schätze. Er legt die Perlen in den Ozean und die Edelsteine in die Felsen und liebt alles Schöne. Die am Himmel aufgehende Sonne weist auf den, der das Leben und Licht von allem ist, was er gemacht hat. All das Herrliche und Schöne, das die Erde schmückt und die Himmel erleuchtet, erzählt von Gott.

„Seines Lobes war der Himmel voll, und seiner Ehre war die Erde voll.“ Habakuk 3,3 „Herr, wie sind deine Werke so groß und viel! Du hast sie alle weislich geordnet, und die Erde ist voll deiner Güte.“ Psalm 104,24

„Die Himmel erzählen die Ehre Gottes, und die Feste verkündigt seiner Hände Werk. Ein Tag sagt‘s dem anderen, und eine Nacht tut‘s kund der anderen, ohne Sprache und ohne Worte; unhörbar ist ihre Stimme. Ihr Schall geht aus in alle Lande und ihr Reden bis an die Enden der Welt.“ Psalm 19,2-5 Die ganze Schöpfung erzählt von Gottes liebevoller, väterlicher Fürsorge und seinem Wunsch, seine Kinder glücklich zu machen.

Ein persönlicher Gott

Die gewaltigen Kräfte, die uns überall in der Natur begegnen und alles am Leben und in Bewegung halten, sind nicht, wie es einige Wissenschaftler darstellen, nur Ausdruck einer namenlosen, unpersönlichen Energie. Gott ist ein Geist; und doch ist er ein persönliches Wesen, denn er hat sich uns so offenbart. „Aber der Herr ist der wahrhaftige Gott, der lebendige Gott, der ewige König. ... Die Götter, die Himmel und Erde nicht gemacht haben, müssen vertilgt werden von der Erde und unter dem Himmel.“ Jeremia 10,10-11 „Aber so ist der nicht, der Jakobs Reichtum ist; sondern er ist's, der alles geschaffen hat." Jeremia 10,16

„Er aber hat die Erde durch seine Kraft gemacht und den Erdkreis bereitet durch seine Weisheit und den Himmel ausgebreitet durch seinen Verstand." Jeremia 10,10.12

Die Natur ist nicht Gott

Gott ist nicht selbst Bestandteil der Schöpfung. Alles Geschaffene zeugt von Gottes Charakter und Macht; aber wir dürfen die Natur nicht als Gott ansehen. Künstlerisch begabte Menschen erschaffen sehr schöne Kunstwerke; Dinge, die das Auge erfreuen, und sie sagen uns etwas von den Gedanken des Urhebers; aber das Kunstwerk ist nicht der Künstler. Nicht das Werk, sondern der Urheber wird gerühmt. So entstand auch die Schöpfung aus sichtbar gewordenen Gedanken Gottes. Aber es soll nicht die Natur selbst, sondern der Gott der Natur gepriesen werden.

„Kommt, lasst uns anbeten und knien und niederfallen vor dem Herrn, der uns gemacht hat." Psalm 95,6 „Denn in seiner Hand sind die Tiefen der Erde und die Höhen der Berge sind auch sein. Denn sein ist das Meer und er hat's gemacht, und seine Hände haben das Trockene bereitet." Psalm 95,4-5 „Der das Siebengestirn und den Orion macht, der aus der Finsternis den Morgen macht und aus dem Tag die finstere Nacht – er heißt, Herr." Amos 5,8; Herr = Jahwe, hebr.: Gottesname; siehe 2. Mose. 3,14 „Denn siehe er ist's, der die Berge macht und den Wind schafft; er zeigt dem Menschen, was er im Sinne hat." Amos 4,13 „Er ist es, der seinen Saal in den Himmel baut und seinen Palast über der Erde gründet, der das Wasser im Meer herbeiruft und schüttet es auf das Erdreich. Er heißt Herr." Amos 9,6

Die Erschaffung der Erde

Die Erschaffung der Erde kann nicht von der Wissenschaft erklärt werden. Welche Wissenschaft kann denn wirklich das Geheimnis des Lebens erklären? „Durch den Glauben erkennen wir, dass die Welt durch Gottes Wort geschaffen ist, so dass alles, was man sieht, aus nichts geworden ist." Hebräer

11,3 „Ich bin der Herr, – der ich das Licht mache und schaffe die Finsternis. – Ich bin der Herr, der dies alles tut... Ich habe die Erde gemacht und den Menschen auf ihr geschaffen. Ich bin‘s, dessen Hände den Himmel ausgebreitet haben und der seinem ganzen Heer geboten hat.“ Jesaja 45,6-7.12 „Ich rufe, und alles steht da.“ Jesaja 48,13 Bei der Erschaffung der Erde war Gott nicht auf schon vorhandene Materie angewiesen. „Denn wenn er spricht, so geschieht‘s; wenn er gebietet, so steht‘s da.“ Psalm 33,9 Alles auf dieser Welt, materiell oder geistig, entstand durch Gottes Wort und wurde gemäß seiner Vorstellungskraft erschaffen. Die Himmel und alle ihre Heerscharen, die Erde und alles auf ihr, erlangten ihr Dasein durch den Hauch seines Mundes.

Die Erschaffung des Menschen

Bei der Erschaffung des Menschen erleben wir das Handeln eines persönlichen Gottes. Als Gott den Menschen nach seinem Bild geschaffen hatte, war die Gestalt des Menschen vollkommen in ihrer ganzen Zusammensetzung, aber noch ohne Leben. Dann blies ein persönlicher, aus sich selbst existierender Gott dieser Gestalt den Odem des Lebens ein, und der Mensch wurde zu einem lebendigen, vernunftbegabten Wesen. Alle Teile des menschlichen Organismus wurden dadurch in Bewegung gesetzt. Das Herz, die Arterien, die Venen, die Zunge, die Hände, die Füße, die Sinnesorgane, die geistigen Fähigkeiten – alles begann zu arbeiten und alle wurden einem Gesetz unterstellt. Der Mensch wurde eine lebendige Seele. Durch Christus, das Wort, schuf ein persönlicher Gott den Menschen und stattete ihn mit Vernunft und Kraft aus.

Unser Wesen war ihm nicht unbekannt als wir nur in seinen Gedanken existierten; seine Augen sahen unseren Körper, als er noch unvollendet war, und in sein Buch waren alle Teile unseres Körpers schon vermerkt, als es sie noch gar nicht gab. Gottes Absicht war, dass der Mensch als krönende Schöpfung über allen niederen Daseinsformen steht. Er sollte Gottes Gedanken und seine Herrlichkeit sichtbar machen. Aber der Mensch darf sich nicht selbst als Gott erhöhen.

„Jauchzet dem Herrn, alle Welt! Dienet dem Herrn mit Freuden, kommt vor sein Angesicht mit Frohlocken! Erkennet, dass der Herr Gott ist! Er hat uns gemacht, und nicht wir selbst, zu seinem Volk und zu Schafen seiner Weide. Gehet zu seinen Toren ein mit Danken, zu seinen Vorhöfen mit Loben; danket ihm, lobet seinen Namen!" Psalm 100,1-4 „Erhebet den Herrn, unsern Gott, und betet an auf seinem heiligen Berge; denn der Herr, unser Gott, ist heilig." Psalm 99,9

Die Naturgesetze sind Gottes Diener

Ständig sorgt Gott für seine Schöpfung und gleichzeitig dient sie seinen Zielen. Er wirkt durch die Gesetze der Natur und gebraucht sie als seine Werkzeuge. Sie handeln nicht aus eigener Kraft. Die Ereignisse in der Natur bezeugen die Gegenwart und das aktive Handeln eines intelligenten göttlichen Wesens, das alle Dinge nach seinem Willen lenkt.

„Herr, dein Wort bleibt ewiglich, soweit der Himmel reicht; deine Wahrheit währet für und für. Du hast die Erde fest gegründet, und sie bleibt stehen. Sie steht noch heute nach deinen Ordnungen; denn es muss dir alles dienen." Psalm 119,89-91 „Alles was er will, das tut er im Himmel und auf Erden, im Meer und allen Tiefen." Psalm 135,6 „Er gebot, da wurden sie geschaffen. Er lässt sie bestehen für immer und ewig; er gab eine Ordnung, die dürfen sie nicht überschreiten." Psalm 148,5-6

Nicht aus sich selbst heraus bringt die Erde Jahr für Jahr ihre Gaben hervor und hält konstant ihre Bahn um die Sonne ein. Die Hand des Unendlichen lenkt diesen Planeten. Es ist Gottes beständig wirkende Kraft, welche die Erde auf ihrer Bahn hält. Gott lässt die Sonne am Himmel aufgehen. Er öffnet die Fenster des Himmels und gibt Regen. „Er gibt Schnee wie Wolle, er streut Reif wie Asche." Psalm 147,16

„Wenn er donnert, so ist Wasser die Menge am Himmel; Wolken lässt er heraufziehen vom Ende der Erde. Er macht die Blitze, dass es regnet, und lässt den Wind kommen aus seinen Vorratskammern." Jeremia 10,13 Seine Macht lässt die Vegetation gedeihen, lässt jedes Blatt erscheinen, jede Blume erblühen und jede Frucht wachsen.

Die Funktionen des menschlichen Körpers sind bis heute noch nicht in allen Zusammenhängen bekannt. Selbst den klügsten Fachleuten gibt er immer noch Rätsel auf. Schließlich ist unser Körper kein Mechanismus, der, einmal in Bewegung gesetzt, vollautomatisch weiterfunktioniert, dass der Puls schlägt und ein Atemzug auf den anderen folgt. Gott ist der alleinige Garant unserer Existenz. Das schlagende Herz, die Blutzirkulation, jeder Nerv und jeder Muskel im menschlichen Organismus, alles wird durch die Kraft eines stets gegenwärtigen Gottes in Funktion und Tätigkeit gehalten.

Fürsorge der göttlichen Vorsehung

Die Bibel zeigt uns Gott auf seinem heiligen und erhabenen Thron nicht in einem Zustand der Untätigkeit, noch in Stille und Einsamkeit, sondern umgeben von Zehntausend mal Zehntausend und Tausend mal Tausend heiligen Wesen, die alle bereit sind, seinen Willen auszuführen. Durch diese Botschafter steht er in tätiger Verbindung mit jedem Teil seines Reiches. Durch seinen Geist ist er überall gegenwärtig. Durch das Wirken seines Geistes und seiner Engel dient er den Menschenkindern.

Über den Unruhen der Erde sitzt er auf seinem Thron. Alle Dinge liegen vor seinem göttlichen Blick offen, und von seinem hohen, erhabenen, ewigen Thron aus ordnet er alles, wie es seine göttliche Vorsehung für das Beste hält.

„Ich weiß, Herr, dass des Menschen Tun nicht in seiner Gewalt steht, und es liegt in niemandes Macht, wie er wandle oder seinen Gang richte.“ Jeremia 10,13 „Verlass dich auf den Herrn von ganzem Herzen ... gedenke an ihn in allen deinen Wegen, so wird er dich recht führen.“ Sprüche 3,5-6

„Siehe, des Herrn Auge achtet auf alle, die ihn fürchten, die auf seine Güte hoffen, dass er sie errette vom Tode und sie am Leben erhalte in Hungersnot.“ Psalm 33,18-19 „Wie köstlich ist deine Güte, Gott, dass Menschenkinder unter dem Schatten deiner Flügel Zuflucht haben.“ Psalm 36,8

„Wohl dem, dessen Hilfe der Gott Jakobs ist, der seine Hoffnung setzt auf den Herrn, seinen Gott.“ Psalm 146,5 „Herr, die

Erde ist voll deiner Güte." Psalm 119,64 „Gott liebt Gerechtigkeit und Gericht." Psalm 33,5 „Gott – der du bist die Zuversicht aller auf Erden und fern am Meer; der du die Berge festsetzest in deiner Kraft und gerüstet bist mit Macht; der du stillst das Brausen des Meeres, ...und das Toben der Völker." Psalm 65,6-8

„Du machst fröhlich, was da lebt im Osten wie im Westen." Psalm 65,9 „Du krönst das Jahr mit deinem Gut, und deine Fußstapfen triefen von Segen." Psalm 65,12 „Der Herr hält alle, die da fallen, und richtet alle auf, die niedergeschlagen sind. Aller Augen warten auf dich, und du gibst ihnen ihre Speise zur rechten Zeit. Du tust deine Hand auf, und sättigst alles, was lebt, nach deinem Wohlgefallen." Psalm 145,14-16

Gottes Wesen ist in Christus offenbart

Gott hat sich als persönliches Wesen in seinem Sohn offenbart. Jesus, der Abglanz der Herrlichkeit seines Vaters und „das Ebenbild seines Wesens", Hebräer 1,3 kam als persönlicher Erlöser auf die Welt. Als persönlicher Erlöser fuhr er auch wieder zum Himmel. Als ein persönlicher Erlöser tritt er am himmlischen Gerichtshof für uns ein. Vor dem Thron Gottes dient nun einer für uns, der „einem Menschensohn gleich" ist. Offenbarung 1,13

Christus, das Licht der Welt, verhüllte den blendenden Glanz seiner Göttlichkeit und kam, um als Mensch unter Menschen zu leben, damit sie, ohne dabei zugrunde zu gehen, mit ihrem Schöpfer bekannt werden konnten. Nachdem die Sünde die Menschen von ihrem Schöpfer getrennt hatte, hat kein Mensch Gott jemals gesehen, ausgenommen, wie er durch Christus offenbart ist.

„Ich und der Vater sind eins," Johannes 10,30 erklärte Jesus. „Niemand kennt den Sohn, als nur der Vater; und niemand kennt den Vater, als nur der Sohn und wem es der Sohn offenbaren will." Matthäus 11,27 Christus kam, um die Menschen das zu lehren, was sie nach dem Willen Gottes wissen sollen. Wir sehen in den Himmeln oben, auf der Erde und in den weiten Gewässern des Meeres die Werke Gottes. Alles Erschaffene bezeugt seine Macht, seine Weisheit und seine

Liebe. Dennoch können wir nicht von den Sternen oder den Meeren oder dem Wasserfall das Wesen Gottes kennen lernen, wie es uns in Christus offenbart wurde.

Gott sah, dass zur Darstellung seines Wesens und seines Charakters eine deutlichere Offenbarung als die in der Natur erforderlich war. Deshalb sandte er seinen Sohn in die Welt, um das Wesen und die Eigenschaften des unsichtbaren Gottes zu offenbaren, soweit das menschliche Wesen ertragen konnten.

Den Jüngern offenbart

Lasst uns die Worte betrachten, die Christus in der Nacht vor seiner Kreuzigung im Abendmahlsraum sprach. Seine Leidensstunde nahte und er versuchte, seine Jünger zu trösten. Vor ihnen lag eine Zeit schwerer Versuchung und Prüfung.

Er sprach zu ihnen: „Euer Herz erschrecke nicht, glaubt an Gott und glaubt an mich. In meines Vaters Hause sind viele Wohnungen. Wenn‘s nicht so wäre, hätte ich dann zu euch gesagt: Ich gehe hin, euch die Stätte zu bereiten? Spricht zu ihm Thomas: Herr, wir wissen nicht, wo du hingehst; wie können wir den Weg wissen? Jesus spricht zu ihm: Ich bin der Weg, die Wahrheit und das Leben; niemand kommt zum Vater denn durch mich. Wenn ihr mich erkannt habt, so werdet ihr auch meinen Vater erkennen. Und von nun an kennt ihr ihn und habt ihn gesehen. Spricht zu ihm Philippus: Herr, zeige uns den Vater, und es genügt uns. Jesus spricht zu ihm: So lange bin ich bei euch und du kennst mich nicht, Philippus? Wer mich sieht, der sieht den Vater! Wie sprichst du dann: Zeige uns den Vater? Glaubst du nicht, dass ich im Vater bin, und der Vater in mir? Die Worte, die ich zu euch rede, die rede ich nicht von mir selbst aus. Und der Vater, der in mir wohnt, der tut seine Werke.“ Johannes 14,1-10

Die Jünger verstanden aber Christi Worte betreffs seiner Beziehung zu Gott nicht. Viele seiner Lehren blieb für sie noch im Dunkeln. Christus wollte deshalb, dass sie eine klarere, eigenständigere Gotteserkenntnis besaßen. „Das habe ich euch in Bildern gesagt", sagte er. „Es kommt die Zeit, dass ich nicht mehr in Bildern mit euch reden werde..." Johannes 16,25

Als zu Pfingsten der heilige Geist auf die Jünger ausgegossen wurde, verstanden sie die Wahrheiten viel besser, die Christus in seinen Gleichnissen ausgesprochen hatte. Viele Lehren, die ihnen bis dahin ein Geheimnis gewesen waren, wurden nun begreiflich. Aber selbst da empfingen die Jünger noch nicht die vollständige Erfüllung der Verheißung Christi. Sie erhielten zwar all das Wissen über Gott, das sie verkraften konnten, aber die volle Erfüllung der Verheißung, dass Christus ihnen den Vater in aller Klarheit zeigen werde, stand noch aus. So ist es auch heute. Unsere Gotteserkenntnis ist unvollständig und unvollkommen. Wenn der Kampf zu Ende ist und der Menschensohn Christus Jesus vor dem Vater seine treuen Mitarbeiter bekennt, die in einer sündigen Welt ein wahrhaftiges Zeugnis für ihn abgelegt haben, dann werden sie klarer verstehen, was für sie jetzt noch Geheimnisse sind.

Christus nahm seine verklärte menschliche Natur mit in den Himmel. Allen, die ihn annehmen, gibt er Kraft, Gottes Kinder zu werden, damit Gott sie schließlich als die Seinen annehmen kann und sie mit ihm in Ewigkeit Gemeinschaft haben können. Wenn sie während dieses Lebens Gott treu sind, werden sie schließlich „sein Angesicht sehen, und sein Name wird an ihren Stirnen stehen." Offenbarung 22,4 Besteht diese Glückseligkeit nicht darin, dass sie Gott sehen? Welche größere Freude kann dem durch Christi Gnade geretteten Sünder zuteil werden, als in das Angesicht Gottes zu schauen und ihn als den Vater zu kennen?

Das Zeugnis der Bibel

Die Bibel zeigt uns klar die Beziehung zwischen Gott und Christus auf und zeigt uns ebenso deutlich die Persönlichkeit und Individualität von beiden.

„Immer wieder hat Gott schon vor unserer Zeit auf unterschiedliche Art und Weise durch die Propheten zu unseren Vätern gesprochen. Doch jetzt, in diesen letzten Tagen, sprach Gott durch seinen Sohn Jesus Christus zu uns. Durch ihn schuf Gott die Welt, und ihn hat er auch zum Erben über diese Welt eingesetzt.“ Hebräer 1,1-2; Hfa In dem Sohn zeigt sich die göttliche Herrlichkeit seines Vaters, denn er ist ganz und gar Gottes Ebenbild. Sein Wort ist die Kraft, die das Weltall zusammenhält. Durch seinen Tod hat er uns von der Last unserer Schuld befreit und nun den Ehrenplatz an der Seite Gottes eingenommen, dem alle Macht gehört.

Gott hat Christus seinen Sohn genannt und ihm damit eine Stellung weit über alle Engel gegeben. Zu welchem Engel hätte Gott wohl jemals gesagt: „Du bist mein Sohn. Heute setze ich dich zum König ein?“Psalm 2,7 Und zu keinem Engel hat Gott je gesagt: „Ich werde sein Vater sein, und er wird mein Sohn sein.“ 2. Samuel 7,1.“ Hebräer 1,1-5; Hfa

Die Persönlichkeit des Vaters und des Sohnes, sowie die Einheit, die zwischen ihnen besteht, werden uns im 17. Kapitel des Johannes in dem Gebet Christi für seine Jünger vorgeführt:„Ich bitte aber nicht nur für sie, sondern für alle, die durch das Zeugnis meiner Jünger von mir hören werden und an mich glauben. Sie alle sollen eins sein, genauso wie du, Vater, mit mir eins bist. So wie du in mir bist und ich in dir bin, sollen auch sie in uns fest miteinander verbunden sein. Dann werden sie die Welt überzeugen, dass du mich gesandt hast.“ Johannes 17,20-21

Die Einheit, die zwischen Christus und seinen Jüngern herrscht, zerstört nicht die Persönlichkeit des einzelnen. Sie sind eins in ihren Absichten, ihrer Gesinnung und ihrem Charakter, aber nicht in ihrer Person. Ebenso sind Gott und Christus eins.

Gottes Charakter ist in Christus offenbart

Christus nahm Menschengestalt an und kam, um sich den Menschen gleichzustellen, gleichzeitig aber sündhaften Menschen unseren himmlischen Vater nahezubringen. Jesus Christus war von Anfang an in der Gegenwart des Vaters gewesen und brachte das Bild des unsichtbaren Gottes zum Ausdruck. Er war allein imstande, der Menschheit den Charakter der Gottheit zu enthüllen. Er war in allen Dingen seinen Brüdern gleichgestellt. Er wurde Fleisch, genauso, wie wir es sind. Er war hungrig, durstig und müde. Er ernährte sich wie wir und erholte sich durch Schlaf. Er teilte das Los der Menschen; und doch blieb er der untadelige Sohn Gottes. Er war ein Fremder und Durchreisender auf der Erde – er lebte in dieser Welt, aber er wurde nicht Teil der Welt; er war versucht und geprüft, wie Männer und Frauen auch heute versucht und geprüft werden, und lebte doch ohne Sünde. Liebevoll, mitfühlend, teilnahmsvoll und immer auf das Wohl anderer bedacht, stellte er das Wesen Gottes dar und war so ständig für Gott und die Menschen tätig.

„Er hat mich gesandt," sagte er, „den Elenden gute Botschaft zu bringen, die zerbrochenen Herzen zu verbinden, zu verkündigen den Gefangenen die Freiheit," Jesaja 61,1 „und den Blinden, dass sie sehen sollen," Lukas 4,18 „zu verkündigen ein gnädiges Jahr des Herrn..., zu trösten alle Trauernden." Jesaja 61,2

Er bittet uns: „Liebt eure Feinde, segnet, die euch fluchen; tut wohl denen, die euch hassen, und bittet für die, die euch beleidigen und verfolgen, damit ihr Kinder seid eures Vaters im Himmel." Matthäus 5,44-45 „Denn er ist gütig gegen die Undankbaren und Bösen." Lukas 6,35 „Er lässt seine Sonne aufgehen über Böse und Gute und lässt regnen über Gerechte und Ungerechte." Matthäus 5,45 „Seid barmherzig, wie auch euer Vater barmherzig ist." Lukas 6,36

„Gott vergibt uns, weil seine Barmherzigkeit so groß ist. Aus der Höhe kommt sein Licht zu uns. Dieses Licht wird allen Menschen leuchten, die in Nacht und Todesfurcht leben; es wird uns auf den Weg des Friedens führen." Lukas 1,78-79; Hfa

Die Herrlichkeit des Kreuzes

Die Offenbarung der Liebe Gottes zu den Menschen hat ihren Mittelpunkt am Kreuz. Dessen volle Bedeutung kann keine Zunge aussprechen, keine Feder beschreiben, kein menschlicher Verstand begreifen. Wenn wir auf das Kreuz von Golgatha sehen, können wir nur sagen: „So sehr hat Gott die Welt geliebt, dass er seinen eingeborenen Sohn gab, damit alle, die an ihn glauben, nicht verloren werden, sondern das ewige Leben haben." Johannes 3,16 Christus – wegen unserer Sünden gekreuzigt, Christus – von den Toten auferstanden, Christus – aufgefahren in den Himmel, dies ist die Wissenschaft der Erlösung, die wir lernen und lehren sollen.

Es war Christus

„Er, der in göttlicher Gestalt war, hielt es nicht für einen Raub, Gott gleich zu sein, sondern entäußerte sich selbst und nahm Knechtsgestalt an, ward den Menschen gleich und der Erscheinung nach als Mensch erkannt. Er erniedrigte sich selbst und ward gehorsam bis zum Tode, ja zum Tode am Kreuz." Philipper 2,6-8 „Christus Jesus ist hier, der gestorben ist, ja vielmehr, der auch auferweckt ist, der ist zur Rechten Gottes und vertritt uns." Römer 8,34

„Daher kann er auch für immer selig machen, die durch ihn zu Gott kommen; denn er lebt für immer und bittet für sie." Hebr. 7,25 „Denn wir haben nicht einen Hohepriester, der nicht könnte mit leiden mit unserer Schwachheit, sondern der versucht worden ist in allem wie wir, doch ohne Sünde." Hebr. 4,15

Durch die Gabe Christi empfangen wir alle Segnungen. Durch diese Gabe strömt uns Tag für Tag der nie versiegende Strom der Güte Gottes zu. Jede Blume, mit ihren zarten Farben und ihrem Duft, ist uns zu unserer Freude durch diese eine Gabe gegeben. Die Sonne und der Mond wurden von ihm geschaffen. Am Himmel gibt es nicht einen Stern, den er nicht gemacht hätte. Jeder herabfallende Regentropfen, jeder Lichtstrahl, der sich auf unsere undankbare Welt ergießt, bezeugt die Liebe Gottes in Christus. Alles wird uns durch das eine unermessliche Geschenk, Gottes eingeborenen Sohn, gegeben. Er wurde ans Kreuz genagelt, damit alle diese Gaben der Schöpfung Gottes uns zufließen können.

„Seht, welch eine Liebe hat uns der Vater erwiesen, dass wir Gottes Kinder heißen sollen." 1. Johannes 3,1 „Noch nie hat man von einem Gott gehört, der mit dir zu vergleichen wäre; noch nie hat jemand einen Gott gesehen, der so gewaltige Dinge tut für alle, die auf ihn hoffen." Jesaja 64,3; GN

Die Erkenntnis, die umwandelt

Das Wesen Gottes zu verstehen, wie es in Christus offenbart ist, ist für alle Erlösten von höchster Bedeutung. Diese Erkenntnis bewirkt eine Veränderung des Charakters. Sie wird, wenn wir sie annehmen, die Seele wieder in das Ebenbild Gottes umwandeln. Sie wird dem ganzen Wesen eine geistliche Kraft vermitteln, die von Gott kommt. „Nun aber schauen wir alle mit aufgedecktem Angesicht die Herrlichkeit des Herrn wie in einem Spiegel, und wir werden verklärt in sein Bild von einer Klarheit zur anderen von dem Herrn, der der Geist ist." 2. Korinther 3,18 Der Heiland sagt von seinem eigenen Leben: „Ich habe meines Vaters Gebote gehalten." Johannes 15,10 „Er lässt mich nicht allein; denn ich tue allezeit, was ihm gefällt." Johannes 8,29

Wie Jesus als Mensch lebte, so sollen es nach Gottes Willen auch seine Nachfolger tun. In seiner Kraft sollen wir ein Leben der Reinheit und edlen Gesinnung führen, wie es unser Heiland tat. Paulus sagt: „Deshalb beuge ich meine Knie vor dem Vater unseres Herrn Jesu Christi, der der rechte Vater ist über alles, was da Kinder heißt im Himmel und auf Erden, dass er euch Kraft gebe nach dem Reichtum seiner Herrlichkeit, stark zu werden durch seinen Geist an dem inwendigen Menschen, dass Christus wohne durch den Glauben in euren Herzen, und ihr in der Liebe eingewurzelt und gegründet seid. So könnt ihr mit allen Heiligen begreifen, welches die Breite und die Länge und die Tiefe und die Höhe ist, auch die Liebe Christi erkennen, die alle Erkenntnis übertrifft, damit ihr erfüllt werdet mit der ganzen Gottesfülle." Epheser 3,14-19

„Wir lassen nicht ab, für euch zu beten und zu bitten, dass ihr erfüllt werdet mit Erkenntnis seines Willens in aller geistlichen Weisheit und Einsicht, dass ihr des Herrn würdig lebt, ihm in allen Stücken gefallt, und Frucht bringt in jedem guten Werk und wachst in der Erkenntnis Gottes und gestärkt werdet mit aller Kraft durch seine herrliche Macht zu aller Geduld und Langmut." Kolosser 1,9-11 Dies ist die Erkenntnis seines Wesens, die Gott uns schenken möchte und neben der alles andere belanglos und unwichtig erscheint.

KAPITEL 36

DIE GEFAHREN SPEKULATIVER ERKENNTNIS

Weil sie sich für weise hielten,
sind sie in ihrem Denken stolz geworden,
und ihr unverständiges Herz ist verfinstert...

Die Neigung, den menschlichen Verstand zu hoch zu bewerten, ist eines der größten Übel, die bei der Suche nach Erkenntnis und wissenschaftlicher Forschung einhergehen. Viele versuchen, den Schöpfer und seine Werke nach ihren eigenen unvollkommenen wissenschaftlichen Kenntnissen zu beurteilen. Sie bemühen sich, die Natur, die Eigenschaften und Vorzüge Gottes in ihr Denkschema zu pressen, und schwelgen in spekulativen Theorien über den Unendlichen. Wer sich mit derlei Studien beschäftigt, betritt verbotenen Grund. Diese Forschungen werden keine wertvollen Ergebnisse bringen und sie zu betreiben, gefährdet nur das eigene Seelenheil.

Unsere ersten Eltern wurden zur Sünde verführt, weil sie einem Wunsch nachgaben, etwas zu wissen, das Gott ihnen vorenthalten hatte. Indem sie solche Erkenntnis unbedingt erlangen wollten, verloren sie alles, was wirklich wertvoll war. Wenn Adam und Eva den verbotenen Baum nie berührt hätten, hätte Gott ihnen Erkenntnis verliehen – Erkenntnis ohne den Fluch der Sünde, Erkenntnis, die ihnen dauernde Freude gebracht hätte. Alles, was sie erreichten, als sie sich auf den Versucher einließen, war die Bekanntschaft mit der Sünde und ihren Folgen. Infolge ihres Ungehorsams wurde die Menschheit Gott entfremdet und die Erde vom Himmel getrennt.

Daraus sollten wir etwas lernen. Das Gebiet, auf das Satan unsere ersten Eltern führte, ist dasselbe, auf das er die Menschen noch heute lockt. Er überflutet die Welt mit angenehmen Fabeln. Mit allen ihm zur Verfügung stehenden Mitteln verleitet er Menschen dazu, in Bezug auf Gott zu spekulieren. So versucht er, Gottes wahres Wesen und seinen Charakter zu verschleiern – und die Menschen gelangen nicht zu der Erkenntnis, die ihre Erlösung bedeuten würde.

Pantheistische Theorien

Heutzutage finden in Ausbildungseinrichtungen und Kirchen überall spiritualistische Lehren Eingang, die den Glauben an Gott und an sein Wort untergraben. Die Theorie, Gott sei ein Wesensprinzip, von dem die ganze Natur durchdrungen sei, wird von vielen angenommen, die vorgeben, an die Bibel zu glauben. Aber diese Theorie ist – mag sie auch noch so schön verpackt sein – eine höchst gefährliche Täuschung. Sie stellt Gott falsch dar, verunehrt seine Größe und Majestät, und letztlich trägt sie nicht nur dazu bei, die Menschen zu verführen, sondern auch dazu, sie zu erniedrigen. Finsternis ist ihr Element und Sinnlichkeit ihre Sphäre. Ihre Annahme trennt von Gott und für die gefallene menschliche Natur bedeutet das den Untergang.

Infolge der Sünde ist unser Zustand unnatürlich. Die Macht, die uns wiederherstellt, muss deshalb übernatürlich sein, sonst hat sie keinen Wert. Es gibt nur eine Macht, die die Umklammerung der menschlichen Herzen durch das Böse brechen kann, und das ist die Kraft Gottes in Jesus Christus. Nur durch das Blut des Gekreuzigten gibt es Reinigung von Sünden. Allein seine Gnade kann uns dazu befähigen, den Neigungen unserer gefallenen Natur zu widerstehen und sie zu besiegen. Die spiritualistischen Theorien über Gott lassen seine Gnade keine Wirkung mehr haben. Wenn Gott ein die gesamte Natur durchdringendes Wesensprinzip ist, dann wohnt er auch in allen Menschen; und um Heiligkeit zu erlangen, braucht der Mensch dann nur diese ihm innewohnenden Kräfte zu mobilisieren.

Diese Theorien fegen, wenn man sie in ihren logischen Schlussfolgerungen zu Ende denkt, den ganzen christlichen Erlösungsplan hinweg. Sie beseitigen die Notwendigkeit der Versöhnung und lassen den Menschen sich selbst erlösen. Sie machen sein Wort wirkungslos, und wer sie übernimmt, steht in großer Gefahr, schließlich dahin geführt zu werden, dass er die ganze Bibel als Dichtung ansieht. Sie mögen die Tugend für wertvoller halten als das Laster; aber indem sie Gott seiner rechtmäßigen Stellung als unumschränkter Herrscher beraubt haben, verlassen sie sich allein auf menschliche Kraft, die ohne Gott wertlos ist. Wenn der menschliche Wille keine Hilfe bekommt, reicht seine Macht nicht aus, dem Bösen zu widerstehen und es zu überwinden. Die Widerstandskräfte der Seele brechen zusammen. Der Mensch hat dann vor der Sünde keine Hemmung mehr. Wenn erst die Beschränkungen durch Gottes Wort und seinen Geist einmal zurückgewiesen werden, wissen wir nicht, in welchen Tiefen wir enden werden.

„Alle Worte Gottes sind durchläutert; er ist ein Schild denen, die auf ihn trauen. Tu nichts zu seinen Worten hinzu, dass er dich nicht zur Rechenschaft ziehe und du als Lügner dastehst.“ Sprüche 30,5-6 „Den Gottlosen werden seine Missetaten fangen, und er wird mit dem Strick seiner Sünde gebunden.“ Sprüche 5,22

Das Erforschen göttlicher Geheimnisse

„Was verborgen ist, ist des Herrn, unseres Gottes; was aber offenbart ist, das gilt uns und unsern Kindern ewiglich.“ 5. Mose 29,28 Die Offenbarungen seiner selbst, die Gott uns in seinem Wort gegeben hat, sind für unser Studium offen. Nach dem Verständnis dieses Wortes können wir streben; aber darüber hinaus sollen wir nicht versuchen einzudringen. Der schärfste Verstand mag sich bis zur Erschöpfung abmühen, Vermutungen über das Wesen Gottes anzustellen, aber das alles wird fruchtlos sein. Diese Aufgabe übersteigt unser Fassungsvermögen. Kein menschlicher Geist kann das Wesen Gottes erfassen. Und jegliche Spekulation ist unangebracht.

Hier ist Schweigen Beredsamkeit. Der Allwissende ist über jede Diskussion erhaben.

Selbst den Engeln war es nicht erlaubt, an den Beratungen zwischen Vater und Sohn teilzunehmen, als der Erlösungsplan gefasst wurde. Menschliche Wesen können noch weniger in die Geheimnisse des Allerhöchsten eindringen. Wir sind über Gott so unwissend wie kleine Kinder; aber als kleine Kinder können wir ihn lieben und ihm gehorchen. Anstatt über seine Natur oder seine Vorrechte zu spekulieren, wollen wir lieber folgende Worte beachten, die er geredet hat.

„Meinst du, dass du weißt, was Gott weiß, oder kannst du alles so vollkommen treffen wie der Allmächtige? Die Weisheit ist höher als der Himmel: was willst du tun? „tiefer als die Hölle: was kannst du wissen?“ länger als die Erde und breiter als das Meer.“ Hiob 11,7-9

„Wo will man aber die Weisheit finden? Und wo ist die Stätte der Einsicht? Niemand weiß, was sie wert ist, und sie wird nicht gefunden im Lande der Lebendigen. Die Tiefe spricht: In mir ist sie nicht; und das Meer spricht: bei mir ist sie auch nicht. Man kann nicht Gold für sie geben noch Silber dargewägen, sie zu bezahlen. Ihr gleicht nicht Gold von Ophir oder kostbarer Onyx und Saphir. Gold und edles Glas kann man ihr nicht gleichachten noch sie eintauschen um güldenes Kleinod. Korallen und Kristall achtet man gegen sie nicht; wer Weisheit erwirbt, hat mehr als Perlen. Topas aus Kusch wird ihr nicht gleich geschätzt, und das reinste Gold wiegt sie nicht auf. Woher kommt denn die Weisheit? Und wo ist die Stätte der Einsicht?“ Hiob 28,12-20

„Der Abgrund und der Tod sprechen: Wir haben mit unsren Ohren nur ein Gerücht von ihr gehört. Gott weiß den Weg zu ihr, er allein kennt ihre Stätte. Denn er sieht die Enden der Erde und schaut alles, was unter dem Himmel ist. Als er dem Wind sein Gewicht gegeben und dem Wasser sein Maß gesetzt, als er dem Regen ein Gesetz gegeben hat und dem Blitz und Donner den Weg: damals schon sah er sie und verkündigte sie, bereitete sie und ergründete sie und sprach zum Menschen: Siehe, die Furcht des Herrn, das ist Weisheit, und meiden das Böse ist Einsicht.“ Hiob 28,22-28

Weder beim Erforschen der entlegensten Winkel der Erde, noch im vergeblichen Bemühen, in die Geheimnisse des göttlichen Wesens einzudringen, wird man Weisheit finden. Wir finden sie nur, wenn wir die Offenbarung, die Gott uns angeboten hat, demütig entgegennehmen und unser Leben seinem Willen unterordnen.

Die Geheimnisse der Natur

Selbst Menschen mit größtem Verstand können nicht alle Geheimnisse, die Gott in die Natur gelegt hat, erklären. Die göttliche Inspiration stellt viele Fragen, die selbst der größte Gelehrte nicht beantworten kann. Diese Fragen wurden auch nicht gestellt, damit wir sie beantworten sollen, sondern um unsere Aufmerksamkeit auf die tiefen Geheimnisse Gottes zu lenken. Sie sollen uns bewusst machen, dass unsere Weisheit begrenzt ist und dass in der Umgebung unseres täglichen Lebens viele Dinge sind, die das Verständnis geschaffener Wesen übersteigen.

Skeptiker weigern sich, an Gott zu glauben, weil sie die unendliche Macht nicht begreifen können, mit der er sich offenbart. Aber unser Vertrauen zu Gott wird ebenso durch das wachsen, was er nicht von sich offenbart, wie anhand dessen, was unserem begrenzten Verständnis zugänglich ist. Sowohl in der göttlichen Offenbarung als auch in der Natur hat Gott Geheimnisse gelegt, die unseren Glauben erfordern. Dies muss so sein. Wir mögen immer forschen, untersuchen, lernen, und doch gibt es darüber hinaus eine Unendlichkeit, die sich unserem Forscherdrang entzieht.

„Wer misst die Wasser mit der hohlen Hand, und wer bestimmt des Himmels Weite mit der Spanne und fasst den Staub der Erde mit dem Maß und wiegt die Berge mit einem Gewicht und die Hügel mit einer Waage? Wer bestimmt den Geist des Herrn, und welcher Ratgeber unterweist ihn? … Siehe, die Völker sind geachtet wie ein Tropfen am Eimer und wie ein Sandkorn auf der Waage. Siehe, die Inseln sind wie ein Stäublein. Der Libanon wäre zu wenig zum Feuer und seine Tiere zu wenig zum Brandopfer. Alle Völker sind vor ihm wie nichts und gelten ihm als nichtig und eitel. Mit wem wollt ihr denn Gott vergleichen? Oder was für ein Abbild wollt ihr von ihm machen? – Wisst ihr denn nicht? Hört ihr denn nicht? Ist's euch nicht von Anfang an verkündigt? Habt ihr's nicht gelernt von Anbeginn der Erde? Er thront über dem Kreis der Erde, und die drauf wohnen, sind wie Heuschrecken. Er spannt den Himmel aus wie einen Schleier und breitet ihn aus wie ein Zelt, in dem man wohnt ... Mit wem wollt ihr mich also vergleichen, dem ich gleich sei? spricht der Heilige. Hebt eure Augen in die Höhe und seht! Wer hat dies geschaffen? Er führt ihr Heer vollständig heraus und ruft sie alle mit Namen; seine Macht und starke Kraft ist so groß, dass nicht eins von ihnen fehlt. Warum sprichst du denn, Jakob, und du, Israel, sagst: Mein Weg ist dem Herrn verborgen, und mein Recht geht vor meinem Gott vorüber? Weißt du nicht? Hast du nicht gehört? Der Herr, der ewige Gott, der die Enden der Erde geschaffen hat, wird nicht müde noch matt, sein Verstand ist unausforschlich.“ Jesaja 40,12-28

Die Erhabenheit unseres Gottes

Lasst uns aus den Offenbarungen des heiligen Geistes an seine Propheten die Größe unseres Gottes erkennen. Der Prophet Jesaja schreibt: „In dem Jahr, als der König Usia starb, sah ich den Herrn sitzen auf einem hohen und erhabenen Thron, und sein Saum füllte den Tempel. Seraphim standen über ihm, ein jeder hatte sechs Flügel; mit zweien deckten sie ihr Antlitz, mit zweien deckten sie ihre Füße, und mit zweien flogen sie. Und einer rief zum anderen und sprach: Heilig, heilig, heilig ist der Herr Zebaoth, alle Lande sind seiner Ehre voll!

Und die Schwellen bebten von der Stimme ihres Rufens, und das Haus ward voll Rauch. Da sprach ich: Weh mir, ich vergehe! Denn ich bin unreiner Lippen und wohne unter einem Volk von unreinen Lippen; denn ich habe den König, den Herrn Zebaoth, gesehen mit meinen Augen. Da flog einer der Seraphim zu mir, und hatte eine glühende Kohle in der Hand, die er mit der Zange vom Altar nahm, und rührte meinen Mund an und sprach: Siehe, hiermit sind deine Lippen berührt, dass deine Schuld von dir genommen werde und deine Sünde versühnt sei." Jesaja 6,1-7

„Aber dir, Herr, ist niemand gleich; du bist groß, und dein Name ist groß, wie du es mit der Tat beweist. Wer sollte dich nicht fürchten, du König der Völker?" Jeremia 10,6-7 „Herr, du erforschest mich und kennest mich. Ich sitze oder stehe auf, so weißt du es; du verstehst meine Gedanken von ferne. Ich gehe oder liege, so bist du um mich und siehst alle meine Wege. Denn siehe, es ist kein Wort auf meiner Zunge, das du, Herr, nicht schon wüsstest. Von allen Seiten umgibst du mich und hältst deine Hand über mir. Diese Erkenntnis ist mir zu wunderbar und zu hoch, ich kann sie nicht begreifen." Psalm 139,1-6

„Unser Herr ist groß und von großer Kraft; und unbegreiflich ist, wie er regiert." Psalm 147,5 „Denn eines jeden Wege liegen offen vor dem Herrn, und er hat acht auf aller Menschen Gänge." Sprüche 5,21 „Er offenbart, was tief und verborgen ist; er weiß, was im Finstern liegt, denn bei ihm ist lauter Licht." Daniel 2,22

„Der Herr tut, was vor alters her bekannt ist." Apg. 15,18 „Denn wer hat des Herrn Sinn erkannt oder wer ist sein Ratgeber gewesen? Oder wer hat ihm zuvor gegeben, dass Gott es ihm vergelten müsste? Denn von ihm und durch ihn und zu ihm sind alle Dinge. Ihm sei Ehre in Ewigkeit!" Römer 11,34-36

„Aber Gott, dem ewigen König, dem Unvergänglichen und Unsichtbaren", 1.Timotheus 1,17 „der allein Unsterblichkeit hat, der da wohnt in einem Licht, zu dem niemand kommen kann, den kein Mensch gesehen hat noch sehen kann, dem sei Ehre und ewige Macht!" 1.Timotheus 6,16

„Werdet ihr euch nicht entsetzen, wenn er sich erhebt, und wird sein Schrecken nicht über euch fallen?" Hiob 13,11 „Ist Gott nicht hoch wie der Himmel? Siehe die Sterne an, wie hoch sie sind!" Hiob 22,12 „Wer will seine Scharen zählen? Und über wem geht sein Licht nicht auf?" Hiob 25,3

„Gott tut große Dinge, die wir nicht begreifen. Er spricht zum Schnee: Falle zur Erde! und zum Platzregen, so ist der Platzregen da mit Macht. So legt er alle Menschen unter Siegel, dass die Leute erkennen, was er tun kann... Aus der Wolke bricht sein Blitz. Er kehrt die Wolken, wohin er will, dass sie alles tun, was er ihnen gebietet auf dem Erdkreis: zur Züchtigung für ein Land oder zum Segen lässt er sie kommen. Das vernimm, Hiob, steh still und merke auf die Wunder Gottes! Weißt du, wie die Wolken schweben, die Wunder des Allwissenden? ... Kannst du gleich ihm die Wolkendecke ausbreiten, die fest ist wie ein gegossener Spiegel? Zeige uns, was wir ihm sagen sollen; denn wir können nichts vorbringen vor Finsternis... Eben sah man das Licht nicht, das hinter den Wolken hell leuchtet; als aber der Wind daherfuhr, da wurde es klar. Von Norden kommt goldener Schein; um Gott her ist schrecklicher Glanz. Den Allmächtigen erreichen wir nicht, der so groß ist an Kraft und reich an Gerechtigkeit... Darum sollen ihn die Menschen fürchten." Hiob 37,5-24

„Wer ist wie der Herr, unser Gott, im Himmel und auf Erden? Der oben thront in der Höhe, der herniederschaut in die Tiefe." Psalm 113,5-6 „Er ist der Herr, dessen Weg in Wetter und Sturm ist; Wolken sind der Staub unter seinen Füßen." Nahum 1,3

„Der Herr ist groß und sehr zu loben, und seine Größe ist unausforschlich. Kindeskinder werden deine Werke preisen und deine gewaltigen Taten verkündigen. Sie sollen reden von deiner hohen, herrlichen Pracht und deinen Wundern nachsinnen; sie sollen reden von deinen mächtigen Taten und erzählen von deiner Herrlichkeit; sie sollen preisen deine große Güte und deine Gerechtigkeit rühmen ... Es sollen dir danken, Herr, alle deine Werke und deine Heiligen dich loben und die Ehre deines Königtums rühmen und von deiner Macht reden, dass den Menschen deine gewaltigen Taten kundwerden und die herrliche Pracht deines Königtums. Dein Reich ist ein ewiges Reich, und deine Herrschaft währet für und für... Mein Mund soll des Herrn Lob verkündigen, und alles Fleisch lobe seinen heiligen Namen immer und ewiglich." Psalm 145,3-21

Warnungen vor Vermessenheit

Je mehr wir die Größe und Allmacht Gottes erkennen, desto intensiver empfinden wir eine tiefe Ehrfurcht und erzittern bei dem Gedanken an unsere eigene Begrenztheit und Unvollkommenheit. Die Menschen heute sollten sich vom Schicksal derer warnen lassen, die in alter Zeit meinten, locker mit dem umgehen zu dürfen, was Gott für heilig erklärt hatte. Als die Israeliten es wagten, bei der Rückführung der Bundeslade aus dem Land der Philister, sie zu öffnen, wurde ihre Respektlosigkeit sichtbar bestraft.

Bedenkt auch das Gericht, das über Usa erging. Als unter der Regierung Davids die Bundeslade nach Jerusalem geführt wurde, streckte Usa seine Hand aus, um sie festzuhalten. Für diese Vermessenheit, das Symbol der Gegenwart Gottes anzurühren, musste er auf der Stelle sterben.

Die Heiligkeit der Gegenwart Gottes

Als sich Mose dem brennenden Busch zuwandte, ohne Gottes Gegenwart zu erkennen, wurde folgende Aufforderung an ihn gerichtet: „Tritt nicht herzu, zieh deine Schuhe von deinen Füßen; denn der Ort, darauf du stehst, ist heiliges Land! – Und Mose verhüllte sein Angesicht; denn er fürchtete sich, Gott anzuschauen.“ 2. Mose 3,5-6

„Aber Jakob zog von Beer-Seba aus, und wanderte nach Haran. Und er kam an einen Ort, wo er über Nacht blieb; denn die Sonne war untergegangen. Und er nahm von den Steinen jenes Ortes und legte sie unter sein Haupt und legte sich an dem Ort schlafen. Und er hatte einen Traum; und siehe, eine Leiter war auf die Erde gestellt, und reichte mit der Spitze bis an den Himmel. Und siehe, auf ihr stiegen die Engel Gottes auf und nieder. Und siehe, der Herr stand über ihr und sprach: Ich bin der Herr, der Gott deines Vaters Abraham und der Gott Isaaks; das Land, auf dem du liegst, will ich dir und deinen Nachkommen geben... Und siehe, ich bin mit dir, und ich will dich behüten überall, wo du hinziehst, und dich wieder in dieses Land bringen. Denn ich will dich nicht verlassen, bis ich vollbracht habe, was ich dir zugesagt habe. Als nun Jakob von seinem Schlaf erwachte, sprach er: Wahrlich, der Herr ist an diesem Ort, und ich wusste es nicht! Und er fürchtete sich und sprach: Wie furchtgebietend ist diese Stätte! Hier ist nichts anderes als das Haus Gottes, und dies ist die Pforte des Himmels." 1.Mose 28,10-17; Schlachter 2000

In der Stiftshütte und im Tempel, beides irdische Symbole für die Gegenwart des heiligen Gottes, war jeweils eine Abteilung ausschließlich seiner Gegenwart geweiht. Der mit Cherub bestickte Vorhang am Eingang zu dieser Abteilung durfte nur von einer einzigen Hand beiseite gezogen werden. Diesen Vorhang beiseite zu schieben und ungebeten den geweihten Ort, den man das „Allerheiligste" nannte, zu betreten, bedeutete den Tod. Denn über dem Gnadenstuhl wohnte die Herrlichkeit des Heiligsten – eine Herrlichkeit, die kein Mensch ansehen und dabei am Leben bleiben konnte. An dem einen Tag im Jahr aber, der für den Dienst im Allerheiligsten bestimmt war, trat der Hohepriester mit Zittern in die Gegenwart Gottes, während Wolken von Weihrauch die göttliche Herrlichkeit vor seinem Angesicht verbargen. Draußen in den Tempelvorhöfen sollte jedes Geräusch verstummen. Keine Priester dienten an den Altären. Die Schar der Anbeter, in ehrfurchtsvollem Schweigen gebeugt, flehte um die Barmherzigkeit Gottes. „Dies widerfuhr ihnen als ein Vorbild. Es ist aber geschrieben uns zur Warnung, auf die das Ende der Zeiten gekommen ist." 1.Korinther 10,11

„Der Herr ist in seinem heiligen Tempel. Es sei vor ihm stille alle Welt!" Habakuk 2,20 „Der Herr ist König, darum zittern die Völker; er sitzt über den Cherubim, darum bebt die Welt. Der Herr ist groß in Zion, und erhaben über alle Völker. Preisen sollen sie deinen großen und wunderbaren Namen, denn er ist heilig." Psalm 99,1-3 „Des Herrn Thron ist im Himmel. Seine Augen sehen herab, seine Blicke prüfen die Menschenkinder." Psalm 11,4-5

„Denn er schaut von seiner heiligen Höhe, der Herr sieht vom Himmel auf die Erde." Psalm 102,20 „Von seinem festen Thron sieht er auf alle, die auf Erden wohnen. Er lenkt ihnen allen das Herz, er gibt acht auf alle ihre Werke." Psalm 33,14-15

„Alle Welt fürchte den Herrn, und vor ihm scheue sich alles, was auf dem Erdboden wohnet.“ Psalm 33,8

Der Mensch kann nicht durch wissenschaftliches Forschen Gott erkennen. Niemand sollte danach streben, mit vermessener Hand den Vorhang beiseitezuziehen, der seine Herrlichkeit verbirgt. „Wie unbegreiflich sind seine Gerichte und unerforschlich seine Wege!“ Römer 11,3

Es ist ein Beweis seiner Barmherzigkeit, dass seine Macht verborgen ist; denn den Vorhang zu heben, der die göttliche Gegenwart verhüllt, bedeutet Tod. Kein menschlicher Verstand kann das Geheimnis durchdringen, in dem der Allmächtige wohnt und wirkt. Nur das, was er für gut hält, uns zu offenbaren, können wir von ihm verstehen. Die Vernunft muss eine ihr übergeordnete Autorität anerkennen. Herz und Verstand müssen sich vor dem großen „Ich bin“ beugen.

Kapitel 37

Positives und Negatives in der Erziehung

Warum bezahlt ihr Geld für wertloses Brot...

Der Meistergeist im Bund des Bösen ist stets darauf bedacht, Gottes Wort beiseite zu rücken und durch menschliche Meinungen zu ersetzen. Er möchte, dass wir die Stimme Gottes nicht hören, die sagt: „Dies ist der Weg, den geht!" Jesaja 30,21 Durch verkehrte Erziehungsmethoden versucht er alles, um das Licht des Himmels zu verdunkeln.

Durch philosophische Spekulationen und wissenschaftliche Forschungen, in denen Gott nicht anerkannt wird, werden Tausende zu Zweiflern. In den Schulen von heute werden die Ergebnisse gelehrter Männer, zu denen diese infolge ihrer wissenschaftlichen Forschungen gelangt sind, unkritisch übernommen und als „Wahrheit" gelehrt. Zugleich wird ein bestimmter Eindruck hervorgerufen, dass wenn diese gelehrten Männer recht haben, die Bibel nicht recht haben kann. Der Zweifel ist für den menschlichen Geist attraktiv. Die Jugend sieht darin eine Form von Unabhängigkeit, die ihre Vorstellungskraft gefangennimmt, und wird so getäuscht. Satan triumphiert. Er nährt ja jede Saat des Zweifels, die in junge Herzen gestreut ist. Er lässt sie wachsen und Früchte tragen und bald kann eine reiche Ernte an Unglauben eingebracht werden.

Weil das menschliche Herz eine natürliche Neigung zum Bösen hat, ist es so gefährlich, den Samen des Zweifels in junge Herzen zu säen. Alles, was den Glauben an Gott schwächt, beraubt die Seele der Kraft, Versuchungen zu widerstehen und zerstört den einzig wirklichen Schutzwall gegen die Sünde. Wir brauchen Schulen, in denen die Jugend gelehrt wird, dass Größe darin besteht, Gott zu ehren, indem wir seinen Charakter im täglichen Leben offenbaren. Wir sollen von Gott durch sein Wort und seine Werke lernen, damit unser Leben das von Gott gesetzte Ziel erreicht.

Ungläubige Schriftsteller

Viele finden es für eine gute Allgemeinbildung wichtig, die Werke ungläubiger Schriftsteller zu studieren, weil diese Werke angeblich viele geistvolle Gedanken enthalten. Aber von wem stammen diese geistvollen Gedanken? – Gott war es, und nur Gott allein. Denn er ist die Quelle allen Lichts. Warum sollten wir also wegen einiger geistvoller Wahrheiten durch eine Unmenge von Irrtümern waten, die in den Werken Ungläubiger enthalten sind, wenn uns alle Wahrheit zur Verfügung steht?

Wie kommt es, dass Männer, die erklärte Gegner Gottes sind, oftmals erstaunliche Weisheit zum Ausdruck bringen? Satan selbst hat seine Ausbildung im Himmel erhalten und besitzt eine Erkenntnis des Guten sowohl wie des Bösen. Geschickt mischt er das Wertvolle mit dem Verwerflichen, und so gelingt ihm die perfekte Täuschung. Aber sollen wir Satan deshalb als einen Engel des Lichts annehmen, weil er sich in ein Gewand himmlischer Herrlichkeit gehüllt hat? Der Versucher hat seine Helfer, die nach seinen Methoden ausgebildet, von seinem Geist erfüllt und für sein Werk befähigt sind. Sollen wir mit ihnen zusammenarbeiten? Sollen wir die Werke seiner Helfer als wichtige und notwendige Quelle unserer Bildung ansehen?

Viele verwenden Zeit und Anstrengungen damit, die geistvollen Gedanken Ungläubiger zu erfassen. Statt dessen sollte man besser die Kostbarkeiten des Wortes Gottes studieren. Tausende Menschen, die jetzt in der Dunkelheit und dem Schatten des Todes sitzen, würden sich an der Klarheit des göttlichen Lebenslichtes erfreuen.

Geschichtliches und theologisches Wissen

Um sich für Aufgaben im Werk des Herrn vorzubereiten, halten es viele für erforderlich, umfangreiche historische und theologische Kenntnisse zu erwerben. Sie nehmen an, dass diese Kenntnisse ihnen bei der Verkündigung des Evangelium helfen werden. Aber ihr aufwendiges Studium menschlicher Meinungen schwächt ihren Dienst eher ab, als dass es ihn stärkt. Wenn ich Bibliotheken mit gewaltigen Bänden historischen und theologischen Wissens angefüllt sehe, dann frage ich mich, warum ich für etwas Geld ausgeben soll, was doch kein Brot ist? Das sechste Kapitel des Johannesevangeliums kann uns mehr Kenntnisse vermitteln, als in solchen Werken gefunden werden können. Christus sagt: „Ich bin das Brot des Lebens. Wer zu mir kommt, den wird nicht hungern; und wer an mich glaubt, den wird nimmermehr dürsten.“ Johannes 6,35 „Ich bin das lebendige Brot, das vom Himmel gekommen ist. Wer von diesem Brot isst, der wird leben in Ewigkeit.“ Johannes 6,51 „Wer an mich glaubt, der hat das ewige Leben.“ Johannes 6,47 „Die Worte, die ich zu euch geredet habe, die sind Geist und sind Leben.“ Johannes 6,63

Es gibt jedoch ein Geschichtsstudium, das wir nicht verurteilen wollen: Heilsgeschichte war eines der Fächer in den Prophetenschulen. In den Aufzeichnungen des göttlichen Handelns mit den Völkern verfolgte man die Fußspuren Jehovas. So sollen wir heute die Handlungsweise Gottes mit den Völkern der Erde beobachten. Wir können in der Geschichte der Prophetie erkennen, wie sich die Völker für die letzte Auseinandersetzung in dem großen Kampf zwischen Licht und Finsternis vorbereiten und das Wirken der Vorsehung in den großen Reformationsbewegungen studieren und miterleben.

Ein solches Studium wird eine fundierte, umfassende Lebensanschauung vermitteln. Es wird uns dabei helfen, etwas von den Beziehungen und gegenseitigen Abhängigkeiten im Leben zu verstehen. Wir begreifen, wie wunderbar wir als große Familie in der Gesellschaft und unter den verschiedenen Nationen verbunden sind, und in welch großem Ausmaß die

Unterdrückung und Erniedrigung eines ihrer Mitglieder für alle einen Verlust bedeutet.

Die Geschichte, wie sie gewöhnlich studiert wird, beschäftigt sich mit Heldentaten von Menschen, mit ihren Siegen in Schlachten, mit ihren Erfolgen, um Macht und Größe zu erlangen. Gottes Handeln in der menschlichen Geschichte verliert man dabei aus den Augen. Nur wenige studieren die Auswirkungen der göttlichen Absicht im Aufstieg und Fall von Völkern.

Wie die Theologie studiert und gelehrt wird, ist sie in hohem Maß nur ein Bericht über menschliche Spekulation, „der den Ratschluss verdunkelt mit Worten ohne Verstand." Häufig ist der Zweck zum Erwerb dieser vielen Bücher nicht so sehr das Verlangen, Nahrung für Geist und Seele zu erlangen, sondern in dem ehrgeizigen Ziel, mit Philosophen und Theologen auf einer Stufe zu stehen. Es ist der Wunsch, die christliche Lehre den Menschen in gelehrten Formulierungen und Lehrsätzen nahezubringen.

Nicht alle Bücher, die geschrieben worden sind, dienen dem Ziel eines geheiligten Lebens. „Lernt von mir", sagt dagegen der große Lehrer, „nehmt auf euch mein Joch," erlernt meine Sanftmut und Demut. Du magst zu Recht stolz sein auf deine Bildung, aber du wirst deshalb nicht mehr Menschen erreichen, die aus Mangel an Brot des Lebens zugrunde gehen. Wenn ihr diese Bücher studiert, so lasst ihr sie die Stelle der praktischen Lehren einnehmen, die ihr von Christus lernen solltet. Mit den Ergebnissen dieses Studiums wird das Volk nicht gespeist. Nur sehr wenig von den Forschungen, die den Geist sehr ermüden, geben das, was einem Menschen helfen wird, ein erfolgreicher Arbeiter für Seelen zu sein.

Der Heiland kam, um „den Armen das Evangelium zu predigen." Lukas 4,18 In seiner Predigt benutzte er die einfachsten Ausdrücke und die verständlichsten Sinnbilder. Es wird berichtet, „dass alles Volk ihn gern hörte." Markus 12,37 Alle, die gerne Jesu Werk für diese Zeit tun möchten, benötigen eine tiefere Einsicht in die Lehren, die Jesus gepredigt hat.

Die Worte des lebendigen Gottes sind das Höchste jeder Ausbildung. Wer den Menschen dienen will, muss selbst vom Brot des Lebens essen. Dies wird ihm geistliche Kraft verleihen, und er wird dadurch vorbereitet sein, allen Bevölkerungsschichten zu dienen.

Die Klassiker

In den Hochschulen und Universitäten verbringen tausende junger Leute einen großen Teil ihrer besten Lebensjahre mit dem Studium des Altgriechischen und Lateinischen. Während sie sich mit diesem Studium befassen, werden Geist und Charakter durch die verderbliche Denkart heidnischer Literatur erfüllt. Solche Kenntnis wird allgemein als wesentlicher Teil des Studiums dieser Sprachen angesehen.

Die griechischen Tragödien sind voll von Blutschande, Mord und Menschenopfern für lüsterne und rachsüchtige Götter. Das können die Kenner bezeugen, die mit den Klassikern vertraut sind. Es wäre für die Welt viel besser, auf eine derartige Ausbildung zu verzichten, die aus solchen Quellen stammt. „Oder könnte jemand auf Kohlen gehen, ohne dass seine Füße verbrannt würden?" Sprüche 6,28 „Kann wohl ein Reiner kommen von den Unreinen? Auch nicht einer." Hiob 14,4 Können wir dann erwarten, dass die Jugend einen christlichen Charakter entwickelt, wenn ihre Ausbildung von solchen Lehren geformt wird, die im Gegensatz zu Gottes Gesetz stehen?

Wenn Studenten ihre Selbstbeherrschung aufgeben und sich in zügellose Vergnügungen, Verschwendung und Laster stürzen, so ahmen sie nur das nach, was ihnen durch diese Studien vor Augen gehalten wird. Es gibt zwar Berufe, in denen eine Kenntnis des Altgriechischen und Lateinischen erforderlich ist. Manche müssen diese Sprachen also erlernen. Aber die Kenntnis für den praktischen Gebrauch könnte ohne das Studium dieser verderblich wirkenden Literatur erreicht werden.

Viele brauchen keine Kenntnis des Altgriechischen und Lateinischen. Statt des Studiums toter Sprachen sollte man lieber solche Fachgebiete bevorzugen, die den richtigen Gebrauch aller Kräfte des Körpers und Geistes lehren. Es ist Torheit, wenn junge Leute ihre Zeit so mit dem Studium toter Sprachen und Buchwissen irgendwelcher Art ausfüllen und dabei die Erziehung für die praktischen Pflichten des Lebens vernachlässigen.

Was nehmen Studenten mit, wenn sie die Schule verlassen? Wohin gehen sie? Was werden sie tun? Haben sie die Fähigkeit erworben, andere zu lehren? Sind sie erzogen worden, wahre Väter und Mütter zu sein? Können sie als weise Ratgeber eine Familie führen? Die einzige richtige Erziehung wird junge Männer und junge Frauen zur Christusähnlichkeit führen, und sie trägt diesen Namen zu recht. Diese jungen Leute werden zum Tragen der Verantwortlichkeiten des Lebens befähigt und in der Lage sein, ihren Familien recht vorzustehen. Solch eine Ausbildung wird durch das Studium heidnischer Klassiker nicht vermittelt.

Aufregender Lesestoff

Viele der beliebten Veröffentlichungen von heute sind voll aufregender Geschichten, die der Jugend das Böse schmackhaft machen und sie vom rechten Pfad abbringen. Obwohl noch Kinder, wissen sie doch schon so viel von Verbrechen wie Erwachsene. Durch die Geschichten, die sie lesen, werden sie zur Nachahmung des Bösen angeregt. In Gedanken begehen sie die dargestellten Taten, bis ihr Ehrgeiz geweckt ist, doch mal auszuprobieren, wie das real funktioniert, ein Verbrechen zu begehen und ungestraft davonzukommen.

In der Phantasie von Kindern und der Jugendlichen werden Szenen, in denen erfundene Zukunftsvisionen geschildert werden, schnell zur Wirklichkeit. Werden darin z.B. Revolutionen vorhergesagt und alle Vorgehensweisen beschrieben, welche die Schranken des Gesetzes und der Zurückhaltung niederreißen, dann werden viele durch diese Darstellungen erfasst. Sie werden dann zu Verbrechen veranlasst, die womöglich noch schlimmer sind als die, welche diese sensationellen Schreiber schildern. Durch solche Einflüsse wird die

Gesellschaft demoralisiert. Die Saat der Gesetzlosigkeit wird weit und breit gestreut. Niemand darf sich dann wundern, dass auch eine Ernte an Verbrechen daraus folgt.

Romane

Liebesgeschichten und frivole, erregende Erzählungen sind in kaum geringerem Maß ein Fluch für den Leser. Der Schreiber mag vorgeben, moralische Grundsätze zu vermitteln, er mag in sein Werk religiöse Gedanken einflechten; doch oft dient das nur dazu, die darunterliegende Torheit und Wertlosigkeit darunter zu verschleiern.

Die Welt ist mit Büchern überflutet, die voll verführenden Irrtums sind. Der Jugend wird als Wahrheit angeboten, was die Bibel als falsch bezeichnet, und sie lässt sich gern täuschen. Schließlich wird sie dadurch lebensuntauglich gemacht.

Dichtungen gehobener Art

Es gibt Dichtungen, die zu dem Zweck geschrieben wurden, eine Wahrheit zu verdeutlichen oder ein großes Übel anzuprangern. Etliche dieser Werke haben Gutes bewirkt; andere jedoch haben unsäglichen Schaden angerichtet. Sie enthalten Aussprüche und ausgetüftelte Schilderungen, die die Phantasie erregen und den Fluss der Gedanken in eine Richtung lenkt, die – besonders für die Jugend – gefährlich ist. In Gedanken werden die geschilderten Szenen immer und immer wieder nacherlebt.

Eine solche Lektüre macht den Geist zu nützlicher Arbeit unfähig und auch für geistliche Tätigkeiten untüchtig. Es zerstört das Interesse an der Bibel, himmlische Dinge finden in den Gedanken wenig Raum. Wenn der Geist sich mit den dargestellten unreinen Szenen beschäftigt, wird die Leidenschaft geweckt, was mit Sünde endet.

Selbst Dichtungen, die keine Anregung zu unreinen Gedanken enthalten und die dazu bestimmt sind, gute Grundsätze zu vermitteln, sind schädlich. Sie bestärken die Gewohnheit, schnell und oberflächlich zu lesen, nur um der Geschichte willen. Sie führen dazu, die Kraft zusammenhängenden und ernstlichen Nachdenkens zu zerstören und machen die Seele untüchtig, die großen Aufgaben dieses Lebens und ihrer ewigen Bestimmung zu durchdenken. Solche Lektüre erweckt einen Widerwillen gegen die praktischen Pflichten des Lebens, indem es die Liebe zum Vergnügen fördert. Der erregende, vergiftende Einfluss ist häufig eine Ursache geistiger und körperlicher Krankheiten. Wie viele elende, vernachlässigte Heime, wie viele lebenslang Kranke, wie viele Patienten in Psychiatrieanstalten sind nur Folgen, die ihre Ursache im Lesen von Romanen haben.

Oft wird vorgeschlagen, die Jugend von aufregender oder wertloser Lektüre fern zu halten, indem wir ihnen Dichtungen besserer Art anbieten sollten. Dies ist gerade so, als wenn man versucht, einen Trinker dadurch zu heilen, dass man ihm statt Schnaps und Branntwein die milderen Rauschmittel, wie Wein, Bier oder Most vorsetzt. Deren Genuss würde ständig das Verlangen nach stärkeren Reizmitteln fördern. Die einzige Sicherheit für den Trinker wie für den Mäßigen besteht in völliger Enthaltsamkeit. Für den Liebhaber von Dichtung gilt dieselbe Regel: Völlige Enthaltsamkeit ist seine einzige Sicherheit.

Sagen und Märchen

Bei der Erziehung von Kindern und Jugendlichen räumt man heutzutage Märchen, Sagen und Romanen einen wesentlichen Platz ein. Derartige Bücher werden in den Schulen benutzt und auch in vielen Häusern findet man sie. Wie können christliche Eltern ihren Kindern erlauben, Bücher zu lesen, die so voller Unwahrheit sind? Wenn die Kinder nach der Bedeutung der Geschichten fragen, die zu den Lehren ihrer Eltern so gegensätzlich sind, lautet die Antwort, dass die Geschichten ja nicht wahr seien; dies mindert aber nicht die schlimmen Folgen dieser Literatur. Die in diesen Büchern dargestellten Ideen verführen die Kinder. Sie vermitteln ihnen falsche Lebensansichten und erzeugen und fördern ein Verlangen nach dem Unwirklichen.

Die weit verbreitete Verwendung solcher Bücher heutzutage ist eine der schlauen Listen Satans. Er versucht, die Gedanken von alt und jung von der wichtigen Aufgabe der Charakterbildung abzulenken. Er möchte erreichen, dass unsere Kinder und Jugendlichen von den raffinierten Täuschungen mitgerissen werden, mit denen er die Welt erfüllt. Deshalb versucht er, ihre Gedanken vom Wort Gottes abzulenken und sie davon abzuhalten, eine Erkenntnis jener Wahrheiten zu bekommen, die ihnen Schutz sein würden. Niemals sollten Bücher, die eine Verdrehung der Wahrheit enthalten, in die Hände von Kindern oder Jugendlichen gelangen. Lasst unsere Kinder nie – erst recht nicht in der Ausbildung – Ideen aufnehmen, die sich als Saat der Sünde erweisen werden. Selbst Erwachsene sollten sich nicht mit solchen Büchern abgeben. So wären sie viel sicherer, und ihr Vorbild und Einfluss für das Gute würden es sehr erleichtern, die Jugend vor Versuchung zu bewahren.

Es gibt genügend Literatur, die der Wirklichkeit entspricht und göttlichen Ursprungs ist. Wer mehr Erkenntnis wünscht, braucht nicht zu verschmutzten Quellen zu gehen. Der Herr sagt: „Hör mir zu! Ich will dir weitergeben, was erfahrene Lehrer gesagt haben. Nimm dir ihre Worte zu Herzen! Du tust gut daran, sie auswendig zu lernen, damit du sie jederzeit hersagen kannst. Ich lehre sie dich heute, um dir zu zeigen, dass du dich stets auf Gott verlassen kannst. Dreißig von diesen Lehren habe ich für dich aufgeschrieben, lauter wohlbegründete Ratschläge. Sie sagen dir alles, was du wissen musst, um die Aufträge deiner Vorgesetzten zuverlässig zu erfüllen“ Sprüche 22,17-21; GN

„Er richtete ein Zeugnis auf in Jakob und gab ein Gesetz in Israel… Was wir gehört haben und wissen und unsere Väter uns erzählt haben, das wollen wir nicht verschweigen ihren Kindern; wir verkündigen dem kommenden Geschlecht den Ruhm des Herrn und seine Macht und Wunder, die er getan hat; damit es die Nachkommen lernten, die Kinder, die noch geboren würden; die sollten aufstehen und es auch ihren Kindern verkündigen, dass sie setzten auf Gott ihre Hoffnung.“

Psalm 78,3-7 „Nur von Gottes Segen hängt der Wohlstand ab, eigene Mühe macht ihn nicht größer." Sprüche 10,22

Christi Lehren

Auch Christus stellte die Grundsätze der Wahrheit im Evangelium dar. In seinen Lehren können wir von den reinen Strömen trinken, die vom Thron Gottes fließen. Christus hätte den Menschen eine Erkenntnis vermitteln können, die alle früheren Entdeckungen weit übertroffen und jede weitere Entdeckung in den Schatten gestellt hätte. Er hätte ein Geheimnis nach dem anderen aufschließen und auf diese wunderbaren Offenbarungen die tatkräftigen, erforschenden Gedanken nachfolgender Generationen bis zum Ende der Zeit richten können. Doch der Heiland der Welt wollte keinen Augenblick darauf verwenden, etwas anderes zu lehren als die Wissenschaft der Erlösung. Er nutzte seine Zeit, seine Fähigkeiten und sein Leben nur dafür, um Menschen zu retten. Er war gekommen, zu suchen und zu retten, was verloren war, und er wollte sich von seinem Ziel nicht abbringen lassen.

Christus vermittelte nur die Erkenntnis, die den Menschen auch weiterhalf. Seine Unterweisung war ihren Bedürfnissen angepasst. Wenn sie wegen Neugierde und mit bohrenden Fragen zu ihm kamen, nutzte er die Gelegenheit für feierliche, ernste und lebendige Appelle. Denen, die so begierig danach waren, vom Baum der Erkenntnis zu pflücken, bot er die Frucht vom Baum des Lebens an. Er ließ nur den Weg offen, der zu Gott führt. Jede Quelle war versiegelt außer der Quelle des ewigen Lebens.

Unser Heiland ermutigte niemanden, die Rabbinerschulen seiner Zeit zu besuchen, weil das Denken dort durch das fortgesetzte: „Man sagt" oder „Man hat gesagt" verdorben worden wäre. Warum sollten wir die unbeständigen Worte von Menschen als erhabene Weisheit annehmen, wenn eine größere, zuverlässige Weisheit zur Verfügung steht?

Das, was ich von den ewigen Dingen gesehen, und auch das, was ich von der menschlichen Schwachheit erlebt habe, hat meinen Geist tief beeindruckt und mein Lebenswerk beeinflusst. Ich sehe nichts, wofür der Mensch geehrt oder verherrlicht werden sollte. Ich sehe keinen Grund, warum man den Meinungen gelehrter Menschen und sogenannter „großer Männer“ vertrauen und sie rühmen sollte. Wie können Menschen, denen es an göttlicher Erleuchtung fehlt, Gottes Pläne und Wege richtig beurteilen? Entweder verleugnen sie ihn völlig und ignorieren seine Existenz, oder sie umschreiben seine Macht mit ihren eigenen begrenzten Vorstellungen.

Lassen wir uns doch von dem unterweisen, der Himmel und Erde erschuf, der die Sterne in ihre Ordnung am Firmament setzte und Sonne und Mond ihr Werk zuwies.

Erkenntnis, die nützlich ist

Es ist richtig, wenn die Jugend danach strebt, die höchste Entwicklung ihrer geistigen Kräfte zu erlangen. Wir wollen die Ausbildung nicht einschränken, denn Gott hat keine Grenze gesetzt. Aber alles, was wir erreichen, ist nutzlos, wenn es nicht zur Ehre Gottes und zum Guten der Menschheit dient.

Es ist nicht gut, den Verstand mit Wissen vollzustopfen, das eigentlich intensive Anwendung erfordert, aber im praktischen Leben nicht zum Einsatz kommt. Eine solche Ausbildung wird für den Studierenden nur ein Verlust sein. Denn diese Studien verringern seinen Wunsch und seine Möglichkeiten, andere Fächer zu belegen, die für ein nützliches Leben wichtig sind und ihn befähigen würden, seinen Verantwortlichkeiten nachzukommen. Eine praktische Ausbildung ist viel mehr wert als eine noch so große Bildung, die nur theoretisch ist. Es reicht nicht aus, nur Wissen zu erwerben, wir müssen auch fähig sein, diese Kenntnisse richtig anzuwenden.

Die Zeit, die Mittel und das Studium, das viele für eine verhältnismäßig nutzlose Ausbildung einsetzen, sollte lieber für eine Ausbildung investiert werden, die sie zu praktischen Menschen machen würde, tauglich, die Verantwortlichkeiten des Lebens zu tragen. Eine solche Erziehung wäre von höchstem Wert.

Herzensbildung

Was wir brauchen, ist eine Erkenntnis, die Geist und Seele stärkt, die uns zu besseren Männern und Frauen macht. Herzensbildung ist viel wichtiger als theoretisches Wissen. Es ist zwar gut und notwendig, Kenntnisse über die Welt zu besitzen, in der wir leben; aber wenn wir die Ewigkeit aus unseren Überlegungen ausklammern, begehen wir einen Fehler, den wir nie wiedergutmachen können.

Ein Student mag alle seine Kräfte dafür einsetzen, Wissen zu erlangen; aber wenn er keine Gotteserkenntnis besitzt, wenn er den Gesetzen nicht gehorcht, die sein eigenes Dasein regieren, dann wird er sich selbst vernichten. Durch schlechte Gewohnheiten verliert er die Selbstachtung, dadurch verliert er auch die Selbstbeherrschung. Er kann nicht mehr richtig über die Dinge nachdenken, die ihn unmittelbar betreffen. Er ist leichtsinnig und unvernünftig im Umgang mit seinem Geist und Körper. Indem er es unterlässt, richtige Grundsätze zu pflegen, verspielt er alle Chancen für diese Welt und auch für die zukünftige.

Wenn Jugendliche ihre eigene Schwächc verstehen würden, fänden sie in Gott ihre Kraft. Wenn sie danach streben würden, von ihm unterrichtet zu werden, wären sie weiser in seiner Weisheit und ihr Leben würde ein reicher Segen für die Welt sein. Aber wenn sie sich nur mit weltlichen und spekulativen Studien beschäftigen und sich dadurch von Gott trennen, so werden sie alles verlieren, was das Leben wertvoll macht.

Kapitel 38

Das Suchen nach Wahrheit

Wende dein Herz meiner Erkenntnis zu...

Wir müssen die Streitpunkte in dem großen Kampf, an dem wir beteiligt sind, viel deutlicher verstehen als bisher. Unser Geist darf nicht von den Wahrheiten des göttlichen Wortes abgelenkt werden. Ständig ist der Betrüger am Werk, um uns in Gefahr zu bringen.

Der unendliche Wert des Opfers, das zu unserer Erlösung nötig war, offenbart die Tatsache, dass Sünde ein furchtbares Übel ist. Durch die Sünde ist der ganze menschliche Organismus in Unordnung geraten, der Geist verfälscht und die Vorstellungskraft verdorben worden. Die Sünde hat auch die Kräfte der Seele verringert. Versuchungen werden an uns herangetragen und beeinflussen unser Denken. Unmerklich wenden sich die Füße dem Bösen zu.

Wie das für uns dargebrachte Opfer vollkommen war, so soll auch unsere Wiederherstellung von der Befleckung durch die Sünde vollständig sein. Das Gesetz Gottes wird keine einzige schlechte Tat entschuldigen; keine Ungerechtigkeit wird der Verurteilung entgehen. Die Ethik des Evangeliums erkennt keinen anderen Maßstab an als die Vollkommenheit des göttlichen Charakters. Das Leben Jesu war eine vollkommene Erfüllung jeder Gesetzesvorschrift. Er sagte: „Ich habe die Gebote meines Vaters gehalten.“ Johannes 15,10 Sein Leben bietet uns ein Vorbild des Gehorsams und des Dienstes. Gott allein kann das Herz erneuern. „Denn Gott ist‘s, der in euch wirkt beides, das Wollen und das Vollbringen, nach seinem

Wohlgefallen.“ Philipper 2,13 Aber wir werden aufgefordert: „Müht euch um euer Heil.“ Phil. 2,12

Das Werk, das unser Nachdenken erfordert

Ein paar schwache, gelegentliche Bemühungen können Charakterfehler nicht korrigieren und das Verhalten nicht grundsätzlich verändern. Charakterbildung ist nicht das Werk eines Tages oder eines Jahres, sondern einer ganzen Lebenszeit. Der Kampf um den Sieg über das eigene Ich, um Heiligung und um den Himmel, ist ein lebenslanger Kampf. Ohne ausdauernde Bemühungen und beständige Anstrengungen wird kein Fortschritt im gottgefälligen Leben stattfinden und die Siegeskrone nicht erlangt.

Den stärksten Beweis für den Fall des Menschen aus einem höheren Stand bildet die Tatsache, dass es so unendlich schwer ist, in diesen früheren Stand zurückzukehren. Der Weg zurück kann nur durch harten Kampf gewonnen werden. Zoll für Zoll, und Stunde um Stunde. In einem Augenblick, mit einer übereilten, unvorsichtigen Handlung können wir unter die Macht des Bösen geraten; aber es erfordert mehr als einen Augenblick, die Fesseln zu brechen und wieder zu einem heiligeren Leben zu gelangen. Die Absicht mag gefasst und das Werk begonnen sein; aber die Ausführung desselben erfordert Mühe, Zeit, Ausdauer, Geduld und Opfer.

Wir können es uns nicht leisten, aus augenblicklichen Gefühlsregungen heraus zu handeln. Jeden Augenblick müssen wir auf der Hut sein. Von zahllosen Versuchungen umgeben, müssen wir entschieden widerstehen, oder wir werden besiegt. Wenn wir am Ende unseres Lebens diese Aufgabe nicht vollendet hätten, wäre dies ein ewiger Verlust.

Das Leben des Apostels Paulus war ein ständiger Kampf mit seinem Ich. Er sagte: „Ich sterbe täglich.“ 1. Kor. 15,31 Sein Wille und seine Wünsche kämpften täglich mit dem Auftrag und dem Willen Gottes. Statt seiner Neigung zu folgen, tat er Gottes Willen, wie sehr dies auch seiner Natur widerstrebte.

Gegen Ende seines kampferfüllten Lebens, als er auf seine Kämpfe und Siege zurückblickte, konnte er sagen: „Ich habe den guten Kampf gekämpft, ich habe den Lauf vollendet, ich habe Glauben gehalten; hinfort liegt für mich bereit die Krone der Gerechtigkeit, die mir der Herr, der gerechte Richter, an jenem Tag geben wird." 2. Timotheus 4,7-8

Das Leben des Christen ist ein Kampf und ein Marsch. Es gibt keine Befreiung von diesem Streit; die Anstrengung muss fortlaufend und ausdauernd sein. Nur durch unaufhörliches Bemühen erhalten wir den Sieg über die Versuchungen Satans. Wir müssen mit uneingeschränkter Kraft nach christlicher Lauterkeit streben und diese mit entschlossener Zielstrebigkeit aufrechterhalten.

Niemand wird aufwärts getragen werden, ohne dass er selbst feste und ausdauernde Bemühungen zu unternehmen bräuchte. Alle müssen sich persönlich an diesem Kampf beteiligen; kein anderer kann unsere Kämpfe ausfechten. Wir sind persönlich für den Ausgang des Kampfes verantwortlich; selbst wenn Noah, Daniel und Hiob im Lande lebten, so könnten sie weder Sohn noch Tochter durch ihre Gerechtigkeit erretten.

Die Wissenschaft, die man beherrschen soll

Es gibt eine Wissenschaft des Christentums, die man beherrschen soll – eine Wissenschaft, die so viel tiefer, breiter und höher ist als irgend eine menschliche Wissenschaft, wie der Himmel höher ist als die Erde. Der Verstand soll ausgebildet, erzogen und geschult werden; denn wir sollen Gott auf eine Weise dienen, die unserer angeborenen Neigung zuwiderläuft. Alle ererbten und anerzogenen Anlagen zum Bösen müssen wir überwinden. Oft muss die Erziehung und Ausbildung des ganzen bisherigen Lebens vergessen und neu begonnen werden, damit man ein Schüler in der Schule Christi werden kann. Unsere Herzen müssen dazu erzogen werden, fest in Gott gegründet zu sein. Wir sollen Denkstrukturen entwickeln, die uns helfen, Versuchungen zu widerstehen. Wir müssen lernen, aufwärts zu blicken. Die Grundsätze des Wortes Gottes – Grundsätze, die so erhaben sind wie der Himmel und deshalb zur Ewigkeit weisen – sollen wir in ihrer Beziehung zu unserem täglichen Leben verstehen lernen. Jede Handlung, jedes Wort, jeder Gedanke soll in Übereinstimmung mit diesen Grundsätzen stehen. Die ganze Gestaltung unseres Lebens muss sich Christus unterordnen.

Die kostbaren Gnadengaben des heiligen Geistes werden nicht in einem Augenblick entwickelt. Mut, innere Stärke, Sanftmut, Glaube und unerschütterliches Vertrauen auf Gottes Retterkraft werden nur in jahrelanger Erfahrung erworben. Die Kinder Gottes besiegeln ihr Schicksal durch ein Leben heiligen Strebens und entschlossenen Festhaltens am Richtigen.

Keine Zeit zu verlieren

Wir haben keine Zeit zu verlieren. Wir wissen nicht, wie bald unsere Prüfungszeit endet. Letztlich haben wir nur eine kurze Lebenszeit, und wir wissen nicht, wie bald wir Abschied nehmen müssen. Wir wissen nicht, wie bald wir gerufen werden, die Welt und all ihre Anliegen aufzugeben. Vor uns dehnt sich die Ewigkeit aus. Der Vorhang wird bald gehoben werden. Nur noch wenige kurze Jahre, und an alle, die dann noch zu den Lebenden zählen, wird folgende Verfügung ergehen: „Wer Böses tut, der tue weiterhin Böses...; aber wer gerecht ist, der übe weiterhin Gerechtigkeit, und wer heilig ist, der sei weiterhin heilig." Offenbarung 22,11

Sind wir darauf vorbereitet? Sind wir vertraut mit Gott, dem Herrscher des Himmels, dem Gesetzgeber, und mit Jesus Christus, den er als seinen Stellvertreter auf die Welt gesandt hat? Wenn unser Lebenswerk beendet ist, werden wir dann sagen können, was unser Vorbild Christus gesagt hat? „Ich habe dich verherrlicht auf Erden und das Werk vollendet, das du mir gegeben hast, damit ich es tue... Ich habe deinen Namen den Menschen offenbart." Johannes 17,4.6

Die Engel Gottes mühen sich unaufhörlich, uns von der Beschäftigung mit uns selbst und den weltlichen Dingen abzubringen. Mögen sie nicht vergeblich arbeiten!

Gemüter, die sich mit niedrigen Gedanken beschäftigt haben, sollen sich ändern. „Darum seid bereit und stellt euch ganz und gar auf dieses Ziel ein. Lasst euch nichts vormachen, seid nüchtern und richtet all eure Hoffnung auf Gottes Barmherzigkeit, die er euch in vollem Ausmaß an dem Tag erweisen wird, wenn Jesus Christus als Herr der Welt wiederkommt. Weil ihr Gottes Kinder seid, gehorcht ihm und lebt nicht mehr wie früher, als ihr euren Leidenschaften hilflos ausgeliefert wart und Gott noch nicht kanntet. Jetzt sollt ihr leben wie Christus, der euch als seine Jünger berufen hat: Vorbildlich, ja heilig soll euer Leben sein. Genau das meint Gott, wenn er sagt (3. Mose 19,2): „Ihr sollt heilig sein, denn ich bin heilig." 1. Petrus 1,13-16

Die Gedanken müssen auf Gott ausgerichtet werden. Wir müssen uns ernsthaft bemühen, die bösen Neigungen des natürlichen Herzens zu überwinden. Unsere Anstrengungen diesbezüglich, unsere Selbstverleugnung und Ausdauer muss im Verhältnis zu dem unendlichen Wert des Zieles stehen, das wir erreichen wollen. Nur wenn wir so überwinden, wie Christus überwunden hat, werden wir die Krone des Lebens gewinnen.

Die Notwendigkeit der Selbstverleugnung

Die größte Gefahr für den Menschen besteht darin, dass er sich selbst täuscht, mit sich selbst zufrieden ist und sich so von Gott, der Quelle seiner Kraft, trennt. Wenn unsere natürlichen Neigungen nicht vom Geist Gottes berichtigt werden, so tragen sie in sich die Saat des moralischen Todes. Wenn wir nicht auf das engste mit Gott verbunden bleiben, können wir den entheiligenden Wirkungen der Selbstbefriedigung, der Eigenliebe und Versuchung zur Sünde nicht widerstehen.

Um von Christus Hilfe zu erhalten, müssen wir erkennen, dass wir sie brauchen. Wir müssen uns selbst richtig erkennen. Nur wer einsieht, dass er ein Sünder ist, den kann Christus retten. Nur wenn wir unsere völlige Hilflosigkeit einsehen und alles Vertrauen auf unsere Leistung aufgeben, können wir uns an die göttliche Macht halten.

Diese Selbsterkenntnis brauchen wir nicht nur am Anfang unseres christlichen Lebensweges. Bei jedem Schritt, den wir himmelwärts gehen, muss sie erneuert werden. Alle unsere guten Werke verdanken wir einer außerhalb unserer selbst liegenden Kraft. Deshalb ist ein ständiges Verlangen des Herzens nach Gott, ein stetes ernstes Bekenntnis der Sünde und ein Demütigen der Seele vor ihm notwendig. Wir sind von Gefahren umgeben, und wir sind vor ihnen nur sicher, wenn wir unsere Schwachheit fühlen und uns mit Armen des Glaubens an unseren mächtigen Erlöser klammern.

Christus, die Hauptquelle wahrer Erkenntnis

Wir müssen uns von tausend unnötigen Dingen abwenden, die unsere kostbare Zeit in Anspruch nehmen. Da gibt es manches, das viel Zeit verlangt, aber letztlich zu nichts führt. Die höchsten Interessen aber erfordern unsere ganze Aufmerksamkeit und Energie, die wir so oft vergleichsweise unbedeutenden Dingen zuwenden.

Neue Ideen und Überzeugungen an sich bewirken noch keinen neuen Lebensstil. Selbst die Beschäftigung mit an sich wichtigen Tatsachen und Theorien ist nur wenig wert, wenn sie nicht praktisch angewandt wird. Wir müssen unsere Verantwortung spüren, unserer Seele die Nahrung zu geben, die geistliches Leben fördert und anregt.

„Mein Sohn, achte auf das, was ich dir sage! Verwahre meine Anweisungen wie einen Schatz. Höre gut zu, wenn ich dir Weisheit vermittle und bemühe dich, alles zu verstehen ... dann wirst du auch lernen, Gott zu erkennen und ihn, den Herrn ernst zu nehmen. Er ist es, der Weisheit gibt, von ihm kommen Wissen und Verständnis. Alle, die ihm mit redlichem Herzen folgen, finden bei ihm Schutz und Hilfe. Er bewahrt die, die andere gerecht behandeln und ihm selbst die Treue halten. Wenn du auf mich hörst, wirst du erkennen, was vor Gott recht und gut und geradlinig ist. Dann wirst du ein Leben führen können, das er gutheißt. Du erlangst Wissen und Erfahrung und hast deine Freude daran. Deine Einsicht und dein Verstand beschützen dich.“ Sprüche 2,1-11; GN

Weisheit „ist ein Baum des Lebens allen, die sie ergreifen, und glücklich sind, die sie festhalten.“ Sprüche 3,18

Die Frage, die uns beschäftigen sollte, lautet: „Was ist Wahrheit – die Wahrheit, die gehegt, geliebt, geehrt und befolgt werden soll?" Die Wissenschaftsgläubigen haben bei ihrem Bemühen, das Wesen zu erforschen, Niederlagen und Entmutigung erlitten. Sie sollten jetzt lieber der folgenden Frage nachgehen: „Welches ist die Wahrheit, die uns befähigen wird, die Rettung unserer Seele zu erlangen?"

„Was denkst du über Christus?" – das ist die allerwichtigste Frage. Nimmst du ihn als deinen persönlichen Erlöser an? Allen, die ihn annehmen, gibt er die Macht, Kinder Gottes zu werden.

Christus offenbarte seinen Jüngern Gott auf eine Weise, die in ihren Herzen ein besonderes Werk vollbrachte – so wie er es in unseren Herzen auch tun will. Nun gibt es aber viele, die sich zu ausgiebig mit Theorien beschäftigen und deshalb die lebendige Kraft des Vorbildes des Heilandes aus dem Blick verloren haben. Sie haben ihn als den demütigen, sich selbst verleugnenden Arbeiter aus den Augen verloren. Was sie brauchen, ist, auf Jesus zu sehen. Wir brauchen täglich neu die Offenbarung seiner Gegenwart. Wir müssen seinem Beispiel der Selbstverleugnung und Selbsthingabe entschiedener nachfolgen.

Wir brauchen auch die Erfahrung eines Paulus, der schrieb: „Ich bin mit Christus gekreuzigt. Ich lebe, doch nun nicht ich, sondern Christus lebt in mir. Denn was ich jetzt lebe im Fleisch, das lebe ich im Glauben an den Sohn Gottes, der mich geliebt und sich selbst für mich dahingegeben hat."
Galater 2,19-20

Eine Erkenntnis Gottes und Jesu Christi, die sich in unserem Charakter widerspiegelt, ist höher zu bewerten als alles andere, das im Himmel und auf Erden geachtet wird. Es ist die weitaus höchste Bildung. Es ist der Schlüssel, der die Tore zur himmlischen Stadt öffnet. Es ist Gottes Absicht, dass alle, die Christus anziehen, diese Erkenntnis besitzen sollen.

Kapitel 39

Erkenntnis aus Gottes Wort

Die Eröffnung deines Wortes gibt Einsicht

Die ganze Bibel ist eine Offenbarung der Herrlichkeit Gottes in Christus. Wenn wir sie annehmen, ihr glauben und folgen, wird sie ein großartiges Werkzeug zur Veränderung des Charakters sein. Sie gibt die richtigen Anstöße, die dauernde Kraft, welche die körperlichen, geistigen und geistlichen Kräfte belebt und das Leben in richtige Bahnen lenkt.

Der Grund, warum Jugendliche und selbst die Älteren so leicht in Versuchung und Sünde geführt werden, liegt darin, dass sie das Wort Gottes nicht genügend studieren und darüber nicht gründlich nachdenken. Der Mangel an fester, entschiedener Willenskraft, der sich im Leben und Charakter zeigt, resultiert aus einer Vernachlässigung der heiligen Lehren des Wortes Gottes. Sie achten nicht ernsthaft darauf, ihr Denken sauber zu halten von all dem Schmutz, der uns täglich angeboten wird. Es gibt nur wenige, die den besseren Teil erwählen und Jesus zu Füßen sitzen wie damals Maria, um von dem göttlichen Lehrer zu lernen. Nur wenige bewahren seine Worte in ihrem Herzen und wenden sie im Leben an.

Wenn die Wahrheiten der Bibel angenommen werden, so richten sie Geist und Seele auf. Wenn das Wort Gottes gebührend geschätzt würde, besäßen jung und alt eine innere Rechtschaffenheit, eine Prinzipienstärke, die sie dazu befähigte, Versuchungen zu widerstehen.

Menschen sollten die kostbaren Themen der Heiligen Schrift lehren und über sie schreiben. Sie sollen ihre Gedanken, ihre Fähigkeiten und ihre Verstandeskräfte dem Studium der Wege Gottes widmen. Studiert nicht die Philosophie menschlicher Vermutungen, sondern die Philosophie dessen, der die Wahrheit ist. Keine andere Literatur kann sich in ihrem Wert damit vergleichen.

Das irdisch eingestellte Gemüt findet keine Freude an der Betrachtung des Wortes Gottes; aber für den Sinn, der vom Heiligen Geist erneuert wurde, leuchten göttliche Schönheit und himmlisches Licht aus den heiligen Blättern. Was dem weltlichen Geist wie eine öde Wildnis vorkommt, wird dem geistlichen Sinn zu einem Land voll lebendiger Wasserströme.

Die Erkenntnis Gottes, wie sie in seinem Wort offenbart ist, sollen wir unseren Kinder unbedingt weitergeben. Sobald ihr Verständnis es zulässt, sollten sie mit dem Namen und dem Leben Jesu bekannt gemacht werden. In ihren ersten Unterrichtsstunden sollte ihnen vermittelt werden, dass Gott ihr Vater ist. Ihre erste Erziehung sollte sie zum Gehorsam aus Liebe führen. Das Wort Gottes soll ihnen ehrfürchtig und liebevoll vorgelesen und wiederholt werden, in einer Weise, die ihrem Verständnis entspricht und dazu geeignet ist, ihr Interesse zu wecken. Vor allem aber lasst sie von seiner Liebe lernen, die in Christus offenbart ist, und von der großen Lehre: „Hat uns Gott so geliebt, so sollen wir uns auch untereinander lieben." 1.Johannes 4,11

Die Jugend soll das Wort Gottes zur Speise für Geist und Seele machen. Das Kreuz Christi soll zur Grundlage jeder Ausbildung, zum Mittelpunkt aller Lehren und allen Studiums gemacht werden. Es soll in die tägliche Erfahrung des praktischen Lebens eingebracht werden. Dann wird der Heiland für die Jugend ein täglicher Begleiter und Freund werden. Alles Denken wird gefangen genommen unter den Gehorsam Christi. Sie werden in der Lage sein, mit dem Apostel Paulus zu sagen: „Es sei aber fern von mir, mich zu rühmen als allein des Kreuzes unseres Herrn Jesus Christus, durch den mir die Welt gekreuzigt ist und ich der Welt." Galater 6,14

Eine durch Erfahrung gereifte Erkenntnis

Auf diese Weise gewinnt die Jugend eine durch Erfahrung gereifte Erkenntnis von Gott. Sie haben für sich selbst die Wirklichkeit seines Wortes und die Wahrheit seiner Verheißungen geprüft. Sie haben geschmeckt und sie wissen, dass der Herr gut ist. Jesu Lieblingsjünger Johannes hatte durch eigene Erfahrung Erkenntnis erlangt. Er konnte bezeugen: „Christus war von allem Anfang da. Jetzt aber haben wir ihn selbst gehört. Wir haben ihn mit unseren eigenen Augen gesehen und mit unseren Händen berühren können, ihn, der uns die Botschaft vom Leben brachte. Ja, Christus selbst ist das Leben. Das haben wir gesehen, und das können wir bezeugen ...Wir geben euch nur das weiter, was wir selbst gesehen und gehört haben, damit ihr mit uns im Glauben verbunden seid. Gemeinsam gehören wir zu Gott, dem Vater, und zu seinem Sohn Jesus Christus." 1 Johannes 1,1-3

So kann jeder aufgrund seiner eigenen Erfahrung „besiegeln, dass Gott wahrhaftig ist." Johannes 3,33 Er kann davon Zeugnis ablegen, was er von der Kraft Christi selbst gesehen, gehört und gespürt hat. Er kann bezeugen: „Ich brauchte Hilfe und fand sie in Jesu. Jedes Bedürfnis wurde gestillt, der Hunger meiner Seele wurde befriedigt; die Bibel ist für mich die Offenbarung Christi. Ich glaube an Jesus, weil er für mich ein göttlicher Erlöser ist. Ich glaube der Bibel, weil ich erkannt habe, dass sie die Stimme Gottes ist, die zu meiner Seele spricht."

Eine Hilfe im Studium der Natur

Wer durch persönliche Erfahrung Erkenntnis Gottes und seines Wortes erlangt hat, der ist auch darauf vorbereitet, sich mit dem Studium der Naturwissenschaft zu befassen. Von Christus steht geschrieben: „In ihm war das Leben, und das Leben war das Licht der Menschen." Johannes 1,4 Bevor die Sünde Eingang fand, waren Adam und Eva im Paradies mit einem klaren und herrlichen Licht, dem Licht Gottes, umgeben. Dieses Licht erleuchtete alles, dem sie sich näherten. Es gab nichts, was ihre Wahrnehmung des Charakters der

Werke Gottes verdunkeln konnte. Als sie aber dem Versucher nachgaben, wich dieses Licht von ihnen. Und als sie das Gewand der Heiligkeit verloren, verloren sie auch das rechte Verständnis für die Gesetze der Natur. So konnten sie den Charakter Gottes in seinen Werken nicht mehr erkennen. Aus sich heraus können Menschen die Naturgesetze nicht richtig verstehen. Deshalb kann der Mensch heutzutage die Lehren der Natur nicht mehr richtig verstehen. Wenn er nicht von göttlicher Weisheit geleitet wird, erhebt er die Natur und die Naturgesetze über den Gott der Natur. Deshalb widersprechen rein menschliche wissenschaftliche Ideen so oft der Lehre von Gottes Wort. Aber für die, die das Licht des Lebens Christi annehmen, ist die Natur wieder erleuchtet. In dem Licht, das vom Kreuz ausgeht, können wir die Gesetzmäßigkeiten der Natur richtig deuten.

Wer durch persönliche Erfahrung die Erkenntnis Gottes und seines Wortes hat, besitzt einen festgegründeten Glauben an die Göttlichkeit der Heiligen Schrift. Er hat erfahren, dass Gottes Wort Wahrheit ist, und er weiß, dass Wahrheit sich niemals widersprechen kann. Er prüft die Bibel nicht nach menschlichen wissenschaftlichen Erkenntnissen, sondern prüft diese Ideen von einem unfehlbaren Standpunkt aus. Er weiß, dass es in wahrer Wissenschaft nichts geben kann, was den Lehren des Wortes Gottes widerspricht; weil beides denselben Urheber hat. Darum wird ein richtiges Verständnis von beidem ihre Übereinstimmung erweisen. Was auch immer in der sogenannten wissenschaftlichen Lehre dem Zeugnis von Gottes Wort widerspricht, ist rein menschliche Vermutung.

Einem solchen Studenten eröffnen wissenschaftliche Forschungen ein weites Feld des Nachdenkens und Lernens. Wenn er die Dinge der Natur betrachtet, erreicht ihn eine neue Wahrnehmung von Wahrheit. Das Buch der Natur und das geschriebene Wort erhellen sich gegenseitig. Beide machen ihn besser mit Gott bekannt, indem sie ihn seinen Charakter und die Gesetze lehren, durch die er wirkt.

Die Erfahrung des Psalmisten ist die Erfahrung, die alle durch den Empfang von Gottes Wort durch die Natur und durch die biblische Offenbarung aufnehmen. Er sagt: „Herr, du lässest mich fröhlich singen von deinen Werken, und ich rühme die Taten deiner Hände." Psalm 92,5 „Herr, deine Güte reicht, so weit der Himmel ist, und deine Wahrheit, so weit die Wolken gehen. Deine Gerechtigkeit steht wie die Berge Gottes und dein Recht wie die große Tiefe." Psalm 36,6-7

„Wie köstlich ist deine Güte, Gott, dass Menschenkinder unter dem Schatten deiner Flügel Zuflucht haben! ... Du tränkst sie mit Wonne wie mit einem Strom. Denn bei dir ist die Quelle des Lebens, und in deinem Lichte sehen wir das Licht." Psalm 36,9.10 „Wohl denen, die ohne Tadel leben, die im Gesetz des Herrn wandeln! Wohl denen, die sich an seine Mahnungen halten, die ihn von ganzem Herzen suchen!" Psalm 119,1-2

„Wie wird ein junger Mann seinen Weg unsträflich gehen? Wenn er sich hält an deine Worte." Psalm 119,9 „Ich habe erwählt den Weg der Wahrheit, deine Weisungen habe ich vor mich gestellt." Psalm 119,30

„Ich behalte dein Wort in meinem Herzen, damit ich nicht wider dich sündige." Psalm 119,11 „Und ich wandle fröhlich, denn ich suche deine Befehle." Psalm 119,45

„Öffne mir die Augen, dass ich sehe die Wunder an deinem Gesetz." Psalm 119,18 „Ich habe Freude an deinen Mahnungen; sie sind meine Ratgeber."Psalm 119,24

„Das Gesetz deines Mundes ist mir lieber als viel tausend Stück Gold und Silber." Psalm 119,72 „Wie habe ich dein Gesetz so lieb! Täglich sinne ich ihm nach." Psalm 119,97

„Deine Mahnungen sind Wunderwerke; darum hält sie meine Seele." Psalm 119,129 „Deine Gebote sind mein Lied im Hause, in dem ich Fremdling bin." Psalm 119,54

„Dein Wort ist ganz durchläutert, und dein Knecht hat es lieb." Psalm 119,140 „Dein Wort ist nichts als Wahrheit, alle Ordnungen deiner Gerechtigkeit währen ewiglich." Psalm 119,160

„Lass meine Seele leben, dass sie dich lobe, und dein Recht mir helfen." Psalm 119,175 „Großen Frieden haben, die dein Gesetz lieben; sie werden nicht straucheln. Herr, ich warte auf dein Heil und tue nach deinen Geboten. Meine

Seele hält sich an deine Mahnungen und liebt sie sehr.“ Psalm 119,165-167

„Wenn dein Wort offenbar wird, so erfreut es und macht klug die Unverständigen.“ Psalm 119,30 „Du machst mich mit deinem Gebot weiser, als meine Feinde sind; denn es ist ewiglich mein Schatz. Ich habe mehr Einsicht als alle meine Lehrer; denn über deine Mahnungen sinne ich nach. Ich bin klüger als die Alten; denn ich halte mich an deine Befehle.“ Psalm 119,98-100

„Dein Wort macht mich klug; darum hasse ich alle falschen Wege.“ Psalm 119,104 „Deine Mahnungen sind mein ewiges Erbe; denn sie sind meines Herzens Wonne.“ Psalm 119,111

Klarere Offenbarungen Gottes

Es ist unser Vorrecht, uns immer mehr um klarere Offenbarungen des Charakters Gottes zu bemühen. Als Mose betete: „Lass mich deine Herrlichkeit sehen“, 2. Mose 33,18 tadelte ihn der Herr dafür nicht, sondern erhörte sein Gebet. Gott sprach zu seinem Diener: „Ich will vor deinem Angesicht all meine Güte vorübergehen lassen und will vor dir kundtun den Namen des Herrn.“ 2. Mose 33,19

Es ist die Sünde, die unseren Geist trübt und unsere Wahrnehmung verdunkelt. Wenn unsere Herzen frei von Sünde sind, werden wir durch das Licht der Herrlichkeit Gottes im Angesicht Jesu deutlich erkennen, dass er „barmherzig und gnädig und geduldig und von großer Gnade und Treue“ ist. 2. Mose 34,6 In seinem Licht sollen wir das Licht sehen, bis Geist, Herz und Seele in das Ebenbild seiner Heiligkeit umgewandelt sind.

Für alle, die auf diese Weise die Zusagen in Gottes Wort ergreifen, eröffnen sich wunderbare Möglichkeiten. Vor ihnen liegen weite Felder der Wahrheit und tiefe Quellen der Kraft. Herrliche Dinge sollen ihnen offenbart werden. Vorrechte und Pflichten, die sie in der Bibel nicht einmal vermuten, werden offenbart werden. Alle, die auf den Weg demütigen Gehorsams gehen und Gottes Absicht erfüllen, werden sein Wirken mehr und mehr verstehen.

Die Studenten mögen die Bibel zu ihrem Führer nehmen und ihren Grundsätzen treu bleiben – und sie können erwarten, jede Höhe zu erreichen. Alle Philosophien der menschlichen Natur haben nur zu Verwirrung und Schande geführt, wenn Gott nicht in ihnen als alles in allem anerkannt worden ist. Aber der kostbare Glaube, von Gott eingegeben, verleiht Stärke und einen edlen Charakter. Wenn man sich eingehend mit seiner Güte, seiner Barmherzigkeit und seiner Liebe befasst, wird das Verständnis für die Wahrheit immer klarer werden; wird die Sehnsucht nach Reinheit des Herzens und Klarheit der Gedanken höher und heiliger. Wenn sich die Seele in der reinen Atmosphäre heiliger Gedanken aufhält, wird sie beim Studium seines Wortes vom Umgang mit Gott verwandelt. Die Wahrheit ist so groß, so weitreichend, so tief, so breit, dass man schließlich das Ich aus den Augen verliert. Das Herz wird mild und der Demut, Freundlichkeit und Liebe unterworfen.

Die natürlichen Kräfte werden aufgrund heiligen Gehorsams vergrößert. Die Lernenden können aus dem Studium des Wortes Gottes mit erweiterten, erhebenden und veredelten Verstandeskräften hervorgehen. Wenn sie wie Daniel Hörer und Täter des Wortes Gottes sind, können sie in allen Bereichen des Wissens Fortschritte machen wie er. Wenn sie reinen Geistes sind, werden sie einen starken Geist entwickeln. Jede geistige Fähigkeit wird belebt werden. Sie können sich selbst so erziehen und selbst beherrschen, dass alle Personen innerhalb ihrer Einflusssphäre sehen werden, was der Mensch sein und was er leisten kann, wenn er mit dem Gott der Weisheit und Kraft verbunden ist.

Die Ausbildung im ewigen Leben

Was wir hier auf Erden lernen, dient als Vorbereitung auf das ewige Leben. Die hier begonnene Ausbildung wird in diesem Leben nicht vollendet werden; sie wird durch alle Ewigkeit hindurch fortgesetzt werden, wobei sie immer fortschreitet, aber niemals abgeschlossen sein wird. Die Weisheit und Liebe Gottes im Erlösungsplan wird immer weiter offenbart werden. Der Heiland wird seinen Kindern reiche Schätze der Erkenntnis vermitteln, wenn er sie zu den Quellen lebendigen Wassers führt. Tag für Tag werden die wunderbaren Werke Gottes, die Beweise seiner Macht, das Universum zu erschaffen und zu erhalten, sich dem Geist in neuer Schönheit darstellen. In dem Licht, das vom Thron her scheint, werden sich alle Rätsel auflösen, und die Seele wird mit Erstaunen erfüllt sein über die Einfachheit der Dinge, die sie zuvor nicht verstehen konnte.

Jetzt sehen wir nur durch einen dunklen Spiegel, dann aber von Angesicht zu Angesicht; jetzt erkennen wir nur teilweise, dann aber werden wir so erkennen, wie auch wir erkannt werden.

Er lässt oft zu, dass sie leidvolle Erfahrungen machen, damit sie daran wachsen und reifer werden.

Die Tatsache, dass wir dazu berufen sind, Prüfungen zu ertragen, zeigt uns, dass der Herr Jesus uns als etwas Kostbares ansieht, das er prägen will. Wenn er in uns nichts sähe, womit er seinen Namen verherrlichen könnte, würde er keine Zeit darauf verwenden, uns zu veredeln. Er wirft keine wertlosen Steine in seinen Schmelzofen. Es ist wertvolles Erz, was er reinigt. Der Schmied legt Eisen und Stahl ins Feuer, um zu prüfen, welche Qualität sie haben. Der Herr lässt es zu, dass seine Auserwählten in den Schmelzofen der Trübsal kommen, um zu prüfen, welcher Art Charakter sie haben und ob sie für sein Werk geformt werden können.

Der Töpfer nimmt den Ton und formt ihn nach seinem Willen. Er knetet und bearbeitet ihn. Er reißt ihn auseinander und presst ihn wieder zusammen. Er befeuchtet ihn und trocknet ihn dann wieder. Er lässt ihn eine Zeitlang liegen, ohne ihn anzurühren. Wenn er vollkommen geschmeidig ist, setzt er seine Arbeit fort, aus ihm ein Gefäß zu machen. Er gibt dem Ton eine Form und glättet und poliert ihn auf dem Töpferrad. Er trocknet ihn in der Sonne und brennt ihn im Ofen. So wird der Ton zu einem brauchbaren Gefäß. Und so will der große Werkmeister auch uns formen und gestalten. Und wie der Ton in den Händen des Töpfers sollen wir in seinen Händen sein. Wir können nicht die Arbeit des Töpfers übernehmen. Unsere Aufgabe ist es, uns der Bearbeitung durch den göttlichen Werkmeister zu überlassen.

„Ihr Lieben, lasst euch durch die Hitze nicht befremden, die euch widerfährt zu eurer Versuchung, als widerführe euch etwas Seltsames, sondern freut euch, dass ihr mit Christus leidet, damit ihr auch zur Zeit der Offenbarung seiner Herrlichkeit Freude und Wonne haben mögt." 1. Petrus 4,12-13

Der Vogel im Käfig will nicht im vollen Tageslicht und wenn er die vielen anderen Stimmen vernimmt, das Lied singen, das ihn sein Meister lehren will. Er lernt ein paar Takte von einem Lied und einen Triller von einem anderen, aber nie eine vollständige Melodie. Dann deckt der Meister den Käfig ab und stellt ihn dorthin, wo der Vogel nur das eine Lied hören kann, das er singen soll. Im Dunkeln versucht er nun immer wieder, dieses Lied zu singen, bis er es gelernt hat, und irgendwann ertönt dann die vollständige Melodie. Nun wird der Vogel aus der Dunkelheit befreit und kann sein Lied auch im Hellen singen. Genauso handelt Gott mit seinen Kindern. Er möchte uns ein Lied lehren und wenn wir es inmitten der Schatten der Anfechtungen gelernt haben, dann können wir es danach immer singen.

Gottes Wahl in unserem Lebenswerk

Viele sind mit dem, was sie erreicht haben unzufrieden. Es mag sein, dass ihnen ihre Umgebung nicht zusagt, dass sie eine alltägliche Arbeit verrichten, obwohl sie sich zu Höherem berufen fühlen. Oft werden ihre Bemühungen nicht richtig gewürdigt; ihre Zukunft erscheint ihnen ungewiss.

Lasst uns daran denken, dass wir die Arbeit, die uns aufgetragen ist, zwar nicht selbst ausgewählt haben, dass wir sie aber als Gottes Wahl für uns annehmen sollen. Wir sollen die Aufgabe erledigen, die jetzt an der Reihe ist, ob sie nun angenehm ist oder nicht. „Alles, was dir vor die Hände kommt, es zu tun mit deiner Kraft, das tu; denn bei den Toten, zu denen du fährst, gibt es weder Tun noch Denken, weder Erkenntnis noch Weisheit.“ Prediger 9,10

Wenn der Herr von uns erwartet, eine Botschaft nach Ninive zu bringen, wird es ihm nicht gefallen, wenn wir lieber nach Joppe oder Kapernaum gehen möchten. Denn er hat Gründe dafür, uns an den Ort zu senden, wohin unsere Füße gelenkt worden sind. Gerade dort kann jemand sein, der unsere Hilfe braucht. Er, der Philippus zu dem äthiopischen Kämmerer, Petrus zu dem römischen Hauptmann und das israelitische Mädchen zu Naeman, dem syrischen Feldhauptmann als Hilfe schickte, sendet auch heute Männer, Frauen und Jugendliche als seine Boten zu denen, die göttliche Hilfe und Führung brauchen.

Gottes Pläne sind die besten

Unsere Pläne sind nicht immer Gottes Pläne. Er sieht vielleicht, dass es am besten für uns und für seine Sache ist, unsere gutgemeinten Absichten zu durchkreuzen, wie er es im Fall Davids getan hat. Aber über eines können wir sicher sein, dass er diejenigen segnet und zur Förderung seiner Sache gebraucht, die sich selbst und alles, was sie haben, ernstlich Gott weihen. Wenn er es für besser hält, ihre Wünsche nicht zu erfüllen, wird er diese Verweigerung dadurch ausgleichen, dass er ihnen Zeichen seiner Liebe gibt und ihnen einen anderen Dienst anvertraut.

Der Herr, der uns besser versteht als wir uns selbst verstehen, will uns in seiner liebevollen Sorge und Anteilnahme oft nicht erlauben, dass wir selbstsüchtig nach der Befriedigung unseres eigenen Ehrgeizes streben. Er gestattet uns nicht, uns vor einfachen, aber nötigen Aufgaben zu drücken, die jetzt zu tun sind. Oft bereiten uns gerade diese einfachen Aufgaben auf ein anspruchsvolleres Werk vor. Manchmal müssen unsere Pläne scheitern, damit Gottes Pläne für uns erfolgreich sein können.

Gott verlangt nie ein wirkliches Opfer von uns. Er bittet uns zwar, auf manches zu verzichten, aber indem wir dies tun, geben wir nur das auf, was uns auf dem Wege zum Himmel hinderlich ist. Selbst wenn wir etwas aufgeben müssten, was an und für sich gut ist, dürfen wir sicher sein, dass Gott etwas Schöneres für uns plant.

Im künftigen Leben werden die Geheimnisse aufgeklärt werden, die uns hier beunruhigt und enttäuscht haben. Wir werden erkennen, dass unsere scheinbar unbeantworteten Gebete und enttäuschten Hoffnungen uns zum größten Segen gewesen sind.

Wir sollen jede Pflicht, wie einfach sie auch sein mag, als heilig ansehen, weil sie einen Teil unseres Dienstes für Gott darstellt. Unser tägliches Gebet sollte sein: „Herr, hilf mir, mein Bestes zu tun. Lehre mich, wie ich meine Aufgabe besser erfüllen kann. Gib mir Mut und Freudigkeit. Hilf mir, bei meiner Tätigkeit das liebevolle Wesen des Heilandes zum Ausdruck zu bringen."

Eine Lehre aus dem Leben Moses

Betrachtet die Erfahrung des Mose. Er empfing in Ägypten als der Enkel des Königs und Thronanwärter eine sehr gründliche Erziehung. Man unterrichtete ihn in aller Weisheit, die man damals für wichtig ansah. Er erhielt die bestmögliche bürgerliche und militärische Ausbildung. Mose dachte, dass er nun für das Werk der Befreiung Israels aus der Sklaverei bestens vorbereitet sei. Aber Gott sah das anders. Seine Vorsehung verordnete Mose eine vierzigjährige Erziehung als Schafhirte in der Wildnis.

Die Ausbildung, die er in Ägypten erhalten hatte, war ihm in vieler Hinsicht eine Hilfe; aber die wertvollste Vorbereitung auf sein Lebenswerk war die, die er als Schafhirte bekam. Mose hatte von Natur aus ein ungestümes Wesen. Er war als erfolgreicher ägyptischer Militärführer und Liebling des Königs und der Nation daran gewöhnt, Ehrungen und Schmeicheleien entgegenzunehmen. Das Volk liebte ihn. Deshalb hoffte er, aus eigener Kraft das Werk der Befreiung Israels zu vollbringen. Im Gegensatz dazu standen die Lektionen, die er als Beauftragter Gottes zu lernen hatte. Wenn er seine Herden durch die Wildnis der Berge und auf die grünen Weiden der Täler führte, lernte er Glauben und Sanftmut, Geduld, Demut und Bescheidenheit. Er lernte, für die Schwachen zu sorgen, die Kranken zu pflegen, die Weggelaufenen zu suchen, die Widerspenstigen zu ertragen, sich um die Lämmer zu kümmern und die Alten und Schwachen zu ernähren.

Bei dieser Arbeit kam Mose dem großen Hirten näher. Er wurde mit dem Heiligen Israels eng verbunden. Er träumte nun nicht länger davon, ein großes Werk zu vollbringen. Stattdessen versuchte er treu, die ihm übertragene Aufgabe so zu tun, als täte er sie für Gott. Er erkannte die Gegenwart Gottes in seiner Umgebung. Die ganze Natur redete zu ihm von dem Unsichtbaren. Er lernte Gott als einen persönlichen Gott kennen und durch Nachsinnen über seinen Charakter entwickelte er immer vollständiger das Bewusstsein seiner Gegenwart. Er fand Zuflucht in den beständig ausgestreckten Armen seines Herrn.

Nach dieser Erfahrung hörte Mose die Berufung vom Himmel, seinen Hirtenstab gegen den Herrscherstab auszutauschen, seine Schafherde zu verlassen und die Führung Israels zu übernehmen. Diese göttliche Aufforderung erging nun an einen, der sich selbst nicht sehr viel zutraute, der schweigsam geworden war und ängstlich. Er war zutiefst davon überzeugt, dass er kein Sprachrohr für Gott sein könne, aber er übernahm das Werk, wobei er sein ganzes Vertrauen auf den Herrn setzte. Die Größe dieser Aufgabe erweckte seine besten Verstandeskräfte. Gott segnete seinen willigen Gehorsam und Mose wurde redegewandt, hoffnungsvoll, selbstbeherrscht und tauglich für das größte Werk, das jemals einem Menschen übertragen worden ist. Von ihm steht geschrieben: „Und es stand hinfort kein Prophet in Israel auf wie Mose, den der Herr erkannt hätte von Angesicht zu Angesicht." 5. Mose 34,10

Jene, die meinen, dass ihre Arbeit nicht geschätzt wird, und die nach einer verantwortungsvolleren Tätigkeit streben, sollen bedenken, dass „es nicht vom Aufgang und nicht vom Niedergang kommt, nicht von der Wüste und nicht von den Bergen, sondern Gott ist Richter, der diesen erniedrigt und jenen erhöht." Ps. 75,7-8 Jeder Mensch hat im ewigen Plan des Himmels seinen Platz. Ob wir diesen Platz ausfüllen, hängt von unserer eigenen Treue in der Zusammenarbeit mit Gott ab.

Wir müssen uns vor Selbstmitleid hüten. Gib nie dem Gefühl nach, dass du nicht genügend geachtet wirst, dass deine Bemühungen nicht geschätzt werden oder dass deine Arbeit zu schwer sei. Lasst die Erinnerung daran, was Christus für uns erduldet hat, unsere murrenden Gedanken zum Schweigen bringen. Wir werden besser behandelt als unser Herr. „Und du begehrst für dich große Dinge? Begehre es nicht!" Jeremia 45,5 Der Herr hat in seinem Werk keinen Platz für solche, die ein größeres Verlangen danach haben, die Krone zu gewinnen als danach, das Kreuz zu tragen. Er braucht Menschen, die mehr darauf aus sind ihre Pflicht zu tun, als darauf, ihren Lohn zu empfangen – Menschen, die mehr um Grundsätze als um eine Beförderung bemüht sind.

Bescheidene Menschen, die ihre Arbeit so verrichten, als wäre sie für Gott getan, mögen nicht so viel Aufsehen erregen wie die, die voller Geschäftigkeit und Selbstherrlichkeit sind; aber ihre Arbeit gilt mehr. Oft ziehen solche, die großes Aufsehen erregen, die Aufmerksamkeit auf sich und stellen sich damit zwischen die Menschen und Gott. Ihre Arbeit erweist sich deshalb als Misserfolg. „Denn der Weisheit Anfang ist: Erwirb Weisheit, und erwirb Einsicht mit allem, was du hast. Achte sie hoch, so wird sie dich erhöhen und wird dich zu Ehren bringen, wenn du sie herzest." Sprüche 4,7-8

Bei vielen wird eine verkehrte Handlungsweise schnell zur Gewohnheit, weil sie nicht entschlossen sind, sich selbst zu beherrschen und ihren Charakter zu reformieren. Aber das muss nicht so sein. Sie können ihre Kräfte so entwickeln, dass sie den besten Dienst verrichten können. Dann werden sie immer begehrt sein und ihr Dienst wird entsprechend geschätzt werden.

Wenn einige sich für eine höhere Position eignen, wird der Herr die Last nicht allein auf sie legen, sondern auch auf solche, die sie geprüft haben, die ihren Wert kennen und die sie verständnisvoll fördern können. Alle, die Tag für Tag die ihnen zugewiesene Arbeit zuverlässig ausführen, werden zu der von Gott bestimmten Zeit den Ruf vernehmen: „Übernimm eine verantwortungsvollere Aufgabe!"

Während die Hirten auf den Hügeln Bethlehems ihre Herden hüteten, kamen himmlische Engel zu ihnen. Auch heute stehen Engel Gottes dem einfachen Arbeiter für Gott zur Seite, während er seiner Beschäftigung nachgeht. Sie hören seine Worte und beachten die Art, wie er seine Arbeit tut, um zu sehen, ob man ihm größere Verantwortung übertragen kann.

Wahre Größe

Gott schätzt die Menschen nicht nach ihrem Reichtum, ihrer Ausbildung oder ihrer Tätigkeit ein. Er schätzt sie vielmehr nach dem Beweggrund ihres Handelns und der Größe ihres Charakters ein. Er achtet darauf, wie viel sie von seinem Geist besitzen und wie viel Ähnlichkeit zwischen ihm und ihrem

Leben besteht. Im Reich Gottes groß zu sein heißt, wie ein kleines Kind an Demut, Einfachheit des Glaubens und an Reinheit der Liebe zu sein.

„Ihr wisst“, sagte Christus, „dass die Herrscher ihre Völker niederhalten und die Mächtigen ihnen Gewalt antun. So soll es nicht sein unter euch; sondern wer unter euch groß sein will, der sei euer Diener.“ Matthäus 20,25-26

Von all den Gaben, die der Himmel den Menschen verleihen kann, ist die Gemeinschaft des Leidens mit Christus das wertvollste Gut und die größte Ehre. Weder Henoch, der in den Himmel aufgenommen wurde, noch Elia, der in einem feurigen Wagen auffuhr, waren größer oder geehrter als Johannes der Täufer, der einsam im Kerker zugrunde ging. „Denn euch ist es gegeben, um Christi willen, nicht allein an ihn zu glauben, sondern auch um seinetwillen zu leiden.“ Philipper 1,29

Pläne für die Zukunft

Viele sind nicht imstande, konkrete Pläne für die Zukunft zu machen. Ihr Leben schwebt im Ungewissen. Sie können die Konsequenzen bestimmter Geschehnisse noch nicht einschätzen, und dies erfüllt sie oft mit Angst und Unruhe. Lasst uns daran denken, dass das Leben der Kinder Gottes in dieser Welt ein Pilgerleben ist. Wir besitzen nicht die Weisheit, unser eigenes Leben richtig zu planen. So können wir auch nicht unsere Zukunft gestalten. „Durch den Glauben wurde Abraham gehorsam, als er berufen wurde, in ein Land zu ziehen, das er erben sollte; und er zog aus und wusste nicht, wo er hinkäme.“ Hebräer 11,8

Christus legte in seinem irdischen Leben keine Pläne von sich aus. Er nahm stattdessen Gottes Pläne für sich an und sein Vater entfaltete Tag für Tag seine Pläne. So sollten auch wir uns Gott unterordnen, damit sein Wille in unserem Leben sich ungehindert auswirken kann. Wenn wir ihm unsere Wege übergeben, wird er unsere Schritte lenken.

Zu viele scheitern völlig, obwohl sie eine glänzende Zukunft planten. Besser ist, du lässt Gott für dich planen. Vertraue wie ein kleines Kind der Führung durch den, der „die Füße seiner Heiligen behüten wird." 1. Samuel 2,9 Gott führt seine Kinder niemals anders als sie wünschten, geführt zu werden, wenn sie das Ende schon vom Anfang her sehen und die Herrlichkeit wahrnehmen könnten, die daraus erwächst, dass sie als Mitarbeiter Gottes seine Pläne ausführen.

Finanzielle Vergütungen

Als Christus seine Jünger in seine Nachfolge berief, bot er ihnen keine verlockenden Aussichten für dieses Leben an. Er versprach ihnen keinen Gewinn oder weltliche Ehre, und sie trafen keine Vereinbarung darüber, wie sie bezahlt werden sollten. Als Matthäus am Zoll saß, sprach der Heiland: „Folge mir nach! Und er verließ alles, stand auf, und folgte ihm nach." Lukas 5,27-28 Bevor er diesen Dienst begann, forderte Matthäus nicht erst ein festes Gehalt, das dem Betrag gleichkam, den er vorher erhalten hatte. Vielmehr folgte er Jesu nach, ohne zu fragen oder zu zögern. Ihm genügte, mit dem Heiland zusammen zu sein, seine Worte zu hören und mit ihm an seiner Aufgabe mithelfen zu dürfen.

So war es auch bei den Jüngern, die zuvor berufen worden waren. Als Jesus Petrus und seine Gefährten aufforderte, ihm nachzufolgen, verließen sie unverzüglich ihre Boote und Netze. Einige dieser Jünger hatten Freunde, die von ihrer Unterstützung abhingen; aber als sie die Einladung des Heilandes erhielten, zögerten sie nicht und fragten auch nicht: „Wie werde ich jetzt leben und meine Familie unterhalten?" Vielmehr gehorchten sie dem Ruf; und als Jesus sie später fragte: „Als ich euch ausgesandt habe ohne Geldbeutel, ohne Tasche und ohne Schuhe, habt ihr da je Mangel gehabt?", da konnten sie antworten: „Niemals!" Lukas 22,35

Heute beruft uns der Heiland in sein Werk, wie er Matthäus, Johannes und Petrus berufen hat. Wenn unser Herz von seiner Liebe berührt ist, wird die Frage der Vergütung in unseren Gedanken nicht an erster Stelle stehen. Wir sollen uns freuen, Mitarbeiter Christi zu sein, und uns nicht davor fürchten, seiner Fürsorge zu vertrauen. Wenn wir Gott zu unserer Stärke machen, werden wir eine klare Vorstellung von unserer Pflicht und dem selbstlosen Streben haben. Unser Leben wird von edlen Absichten geleitet werden, die uns über alle niedrigen Beweggründe erheben.

Gott wird uns versorgen

Viele, die sagen, sie seien Nachfolger Christi, haben ein ängstliches, besorgtes Herz. Sie fürchten sich davor, sich Gott anzuvertrauen. Sie übergeben sich ihm nicht vollständig, denn sie schrecken vor den Konsequenzen zurück, die eine solche Übergabe einschließen könnte. So lange sie aber diese Übergabe nicht vollziehen, können sie keinen Frieden finden.

Es gibt viele, deren Herz unter einer Last von Sorgen schmerzt, weil sie danach streben, dem allgemein üblichen Lebensstandard gerecht zu werden. Nun stehen sie ständig unter Druck, mit dem selbstgewählten Chaos in ihrem Leben zurechtzukommen. Ihr Charakter wurde beschädigt und ihr Leben ist zu einer Plage geworden. Das ständige ängstliche Sorgen zermürbt ihre Lebenskräfte. Unser Herr möchte, dass sie diese Zwangsherrschaft ablegen. Er lädt sie ein, sein Joch auf sich zu nehmen; er sagt: „Mein Joch ist sanft, und meine Last ist leicht.“ Matthäus 11,30 Ängstliches Sorgen macht blind und kann die Zukunft nicht erkennen, aber Jesus sieht das Ende schon am Anfang. In jeder Schwierigkeit hält er seinen Weg bereit, um Hilfe zu bringen. „Er wird kein Gutes mangeln lassen den Frommen.“ Psalm 84,12

Unser himmlischer Vater hat tausend Wege, für uns zu sorgen, von denen wir nichts wissen. Alle, die sich dafür entscheiden, den Dienst für Gott an die erste Stelle zu setzen, werden feststellen, dass Ängste und Sorgen verschwinden und sich ein gerader Weg vor ihnen auftut.

Ermutigender Glaube

Die treue Erfüllung der Pflichten von heute ist die beste Vorbereitung für die Prüfungen von morgen. Nehmt nicht alle Verpflichtungen und Sorgen von morgen und fügt sie der Last von heute hinzu. „Es ist genug, dass jeder Tag seine eigene Plage hat." Matthäus 6,34

Lasst uns hoffnungsvoll und mutig sein. Verzagtheit im Dienst für Gott ist sündig und unvernünftig. Er kennt alle unsere Bedürfnisse. Mit der Allmacht des Königs aller Könige verbindet unser bündnistreuer Gott die Freundlichkeit und Fürsorge eines liebevollen Hirten. Seine Macht ist unbeschränkt und sie ist die Bürgschaft für die zuverlässige Erfüllung seiner Verheißungen für alle, die ihm vertrauen. Er kann jedes Problem lösen, damit alle bewahrt werden, die ihm dienen und auf sein Handeln achten. Seine Liebe überragt alle andere Liebe so weit, wie der Himmel über der Erde ist. Er wacht über seine Kinder mit einer Liebe, die grenzenlos und ewig ist.

In den dunkelsten Tagen, wenn die Aussichten nur noch düster erscheinen, habt Vertrauen zu Gott. Er führt seinen Willen aus, wobei er nie die Belange seines Volkes unbeachtet lässt. Die Kraft derer, die ihn lieben und ihm dienen, wird Tag für Tag erneuert werden.

Er kann und will seinen Dienern alle Hilfe schenken, die sie brauchen. Er wird ihnen die Weisheit geben, die ihre verschiedenen Bedürfnisse erfordern.

Der vielgeprüfte Apostel Paulus sagte: „Und er hat zu mir gesagt: Lass dir an meiner Gnade genügen; denn meine Kraft ist in den Schwachen mächtig. Darum will ich mich am allerliebsten rühmen meiner Schwachheit, damit die Kraft Christi bei mir wohne. Darum bin ich guten Mutes in Schwachheit, in Misshandlungen, in Nöten, in Verfolgungen und Ängsten, um Christi willen; denn wenn ich schwach bin, so bin ich stark." 2.Korinther 12,9-10

Kapitel 41

Im Umgang mit anderen

Einer trage des anderen Last, so werdet ihr das Gesetz Christi erfüllen...

Jeder Umgang mit anderen Menschen erfordert Selbstbeherrschung, Nachsicht und Mitgefühl. Wir unterscheiden uns so sehr in Veranlagung, Gewohnheiten und Erziehung, dass unsere Sichtweisen völlig verschieden sind. Jeder entscheidet auf seine Weise. Unser Verständnis von Wahrheit und unsere Vorstellung von Lebensführung sind verschieden. Es gibt keine zwei Menschen, deren Lebenserfahrungen sich völlig gleichen. Die Prüfungen des einen sind nicht die Prüfungen eines anderen. Pflichten, die einer leicht findet, sind für einen anderen sehr schwierig und schwer zu begreifen.

Die menschliche Natur ist so labil, so unwissend und so anfällig für falsche Vorstellungen, dass jeder bei der Beurteilung anderer sehr vorsichtig sein sollte. Wir wissen wenig davon, wie sich unsere Handlungen auf die Lebenserfahrung anderer auswirken. Was wir tun oder sagen, mag uns nur von geringer Tragweite erscheinen, während wir – wenn unsere Augen geöffnet würden – sehen könnten, dass die wichtigsten Ergebnisse zum Guten oder Bösen davon abhängen.

Rücksichtnahme auf Beladene

Es gibt Menschen, deren Leben immer in ruhigen, geordneten Bahnen verlief. Ihre Herzen haben kaum wirkliche Angst erfahren und sie haben selten Kummer und Leid wegen anderen erlebt, dass sie die Situation von Menschen mit wirklich seelischen Lasten nicht verstehen können. Sie sind nicht imstande, solche Belastungen einzuschätzen, wie auch ein Kind nicht imstande ist, die Sorge und Mühe seines kummerbeladenen Vaters zu verstehen. Das Kind mag sich über die Ängste und Ratlosigkeiten seines Vaters wundern; sie erscheinen ihm unnötig. Aber wenn es im Laufe der Jahre eigene Erfahrungen gesammelt hat, wenn es selbst lernen muss, seine Lasten zu tragen, wird es auf das Leben seines Vaters zurückblicken und verstehen, was einst so unverständlich war. Bittere Erfahrungen ließen den Charakter reifen.

Der Dienst solcher belasteten Menschen wird oft nicht verstanden und geschätzt, bis der Tod sie hinwegrafft. Wenn dann andere diese Lasten übernehmen müssen und auf die gleichen Schwierigkeiten stoßen, denen sie begegnet waren, werden sie besser verstehen, wie ihr Glaube und Mut geprüft wurden. Oft werden dann die Fehler, die man so schnell beurteilte, nicht mehr so problematisch empfunden. Die Erfahrung lehrt nämlich Mitgefühl. Gott lässt es zu, dass Menschen verantwortungsvolle Positionen einnehmen. Wenn sie Fehler machen, hat er die Macht, diese Menschen zu ändern oder aus ihrer Stellung zu entfernen. Wir sollten also darauf achten, das Werk des Richtens, das Gottes Sache ist, nicht selbst in die Hand zu nehmen.

Das Verhalten Davids gegenüber Saul enthält eine Lehre. Saul war auf Gottes Befehl hin zum König über Israel gesalbt worden. Wegen seines Ungehorsams entschied der Herr, dass das Königreich von ihm genommen werden sollte. Wie liebevoll, höflich und nachsichtig war unabhängig davon das Benehmen Davids ihm gegenüber!

Als er David nach dem Leben trachtete, kam Saul in die Wüste und betrat unbemerkt dieselbe Höhle, in der David mit seinen Kriegern versteckt lag. „Da sprachen die Männer Davids zu ihm: Siehe, das ist der Tag, von dem der Herr dir gesagt hat: Siehe, ich will deinen Feind in deine Hände geben, dass du mit ihm tust, was dir gefällt... Und er sprach zu seinen Männern: Das lasse der Herr ferne von mir sein, dass ich das tun sollte und meine Hand legen an meinen

Herrn, den Gesalbten des Herrn; denn er ist der Gesalbte des Herrn." 1. Samuel 24,57

Der Heiland bittet uns: „Richtet nicht, auf dass ihr nicht gerichtet werdet. Denn nach welchem Recht ihr richtet, werdet ihr gerichtet werden; und mit welchem Maß ihr messt, wird euch zugemessen werden." Matthäus 7,1-2 Denkt daran, dass euer Lebensbericht bald von Gott untersucht wird. Bedenkt auch, dass er gesagt hat: „Darum, o Mensch, kannst du dich nicht entschuldigen, wer du auch bist, der du richtest. Denn worin du den anderen richtest, verdammst du dich selbst, weil du eben dasselbe tust, was du richtest." Römer 2,1

Nachsicht bei Unrecht

Wir dürfen nicht zulassen, dass unser Gemüt sich über irgendein wirkliches oder vermeintliches Unrecht aufregt, das uns zugefügt wurde. Das eigene Ich ist der Feind, den wir am meisten fürchten müssen. Kein anderes Fehlverhalten hat eine unheilvollere Wirkung auf den Charakter als menschliche Leidenschaft, die nicht unter der Herrschaft des heiligen Geistes steht. Kein anderer Sieg, den wir erringen können, wird so kostbar sein wie der Sieg über unser eigenes Ich.

Wir sollten nicht zulassen, dass unsere Gefühle so leicht verletzt werden. Wir leben nicht, um unsere Gefühle oder unser Ansehen zu bewahren, sondern um Menschen zu retten. Wenn wir an der Rettung von Seelen arbeiten, werden wir aufhören, die kleinen Missverständnisse zu beachten, die sich so oft in unserem menschlichen Miteinander ergeben. Was auch immer andere über uns denken oder uns antun mögen, es darf unser Einssein mit Christus und die Gemeinschaft mit dem heiligen Geist nicht stören. „Denn was ist das für ein Ruhm, wenn ihr um schlechter Taten willen geschlagen werdet und es geduldig ertragt? Aber wenn ihr um guter Taten willen leidet und es ertragt, das ist Gnade bei Gott." 1. Petrus 2,20

Übt keine Vergeltung. Soweit es euch möglich ist, beseitigt jede Ursache für Missverständnisse. Vermeidet jeglichen Streit. Tut alles, was in eurer Macht liegt, andere zu versöhnen ohne Grundsätze aufzugeben. „Wenn du deine Gabe auf dem Altar opferst, und dort kommt dir in den Sinn, dass dein Bruder etwas gegen dich hat, so lass dort vor dem Altar deine Gabe und geh zuerst hin, und versöhne dich mit deinem Bruder und dann komm und opfere deine Gabe.“ Matthäus 5,23-24

Wenn man ungeduldig mit dir spricht, dann antworte nie in demselben Geist. Bedenke: „Eine linde Antwort stillt den Zorn.“ Sprüche 15,1 Und im Schweigen liegt eine wunderbare Macht. Eine Gegenrede macht einen, der schon ärgerlich ist, oft nur noch ärgerlicher. Aber Ärger, dem man in sanfter, rücksichtsvoller Weise mit Schweigen begegnet, klingt schnell ab. Unter einem Schwall verletzender, tadelnder Worte halte die Gedanken auf das Wort Gottes gerichtet. Lass Geist und Herz mit den Verheißungen Gottes erfüllt sein. Wenn du schlecht behandelt oder fälschlich angeklagt wirst, dann wiederhole dir folgende wertvollen Verheißungen, anstatt mit einer ärgerlichen Antwort zu reagieren: „Lass dich nicht vom Bösen überwinden, sondern überwinde das Böse mit Gutem.“ Römer 12,21

„Befiehl dem Herrn deine Wege und hoffe auf ihn, er wird's wohlmachen und wird deine Gerechtigkeit heraufführen wie das Licht und dein Recht wie den Mittag.“ Psalm 37,5-6 „Es ist aber nichts verborgen, was nicht offenbar wird, und nichts geheim, was man nicht wissen wird.“ Lukas 12,2 „Du hast Menschen über unser Haupt kommen lassen, wir sind in Feuer und Wasser geraten. Aber du hast uns herausgeführt und uns erquickt.“ Psalm 66,12

Wir neigen dazu, Mitgefühl und Worte der Ermutigung von unseren Mitmenschen zu erwarten anstatt von Jesus. Gott lässt in seiner Gnade und Treue oft zu, dass wir von denen, in die wir unser Vertrauen gesetzt haben, enttäuscht werden. Wir sollen einsehen, wie töricht es ist, auf Menschen zu bauen und sich auf Irdisches zu verlassen. Lasst uns vollkommen, demütig und selbstlos auf Gott vertrauen. Er kennt die Sorgen, die wir bis ins tiefste Innere fühlen, aber nicht formulieren können. Wenn alles dunkel und unverständlich erscheint, dann erinnere dich an die Worte Christi: „Was ich tue, das verstehst du jetzt nicht; du wirst es aber hernach erfahren." Johannes 13,7

Betrachtet die Geschichte Josephs und Daniels. Der Herr verhinderte nicht die Verschwörungen der Menschen, die ihnen Schaden wollten. Aber er führte es so, dass sich alle listigen Anschläge seinen Dienern zum Guten dieten, die inmitten von Prüfungen und Konflikten ihren Glauben und ihre Treue bewahrten.

Solange wir in der Welt leben, werden wir widrigen Einflüssen begegnen. Es werden Herausforderungen kommen, um den Charakter zu prüfen. Die christlichen Tugenden werden dadurch entwickelt, dass man diesen Herausforderungen mit dem richtigen Geist begegnet. Wenn Christus in uns wohnt, werden wir trotz Verdruss und Ärger geduldig, freundlich, nachsichtig und heiter bleiben. Wir werden Tag für Tag und Jahr um Jahr uns selbst besiegen und dabei dankbare Freude empfinden. Dies ist die uns bestimmte Aufgabe; aber ohne die Hilfe von Jesus, feste Entschiedenheit, unerschütterliche Zielorientierung, beständige Wachsamkeit und unaufhörliches Gebet kann sie nicht erfüllt werden. Jeder von uns hat hier einen persönlichen Kampf auszufechten. Nicht einmal Gott kann unseren Charakter veredeln oder unserem Leben Sinn geben, wenn wir nicht seine Mitarbeiter werden. Alle, die dem Kampf ausweichen, verlieren die Kraft und Freude des Sieges.

Wir haben nicht nötig, selbst einen Bericht unserer Prüfungen, Schwierigkeiten, Kümmernisse und Sorgen zu schreiben. Alle diese Dinge sind in den Büchern des Himmels verzeichnet, und der Himmel wird sich auch darum kümmern. Wenn wir die unangenehmen Dinge im Gedächtnis behalten, vergessen wir vieles andere, über das es sich nachzudenken lohnt, wie z.B. die gnädige Freundlichkeit Gottes, die uns jeden Augenblick umgibt, und die Liebe, über die selbst Engel staunen, dass Gott seinen Sohn für uns in den Tod gab. Wenn ihr als Mitarbeiter Christi meint, dass ihr größere Prüfungen und Sorgen zu bewältigen habt als andere, dann bedenkt, dass es für euch einen Frieden gibt, der denen unbekannt ist, die diese Lasten scheuen. Im Dienst für Christus liegen

Trost und Freude. Lasst die Welt sehen, dass das Leben mit ihm kein Fehlschlag ist.

Wenn ihr einmal nicht in fröhlicher Stimmung seid, dann sprecht nicht über eure Gefühle. Belastet nicht andere damit. Eine kalte freudlose Religion zieht niemals Menschen zu Christus. Sie treibt die vielmehr von ihm weg in die Netze, die Satan den Füßen der Irrenden ausgespannt hat. Denke nicht an deine Entmutigungen, sondern an die Kraft, die du in Christi Namen erbitten kannst. Lass deine Vorstellungskraft Halt finden in der unsichtbaren Welt. Richte deine Gedanken auf die Beweise der großen Liebe Gottes, die du erfahren hast. Der Glaube kann Prüfungen ertragen, Versuchungen widerstehen und bei Entmutigung durchhalten. Jesus lebt als unser Fürsprecher. Alles was seine Vermittlung uns sichert, gehört uns.

Glaubt ihr nicht, dass Christus diejenigen schätzt, die ganz für ihn leben? Glaubt ihr nicht, dass er diejenigen besucht, die, wie der geliebte Jünger Johannes in der Verbannung, sich um seinetwillen an rauhen Orten und in großer Prüfung befinden? Gott wird es nicht zulassen, dass einer dieser treuen Arbeiter allein gegen große Schwierigkeiten kämpfen muss, und überwunden wird. Er bewahrt jeden, dessen Leben mit Christus in ihm verborgen ist, als kostbaren Edelstein. Von einem solchen Menschen sagt er: „Ich will dich ... wie einen Siegelring halten; denn ich habe dich erwählt." Haggai 2,23

Sprecht dann von den Verheißungen; sprecht von der Bereitschaft Jesu, euch zu segnen. Er vergisst uns nicht einen einzigen Augenblick lang. Wenn wir trotz widriger Umstände vertrauensvoll in seiner Liebe bleiben und enge Gemeinschaft mit ihm suchen, wird das Bewusstsein seiner Gegenwart in uns eine tiefe, ruhige Freude erzeugen. Christus sagt von sich selbst: „Ich tue nichts von mir selber, sondern, wie mich der Vater gelehrt hat, so rede ich. Und der mich gesandt hat, ist mit mir. Er lässt mich nicht allein; denn ich tue allezeit, was ihm gefällt." Johannes 8,28-29

Die Gegenwart des Vaters umgab Christus und nichts konnte ihm begegnen, als was die unendliche Liebe zum Segen der Welt zuließ. Hier war seine Quelle des Trostes und sie ist es auch für uns. Wer mit dem Geist Christi erfüllt ist, bleibt in Christus. Was auch auf ihn zukommt, kommt vom Heiland, der ihn mit seiner Gegenwart umgibt. Ohne des Herrn Willen kann nichts an ihn herankommen. Alle unsere Leiden und Sorgen, alle unsere Versuchungen und Prüfungen, unsere Traurigkeit und unser Kummer, alle unsere Verfolgungen und Entbehrungen, all das muss uns zum Besten dienen. Alle Erfahrungen und Umstände sind Gottes Helfer, durch die uns Gutes gebracht wird.

Redet nicht Böses

Wenn wir eine Vorstellung von der Langmut Gottes uns gegenüber haben, werden wir andere nicht richten oder beschuldigen. Als Jesus auf Erden lebte und seine Gefährten ihn kennengelernt hatten, wären sie sehr erstaunt gewesen, wenn er ein Wort der Anschuldigung, des Fehlerfindens oder der Ungeduld geäußert hätte. Lasst uns nie vergessen, dass diejenigen, die ihn lieben, in ihrem Charakter Jesus darstellen sollen.

„Die brüderliche Liebe untereinander sei herzlich. Einer komme dem anderen mit Ehrerbietung zuvor.“ Römer 12,10 „Vergeltet nicht Böses mit Bösem, oder Scheltwort mit Scheltwort, sondern segnet vielmehr, weil ihr dazu berufen seid, dass ihr den Segen ererbt.“ 1. Petrus 3,9

Höflichkeit

Der Herr Jesus fordert uns dazu auf, die Rechte jedes Menschen zu achten. Dabei gilt es sowohl die sozialen Rechte der Menschen als auch ihre Rechte als Christen zu berücksichtigen. Alle sollen mit Feingefühl und Takt als Söhne und Töchter Gottes behandelt werden.

Der christliche Glaube wird einen Menschen zur Höflichkeit erziehen. Christus war höflich, selbst gegenüber seinen Verfolgern; und seine wahren Nachfolger werden dieselbe Gesinnung offenbaren. Blickt auf Paulus, als er vor Herrscher gestellt wurde. Seine Rede vor König Agrippa ist ein Beispiel wahrer Höflichkeit und überzeugender Beredsamkeit. Das Evangelium unterstützt nicht die förmliche Höflichkeit, wie sie in der Welt üblich ist, sondern die Höflichkeit, die aus wahrer Herzensfreundlichkeit erwächst.

Die sorgfältige Pflege der üblichen Anstandsregeln genügt nicht, um ein mürrisches Wesen, hartes Urteilen und unpassende Reden zu beseitigen. Eine wahre Wesensänderung wird niemals eintreten, solange das eigene Ich noch als das wichtigste Ziel betrachtet wird. Die Liebe muss im Herzen wohnen. Die Beweggründe eines konsequenten Christen entspringen seiner tiefen herzlichen Liebe für seinen Meister. Aus den Wurzeln seiner Zuneigung zu Christus erwächst ein selbstloses Interesse an seinen Mitmenschen. Die Liebe verleiht ihm Anmut, Anstand und anständiges Betragen und ein gepflegtes Auftreten. Sie erleuchtet das Angesicht und zügelt die Stimme; sie veredelt und erhebt das ganze Wesen.

Die Wichtigkeit kleiner Dinge

Das Leben besteht meistens nicht aus großen Leistungen und wunderbaren Taten, sondern aus kleinen Dingen. Meist wird durch kleine Dinge, die so unwichtig erscheinen, Gutes oder Böses in unser Leben gebracht. Wenn wir in den kleinen Dingen versagen, bilden sich schlechte Gewohnheiten und dadurch wird der Charakter verdorben. Wenn dann größere Prüfungen kommen, treffen sie uns unvorbereitet. Nur durch grundsatztreues Handeln in den Kleinigkeiten des alltäglichen Lebens können wir die Kraft erlangen, in den gefährlichsten und schwierigsten Augenblicken unseres Lebens fest und treu zu stehen.

Selbstdisziplin

Wir sind niemals allein. Ständig haben wir einen Gefährten, ob wir ihn auswählen oder nicht. Denkt daran, dass Gott anwesend ist, wo immer ihr auch seid und was auch immer ihr tut. Nichts, was gesagt, getan oder gedacht wird, kann seiner Aufmerksamkeit entgehen. Für jedes eurer Worte und jeder Tat gibt es einen Zeugen – den heiligen Gott, der die Sünde hasst. Denkt stets daran, ehe ihr sprecht oder handelt. Als Christ seid ihr ein Mitglied der königlichen Familie, ein Kind des himmlischen Königs. Sprecht kein Wort und tut nichts, was den „guten Namen, der über euch genannt ist“ Jakobus 2,7 in Misskredit bringen würde.

Studiert sorgfältig den göttlich-menschlichen Charakter Jesu und fragt euch stets: „Was würde Jesus tun, wenn er sich in meiner Situation befände?“ Dies sollte unser verpflichtender Maßstab sein. Begebt euch nicht unnötig in die Gesellschaft solcher, die mit List und Tücke eure guten Absichten untergraben oder euch in Gewissenskonflikte bringen wollen. Tut nichts unter Fremden, sei es auf der Straße, in öffentlichen Verkehrsmitteln und zu Hause, was auch nur den geringsten Anschein des Bösen erweckt. Tut aber jeden Tag etwas, um das Leben, das Christus mit seinem eigenen Blut erkauft hat, zu verbessern, zu veredeln und zu verschönern.

Handelt stets nach Grundsätzen, niemals impulsiv. Mäßigt euer natürliches Temperament durch Sanftmut und Freundlichkeit. Haltet nichts für unwichtig, auch nicht die kleinste Kleinigkeit. Macht keine leichtfertigen und schlüpfrigen Sprüche. Man sollte selbst das Umherschweifen der Gedanken nicht erlauben. Sie müssen begrenzt und dem Gehorsam gegenüber Christus untergeordnet werden. Lasst sie auf heilige Dinge gerichtet sein, dann werden sie durch die Gnade Christi rein und wahrhaftig sein.

Wir brauchen ein ständiges Bewusstsein der veredelnden Kraft reiner Gedanken. Die einzige Sicherheit für jede Seele besteht in richtigem Denken. Wie ein Mensch in seinem Herzen denkt, so ist er auch. Die Kraft der Selbstbeherrschung wird durch Übung gestärkt. Was zuerst schwer erscheint, wird durch ständige Wiederholung leicht, bis richtige Gedanken und Handlungen zur Gewohnheit werden. Wenn wir nur wollen, können wir uns von allem abwenden, was niedrig und minderwertig ist und auf einer höheren Ebene leben; wir werden von Menschen geachtet und von Gott geliebt werden.

Lob und Ermutigung

Macht es euch zur Gewohnheit, gut über andere zu sprechen. Verweilt bei den guten Eigenschaften derer, mit denen ihr Umgang habt, und beachtet ihre Fehler und Mängel sowenig wie möglich. Wenn ihr versucht seid, euch über jemanden zu beklagen, dann lobt etwas im Leben oder Charakter dieser Person. Pflegt die Dankbarkeit. Lobt Gott für seine wunderbare Liebe, dass er Christus für uns in den Tod gab. Es lohnt sich nie, über unsere Klagen nachzudenken. Gott fordert uns auf, an seine Barmherzigkeit und unvergleichliche Liebe zu denken, damit wir mit Dank erfüllt werden.

Ernste Arbeiter haben keine Zeit, sich mit den Fehlern anderer zu beschäftigen. Wir können es uns nicht leisten, auf Kosten von Fehlern oder Mängeln anderer zu leben. Verleumdung ist ein zweifacher Fluch, der schwerer auf den Redner als auf den Hörer zurückfällt. Wer den Samen der Zwietracht und des Streites aussät, erntet in seiner eigenen Seele die tödliche Frucht. Ausschau halten nach Schlechtem bei anderen Menschen entwickelt gerade das Schlechte in denen, die danach suchen. Wenn wir bei den Fehlern anderer verweilen, werden wir in dasselbe Bild verwandelt werden. Wenn wir aber auf Jesus schauen und von seiner Liebe und charakterlichen Vollkommenheit sprechen, werden wir in sein Bild verwandelt. Durch Betrachtung des hohen Ideals, das er uns vor Augen gestellt hat, werden wir in eine reine und heilige Atmosphäre erhoben, in die Gegenwart Gottes selbst. Wenn wir dort verweilen, dann geht von uns ein Licht aus, das alle erleuchtet, die mit uns in Berührung kommen.

Anstatt andere zu kritisieren und zu verurteilen, sage dir: „Ich muss mich um meine eigene Errettung kümmern. Wenn ich mit Jesus zusammenarbeite, der meine Seele retten will, muss ich selbst sorgfältig auf mich schauen. Ich muss jedes Übel aus meinem Leben entfernen und jeden Fehler überwinden. Ich muss zu einer neuen Kreatur in Christus werden. Dann kann ich durch ermutigende Worte andere stärken, die gegen das Böse kämpfen, anstatt sie zu schwächen." Wir gehen zu gleichgültig miteinander um. Zu oft vergessen wir, dass unsere Mitstreiter Kraft und Ermunterung brauchen. Zeigt ihnen euer Interesse und euer Mitgefühl. Helft ihnen durch eure Gebete und lasst es sie wissen, dass ihr dies tut.

Geduld mit den Irrenden

Nicht alle, die vorgeben, Christi Mitarbeiter zu sein, sind wahre Jünger. Unter denen, die seinen Namen tragen und sogar zu seinen Mitarbeitern gezählt werden, gibt es solche, in deren Charakter Christus nicht zu erkennen ist. Sie lassen sich nicht von seinen Grundsätzen leiten. Diese Menschen verursachen oft Verwirrung und Entmutigung bei ihren Mitstreitern, die noch jung an christlicher Erfahrung sind; aber niemand sollte sich dadurch in die Irre führen lassen. Christus hat uns ein vollkommenes Beispiel gegeben. Er fordert uns auf, ihm nachzufolgen.

Bis zum Ende der Zeit wird es Unkraut unter dem Weizen geben. Als die Knechte des Landwirts in ihrem Eifer für seine Ehre ihn um die Erlaubnis baten, das Unkraut ausreißen zu dürfen, sagte der Meister: „Nein! damit ihr nicht zugleich den Weizen mit ausrauft, wenn ihr das Unkraut ausjätet. Lasst beides miteinander wachsen bis zur Ernte." Matthäus 13,29-30

Gott hat in seiner Gnade und Langmut mit den Verstockten und Untreuen viel Geduld. Unter den von Christus auserwählten Aposteln war auch Judas, der Verräter. Sollte es uns da überraschen oder entmutigen, dass es unter seinen heutigen Mitarbeitern auch Heuchler gibt? Wenn Christus, der die Herzen kennt, den ertragen konnte, von dem er wusste, dass er ihn verraten würde, mit welcher Geduld sollten wir dann solche tragen, die fehlerhaft sind?

Selbst unter denen, die am meisten Fehler machen, sind nicht alle wie Judas. Der impulsive, übereilte und selbstsichere Petrus schien oft mehr Schaden anzurichten als Judas. Er wurde jedenfalls vom Heiland öfter getadelt. Aber was für ein Leben des Dienstes und Opfers führte er später! Was für ein Zeugnis legt es für die Macht der Gnade Gottes ab! Soweit wir dazu imstande sind, sollen wir für andere das sein, was Jesus für seine Jünger war, als er gemeinsam mit ihnen auf Erden lebte.

Betrachtet euch als Missionare, vor allem unter euren Mitarbeitern. Oft erfordert es viel Zeit und Mühe, einen Menschen für Christus zu gewinnen. Wenn sie sich dann von der Sünde abwenden und zur Rechtschaffenheit bekehren, herrscht darüber bei den Engeln große Freude. Glaubt ihr, dass die dienenden Geister, die über diese Seelen wachen, sehr erfreut sind, wenn sie sehen, wie gleichgültig diese von einigen behandelt werden, die sich Christen nennen? Wenn Jesus mit uns so umginge, wie wir nur allzu oft miteinander umgehen, wer von uns könnte dann gerettet werden?

Denkt daran, dass ihr nicht in den Herzen lesen könnt. Ihr kennt die Beweggründe für jene Handlungen nicht, die euch falsch erscheinen. Es gibt viele, die keine richtige Erziehung erhalten haben; ihr Charakter ist verschroben, sie sind hart und mürrisch und scheinen in jeder Hinsicht unehrlich zu sein. Aber die Gnade Christi kann sie umwandeln. Stoßt sie niemals zur Seite, treibt sie nicht in Entmutigung oder Verzweiflung, indem ihr sagt: „Du hast mich enttäuscht, mit dir will ich nichts mehr zu tun haben." Einige Worte übereilt gesprochen – zu denen sie uns vielleicht herausgefordert haben – die sie unserer Meinung nach verdient haben, können die Tür für immer verschließen und uns jeder weiteren Einflussnahme berauben. Das beständige Leben, die geduldige Nachsicht und der Geist, der auch bei Provokationen ruhig bleibt, wirken immer am überzeugendsten. Wenn du Gelegenheiten und Vorteile hattest, die anderen nicht gewährt wurden, dann freue dich darüber und sei stets ein umsichtiger, sorgfältiger und freundlicher Lehrer.

Damit das Wachs einen klaren deutlichen Eindruck des Siegels abgibt, schlagt ihr das Siegel nicht hastig und gewaltsam darauf; vielmehr drückt ihr es vorsichtig auf das weiche Wachs und presst es ruhig und gleichmäßig hinein, bis es in der Form hart geworden ist. Geht auf dieselbe Weise mit Menschenseelen um. Die Beständigkeit christlichen Einflusses ist das Geheimnis seiner Macht und diese hängt von der Standhaftigkeit ab, mit der ihr den Charakter Christi darstellt. Helft den Irrenden, indem ihr Ihnen von euren Erfahrungen erzählt. Zeigt ihnen, wie die Geduld, Freundlichkeit und Hilfsbereitschaft eurer Mitarbeiter euch Mut und Hoffnung gaben, als ihr gravierende Fehler gemacht hattet.

Den Einfluss einer freundlichen, rücksichtsvollen Vorgehensweise gegenüber den Unbeständigen, Unvernünftigen und Unwürdigen werden wir wohl erst im Endgericht völlig erkennen können. Wenn uns Undankbarkeit und Verrat an heiligen Wahrheiten begegnen, verleitet uns das dazu, unsere Verachtung oder unseren Unwillen zu zeigen. Dies erwarten die Schuldigen, hierauf sind sie vorbereitet. Aber freundliche Nachsicht überrascht sie und erweckt einen Anreiz zum Guten und weckt das Verlangen nach einem edleren Leben.

„Liebe Brüder, wenn ein Mensch etwa von einer Verfehlung ereilt wird, so helft ihm wieder zurecht mit sanftmütigem Geist, ihr, die ihr geistlich seid; und sieh auf dich selbst, dass du nicht auch versucht werdest. Einer trage des anderen Last, so werdet ihr das Gesetz Christi erfüllen.“ Galater 6,1-2

Alle, die bekennen, Kinder Gottes zu sein, müssen sich darüber im klaren sein, dass sie als Missionare mit allen Arten von Charakteren in Berührung kommen. Da gibt es die Feinen und die Groben, die Demütigen und die Stolzen, die Religiösen und die Zweifler, die Gebildeten und die Unwissenden, die Reichen und die Armen. Diese verschiedenen Gruppen können nicht alle gleich behandelt werden; doch alle brauchen Freundlichkeit und Mitgefühl. Unser Wesen wird durch die wechselseitigen Kontakte veredelt und verfeinert. Wir sind voneinander abhängig, weil wir durch unsere mitmenschlichen Beziehungen eng miteinander verbunden sind.

Durch unsere freundschaftlichen Kontakte tragen wir das Christentum in die Welt. Alle, die göttliche Erleuchtung empfangen haben, sollen Licht auf den dunklen Weg derer werfen, denen der bessere Weg noch unbekannt ist. Unsere Kontaktfreudigkeit können wir erfolgreich in den Dienst Jesu stellen, indem wir Menschen zum Heiland führen. Christus soll nicht als ein begehrter, heiliger und lieblicher Schatz im Herzen verborgen werden, damit wir ihn für uns allein haben. Wir sollen Christus vielmehr wie eine Wasserquelle in uns tragen, die zum ewigen Leben sprudelt und alle erquickt, die mit uns in Berührung kommen.

Kapitel 42

Charakter-Entwicklung

Seid männlich und seid stark...

Ein christliches Leben beinhaltet mehr, als viele annehmen. Es besteht nicht ausschließlich aus Freundlichkeit, Geduld, Sanftmut und Liebenswürdigkeit. Diese Tugenden sind unerlässlich; aber man braucht auch Mut, Kraft, Energie und Ausdauer. Der Weg, den Christus vorzeichnete, ist schmal und erfordert Selbstverleugnung. Um diesen Pfad zu betreten und sich auf ihm durch Schwierigkeiten und Entmutigungen vorwärts zu kämpfen, erfordert es Menschen, die mehr sind als nur charakterschwache Mitläufer.

Charakterstärke

Menschen mit Durchhaltevermögen werden benötigt, Menschen, die nicht darauf warten, dass man ihren Weg ebnet und jedes Hindernis entfernt, Menschen,die die erlahmenden Bemühungen entmutigter Arbeiter mit neuem Eifer erfüllen, Menschen, deren Herzen von christlicher Liebe erfüllt sind, und deren Hände geschickt sind, das Werk des Meisters zu tun.

Im missionarischen Dienst stehen einige, die charakterschwach sind, kaum belastbar, lustlos und leicht entmutigt. Es fehlt ihnen an Tatkraft. Es fehlen jene positiven Charakterzüge, die Kraft verleihen, etwas zu tun – es fehlt der Schwung und die Energie, Begeisterung zu entzünden. Wer Erfolg haben will, muss mutig und hoffnungsvoll vorangehen. Sie sollten nicht nur die passiven, sondern auch die aktiven

Tugenden pflegen. Während sie eine sanfte Antwort geben können, die den Zorn stillt, müssen sie aber auch den Mut eines Helden besitzen, um dem Bösen zu widerstehen. Neben der Nächstenliebe, die alles erträgt, brauchen sie auch die Charakterstärke, die ihrem Einfluss durchgreifende Wirkung verleiht.

Einige besitzen keine Charakterfestigkeit. Ihre Pläne und Ziele sind unkonkret und verschwommen. Sie werden in der Welt nur wenig bewirken. Diese Schwäche, Unschlüssigkeit und Wirkungslosigkeit sollte überwunden werden. In einem wahrhaft christlichen Charakter liegt eine Unbeugsamkeit, die von widrigen Umständen nicht verformt oder gar überwunden werden kann. Wir müssen ein moralisches Rückgrat haben, eine Lauterkeit, die nicht verführt, bestochen oder eingeschüchtert werden kann.

Geistespflege

Gott wünscht, dass wir jede Gelegenheit nutzen sollen, uns auf sein Werk vorzubereiten. Er erwartet, dass wir alle unsere Kräfte zur Verfügung stellen, um sein Werk zu treiben und dass unsere Herzen für die Heiligkeit des Werkes und seine große Verantwortlichkeit lebendig erhalten bleiben.

Viele, die von ihrer Begabung her Großes leisten könnten, bringen nur wenig zustande, weil sie sich nur wenig vornehmen. Tausende gehen durchs Leben als ob sie kein großes Ziel hätten, für das man leben könnte, als ob es keinen hohen Standard gäbe, den man erreichen soll. Ein Grund hierfür liegt in der geringen Selbsteinschätzung. Christus bezahlte einen unendlich hohen Preis für uns und wünscht deshalb, dass wir uns gemäß dieses Preises unseres Wertes bewusst sind.

Seid nicht damit zufrieden, nur einen niedrigen Standard zu erreichen. Wir sind nicht das, was wir sein könnten oder was wir nach Gottes Willen sein sollten. Gott hat uns Verstandeskräfte nicht dazu gegeben, dass sie brach liegen oder dass wir sie für fragwürdige und schmutzige Geschäfte anwenden. Er möchte, dass sie bestmöglich entwickelt, veredelt, geheiligt, verfeinert und zur Förderung seines Reiches genutzt werden.

Niemand sollte es zulassen, dass er wie ein Automat vom Geist eines anderen Menschen gesteuert wird. Gott hat uns zum eigenständigen Denken und Handeln befähigt. Durch sorgfältiges Handeln, bei dem man Weisheit von Gott erbittet, wird man fähig zum Tragen von Verantwortung. Behauptet die euch von Gott gegebene Persönlichkeit. Werdet nicht zum Schatten einer anderen Person. Erwartet, dass der Herr in, an und durch euch wirkt.

Denkt niemals, dass ihr schon genug gelernt habt und nun in euren Bemühungen nachlassen könnt. Der Maßstab für den Menschen ist die Vervollkommnung seines Geistes. Eure Ausbildung sollte eure ganze Lebenszeit hindurch andauern; jeden Tag solltet ihr etwas lernen und das erlangte Wissen praktisch anwenden.

Denkt daran, in welcher Position ihr auch immer tätig seid: Eure Beweggründe müssen erkennbar sein und euer Charakter muss sich weiterentwickeln. Worin auch immer eure Arbeit besteht, erledigt sie mit Genauigkeit und Fleiß; kämpft gegen die Neigung, immer den bequemsten Weg zu gehen.

Derselbe Geist und dieselben Grundsätze, mit denen jemand seine tägliche Arbeit erledigt, sind auch im ganzen Leben spürbar. Diejenigen, die ein vorgegebenes Arbeitspensum erfüllen und ein festes Gehalt erhalten, aber kein Interesse zeigen, etwas dazuzulernen oder sich anzupassen, eignen sich nicht zur Mitarbeit im Werk Gottes. Diejenigen, die ständig darüber nachdenken, wie sie so wenig als möglich körperliche, geistige und moralische Kraft einsetzen können, sind nicht die Mitarbeiter, die Gott reichlich segnen kann. Ihr Beispiel wirkt ansteckend. Egoismus ist der leitende Beweggrund. Diejenigen, die dauernd beaufsichtigt werden müssen und nur arbeiten, wenn ihnen jede Aufgabe einzeln zugewiesen wird, gehören nicht zu denen, die fromm und getreu genannt werden. Vielmehr werden Arbeiter benötigt, die Energie, Redlichkeit, Fleiß offenbaren, die mitdenken und von sich aus alles tun, was nötig und möglich ist.

Viele scheitern, weil sie aus Furcht vor Fehlern keine Verantwortung übernehmen wollen. Deshalb fehlt ihnen das Wissen, das allein aus der Erfahrung erwächst und das man nicht durch Bücher, Studium und auf andere Weise erlangen kann.

Der Mensch kann die Umstände verändern, aber man sollte den Umständen nicht erlauben, den Menschen zu verändern. Wir sollten die Umstände als Mittel ergreifen, durch welche wir arbeiten können. Wir sollen sie beherrschen, aber nicht zulassen, dass sie uns beherrschen.

Zu belastbaren Menschen werden solche, denen man Widerstand leistete, die man hinderte und deren Pläne man durchkreuzen wollte. Die Hindernisse und Widerstände, denen sie begegnen, erweisen sich für sie als Segen, weil sie ihre Fähigkeiten aktivieren. Sie lernen dadurch Selbstvertrauen. Kampf und Schwierigkeiten erfordern Gottvertrauen und jene Charakterfestigkeit, aus der Kraft erwächst.

Beweggründe für den Dienst

Christus diente den Menschen mit all seiner Kraft. Er zählte nicht die Stunden seiner Arbeit. Seine Zeit, seine Seele, sein Herz und seine Kraft wurden eingesetzt, um zum Wohl der Menschheit zu arbeiten. Anstrengende Tage hindurch mühte er sich und lange Nächte hindurch beugte er sich im Gebet um Gnade und Ausdauer, um ein noch größeres Werk tun zu können. Mit starkem Rufen und vielen Tränen sandte er seine Bitten zu Gott empor, damit seine menschliche Natur gestärkt werden möchte und er imstande sei, dem listigen Feind in all seinem täuschenden Wirken begegnen zu können, und dass er gestärkt würde zur Erfüllung seiner Aufgabe, die Menschheit zu erlösen. Und zu seinen Arbeitern sagt er: „Ein Beispiel habe ich euch gegeben, damit ihr tut, wie ich euch getan habe." Johannes 13,15

Paulus sagte: „Die Liebe Christi drängt uns." 2. Korinther 5,14 Dies war der treibende Grundsatz seines Verhaltens; dies war die ihn motivierende Kraft. Immer wenn sein Eifer auf dem Weg der Pflicht einen Augenblick zu erlahmen drohte, veranlasste ihn ein Blick auf das Kreuz dazu, die Lenden seines Gemüts aufs neue zu umgürten und auf dem Weg der Selbstverleugnung weiterzukämpfen. In seinem Mühen um die Brüder verließ er sich auf die Offenbarung grenzenloser Liebe im Opfer Christi mit ihrer unbezähmbaren Macht.

Wie ernst, wie ergreifend ist seine Bitte: „Denn ihr kennt die Gnade unseres Herrn Jesus Christus: obwohl er reich ist, wurde er doch arm um euretwillen, damit ihr durch seine Armut reich würdet." 2. Korinther 8,9 Ihr kennt die Höhe, von der er herabstieg, die Tiefe der Erniedrigung, in die er sich hinunterbegab. Er betrat den Pfad der Aufopferung und er wandte sich nicht davon ab, bis er sein Leben hingegeben hatte. Es gab keine Ruhepause für ihn zwischen dem Thron des Himmels und dem Kreuz. Aus Liebe zu den Menschen nahm er jede Demütigung hin und ertrug jede Beleidigung.

Paulus ermahnt uns: „Ein jeder sehe nicht auf das Seine, sondern auf das, was dem andern dient." Philipper 2,4 Er bittet uns, so gesinnt zu sein, „wie Jesus Christus auch war: Er, der in göttlicher Gestalt war, hielt es nicht für einen Raub, Gott gleich zu sein, sondern entäußerte sich selbst und nahm Knechtsgestalt an, ward den Menschen gleich und der Erscheinung nach als Mensch erkannt. Er erniedrigte sich selbst und ward gehorsam bis zu Tode, ja zum Tode am Kreuz." Philipper 2,5-8

Für Paulus war es ein wichtiges Anliegen, dass wir die Erniedrigung Christi verstehen und anerkennen. Er war davon überzeugt, wenn die Menschen das erstaunliche Opfer begreifen könnten, welches die Majestät des Himmels gebracht hatte, dass dann alle Selbstsucht aus ihren Herzen schwindet. Der Apostel verweilte bei einem Punkt nach dem anderen, damit wir einigermaßen die wunderbare Herablassung des Heilands für die Sünder begreifen. Er richtet die Gedanken zuerst auf die Position, die Christus im Himmel an der Seite seines Vaters innehatte; er offenbart ihn dann als jemanden, der seine Herrlichkeit beiseite legt, sich freiwillig den demütigenden Verhältnissen des menschlichen Lebens unterwirft, die Verantwortlichkeiten eines Knechtes annimmt und gehorsam bis zum Tode wird, und zwar bis zum schändlichsten, abscheulichsten und qualvollsten Tod – dem Kreuzestod.

Können wir diese wunderbare Offenbarung der Liebe Gottes betrachten ohne Dankbarkeit und Liebe und ohne uns gleichzeitig der Tatsache bewusst zu werden, dass wir uns nicht selbst gehören? Einem solchen Meister sollte man nicht widerwillig oder aus selbstsüchtigen Beweggründen dienen.

„Ihr wisst", sagt Petrus, „dass ihr nicht mit vergänglichem Silber oder Gold erlöst seid." 1. Petrus 1,18 Hätte dies genügt, um die Erlösung der Menschen zu erkaufen, wie leicht hätte sie dann von dem vollbracht werden können, der sagt: „Mein ist das Silber, und mein ist das Gold." Haggai 2,8 Aber die Sünder konnten nur durch das kostbare Blut des Sohnes Gottes erlöst werden. Alle jene, die dieses Opfer nicht würdigen, lehnen den Dienst Christi ab und werden in ihrer eigenen Selbstsucht verloren gehen.

Aufrichtig in der Absicht

Alles im Leben Christi war seinem Werk untergeordnet, dem großen Werk der Erlösung. Dazu war er gekommen. Dieselbe Hingabe, Selbstverleugnung und Aufopferung, dieselbe Unterordnung unter die Forderungen des Wortes Gottes muss bei seinen Jüngern sichtbar werden.

Jeder, der Christus als seinen persönlichen Erlöser annimmt, wird es als Vorrecht ansehen, Gott zu dienen. Wenn er darüber nachdenkt, was Gott für ihn getan hat, wird sein Herz von grenzenloser Liebe und inniger Dankbarkeit erfüllt.

Er wird freudig seine Dankbarkeit dadurch bekunden, dass er seine Fähigkeiten in den Dienst Gottes stellt. Er möchte gerne seine Liebe zu Christus und zu den Menschen zeigen, die Christus von dieser Welt erkauft hat. Er scheut keine Mühe, keine Not und kein Opfer.

Der wahre Mitarbeiter Gottes wird sein Bestes tun, weil er dadurch seinen Meister verherrlichen kann. Er wird das Richtige tun, um den Forderungen Gottes zu genügen. Er wird danach streben, all seine Fähigkeiten zu verbessern. Er wird jede Pflicht so erfüllen, als stünde Gott neben ihm. Sein größter Wunsch wird sein, Christus zu ehren und ihm mit allen Kräften zu dienen.

Kapitel 43

Eine höhere Erfahrung

Bleibt in mir und ich in euch...

Wir brauchen beständig eine erneute Offenbarung Christi, eine tägliche Erfahrung, die mit seinen Lehren übereinstimmt. Hohe und heilige Ziele liegen in unserer Reichweite. Gottes Absicht für uns ist ein ständiger Fortschritt in Erkenntnis und Tugend. Sein Gesetz ist das Echo seiner eigenen Stimme, die alle einlädt: „Steigt höher. Werdet heilig und immer heiliger!" Jeden Tag können wir in der Vervollkommnung des christlichen Charakters Fortschritte machen.

Alle brauchen eine Erfahrung, welche im Dienst des Meisters stehen, die viel höher, tiefer und breiter ist, als man bisher gedacht hat. Viele gehören bereits zur großen Familie Gottes und wissen wenig davon, was es bedeutet, auf Gottes Herrlichkeit zu schauen und von einer Herrlichkeit zur anderen verwandelt zu werden. Sie haben nur ein umrisshaftes Verständnis von der Erhabenheit und Vollkommenheit Christi, aber schon das lässt ihre Herzen erbeben vor Freude. Sie sehnen sich dann nach einem volleren und tieferen Verständnis der Liebe des Heilandes. Das Verlangen ihrer Seele nach Gott sollen sie sich bewahren. Der heilige Geist wirkt an denen, die ihn an sich wirken lassen, er bildet und formt diejenigen, die sich umgestalten lassen wollen. Pflegt geistliche Gedanken und heilige Gemeinschaft. Ihr habt erst die ersten Strahlen der Morgendämmerung seiner Herrlichkeit gesehen. Wenn ihr voranschreitet in der Erkenntnis des Herrn, werdet ihr erfahren, dass „der Gerechten Pfad glänzt wie das Licht am Morgen, das immer heller leuchtet bis zum vollen Tag.“ Sprüche 4,18

Die Freude des Herrn

„Das sage ich euch“, sprach Christus, „damit meine Freude in euch bleibe und eure Freude vollkommen werde.“ Joh. 15,11

Christus sah den Erfolg seiner Mission stets vor sich. Sein irdisches Leben, das so voller Mühe und Selbstaufopferung war, wurde von der Gewissheit getragen, dass all seine Arbeit nicht umsonst sein würde. Durch die Hingabe seines Lebens für das Leben der Menschheit würde er in ihnen das Bild Gottes wiederherstellen. Er würde uns aus dem Staub erheben, unseren Charakter nach dem Vorbild seines eigenen Charakters umgestalten und ihn mit seiner eigenen Herrlichkeit ausstatten.

Christus sah auf das Ergebnis seiner Mühen und war deshalb zufrieden. Er überschaute die Ewigkeit in ihrer Ausdehnung und sah das Glück jener, die durch seine Erniedrigung Vergebung der Sünden und ewiges Leben empfangen würden. Er wurde um ihrer Übertretungen willen verwundet und um ihrer Missetat willen zerschlagen. Die Strafe lag auf ihm, damit sie Frieden hätten und durch seine Striemen wurden wir geheilt. Er hörte den Jubelruf der Erlösten. Er hörte sie das Lied Moses und des Lammes singen. Doch zuerst musste er die Bluttaufe empfangen, musste er die Last aller Sünden der Welt auf seiner unschuldigen Seele spüren. Der dunkle Schatten unbeschreiblichen Leidens fiel auf ihn. Dennoch erwählte er um der Freude willen, die ihm vor Augen gestellt wurde, das Kreuz zu ertragen, und achtete auf die Schande nicht.

Diese Freude sollen alle seine Nachfolger teilen. Wie groß und herrlich unser Lohn im Himmel auch sein wird, so soll er doch nicht ganz für die Zeit nach der schließlichen Errettung aufgespart bleiben. Schon hier auf Erden können wir durch den Glauben an der Freude des Heilandes teilhaben. Wie Mose sollen auch wir ausharren, indem wir den Unsichtbaren schon vor Augen haben.

Jetzt steht die Gemeinde noch mitten im Kampf. Heute werden wir noch mit einer Welt konfrontiert, die im Dunkeln liegt und sich fast ganz dem Götzendienst ergeben hat. Aber der Tag kommt, wenn die Schlacht geschlagen und der Sieg errungen sein wird. Der Wille Gottes soll auf Erden geschehen, wie er im Himmel geschieht. Die Scharen der Erretteten werden kein anderes Gesetz mehr kennen als das Gesetz des Himmels. Alle werden eine glückliche, vereinte Familie sein, bekleidet mit dem Gewand des Lobpreises und der Danksagung – dem Kleid der Gerechtigkeit Christi. Die ganze Natur in ihrer unvergleichlichen Schönheit wird Gott Lobpreis und Anbetung darbringen. Die Welt wird in das Licht des Himmels getaucht werden. Das Licht des Mondes wird wie das Licht der Sonne sein, und das Licht der Sonne wird siebenmal heller sein als jetzt. Die Jahre werden in Glückseligkeit dahingleiten. Über dieser herrlichen Szene werden die Morgensterne gemeinsam singen und die Kinder Gottes werden vor Freude jubeln, wenn Gott und Jesus gemeinsam verkündigen werden: „Es wird nun keine Sünde mehr geben, und auch der Tod wird nicht mehr sein."

Diese Visionen von der zukünftigen Herrlichkeit, diese von der Hand Gottes gezeichneten Szenen sollten seinen Kindern sehr wertvoll sein.

Steht an der Schwelle der Ewigkeit und hört das gnädige Willkommen, das denen zuteil wird, die in diesem Leben mit Christus zusammengearbeitet haben – wobei sie es als ein Vorrecht und eine Ehre ansahen, um seinetwillen zu leiden. Sie legen mit den Engeln ihre Kronen dem Erlöser zu Füßen und rufen aus: „Das Lamm, das geschlachtet ist, ist würdig, zu nehmen Kraft und Reichtum und Weisheit und Stärke und Ehre und Preis und Lob. ... Dem, der auf dem Thron sitzt, und dem Lamm sei Lob und Ehre und Preis und Gewalt von Ewigkeit zu Ewigkeit." Offenbarung 5,12-13

Dort werden die Erlösten diejenigen begrüßen, die sie zu dem erhöhten Heiland geführt haben. Sie vereinen sich, den zu preisen, der starb, damit menschliche Wesen das Leben erhalten können, das mit dem Leben Gottes vergleichbar ist. Der Kampf ist vorüber. Alle Trübsale und aller Streit ist zu Ende. Siegeslieder erfüllen den ganzen Himmel, wenn die Erlösten vor dem Thron Gottes stehen. Alle stimmen freudig in den Vers ein: „Würdig ist das Lamm, das geschlachtet wurde und uns zu Gott erlöst hat."

„Danach sah ich, und siehe, eine große Schar, die niemand zählen konnte, aus allen Nationen und Stämmen und Völkern und Sprachen; die standen vor dem Thron und vor dem Lamm, angetan mit weißen Kleidern und mit Palmzweigen in ihren Händen, und riefen mit großer Stimme: Das Heil ist bei dem, der auf dem Thron sitzt, unserm Gott, und dem Lamm!" Offb. 7,9-10

„Diese sind's, die gekommen sind aus der großen Trübsal und haben ihre Kleider gewaschen und haben ihre Kleider hell gemacht im Blut des Lammes. Darum sind sie vor dem Thron Gottes und dienen ihm Tag und Nacht in seinem Tempel; und der auf dem Thron sitzt, wird über ihnen wohnen. Sie werden nicht mehr hungern noch dürsten; es wird auch nicht auf ihnen lasten die Sonne oder irgendeine Hitze; denn das Lamm mitten auf dem Thron wird sie weiden und leiten zu den Quellen des lebendigen Wassers, und Gott wird abwischen alle Tränen von ihren Augen." Offenbarung 7,14-17 „Und der Tod wird nicht mehr sein, noch Leid noch Geschrei noch Schmerz wird mehr sein; denn das Erste ist vergangen." Offenbarung 21,4

Wir sollen uns diese Vision der unsichtbaren Welt stets vor Augen halten. Auf diese Weise werden wir imstande sein, die ewigen Dinge einerseits und die zeitlichen andererseits richtig zu bewerten. Dies wird uns Kraft geben, andere von dieser Wirklichkeit zu überzeugen.

Auf dem Berg mit Gott

Gott fordert uns auf: „Komm herauf zu mir auf den Berg." Ehe Mose ein Werkzeug Gottes zur Befreiung Israels sein konnte, lebte er vierzig Jahre in der Gemeinschaft mit Gott in der Einsamkeit der Berge. Ehe er die Botschaft Gottes dem Pharao überbrachte, sprach er mit dem Engel im brennenden Busch. Ehe er als der Stellvertreter seines Volkes das Gesetz

Gottes empfing, wurde er auf den Berg gerufen und sah Gottes Herrlichkeit. Ehe er das Gericht an den Götzendienern vollzog, wurde er in der Felsenspalte verborgen, und der Herr sagte: „Ich ... will vor dir kundtun den Namen des Herrn." 2. Mose 33,19 „Barmherzig und gnädig, langsam zu Zorn und groß an Güte und Wahrheit, ... aber keineswegs hält er für schuldlos den Schuldigen." 2. Mose 34,6-7; Elberf. Ehe er am Ende seines Lebens die Last der Verantwortung für Israel ablegte, rief ihn Gott auf den Gipfel des Berges Pisga und breitete vor ihm die Herrlichkeit des verheißenen Landes aus.

Ehe die Jünger zu ihrer Mission hinausgingen, nahm Jesus sie mit sich auf den Berg. Vor der Kraft und Herrlichkeit von Pfingsten lagen die Nacht des Abendmahls mit dem Heiland, die Versammlung auf dem Berg in Galiläa, die Abschiedsszene auf dem Ölberg, die Verheißung des Engels nach Christi Himmelfahrt und die Tage des Gebets und der Gemeinschaft im oberen Saal.

Jedes mal, wenn sich Jesus auf eine große Prüfung oder ein wichtiges Werk vorbereitete, zog er sich in die Einsamkeit der Berge zurück und brachte die Nacht im Gebet mit seinem Vater zu. Vor der Berufung der Apostel, vor der Bergpredigt, vor der Verklärung, vor der Angst im Gerichtshof und am Kreuz und vor der Auferstehung in Herrlichkeit ging eine Nacht des Gebets voraus.

Das Vorrecht des Gebets

Auch wir müssen uns Zeiten freihalten zur Betrachtung und zum Gebet sowie zum Empfang geistlicher Stärkung. Wir schätzen die Macht und Kraft des Gebets nicht so, wie wir sollten. Gebet und Glaube werden vollbringen, was keine Macht der Erde zuwege bringen kann. Wir werden uns nur selten zweimal in genau der gleichen Situation befinden. Vielmehr müssen wir ständig aufs neue Erlebnisse und Prüfungen durchstehen, in denen uns die vergangenen Erfahrungen keine ausreichende Hilfestellung geben können. Wir brauchen also das beständige Licht, das von Gott kommt.

Christus sendet denen stets Botschaften, die auf seine Stimme hören. In der Nacht der Todesangst in Gethsemane hörten die schlafenden Jünger nicht die Stimme Jesu. Sie nahmen undeutlich die Gegenwart der Engel wahr, aber sie erkannten nicht die Kraft und Herrlichkeit der Szene. Sie versäumten durch ihre Schläfrigkeit und Trägheit die Stärkung, die sie für die vor ihnen liegenden schrecklichen Ereignisse dringend gebraucht hätten. So geht es auch heute oft gerade den Menschen, die göttliche Belehrung am nötigsten brauchen. Sie verpassen sie, weil sie nicht ausreichend mit Gott verbunden sind.

Die Versuchungen, denen wir täglich ausgesetzt sind, machen das Gebet zu einer Notwendigkeit. Auf allen Wegen lauern Gefahren. Alle, die versuchen, andere vor Laster und Verderben zu erretten, sind der Versuchung besonders ausgesetzt. Da sie in ständigem Kontakt mit dem Bösen stehen, brauchen sie einen starken Halt in Gott, damit sie nicht selbst verführt werden. Kurz und entscheidend sind die Schritte, die Menschen von hohen und heiligen Wegen in die Tiefe führen. In einem Augenblick können Entscheidungen getroffen werden, die das Schicksal eines Menschen für ewig entscheiden. Ein Fehler, den man nicht ernst nimmt, lässt die Seele ohne Schutz. Eine schlechte Gewohnheit wird zu eisernen Ketten werden und den ganzen Menschen gefangenhalten, wenn wir sie nicht ernst bekämpfen.

Die Ursache dafür, dass so viele in den Versuchungen sich selbst überlassen sind, liegt darin, dass sie den Herrn nicht stets vor Augen haben. Wenn wir es zulassen, dass unsere Verbindung mit Gott unterbrochen wird, dann sind wir ohne Schutz. Alle eure guten Vorsätze und guten Absichten werden euch nicht dazu befähigen, dem Bösen zu widerstehen. Deshalb müsst ihr Männer und Frauen des Gebets sein. Eure Bitten dürfen nicht zaghaft, gelegentlich und von Stimmungen abhängig sein, sondern ernst, ausdauernd und beständig. Es ist nicht immer notwendig, sich zum Gebet niederzuknien. Pflegt die Gewohnheit, mit dem Heiland zu reden, wenn ihr allein seid, wenn ihr unterwegs seid und wenn ihr bei eurer täglichen Arbeit beschäftigt seid. Lasst das Herz ständig in stiller Bitte um Hilfe, Licht, Stärke und Erkenntnis erhoben sein. Lasst jeden Atemzug ein Gebet sein.

Als Gottes Mitarbeiter müssen wir Menschen dort erreichen, wo sie sind, umgeben von Dunkelheit, versunken in Laster und befleckt mit Verdorbenheit. Aber solange wir unsere Sinne auf ihn richten, der unsere Sonne und unser Schild ist, wird das Böse, das uns umgibt, keinen Flecken auf unsere Kleider bringen. Wenn wir für die Errettung von Menschen arbeiten, die am Rande des Verderbens stehen, werden wir selbst dabei nicht zugrunde gehen, wenn wir unser Vertrauen auf Gott setzen. Christus im Herzen, Christus im Leben – dies ist unsere Sicherheit. Die Atmosphäre seiner Gegenwart wird die Seele mit Abscheu vor allem Bösen erfüllen. Unser Geist kann so sehr mit dem seinen verbunden sein, dass wir in Gedanken und Zielen mit ihm eins sind.

Durch Glaube und Gebet wurde Jakob von einem Mann der Schwäche und der Sünde zu einem Fürsten Gottes. Auf diese Weise könnt ihr zu Männern und Frauen mit hohen und heiligen Absichten und einem edlen Leben werden; zu Männern und Frauen, die sich auf keine Weise von Wahrheit, Recht und Gerechtigkeit abbringen lassen. Wir alle haben mit schweren Sorgen, Lasten und Pflichten zu kämpfen, aber je schwieriger eure Lage ist und je schwerer eure Lasten sind, desto mehr braucht ihr Jesus.

Es ist ein großer Fehler, den öffentlichen Gottesdienst zu vernachlässigen. Der Segen des Gottesdienstes sollte nicht gering geachtet werden. Wer sich um Kranke kümmert, hat oft keine Möglichkeit, von diesem Vorrecht Gebrauch zu machen, aber sie sollten sorgfältig darauf achten, nicht unnötig dem Gottesdienst fernzubleiben.

Im Dienst an den Kranken hängt der Erfolg mehr als in jedem anderen Beruf von dem Geist der Weihe und Selbsthingabe ab, mit dem diese Arbeit getan wird. Alle, die hier Verantwortung tragen, müssen dorthin gehen, wo sie tief vom Geist Gottes geprägt werden. Je verantwortungsvoller eure Aufgabe ist, desto mehr müsst ihr auch um die Hilfe des heiligen Geistes und um die Erkenntnis Gottes bemüht sein.

Nichts ist in unserem Werk nötiger als die praktischen Ergebnisse einer Gemeinschaft mit Gott. Wir sollten durch unser tägliches Leben zeigen, dass wir im Heiland Frieden und Ruhe haben. Sein Friede in unserem Herzen wird auch in unserem Angesicht strahlen. Er wird der Stimme eine überzeugende Kraft verleihen. Gemeinschaft mit Gott wird den Charakter und das Leben veredeln. Die Menschen werden an uns wie an den ersten Jüngern wahrnehmen, dass wir mit Jesu Gemeinschaft haben. Dies wird dem Arbeiter eine Kraft verleihen, die er nirgendwo anders findet. Von dieser Kraft darf er sich nie trennen lassen.

Wir müssen ein zweifaches Leben führen – ein Leben des Nachdenkens und des Handelns, des stillen Gebets und der ernsten Arbeit. Die Stärke, die wir durch die Gemeinschaft mit Gott erhalten, vereint mit dem ernsten Bemühen, unseren Geist zu Nachdenken und Sorgsamkeit zu erziehen, bereitet uns auf die täglichen Pflichten vor und bewahrt dem Gemüt unter allen Umständen den Frieden.

Der göttliche Ratgeber

Wenn Schwierigkeiten auftreten, meinen viele, dass sie zu jemandem aus ihrem Freundeskreis gehen müssten, denen sie von ihren Schwierigkeiten erzählen und sie um Hilfe bitten sollten. Unter schwierigen Umständen sind ihre Herzen mit Unglauben erfüllt und ihr Weg erscheint ihnen dunkel. Dabei steht die ganze Zeit der mächtigste Ratgeber aller Zeiten neben ihnen und lädt sie ein, ihr Vertrauen auf ihn zu setzen. Jesus, der große Lastenträger, sagt zu ihnen: „Kommt zu mir, und ich werde euch Ruhe geben." Sollen wir uns nun lieber auf unsichere menschliche Wesen verlassen, die ebenso von Gott abhängig sind wie wir selbst?

Vielleicht spürt ihr die Fehlerhaftigkeit eures Charakters und stellt fest, dass eure Fähigkeiten für die euch übertragene Aufgabe nicht reichen. Aber selbst wenn ihr größte Verstandeskräfte hättet, die Menschen jemals gegeben wurden, wäre es für eure Arbeit nicht ausreichend „Ohne mich könnt ihr nichts tun", Johannes 15,5 sagt unser Herr und Heiland. Das Ergebnis von allem, was wir tun, ruht in den Händen Gottes. Was auch geschehen mag, verlasst euch auf ihn in festem, ausdauerndem Vertrauen.

Beginnt alles, was ihr unternehmt – bei eurer Arbeit, in der Freizeit und auch in der Ehe – mit ernstem, demütigem Gebet. Ihr zeigt damit, dass ihr Gott ehrt, und Gott wird dann auch euch ehren. Betet, wenn ihr verzagt seid. Wenn ihr niedergeschlagen seid, dann verschließt die Lippen fest gegenüber den Menschen; belastet nicht andere mit euren Sorgen. Aber erzählt alles Jesus. Bittet ihn um Hilfe. Ergreift in eurer Schwachheit die unendliche Stärke. Bittet um Demut, Weisheit, Mut, Wachstum im Glauben, damit ihr Licht in Gottes Licht sehen und euch in seiner Liebe freuen könnt.

Weihe und Vertrauen

Wenn wir demütig und zerknirscht sind, stehen wir dort, wo Gott sich uns offenbaren kann und will. Es ist ihm wohlgefällig, wenn wir frühere Gnadengaben und Segnungen als Begründung dafür anführen, dass er uns nun größere Segnungen schenken möge. Er wird die Erwartungen derer, die ihm völlig vertrauen, über alle Erwartungen erfüllen. Der Herr Jesus weiß genau, was seine Kinder brauchen und wie viel göttliche Kraft wir zum Segen unserer Mitmenschen verwenden werden. Er schenkt uns alles, was wir zum Segen anderer und zur Veredelung unserer eigenen Seele nutzen wollen.

Wir müssen weniger dem vertrauen, was wir selbst tun können, und statt dessen mehr dem vertrauen, was der Herr für uns und durch uns tun kann. Ihr seid nicht mit eurer eigenen Arbeit beschäftigt; ihr tut das Werk Gottes. Übergebt euren Willen und euren Weg ihm. Macht nicht den geringsten Vorbehalt, geht nicht den geringsten Kompromiss mit eurem eigenen Ich ein. Erkennt, was es heißt, in Christus frei zu sein.

Das bloße Hören der Predigt Sabbat für Sabbat, das Lesen der Bibel und ihre Vers für Vers-Erklärung, wird uns und unseren Zuhörern nichts nützen, wenn wir nicht die Wahrheiten der Bibel in unsere persönliche Erfahrung übertragen. Der

Verstand, der Wille und die Gefühle müssen unter die Herrschaft des Wortes Gottes gebracht werden. Dann werden die Vorschriften des Bibelwortes durch das Wirken des heiligen Geistes zu Grundsätzen unseres Lebens werden.

Wenn du den Herrn bittest, dir zu helfen, dann ehre deinen Heiland durch den Glauben, dass du seinen Segen auch tatsächlich erhalten wirst. Alle Kraft und Weisheit stehen uns zur Verfügung. Wir müssen nur darum bitten.

Lebt beständig im Licht Gottes. Denkt Tag und Nacht über seinen Charakter nach. Dann werdet ihr seine Schönheit sehen und euch über seine Güte freuen. Euer Herz wird von seiner Liebe erglühen. Ihr werdet erhoben werden, wie von ewigen Armen getragen. Beschenkt mit der Kraft und dem Licht Gottes, könnt ihr mehr erfassen und mehr ausführen, als euch jemals zuvor möglich erschien.

Bleibt in mir...

Christus bittet uns: „Bleibt in mir und ich in euch. Wie die Rebe keine Frucht bringen kann aus sich selbst, wenn sie nicht am Weinstock bleibt, so auch ihr nicht, wenn ihr nicht in mir bleibt... Wer in mir bleibt und ich in ihm, der bringt viel Frucht; denn ohne mich könnt ihr nichts tun. ... Wenn ihr in mir bleibt und meine Worte in euch bleiben, werdet ihr bitten, was ihr wollt, und es wird euch widerfahren. Darin wird mein Vater verherrlicht, dass ihr viel Frucht bringt und werdet meine Jünger. Wie mich mein Vater liebt, so liebe ich euch auch. Bleibt in meiner Liebe!"... „Nicht ihr habt mich erwählt, sondern ich habe euch erwählt und bestimmt, dass ihr hingeht und Frucht bringt und eure Frucht bleibt, damit, wenn ihr den Vater bittet in meinem Namen, er's euch gebe." Johannes 15,4-16

„Siehe, ich stehe vor der Tür, und klopfe an. Wenn jemand meine Stimme hören wird und die Tür auftun, zu dem werde ich hineingehen und das Abendmahl mit ihm halten und er mit mir." Offenbarung 3,20 „Wer überwindet, dem will ich geben von dem verborgenen Manna, und will ihm geben einen weißen Stein; und auf dem Stein ist ein neuer Name geschrieben, den niemand kennt als der, der ihn empfängt. Offenbarung 2,17

„Wer überwindet, ... dem will ich geben den Morgenstern...“ Offenbarung 2,26-28 „und will auf ihn schreiben den Namen meines Gottes und den Namen ... der Stadt meines Gottes ... und meinen Namen, den neuen.“ Offenbarung 3,12

Eines aber tue ich...

Wer sein Vertrauen auf Gott setzt, kann mit Paulus sagen: „Ich vermag alles durch den, der mich mächtig macht.“ Philipper 4,13 Was auch immer unsere Fehler oder Versäumnisse in der Vergangenheit waren – wir können sie mit Gottes Hilfe überwinden. Mit dem Apostel können wir sagen: „Eins aber tue ich: Ich vergesse, was dahinten ist, und strecke mich aus nach dem, was da vorne ist, und jage nach dem vorgesteckten Ziel, dem Siegespreis der himmlischen Berufung Gottes in Christus Jesus.“ Philipper 3,13-14